Heidelberger Taschenbücher Band 204
Basistext Pharmazie

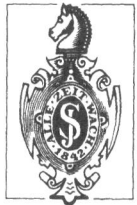

R. Hänsel

Pharmazeutische Biologie

Allgemeiner Teil

Mit 226 Abbildungen

Springer-Verlag
Berlin · Heidelberg · New York 1980

Professor Dr. Rudolf Hänsel
Institut für Pharmakognosie
und Phytochemie der Freien Universität Berlin
Königin-Luise-Str. 2–4, 1000 Berlin 33

CIP-Kurztitelaufnahme der Deutschen Bibliothek. Hänsel, Rudolf: Pharmazeutische Biologie/R. Hänsel.
– Berlin, Heidelberg, New York: Springer. Allgemeiner Teil. – 1980.
(Heidelberger Taschenbücher; Bd. 204)

ISBN-13:978-3-540-09834-8   e-ISBN-13:978-3-642-67527-0
DOI: 10.1007/978-3-642-67527-0

Das Werk ist urheberrechtlich geschützt. Die dadurch begründeten Rechte, insbesondere die der Übersetzung, des Nachdruckes, der Entnahme von Abbildungen, der Funksendung, der Wiedergabe auf photomechanischem oder ähnlichem Wege und der Speicherung in Datenverarbeitungsanlagen bleiben, auch bei nur auszugsweiser Verwertung, vorbehalten.
Bei Vervielfältigungen für gewerbliche Zwecke ist gemäß § 54 UrhG eine Vergütung an den Verlag zu zahlen, deren Höhe mit dem Verlag zu vereinbaren ist.
© Springer-Verlag Berlin, Heidelberg 1980

Die Wiedergabe von Gebrauchsnamen, Handelsnamen, Warenbezeichnungen usw. in diesem Werk berechtigt auch ohne besondere Kennzeichnung nicht zu der Annahme, daß solche Namen im Sinne der Warenzeichen- und Markenschutz-Gesetzgebung als frei zu betrachten wären und daher von jedermann benutzt werden dürften.
Gesamtherstellung: Appl, Wemding
2124/3020-543210

Vorwort

Ich möchte dem Studierenden helfen, sich ein geordnetes Wissen anzueignen, das bei neu beobachteten Phänomenen den Anknüpfungspunkt bietet, und das ihm ermöglicht, neu zu erwerbendes Wissen an seinen gehörigen „Ort" zu stellen.

Karl Jaspers

Dieses Buch ist für Studierende der Pharmazie im zweiten Studienabschnitt nach der in der Bundesrepublik Deutschland gültigen Approbationsordnung für Apotheker vom 23. 8. 1971 unter möglichst genauer Berücksichtigung des von Sachverständigen am Institut für Medizinische und Pharmazeutische Prüfungsfragen in Mainz erstellten Gegenstandskatalogs geschrieben. Das Buch erscheint in zwei Teilen, einem allgemeinen und einem speziellen (Heidelberger Taschenbücher, Band 205).

Wohl auf keinem anderen Gebiet der pharmazeutischen Ausbildung haben sich die Lehrinhalte so stark verändert wie in der Biologie, was sich nicht zuletzt in der Namensänderung von früher Pharmakognosie in heute Pharmazeutische Biologie äußerlich dokumentiert. Die Biologie ist neben der Chemie das grundlegende Fach des pharmazeutischen Curriculums: Die Biologie legt den Grund zum Verständnis der Pharmakologie, und sie verbindet darüber hinaus die Pharmazie mit anderen medizinischen Fächern wie der Mikrobiologie, der Hygiene, der Immunologie und der Genetik (Humangenetik).

Die Lehrinhalte der pharmazeutischen Biologie lassen sich nicht als zusammenhängendes System, als ein gleichsam logisch in sich konsistentes Ganzes darstellen. Es besteht die Gefahr, das Fach als Anhäufung zusammenhangloser Tatsachen zu lehren und zu lernen. Man denke nur an die Beschreibung von Stammpflanzen, von Drogen und ihrer Inhaltsstoffe. Im personalen Unterricht bin ich seit jeher äußerst bemüht, kein bloßes Faktenkonglomerat zu präsentieren, sondern Querverbindungen zu anderen Fachdisziplinen aufzuzeigen und – so gut ich kann – Verständnis für Fragestellungen und Problemlösungen zu wecken, das Transferdenken zu schulen, aufmerksam zu machen, daß es vielfach auf den „Rest" ankommt, der im Gedächtnis bleibt, wenn die Einzelfakten längst vergessen sind. Natürlich sind dem Grenzen gesetzt: Denn wo keinerlei Faktenwissen vorliegt, gibt es kein Extrapolieren, kein Analogie-schließen und vor allem kein Kombinieren. So gut ich konnte, habe ich versucht, diese Unterrichtsauffassung auch auf das vorliegende Buch zu übertragen. Ich wollte kein Repetitorium zum Gegenstandskatalog schreiben, sondern ein kurzes Lehrbuch, gegliedert nach dem Gegenstandskatalog. Natürlich wirkte der Gegenstandskatalog vielfach wie eine Fessel: Einerseits mußte ich auf Stoffgebiete verzichten, an denen mir sehr gelegen ist – etwa auf die Phytotherapie –, andererseits sah ich mich gezwungen, eine ganze Reihe von Kapiteln zu verfassen, deren Inhalt ich mir selbst erst erarbeiten mußte. Da es für einen Einzelnen kaum möglich ist, so vielfältige Gebiete zu überblicken, wäre es geradezu ein Wunder, wenn das Buch frei von Mängeln wäre. Auch ist zu erwarten, daß die jeweils kompetenten Fachgenossen mit der Darstellung der einzelnen Kapitel unzufrieden sein werden. In einer hoffentlich notwendig werdenden Neuauflage werde ich gerne jede Kritik, die an mich gelangt, und um die ich bitte, zu berücksichtigen versuchen.

Kopfzerbrechen bereitet hat mir die leidige c-z-k-Schreibweise von Fremdwörtern und Fachausdrücken, zumal sich Medizin und Chemie hier auseinandergelebt haben. Zur Formelwiedergabe ist zu sagen, daß, wo immer es sinnvoll erscheint, nicht nur die Struktur, sondern auch die Konfiguration des Naturstoffes wiedergegeben wird. Für die Zucker wird nicht wie üblich die Haworth-Schreibweise bevorzugt, sondern eine Wiedergabe, wie sie in der Steroidchemie gebräuchlich ist. Diese Wiedergabe habe ich zuerst in dem bekannten Werk von J. F. Stoddart, Stereochemistry of Carbohydrates, gefunden; sie bewährt sich seit vielen Jahren im Unterricht ausgezeichnet. Der in den Abbildungen dargestellte Sachverhalt wird in der Regel in einer ausführlichen Legende besprochen. Die Legenden enthalten vielfach wichtige Informationen auf knappem Raum; in Verbindung mit den Formeln sind sie zur Wiederholung des Stoffes, etwa bei der Prüfungsvorbereitung, gedacht.

Und nun habe ich Dank abzustatten. Zunächst einer Reihe von Kollegen, die mir ihren Rat zur Verfügung stellten und die auch einige Kapitel durchgesehen haben: ich danke den Herren Professor Dr. rer. nat. H. Becker, Heidelberg; Professor Dr. rer. nat. E. Eich, Mainz; Professor Dr. med. K.-E. Gillert, Berlin; Professor Dr. rer. nat. Fr. -W. Hefendehl, Berlin; Apotheker L. Leusser, Würzburg; Prof. Dr. rer. nat. H. R. Maurer, Berlin; Prof. Dr. med. H. Michel, Berlin, und Professor Dr. rer. nat. J. Reinert, Berlin.

Sodann danke ich meiner lieben Frau Margarete L. Hänsel, deren steter Beistand die Arbeit an diesem Buch wesentlich förderte. Danken möchte ich sodann für vielfältige Mitarbeit den langjährigen Angehörigen des Instituts für Pharmakognosie und Phytochemie der Freien Universität Berlin, Frau Jutta Schulz und Frau Jutta Hensel.

Dem Springer-Verlag sei Dank für die gute Zusammenarbeit bei der Drucklegung dieses Buches.

Berlin, im März 1980   Rudolf Hänsel

Hinweis für den Leser

Für einen Studenten, der den ersten Prüfungsabschnitt erfolgreich hinter sich gebracht hat, dürfte das vorliegende Buch ohne größere Schwierigkeiten verständlich sein. Wer jedoch auf unbekannte Begriffe und Zusammenhänge stößt, kann zum Beispiel in den folgenden Büchern seine Kenntnisse ergänzen:

Frohne, D. und U. Jensen, Systematik des Pflanzenreichs, Gustav Fischer Verlag, Stuttgart 1973

Jawetz, E., J. L. Melnick und E. A. Adelberg, Medizinische Mikrobiologie, 5. Aufl., Springer-Verlag Berlin Heidelberg New York 1980

Lehninger, A. L., Biochemie, 2. Aufl., Verlag Chemie 1977

Lexikon Biochemie (H.-D. Jakubke u. a.: Herausgeber), Verlag Chemie, Weinheim/Bergstr. 1976

Metzler, D. E., Biochemistry, Academic Press, London 1977

Reiner, Antibiotica, Thieme-Verlag, Stuttgart 1974

Steinegger, E. und R. Hänsel, Lehrbuch der Pharmakognosie, 3. Aufl., Springer-Verlag Berlin Heidelberg New York 1972

Löffler, G., Petrides, P. E., Weiss, L. und H. A. Harper, Physiologische Chemie, 2. Aufl., Springer-Verlag Berlin Heidelberg New York 1979

Jungermann, K. und H. Möhler, Biochemie, Springer-Verlag Berlin Heidelberg New York 1980

Inhaltsverzeichnis

Biosynthese von Naturstoffen

1	**Grundsätzliche Gesichtspunkte**	2
1.1	Zusammenhänge zwischen Primärstoffwechsel und Sekundärstoffwechsel	2
1.1.1	Begriffe, Definitionen	2
1.1.2	Allgemeine Grundlagen	3
1.1.3	Metaboliten des Grundstoffwechsels als Ausgangsprodukte für die Biosynthese sekundärer Naturstoffe	9
1.2	Methoden zur Aufklärung von Biosynthesewegen. Bildung, Umwandlung, Translokation und Ablagerung von Sekundärstoffen bei Pflanzen	14
1.2.1	Methoden zur Aufklärung von Biosynthesewegen	14
1.2.2	Bildungsort, Translokation, sekundäre Umwandlung und Ablagerung bei Pflanzen	18
1.3	Biogenetisch wichtige Reaktionen	22
1.3.1	Kohlenstoff – Kohlenstoff – Verknüpfungen	22
1.3.2	Spaltungen von Kohlenstoff – Kohlenstoff – Bindungen	25
1.3.3	Kohlenstoff – Stickstoff – Verknüpfungen	31
1.3.4	Kohlenstoff – Sauerstoff – Verknüpfungen	34
1.3.5	Spaltung von Kohlenstoff – Stickstoff- und von Kohlenstoff – Sauerstoff – Bindungen	38
1.3.6	Anhang: Redox-Reaktionen	39
2	**Aus Acetat- bzw. Propionat-Einheiten gebildete Stoffe**	42
2.1	Fettsäuren und hieraus gebildete Stoffe	42
2.1.1	Fettsäuren	42
2.1.2	Prostaglandine	46
2.2	Über Polyketosäuren gebildete Stoffe (Polyketide)	47
2.2.1	Allgemeines	47
2.2.2	Stoffe mit Acetat bzw. Propionat als alleinigem Baustein	51
2.2.3	Stoffe mit Acetat und weiterem Baustein	54

3	Aus „aktivem Isopren" gebildete Stoffe (Isoprenoide)	57
3.1	Grundsätzliche Gesichtspunkte	57
3.1.1	Begriffe, Definitionen	57
3.1.2	Biosynthese von „aktivem Isopren"	60
3.2	Aus zwei Isopren-Einheiten gebildete Stoffe	62
3.3	Aus drei Isopren-Einheiten gebildete Stoffe	65
3.4	Aus vier Isopren-Einheiten gebildete Stoffe	67
3.5	Aus sechs Isopren-Einheiten gebildete Stoffe (Triterpene und Steroide)	68
3.5.1	Biosynthese von Squalen	68
3.5.2	Pentazyklische Triterpene	74
3.5.3	Steroide	74
3.5.4	Vitamin D	88
3.6	Aus acht Isopren-Einheiten gebildete Stoffe (Tetraterpene)	90
3.7	Aus mehr als acht Isopren-Einheiten gebildete Stoffe	94
3.7.1	Polyprenole	94
3.7.2	Polyterpene	96
4	Zucker, von Zuckern abgeleitete Stoffe und Glykoside	97
4.1	Durch Abwandlung von Glucose gebildete Stoffe	97
4.2	Glykoside	103
4.2.1	Transglykosidierung	107
5	Über den Shikimat-Weg gebildete Phenylpropan-Körper	116
5.1	Biosynthese von Phenylalanin und Tyrosin	116
5.1.1	Pflanzenreich	116
5.1.2	Säugetierorganismus	120
5.2	Aus Phenylalanin/Tyrosin gebildete N-haltige Stoffe	120
5.3	Aus Phenylalanin/Tyrosin und einem anderen Baustein gebildete N-haltige Stoffe	124
5.4	Aus Phenylalanin/Tyrosin gebildete N-freie Stoffe	127
5.5	Aus Phenylalanin/Tyrosin und einem anderen Baustein gebildete N-freie Stoffe	134
5.6	Aus Zwischenprodukten des Shikimat-Weges gebildete Stoffe	139
6	Aus Tryptophan gebildete Stoffe	144
6.1	Allgemeines	144
6.2	Aus Tryptophan und anderen Bausteinen gebildete Stoffe	148
7	Aus den aliphatischen Aminosäuren Ornithin, Lysin und Glycin gebildete Stoffe	151
7.1	Biosynthese von Ornithin und seinen Derivaten	151

7.2	Biosynthese von Lysin und seinen Derivaten	157
7.3	Biosynthese von Glycin und von Glycin ausgehenden Stoffen	159

8	**Biosynthese von Stoffen, die aus mehr als einer Aminosäure aufgebaut sind**	**169**
8.1	Peptide	169
8.1.1	Allgemeines zur Biosynthese von Peptiden, die nicht aus Proteinen stammen	169
8.1.2	Peptid-Antibiotika inkl. β-Lactam-Antibiotika	172
8.1.3	Peptidalkaloide	174

Herkunft, Gewinnung und Analytik von Drogen und biogenen Wirkstoffen

9	**Züchtung und Kultivierung von Mikroorganismen, die zur Wirk- und Hilfsstoffproduktion herangezogen werden**	**178**
10	**Gewinnung pharmazeutisch verwendeter Stoffe mit Hilfe von Mikroorganismen**	**189**
11	**Chemotaxonomie**	**212**
11.1	Allgemeines	212
11.1.1	Begriffe	212
11.1.2	Pflanzeninhaltsstoffe als taxonomische Merkmale	213
11.1.3	Problematik bei der Verwendung chemischer Merkmale zur Erkennung natürlicher Pflanzenverwandtschaften	217
11.2	Verbreitung ausgewählter Stoffgruppen bei Pflanzen	220
11.2.1	Stoffgruppen als taxonomisches Merkmal für Abteilungen, Unterabteilungen, Klassen	220
11.2.2	Stoffgruppen als taxonomisches Merkmal für Unterklassen, Überordnungen (Ordnungsgruppen), Ordnungen	223
11.2.3	Stoffgruppen als taxonomisches Merkmal für Familien, Unterfamilien und sonstige Untergliederungen	227
12	**Züchtung und Anbau von Arzneipflanzen**	**231**
12.1	Biologische Grundlagen der Pflanzenzüchtung	231
12.1.1	Definitionen, Begriffe	231
12.1.2	Allgemeine Variabilität	233
12.1.3	Künstlich erweiterte Variabilität	237
12.1.4	Gene und chemische Merkmale	243
12.2	Züchtung von Arzneipflanzen	245

12.2.1	Züchtungsziele	245
12.2.2	Methoden der Arzneipflanzenzüchtung	246
12.3	Feldanbau von Arzneipflanzen	252
12.3.1	Allgemeine Einflußfaktoren	252
12.3.2	Aussaat und Ausbringen von Jungpflanzen	257
12.3.3	Vegetative Vermehrung	259
12.4	Anhang: In-vitro-Kultivierung von Zellen höherer Pflanzen	260
12.4.1	Begriffe, Definitionen	260
12.4.2	Kultivierung	261
12.4.3	Züchtungsziele bei Zellkulturen	264
13	**Gewinnung pflanzlicher Ganzdrogen**	**266**
13.1	Allgemeines	266
13.1.1	Definitionen	266
13.1.2	Pflanzenmaterial	266
13.1.3	Einflüsse auf Wirkstoffgehalt und -spektrum	267
13.1.4	Befall mit Schädlingen und deren Bekämpfung	269
13.2	Ernte und Aufbereitung von Arzneipflanzen	276
13.2.1	Erntebedingungen	276
13.2.2	Aufbereitung des Erntegutes zu Rohdrogen	276
13.2.3	Veränderungen während der Aufbereitung	277
13.2.4	Wassergehalt der Frischdrogen	281
13.2.5	Trocknungsverfahren	281
13.2.6	Nachträgliche Behandlung von Drogen	283
13.2.7	Drogenlagerung	285
13.2.8	Standardisierung der Drogen	287
13.2.9	Qualitätskontrolle	289
13.2.10	Risiken beim Umgang mit Arzneipflanzen	289
14	**Gewinnung von Drogen, die Stoffgemische darstellen**	**291**
14.1	Allgemeines	291
14.1.1	Begriffe, Definitionen	291
14.2	Gewinnungsverfahren	293
14.2.1	Stärken, Gummen, Schleime, Pektine und andere Polysaccharide	293
14.2.2	Fette und fette Öle	298
14.2.3	Wachse	302
14.2.4	Ätherische Öle	303
14.2.5	Balsame sowie Terpen-, Ester- und Gummiharze	306
15	**Gewinnung von tierischen Drogen**	**309**
15.1	Blut	309

15.2	Antikörperhaltige Arzneimittel (Immunsera und Immunglobuline)	310
15.3	Anhang: Gewinnung von Impfstoffen (Vaccina)	316

16 Isolierung von Naturstoffen 324

16.1	Isolierung von Glykosiden und Alkaloiden	324
16.1.1	Allgemeine Verfahrensweise	324
16.1.2	Isolierung von Glykosiden	326
16.1.3	Gewinnung von Alkaloiden	329
16.2	Isolierung von Proteinen und Peptiden	331
16.2.1	Begriffe, Definitionen	331
16.2.2	Allgemeine Verfahrensweise	331
16.2.3	Allgemeine Methoden	333
16.2.4	Gewinnung, Isolierung	334

17 Untersuchung von Drogen nach dem Arzneibuch 338

17.1	Allgemeines zum Aufbau einer Drogenmonographie	338
17.2	Analytik	349
17.3	Biologische Untersuchungsverfahren	382
17.3.1	Aktivitätsbestimmung von Enzymen	382
17.3.2	Grenzwertbestimmung: Bestimmung des Bitterwertes nach DAB 8	383
17.3.3	Prüfung auf Hämolysine in Blut der Gruppe 0 nach Ph. Eur.	383
17.3.4	Serologische Prüfmethoden	385

Literatur 388

Sachverzeichnis 393

Biosynthese von Naturstoffen

1 Grundsätzliche Gesichtspunkte

1.1 Zusammenhänge zwischen Primärstoffwechsel und Sekundärstoffwechsel

1.1.1 Begriffe, Definitionen

Unter Stoffwechsel oder Metabolismus versteht man die Gesamtheit der in einem lebenden Organismus ablaufenden chemischen Reaktionen. Man unterscheidet drei Stoffwechselbereiche: den **Anabolismus**, den **Katabolismus** und den **Amphibolismus**.

Der **Anabolismus** (= Assimilation) umfaßt die pauschal endergonen Prozesse, die für den Aufbau energiereicherer Substanzen aus den energieärmeren verantwortlich sind; der **Katabolismus** (= Dissimilation) umfaßt die pauschal exergonen Prozesse, d. h. die Abbauprozesse des Stoffwechsels. Der Anabolismus ist der divergierende Stoffwechselzweig; letztlich entsteht aus CO_2, H_2O und NH_3 die gesamte Vielfalt der Biomoleküle. Der Katabolismus ist der konvergierende Stoffwechselzweig: die vielfältigen Biomoleküle werden in einfache Stoffe, letztlich bis zu CO_2, H_2O und NH_3 zerlegt. Zwar sind auf bestimmte Strecken hin Anabolismus und Katabolismus durch reversible Reaktionen miteinander verknüpft (s. Amphibolismus), doch verlaufen die abbauenden und die ihnen jeweils korrespondierenden aufbauenden Stoffwechselprozesse in der Zelle räumlich voneinander getrennt ab; auch die durchlaufenen Reaktionsketten sind nicht identisch.

Der **Amphibolismus** ist ein Stoffwechselbereich zwischen Anabolismus und Katabolismus: ein Kreuzungsbereich gleichsam zwischen den aufbauenden und den abbauenden Reaktionsketten. Über amphibolische Reaktionen ist es möglich, Intermediärprodukte des Abbaues wieder in aufbauende Prozesse einzuschleusen und umgekehrt. Amphibole Stoffwechselprozesse sind demnach Umbau-Reaktionen (= Interkonversionen). Beispiel: der Citrat-Zyklus, der sowohl auf- als auch abbauenden Stoffwechselketten als Sammelpool dient.

Die Bausteine lebender Materie unterliegen einem ständigen Wechsel; als **Turnover** bezeichnet man das stationäre Gleichgewicht aus Synthese und Abbau von Biomolekülen in Lebewesen. Es werden jedoch auch Stoffe vorübergehend oder für immer aus dem dynamischen Fließgleichgewicht herausgenommen (s. auch 1.1.2): Stoffe können demnach *gespeichert* oder sie können *exkretiert* (ausgeschieden) werden. Primäre Stoffwechselprodukte (Fette, Eiweiße, Kohlenhydrate) speichern höhere Pflanzen in eigenen Speicherorganen oder Geweben (Knollen, Zwiebeln, Endosperm), aber auch in gewissem Umfange in Kompartimenten jeder lebenden Zelle besonders in den Vakuolen (zur Speicherung von Fruchtsäuren, Zucker, Inulin). Bei höheren Tieren sind das Fettgewebe und die Leber als Speicher ausgebildet. Der Ausdruck **Speicherung** schließt ein, daß zum Unterschied von den exkretierten Stoffen die gespeicherten Stoffe bei Bedarf mobilisiert und in den aktiven Stoffwechsel erneut einbezogen werden können. Unter **Exkretion** versteht man die **aktive Ausscheidung**[1] von Substanzen durch die Zelle. Sofern die abgesonderten Stoffe eine physiologische Funktion erfüllen, spricht man von **Sekreten**; doch lassen sich bei Pflanzen Exkretion und Sekretion nur schwer trennen. Man sollte meinen, es müßte hingegen einfach sein, zwischen der Speicherung und der Exkretion von Biomolekülen zu unterscheiden. Nun gibt es allerdings bei den höheren Pflanzen keine dem tierischen Organismus vergleichbare Einrichtung zur Ausscheidung nach außen in die Umgebung; hingegen verfügen höhere Pflanzen über Einrichtungen zur **inneren Exkretion,** darunter das wichtige Vakuolensystem (Vakuom) zur Ablagerung hydrophiler und die „Exkreträume" zur Ablagerung lipophiler Produkte (s. 1.2). Neuere Beobachtungen sprechen dafür, daß zumindest die in Vakuolen eingelagerten Pflanzeninhaltsstoffe wieder mobilisiert und in den aktiven Stoffwechsel einbezogen werden können.

1.2 Allgemeine Grundlagen

Bestimmte fundamentale Stoffwechselprozesse laufen in allen Organismengruppen beim Menschen, den Tieren, den Pflanzen und den Mikroorganismen gleichartig ab. Die Einheit der chemischen Organisation lebender Materie zeigt sich vor allem im folgenden (nach DAYHOFF, 1972):

---

[1] Ein hoher Anteil von sekundären Pflanzenstoffen dürfte passiv die Pflanze verlassen, einmal über die Wurzel mit der ständigen Auflösung der Wurzelhaubenzellen und sodann beim herbstlichen Laubfall.

1. Alle Zellen benützen zur Energiespeicherung und zum Energietransfer Phosphate, besonders ATP;
2. Alle Zellen synthetisieren und speichern ähnliche Stoffe – Fette, Kohlenhydrate und Proteine –, wobei sie ähnliche Stoffwechselwege benützen. Die Stoffe werden katabolisch in den meisten Zellen auf ähnliche Weise abgebaut;
3. Die Stoffwechselreaktionen werden durch bestimmte Proteine, die Enzyme, katalysiert. Proteine ähnlicher Funktion zeigen bei allen Organismen ähnliche dreidimensionale Struktur sowie ähnliche Aminosäuresequenzen.
4. Der genetische Code ist für alle Organismen derselbe: Die Zuordnung der jeweiligen Nucleotidtriplets zu bestimmten Aminosäuren ist für alle Organismen, vom Bacteriophagen bis zum Menschen, die gleiche.
5. Es existiert eine beschränkte Zahl ubiquitär (= überall vorkommender) niedrigmolekularer Verbindungen, von welchen die lebenswichtigen Stoffwechselprozesse abhängen. Dazu zählen bestimmte Cofaktoren von Enzymsystemen (Thiamin, Nicotinsäureamid, Flavine, Hämine, Pyridoxal, Panthotensäure).

Die Gesamtheit aller dieser lebensnotwendigen Stoffwechselreaktionen, welche in allen Organen gleich oder sehr ähnlich ablaufen, bezeichnet man als **Grundstoffwechsel** oder **Primärstoffwechsel.** Dem Grundstoffwechsel stellt man den **Sekundärstoffwechsel** gegenüber, bei dem nicht die Gemeinsamkeiten, sondern gerade die Unterschiede im Stoffwechsel der verschiedenen Organismentypen vergleichend gegenübergestellt werden. Naturstoffe, die im Verlaufe des Sekundärstoffwechsels gebildet werden, nennt man **sekundäre Naturstoffe.** Sekundäre Naturstoffe sind durch die folgenden Merkmale gekennzeichnet:

1. Sie sind nicht allgemein verbreitet, sondern kommen jeweils in nur einigen Organismengruppen (Taxa; s. Kap. 11) vor. Die Palette an sekundären Naturstoffen ist von Species zu Species verschieden.
2. Sie haben keine Bedeutung als Energiequelle. Ihr Aufbau ist ohne erkennbaren Nutzen für die sie synthetisierende Zelle. Die biologische Funktion sekundärer Inhaltsstoffe wird nicht auf der Ebene der Zellen, die sie synthetisieren, erkennbar, sondern erst auf der Ebene der Organe oder des Gesamtorganismus. Sie gehören zwar nicht zur biochemischen Minimalausstattung der Einzelzelle, haben aber im Verlaufe der Evolution dem Organismus einen Selektionsvorteil erbracht. Beispielsweise sind die Bildung von Lignin oder die der *Gibberelinsäure* für vielzellige Pflanzen von essentieller Bedeutung. Andere Selektionsvorteile beruhen auf ökologischen Funktionen der Sekundärstoffe: als Duft- und Farbstoffe (Anlockung bestäubender

Insekten durch die Pflanze), als Gifte und als Antibiotika (Schutz gegen andere Lebewesen).
3. Sekundäre Naturstoffe werden vielfach nur während ganz bestimmter Entwicklungsstadien des Organismus gebildet. Diese **Phasenabhängigkeit** ist ganz besonders bei Mikroorganismen ausgeprägt. Die Synthese von Sekundärstoffen (z. B. von Antibiotika) setzt in der Regel mit dem Übergang vom exponentiellen in das stationäre Wachstum ein; man grenzt deshalb die Tropho- oder Ernährungsphase von der Idio- oder Produktbildungsphase ab.
4. Für sekundäre Naturstoffe ist charakteristisch, daß sie im Gegensatz zu den primären Metaboliten keinem raschen und ständigen Turnover[2] (= Fließgleichgewicht aus Synthese und Abbau) unterliegen: Ein Teil wird auf Zeit, ein anderer für ganz aus dem aktiven Stoffwechsel herausgeschleust.

Bei höheren Pflanzen werden sekundäre Naturstoffe nach ihrer Bildung in der Regel an ganz bestimmten Stellen abgelagert und gespeichert: lipoidlösliche Produkte in besonderen Exkretzellen oder Exkreträumen, wasserlösliche Produkte in den Vakuolen. Polymere Stoffe lagern sich bevorzugt in die Zellwände ein.

Tiere speichern sekundäre Stoffe viel seltener als Pflanzen. Es gibt jedoch bemerkenswerte Ausnahmen: die Alkaloide der Salamander und die herzwirksamen Steroide der Kröten, die sich in bestimmten Hautdrüsen finden; oder das stark lokalreizende Cantharidin, das gelöst in der Lymphe der betreffenden Käferarten vorkommt. Bei Insekten wird das Melanin in Haaren und Haut abgelagert.

Im vorhergehenden wurden die *Unterschiede* betont, die zwischen primären und sekundären Naturstoffen vorliegen; es soll nunmehr noch auf die *Ähnlichkeiten* aufmerksam gemacht werden. Grundsätzlich sind am Aufbau der Sekundärstoffe dieselben Intermediärprodukte beteiligt, die auch die primären Stoffwechselprodukte aufbauen; sodann erfolgt ihr Aufbau gleichermaßen wie derjenige von Primärbausteinen in enzymatisch gesteuerten Reaktionen[3], wenn auch zusätzlich mit Spontan-Reak-

---

[2] Die mathematische Theorie der Fließgleichgewichte zeigt, daß bei relativ kleinen stationären Konzentrationen große Umsätze abgewickelt werden können; daß ferner die stationäre Konzentration eines Stoffes um so kleiner ist, je größer die spezifische Geschwindigkeitskonstante der betreffenden Reaktion ist. Es folgt daraus, daß gerade bei den wichtigsten (primären) Stoffwechselreaktionen sehr kleine stationäre Konzentrationen der Reaktionspartner sich vorfinden.

[3] Vermutlich spielen induktive Enzyme die größere Rolle als die konstitutiven Enzyme der Zelle (siehe weiter unten unter „Regulation des Sekundärstoffwechsels").

tionen[4] zu rechnen ist. Es lassen sich demnach die Sekundärstoffe als modifizierte, mehr oder weniger stark abgewandelte Primärprodukte auffassen, deren biochemische Verwandtschaft auch durch Ähnlichkeiten der Konstitution zum Ausdruck kommen sollte. Die Tabelle 1.1.2–1 zeigt zunächst summarisch diesen stofflichen Zusammenhang zwischen Grund- und Sekundärstoffwechsel. Einzelbeispiele werden in den Abschnitten 1.1.4 und 2 bis 7 gebracht.

Regulation des Sekundärstoffwechsels

Es ist schlecht vorstellbar, es würde der Sekundärstoffwechsel nicht gleichermaßen inter- und intrazellulären Regulationsmechanismen unterliegen wie der Primärstoffwechsel. Allerdings ist über die Regulation des Sekundärstoffwechsels bisher sehr wenig bekannt; doch sind Fälle von **Enzym-** als auch von **Genregulationen** nachgewiesen worden.

Bei Mikroorganismen setzt, wie bereits weiter oben erwähnt wurde, die Synthese von Sekundärstoffen erst dann ein, nachdem das Wachstum (die Vermehrung) der Organismen aufgehört hat. Dieses Phänomen erklärt J. D. Bu'Lock (1967) folgendermaßen: Als erstes führt die Erschöpfung an einigen essentiellen Nährstoffen zur Einstellung der Zellreplikation und als Folge davon zu einer Anhäufung von solchen Primär-Metaboliten, die korrelativ zum Nährstoffangebot im Überschuß vorhanden sind: der Stoffwechsel wird gleichsam entharmonisiert. Diesem Ungleichgewicht weicht in der Idiophase der Organismus dadurch aus, daß neue Stoffwechselwege unter Verbrauch des überschüssigen Produktes eröffnet werden. Das würde bedeuten, daß der Sekundärstoffwechsel eine Möglichkeit des Organismus ist, sich an wechselnde Bedingungen anzupassen. Die Aktivierung bereits vorhandener, d. h. in der Trophophase gebildeter Enzyme und/oder die Induktion neuer Enzyme sind Mittel, den neuen Stoffwechselweg zu öffnen. Im Falle der Bildung von *Patulin* über 6-Methylsalicylsäure (6-MS) durch *Penicillium urticae* erwiesen sich beide der genannten Regulationsmechanismen als relevant. Bereits während der Trophophase wird die 6-MS-Synthetase gebildet; das Enzym wird aber erst während der Idiophase aktiviert. Die Umwandlung der gebildeten 6-MS in Patulin erfolgt durch Enzyme, deren Bildung während der Idiophase induziert wird.

Es scheint, als würden auch beim Sekundärstoffwechsel höherer Pflanzen die Regulationsmechanismen die gleichen sein. Auch bei höheren Pflanzen zeigt sich zunächst einmal eine starke Phasenabhängigkeit des Sekundärstoffwechsels; embryonale, starkwachsende Zellen neigen

---

[4] Beispiele für Spontan-Reaktionen bieten die Polymerisationsreaktionen von o-Chinon (s. Melaninbildung Seite 121).

Tab. 1.1.2-1. Stofflicher Zusammenhang zwischen Grund- und Sekundärstoffwechsel. (Aus Lexikon Biochemie, Verlag Chemie, Weinheim 1976, S. 510, leicht verändert)

Verbindung des Grundstoffwechsels	Sekundäre Naturstoffe
Zucker	Anormale Zucker (Amino- und Desoxyzucker, methylierte Zucker, Zucker mit verzweigter C-Kette) Oxidationsprodukte (Uronsäuren, Aldonsäuren, Zucker-Dicarbonsäuren, Ascorbinsäure) Reduktionsprodukte (Zuckeralkohole, Cyclitole, Streptidin)
Essigsäure/Malonsäure	Fettsäurederivate (n-Alkan, Acetylenderivate) Polyketide (Anthracenderivate, Tetracycline, Griseofulvin, Phenolcarbonsäure aus Pilzen und Flechten, Pyridinderivate)
Isopentenyldiphosphat	Hemiterpene (Isopren) Monoterpene (Iridoide, Bestandteile ätherischer Öle) Sesquiterpene (Bitterstoffe, Bestandteile ätherischer Öle) Diterpene (Bestandteile von Harzen, Gibbereline, Phytol) Triterpene (Squalen, Sterine u. a.) Tetraterpene (Carotinoide, Xanthophylle) Polyterpene (Kautschuk, Guttapercha)
Bernsteinsäure (und Glycin)	Porphyrine (Cytochrome, Hämoglobin, Chlorophyll, Cobalamine, Gallenfarbstoffe)
Anthranilsäure	Naphthochinon- und Anthrachinonderivate, Chinolin- und Chinazolinalkaloide, Phenacine
Aminosäuren	Amine, methylierte Aminosäuren, Betaine, cyanogene Glykoside, Senföle, Glucosinolate, Alkaloide, Konjugate mit Glycin, Glutamin und Ornithin, S-Alkylcysteinderivate, Lauchöle, Dioxopiperazine, Peptide (Penicilline), Hydroxamsäuren
Phenylalanin/Tyrosin	Zimtsäuren, Cumarine, Lignin, Lignane, Flavanderivate, Stilbene, Phenolcarbonsäuren, Phenole, Bestandteile ätherischer Öle
Purine	Methylierte Purine, Purinantibiotika, Pteridine, Benzopteridine, Pyrrolopyrimidine

nicht zur Bildung von Sekundärstoffen. Sodann sind einige Beispiele für Enzyminduktionen bekannt. Beispielsweise konnte in Gewebekulturen des Tabaks eine *de novo*-Synthese der Zimtsäure-hydroxylase nachgewiesen werden, die durch Zufuhr von Zimtsäure ausgelöst wurde. Auch Regulatorgene wurden bei höheren Pflanzen nachgewiesen: Bei der

Maispflanze bewirkt eine Mutation des für die Anthocyanbiosynthese verantwortlichen Gens, daß im Endosperm die sonst dort reprimierten Gene für alle Enzyme der Anthocyansynthese gleichzeitig aktiv werden.

Möglichkeiten der Mobilisierung von Produkten des Sekundärstoffwechsels

Sekundärprodukte höherer Pflanzen wurden bis vor kurzem mit Endprodukten (Abfallprodukten) des Stoffwechsels gleichgesetzt, die keine weitere Verwendung im Organismus finden. Zutreffend ist diese Vorstellung nur noch für den kleinen Teil an Sekundärstoffen, die in spontan ablaufenden chemischen Reaktionen in Verbindungen sich umwandeln, die durch die pflanzeneigenen Enzyme nicht mehr angreifbar sind. Es handelt sich dabei hauptsächlich um polymere, aus Chinonen entstandene Stoffe (N-freie Phytomelane der *Asteraceae* oder Melanine in *Ericaceen*, in *Fabaceen* u. a. m.). Für den Großteil der Sekundärprodukte trifft zu, daß sie nur vorübergehend durch Transport in bestimmte Kompartimente einer weiteren Umsetzung entzogen sind. Einige von ihnen haben sogar eine recht kurze Halbwertszeit: für die in Vakuolen von *Xanthium*-Blättern angelagerte Chlorogensäure wurde eine Halb-

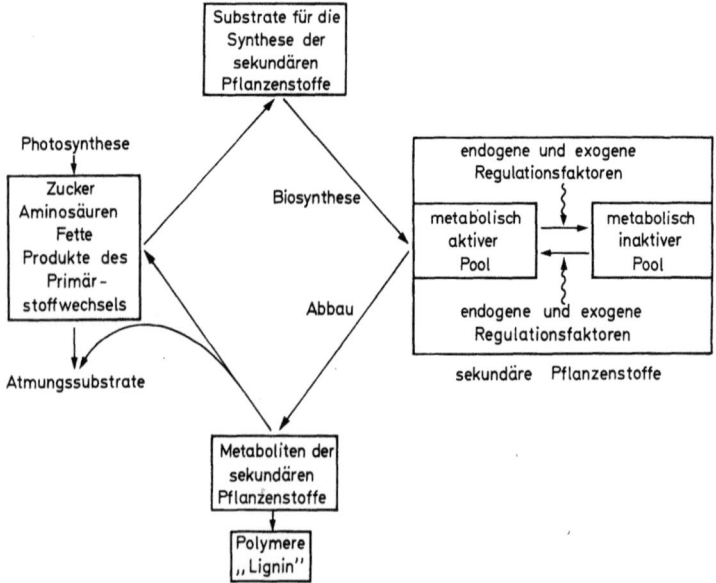

Abb. 1.1.2–1. Kreislaufschema für Substanzen des Sekundärstoffwechsels unter Berücksichtigung eines metabolisch aktiven und inaktiven Pools. (W. Barz, Ber. Deutsch. Bot. Ges. *88*, 71 (1975))

wertszeit von 14 Stunden gemessen. So ergibt sich heute das Bild: auch im Bereich des Sekundärstoffwechsels herrscht die gleiche Dynamik in Bezug auf fortlaufende Synthese, weiteren Umsatz und Abbau von Inhaltsstoffen wie im Primärstoffwechsel (W. BARZ, 1975). Hinter den Termini „weiterer Umsatz" und „Abbau" verbergen sich im wesentlichen oxidative Prozesse. In so ziemlich jeder Naturstoffklasse lassen sich die zu ihr gehörenden Vertreter in Reihen anordnen, beginnend mit sauerstoffarmen Vertretern bis zu den reaktionsfähigsten, labilen Stoffen mit zahlreichen O-Funktionen im Molekül (Beispiel: Monoterpenkohlenwasserstoffe → Iridoidglykoside). Die Art der oxidativen Veränderungen bedingt das jeweilige Schicksal der Stoffe: amphibole Wiedereinschleusung in den Primärstoffwechsel, Veratmung, Spontanumwandlung (z. B. Polymerisation) zu „echten Endprodukten" des Stoffwechsels (s. hierzu Abb. 1.1.2–1).

Dieser Umbau oder Abbau von sekundären Stoffen kann wegen wirtschaftlicher Auswirkungen von technologischem Interesse sein. Besonders aktiv werden bestimmte Sekundärstoffe während der Fruchtreife abgebaut, so die Steroidsaponine in *Solanum*- und *Lycopersicon*-Arten. Die grün geerntete Tomate enthält noch reichlich (giftiges) Tomatin, das dann beim Lagern verschwindet. Gerade diesen Abbau gilt es zu verhindern, wenn Solanumfrüchte gesammelt werden, um daraus Solasodin zu isolieren, das ein geeignetes Ausgangsmaterial zur Partialsynthese von Steroidhormonen darstellt (s. Allgemeiner Teil, Kap. 10.1.3 und Spezieller Teil, Kap. 24.4).

1.1.3 Metaboliten des Grundstoffwechsels als Ausgangsprodukte für die Biosynthese sekundärer Naturstoffe

Beide Naturstoffklassen, Primär- und Sekundärprodukte, leiten sich von identischen **Präkursoren** (Vorstufen) ab. Innerhalb der jeweiligen Naturstoffklasse entsteht die große Mannigfaltigkeit durch Variation einer vergleichsweise kleinen Zahl ursprünglicher Biomoleküle. Allerdings ist das Prinzip, wie die ursprünglichen Bausteine zu größeren Biomolekülen zusammengefügt werden, in jeder der beiden Klassen sehr verschieden. Bei den Primärprodukten dominiert die Variation durch Änderung der Sequenz in Verbindung mit der Molekülgröße, wodurch diese Moleküle funktionell zu Informationsträgern geeignet werden (Beispiel: 20 proteinogene Aminosäuren führen zu 10^{10} bis 10^{12} unterschiedlichen Proteinen; 8 Nucleotide ($4 \times$ RNA; $4 \times$ DNA) bauen die Vielfalt von etwa 10^{10} Nucleinsäuresorten auf). Demgegenüber steht die Variation innerhalb der Klasse der sekundären Naturstoffe. Hier beschränkt sich die Variation auf die Abwandlung von funktionellen Gruppen in den

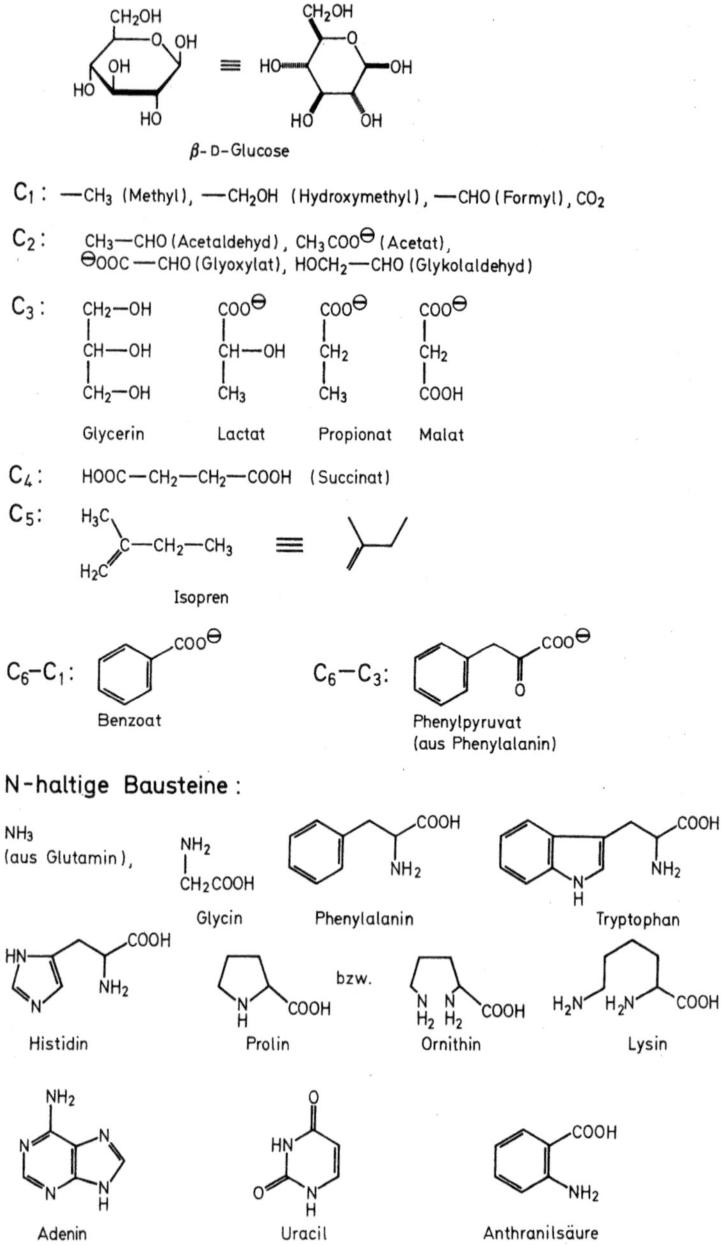

β-D-Glucose

C_1: —CH_3 (Methyl), —CH_2OH (Hydroxymethyl), —CHO (Formyl), CO_2

C_2: CH_3—CHO (Acetaldehyd), $CH_3COO^\ominus$ (Acetat),
$^\ominus OOC$—CHO (Glyoxylat), $HOCH_2$—CHO (Glykolaldehyd)

C_3:

Glycerin Lactat Propionat Malat

C_4: HOOC—CH_2—CH_2—COOH (Succinat)

C_5:

Isopren

C_6-C_1: Benzoat

C_6-C_3: Phenylpyruvat (aus Phenylalanin)

N-haltige Bausteine:

NH_3 (aus Glutamin), Glycin, Phenylalanin, Tryptophan

Histidin, Prolin, bzw. Ornithin, Lysin

Adenin, Uracil, Anthranilsäure

Abb. 1.1.3–1. Biomoleküle, die als Bausteine im Sekundärstoffwechsel auftreten

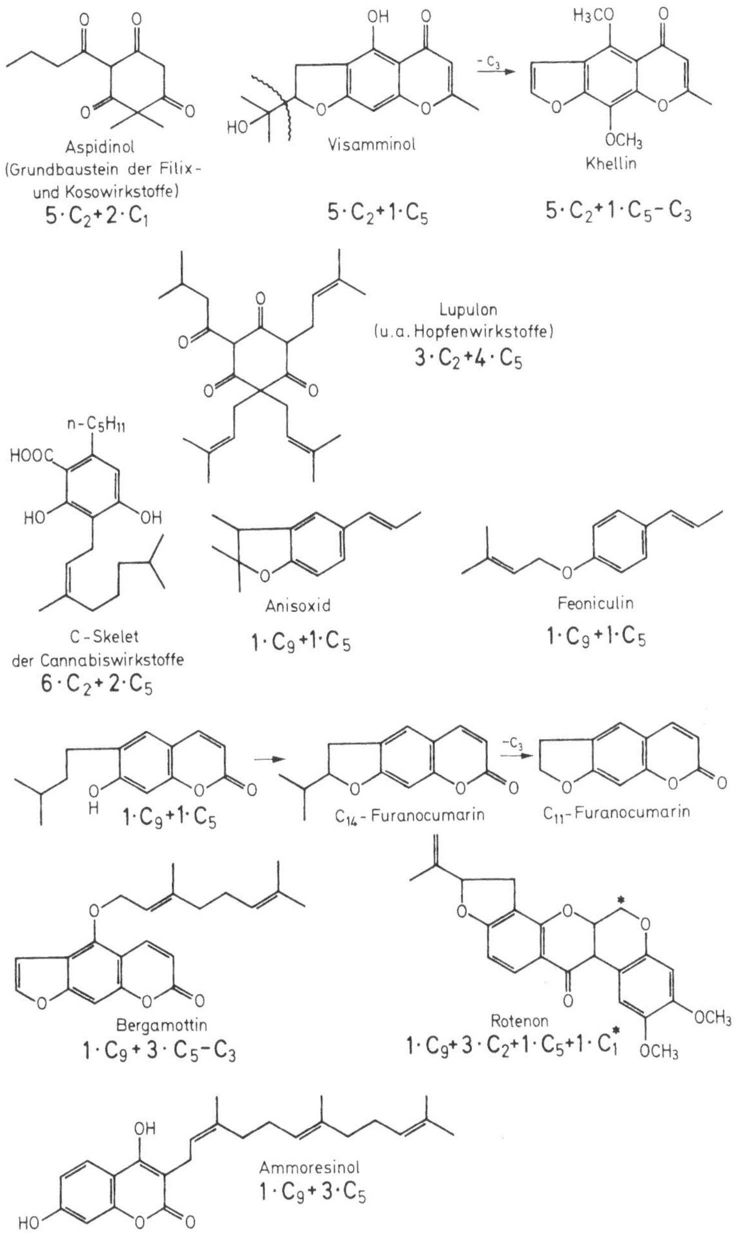

Aspidinol
(Grundbaustein der Filix- und Kosowirkstoffe)
$5 \cdot C_2 + 2 \cdot C_1$

Visamminol
$5 \cdot C_2 + 1 \cdot C_5$

Khellin
$5 \cdot C_2 + 1 \cdot C_5 - C_3$

Lupulon
(u.a. Hopfenwirkstoffe)
$3 \cdot C_2 + 4 \cdot C_5$

C-Skelet der Cannabiswirkstoffe
$6 \cdot C_2 + 2 \cdot C_5$

Anisoxid
$1 \cdot C_9 + 1 \cdot C_5$

Feoniculin
$1 \cdot C_9 + 1 \cdot C_5$

$1 \cdot C_9 + 1 \cdot C_5$

C_{14}-Furanocumarin

C_{11}-Furanocumarin

Bergamottin
$1 \cdot C_9 + 3 \cdot C_5 - C_3$

Rotenon
$1 \cdot C_9 + 3 \cdot C_2 + 1 \cdot C_5 + 1 \cdot C_1^*$

Ammoresinol
$1 \cdot C_9 + 3 \cdot C_5$

Abb. 1.1.3–2. Erkennen von Bausteinen (= Biomoleküle der Abb. 1.1.3–1) in Naturstoffen durch Strukturvergleich. Im vorliegenden Falle bedeuten: C_1 = Methyl-, C_2 = Acetat- und C_5 = Isopren-Baustein

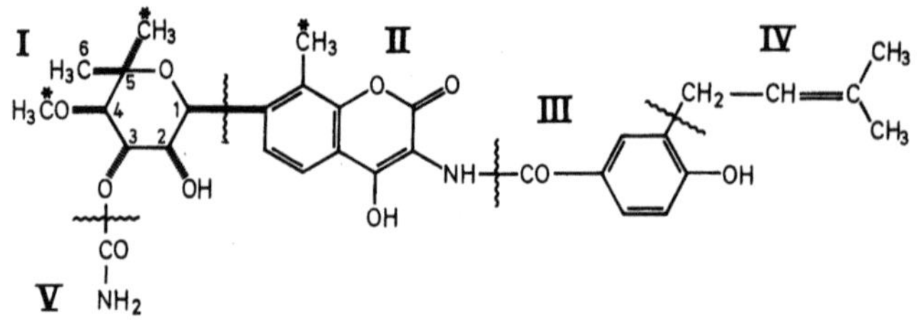

Abb. 1.1.3–3. Der biogenetische Aufbau des Novobiocins. I: Modifizierte Glucose (C-3 epimer, 6-Desoxy), II: Phenylalanin (Tyrosin), III: C_6-C_1-Baustein, IV: C_5-Baustein, V: Carbaminat (CO_2 + NH_3). Ferner sind im Molekül 3 C_1-Bausteine (Methyl) enthalten (durch * gekennzeichnet)

ursprünglichen Biomolekülen in Verbindung mit einer unterschiedlichen Verknüpfung zum Sekundärprodukt. Ein charakteristisches Beispiel hierfür sind die *Plumeria*-Alkaloide, die mehrheitlich aus nur zwei Bausteinen, dem Tryptamin und dem Seco-Iridoid, aufgebaut sind: die Variation dieser nur zwei Bausteine führt zu einer Vielfalt von über 1000 bisher bekannten Indol-Alkaloiden, die alle etwa dasselbe Molekulargewicht aufweisen und deren Variation deshalb nicht durch die unterschiedliche Molekülgröße zustande kommt.

Ein weiterer Unterschied zwischen den beiden Naturstoffklassen betrifft die Häufigkeit, mit der ursprüngliche Biomoleküle in Primär- und in Sekundärprodukte eingebaut werden. Bestandteil der Proteine sind bekanntlich die zwanzig proteinogenen Aminosäuren, wohingegen als Bausteine von Alkaloiden nur einige wenige Aminosäuren, bevorzugt die zyklischen, auftreten.

Die außerordentliche Vielfalt der in der Natur vorkommenden Sekundärprodukte läßt sich auf ein überraschend einfaches und überschaubares System deshalb zurückführen, weil an ihrem Aufbau eine verhältnismäßig kleine Zahl von Präkursoren beteiligt ist: Im wesentlichen handelt es sich um die in der Abb. 1.1.3–1 aufgelisteten Moleküle[5]. Beim Betrachten der Tabelle mag auffallen, daß die Bausteine der Sekundärstoffe sich grob in zwei Gruppen gliedern, wenn ihre Stellung im Primärstoffwechsel ins Auge gefaßt wird. Die eine Gruppe umfaßt ursprüngliche Biomoleküle, die als Bausteine auch in Primärproduktion vorkommen: Aminosäuren in den Proteinen, Purine und Pyrimidine in den Nucleinsäuren, Glucose und deren Derivate in Gerüst- und Reservestoffen, Isopren in Lipoiden. Die zweite Gruppe umfaßt Präkursoren mit

---

[5] Gemeint sind deren biochemische Äquivalente, also anstelle von beispielsweise Acetat das Acetyl-CoA oder anstelle von -CH_3 der Methyldonator S-Methyl-Adenosin usw.

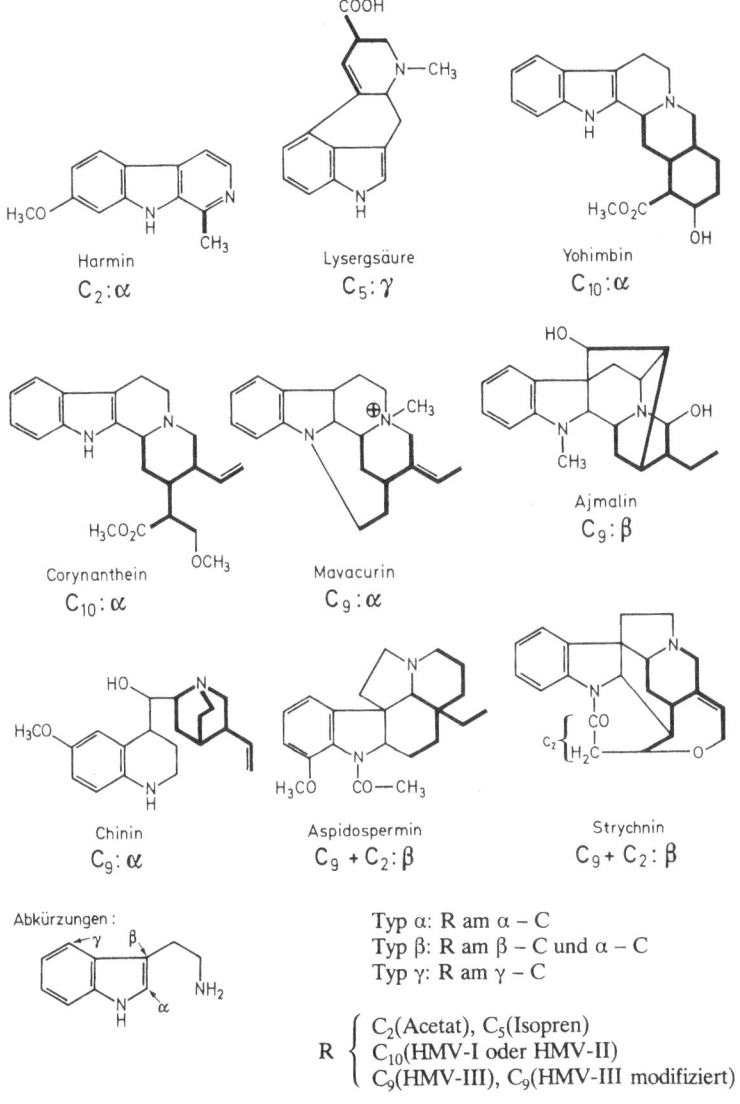

Abb. 1.1.3–4. Beispiel zum biogenetischen Aufbau einiger Indolalkaloide

Beziehungen zu amphibolen Stoffwechselwegen (C_1-Pool, Glykolyse, Citrat-Zyklus, Transaminierungen (NH_3)).
Bei erster Betrachtung verwirren die Strukturformeln von sekundären Naturstoffen durch ihren komplizierten chemischen Aufbau und durch ihre Heterogenität an unterschiedlichsten Strukturen. Wir haben oben gesehen, daß sich die Sekundärstoffe von einer relativ kleinen Zahl von Bausteinen ableiten. Es sollte daher möglich sein, in einer beliebigen Strukturformel eines Sekundärstoffes die ihm zugrunde liegenden ursprünglichen Biomolemüküle herauszufinden und ihn damit zugleich in ein System der Naturstoffe einzuordnen. Diese gleichsam morphologische Betrachtungsweise der Naturstoffe setzt Kenntnisse über die Biosynthese der Sekundärstoffe voraus, da die „Zerlegung eines vorgegebenen Moleküls" nicht willkürlich erfolgen kann (s. 1.3 bis 7.2). Unter Vorwegnahme einiger erst später erläuterter Biosynthese-Reaktionen zeigen die Abb. 1.1.3–2 bis 1.1.3–4 bereits an dieser Stelle Beispiele für dieses Verfahren des Herausfindens von Bausteinen durch Strukturvergleich.

1.2 Methoden zur Aufklärung von Biosynthesewegen. Bildung, Umwandlung, Translokation und Ablagerung von Sekundärstoffen bei Pflanzen

1.2.1 Methoden zur Aufklärung von Biosynthesewegen

a) Lokalisierung radioaktiv markierter Verbindungen in biologischem Material durch Autoradiographie

Bei autoradiographischen Untersuchungen führt man den betreffenden Organismen zunächst radioaktive Vorstufen zu. Einige Zeit später kann man die zu untersuchenden Substanzen extrahieren und chromatographisch auftrennen. Auf dem Chromatogramm lokalisiert man die radioaktiven Substanzen mit Hilfe photographischer Schichten. Es ergeben sich Informationen darüber, in welches Folgeprodukt die Vorstufe eingebaut wird. Handelt es sich um mehr als ein Folgeprodukt, so resultieren unter Beachtung des zeitlichen Auftretens der radioaktiven Metaboliten **Biosynthesesequenzen** (= Sequenzanalyse).
Eines der bekanntesten Beispiele für die erfolgreiche Anwendung der Autoradiographie ist der Versuch von CALVIN zur Ermittlung des Weges des Kohlenstoffs bei den Sekundärvorgängen der Photosynthese. $^{14}CO_2$ wurde Algensuspensionen zugeführt. Nach 5 Sekunden läßt sich auf den Chromatogrammen radioaktive 3-Phosphoglycerinsäure, nach etwa 90 Sekunden daneben 3-Phosphoglycerinaldehyd und nach etwa 5 Minuten

zusätzlich radioaktives Hexose-1-phosphat nachweisen. Desgleichen wurde durch Sequenzanalyse in *Mentha piperita*-Pflanzen die Biosynthesesequenz $^{14}CO_2$ → Piperiton → Menthon → Menthol bewiesen. Wenn es weniger darum geht, eine Biosynthesefolge aufzuklären, als vielmehr den Ort der Biosynthese zu ermitteln, ist es notwendig, mikroskopische Präparate herzustellen und die Stellen mit Radioaktivität wiederum mit Hilfe photographischer Schichten zu lokalisieren. Die radioaktiven Stellen erkennt man durch Vergleichen von entwickelter photographischer Schicht und Präparat: Die photographische Schicht wird nur an Stellen geschwärzt, die in unmittelbarem Kontakt mit der Strahlenquelle stehen. Mit der gleichen Methodik lassen sich auch submikroskopische Strukturen erfassen, beispielsweise DNA-Fäden als Ketten geschwärzter Körper in der photographischen Schicht elektronenmikroskopischer Aufnahmen.

b) Markierungsexperimente

Radionuclide lassen sich außer durch Schwärzung photographischer Schichten noch durch weitere Methoden nachweisen, insbesondere mittels eines *Szintillationszählers,* eines *Dünnschichtscanners* oder eines *Geiger-Müller-Zählrohrs*. Diese Meßtechniken ermöglichen es, nicht nur die bloße Tatsache festzustellen, ob eine vermutete Vorstufe in ein Stoffwechselprodukt eingebaut wird, sondern auch die Stelle innerhalb des Moleküls zu ermitteln, an der das Radionuclid lokalisiert ist. Zu diesem Zweck wird das fragliche Produkt chemisch abgebaut und die Isotopenzusammensetzung[6] der für die jeweilige Fragestellung wichtigen Molekülteile oder Atome bestimmt. Vermutet man beispielsweise, daß das Molekül A in die Verbindung ABCD direkt eingebaut wird, so „verfüttert" man radioaktiv markierte Vorstufe A^x. Nach einiger Zeit isoliert man die Substanz ABCD aus dem betreffenden Organismus und prüft, ob sie einen radioaktiven Anteil A^xBCD enthält. Wenn ein radioaktiver Anteil nachgewiesen wird, ist es möglich, wenn auch nicht sicher[7], daß A bei der Synthese von ABCD als Vorstufe dient. Sicherheit besteht aber erst dann, wenn in A^xBCD dieselben Atome radioaktiv

---

6 Meßgröße bei Radionucliden ist die spezifische Radioaktivität, definiert als Anzahl der Zerfälle bzw. gemessenen Impulsen je Zeit- und Masse-Einheit.

7 Die verfütterte Verbindung könnte in den allgemeinen Stoffwechsel eingeschleust und erst in Form von Abbau- oder Umbauprodukten in die fragliche Substanz eingebaut werden. Anstelle von direkten oder indirekten Vorstufen zu sprechen, pflegt man Vor- und Zwischenstufen zu unterscheiden. Definitionsgemäß bezeichnet man jede Substanz, die in ein Endprodukt eingebaut wird, als Vorstufe. Eine Zwischenstufe dagegen liegt unmittelbar im Syntheseweg.

markiert sind wie in der angebotenen Vorstufe A^x. Zu diesem Zweck muß A^xBCD mittels geeigneter chemischer Methoden so abgebaut werden, daß diese Aussage ermöglicht wird.
Bei der **Markierungstechnik** *(Isotopentechnik, Tracertechnik)* muß das Leitisotop nicht notwendigerweise radioaktiv sein. Auch nichtstrahlende Isotope sind verwendbar, soferne sie sich nur deutlich in ihren relativen Häufigkeiten von der natürlichen isotopen Zusammensetzung des betreffenden chemischen Elementes deutlich unterscheiden. Diese stabilen (nicht-strahlenden) Leitisotope werden massenspektroskopisch bestimmt.

c) Pfropfversuche zur Lokalisation des Biosynthese- oder Umwandlungsvorganges

Das **Pfropfen** gehört neben dem **Kopulieren** und dem **Okulieren** zu den (pflanzlichen) **Transplantationen**. Es handelt sich bei der Transplantation um die Übertragung eines als „Reis" bezeichneten Pflanzenteiles auf eine andere, als „Unterlage" dienende Pflanze, an der vorher eine der Form des Reises angepaßte Schnittwunde angebracht wurde. Sofern Reis und Unterlage artgleich oder zumindest artverwandt sind, erfolgt Verwachsung der beiden Pflanzen. Die Innigkeit der Verwachsung führt jedoch zu keiner nachhaltigen Beeinflussung des Stoffwechsels der Pfropfpartner; beispielsweise behält jeder Teil seine Spezifität in der Bildung von Reserve- oder Sekundärstoffen bei. Pfropft man auf die Sonnenblume *(Helianthus annuus)* ein Reis von Topinambur *(Helianthus tuberosus),* so häuft sich Inulin als der für Topinambur charakteristische Reservestoff im Reis, Stärke hingegen in der Unterlage als der für die Sonnenblume charakteristische Reservestoff an – und dies, obwohl die Sonnenblumen-Unterlage die Assimilate aus dem Reis bezieht. Die Umkehrung des Versuches (= *reziproke Pfropfung*), bei der Tobinambur als Unterlage und Sonnenblume als Reis dient, liefert das analoge Ergebnis: Inulin in der Unterlage und Stärke im Reis.
Desgleichen wurde durch reziproke Pfropfung bewiesen, daß bei den *Solanaceen* die typischen Solanaceenalkaloide in der Wurzel gebildet werden, nicht im Blatt, was zuvor als quasi selbstverständlich angenommen worden war. Als Partner der reziproken Pfropfung wurde eine alkaloidführende und eine alkaloidfreie Art gewählt. Tomate, auf Atropawurzel gepfropft, enthält reichlich Tropan-Alkaloid in den Blättern und im Stamm, während umgekehrte Pfropfungen praktisch alkaloidfrei bleiben.

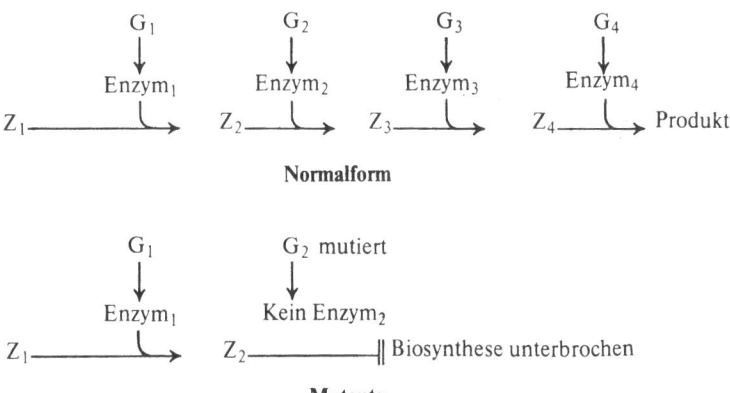

Abb. 1.2.1–1. Genetische Blockierung in einer Mangelmutante durch Ausfall des Enzyms E_2. Rückschlüsse auf die Konstitution der Zwischenstufen Z_2, Z_3, Z_4 ergeben sich a) aus der Anhäufung des Zwischenproduktes Z_2 und b) durch Normalisierung nach künstlicher Zufuhr (Supplementierung) der Substanzen Z_3 und/oder Z_4

d) Die Aufklärung von Biosynthesewegen durch Mutanten (Mutantentechnik)

Grundlage der Methode ist die Selektion von Mangelmutanten, d. h. von durch Genmutationen entstandenen Formen, die durch Unterbrechung einer genetisch gesteuerten Biosynthesekette charakterisiert sind. Die Blockierung an einer definierten Stelle der Reaktionskette kommt zustande, indem die Genmutation zum Ausfall eines Enzyms führt. Betrifft die Blockierung ein essentielles Produkt, so kommt es zur Einstellung des Pflanzenwachstums. Durch Zufuhr von Stoffen, die in der Biosynthesekette nach der Blockierungsstelle liegen, wird erneutes Wachstum möglich: Diese Stoffe nehmen damit bei diesem sog. auxotrophen Mutanten den Charakter von Wachstumsfaktoren an. Zur Erkennung auxotropher Mutanten ist es notwendig, die Pflanzen auf genau definierten Nährböden zu ziehen, was ohne erheblichen technischen Aufwand nur bei Mikroorganismen, höchst selten aber bei höheren Pflanzen[8] möglich ist. Bei höheren Pflanzen überwiegen Defektmutanten, die durch Blokkierung der nicht essentiellen sekundären Pflanzenstoffen charakterisiert sind.

---

8 Eine derartige Ausnahme ist die winzige Crucifere *Arabidopsis thaliana* (nach D. Hess).

Experimentell kommt es darauf an, die Stelle der genetischen Blockierung zu bestimmen, um daraus Rückschlüsse auf den Verlauf des unbekannten Biosyntheseweges ziehen zu können. Eine erste Möglichkeit besteht in der quantitativen Bestimmung der potentiellen Zwischenstufen b_1, b_2 usw. Die unmittelbar vor einem genetischen Block liegende Zwischenstufe häuft sich an. Die „Akkumulat-Analyse"[9] ist höchst kritisch anzuwenden, da die Anhäufung infolge Endprodukt-Hemmung oder Repression auch unterbleiben kann. Eine weitere Fehlermöglichkeit beruht auf der Einschleusung des vor der Blockierung liegenden Produktes in einen anderen Syntheseweg mit dem Ergebnis, daß ein Endprodukt des zweiten Syntheseweges verstärkt akkumuliert wird.

Die zweite Möglichkeit, die Stelle des genetischen Blocks zu lokalisieren und zugleich Zwischenprodukte der normalen Biosynthesekette zu ermitteln, besteht in der Zufuhr von Intermediärsubstanzen, die hinter dem genetischen Block liegen (= Normalisierungsversuche = Supplementierungstests). Die bereits erwähnten Wachstumsfaktoren auxotropher Mutanten stellen solche Intermediärsubstanzen der normalen Biosynthesekette dar.

e) Versuche im zellfreien System

Die Aussagekraft aller unter a) bis d) aufgezählten Methoden ist beschränkt. Ein Handicap liegt darin, daß manche Zwischenstufen nicht an den *in vivo*-Biosyntheseort transportiert werden. An Grenzen stoßen die *in vivo*-Techniken, wie bereits erwähnt, auch bei Vorhandensein von mehreren konkurrierenden Biosynthesewegen. In derartigen Fällen greift der Experimentator zu Versuchen in zellfreien Systemen. Im einfachsten Fall arbeitet man mit **Zell-** bzw. **Gewebe-Homogenaten**; doch versucht man besser mit angereicherten oder gereinigten Enzympräparaten zu arbeiten. Mittels dieser Enzympräparationen lassen sich im Reagensglas der Abbau eingesetzter Präkursoren und die Bildung bestimmter Folgeprodukte studiere und auf diese Weise die Biosynthesekette auf eine bestimmte oder auf die gesamte Länge hin rekonstruieren.

1.2.2 Bildungsort, Translokation, sekundäre Umwandlung und Ablagerung bei Pflanzen

Bildungsort und Akkumulationsort sekundärer Naturstoffe sind nicht identisch. Die sekundären Pflanzenstoffe werden im Protoplasten der Pflanzenzelle gebildet; von dort werden sie in verschiedene andere

---

[9] Ein Beispiel findet sich im Abschnitt 12.1.4: Infolge genetischer Blockierung reichert sich in einer Mutante von *Papaver bracteatum* Thebain an.

Kompartimente der gleichen Zelle (in die Vakuole, in die Zellwand) verlagert oder in andere Gewebe und Organe transportiert. Der Transport kann im Xylem, im Phloem oder auch im Parenchym erfolgen. Lipophile Stoffe scheinen durch Glykosidierung in eine besser in Wasser lösliche Transportform übergeführt zu werden (z. B. Gibberelin → Gibberelinglucosid; Coniferylalkohol → Coniferin).
Ätherische Öle treffen wir in verschiedensten Kompartimenten an: in Vakuolen, in lysigenen oder schizogenen Hohlräumen, unter der Cuticula, die sich blasig von der Zellwand abhebt. Durch welche Mechanismen diese schwer wasserlöslichen Stoffe den Lipoidraum der Zelle (Synthese-Ort) verlassen, ist unbekannt. Für Alkaloide wirkt der Vakuolenraum wie eine Falle, weil der saure pH-Wert des Zellsaftes das Gleichgewicht zuungunsten der lipophilen freien Base verschiebt. Jedenfalls wurde beobachtet, daß die im Plasma synthetisierten Alkaloide den Tonoplasten zwar in Richtung Vakuole durchqueren können, normalerweise aber nicht in der Gegenrichtung. Diese Kompartimentierung von Alkaloiden in der Vakuole schließt jedoch keineswegs aus, daß sie nicht wieder mobilisiert und an andere Stellen des pflanzlichen Organismus transportiert werden (= Translokation). Bereits während des Transports, oder an sekundärer Ablagerungsstätte, können Alkaloide (wie im übrigen die anderen Sekundärstoffe auch, s. 1.1.2) erneuten chemischen Veränderungen, die in der Regel oxidativer Natur sind, unterworfen sein.
Ein ziemlich gut untersuchtes Beispiel für einen Umwandlungsvorgang ist die Bildung des Scopolamins in *Datura ferox*. Überraschenderweise wird zunächst in der Wurzel – nicht im Blatt – Hyoscyamin gebildet. Es erfolgt sodann ein Transport des Hyoscyamins über das Xylem in die oberirdischen Organe und dabei im Sproß Epoxidierung zu Scopolamin. In ähnlicher Weise erfolgt bei Tabakpflanzen (*Nicotiana*-Arten) die Biosynthese des Nicotins in der Wurzel, dessen Entmethylierung[10] zu Nornicotin im Sproß.
Bildung von Alkaloiden in der Wurzel und deren Translokation in den Sproß: dies soeben dazu Angeführte trifft nur für einen Teil der Alkaloide zu, darf demnach nicht verallgemeinert werden. Um bei den *Nicotiana*-Alkaloiden zu bleiben: das mit dem Nicotin isomere Anabasin wird bei *Nicotiana glauca* zum größten Teil im Sproß synthetisiert. Ähnliches wurde bei den Lupinenalkaloiden gefunden: sie entstehen im

---

10 Wahrscheinlich handelt es sich um eine oxidative Entmethylierung über das Hydroxy- und das Formyl-Derivat unter dem Einfluß mischfunktioneller Oxygenasen – analog zu Entmethylierungsvorgängen im tierischen Organismus.

Sproß und können von dort in die Wurzel wandern. Bei den Cinchona-Arten treten biogenetisch und strukturell verwandte Indol- und Chinolinalkaloide nebeneinander auf, allerdings in unterschiedlicher Verteilung auf die Organe. In den Blättern kommen vorwiegend Indolbasen vom Typus des Cinchonamins vor, in der Rinde hingegen fast ausschließlich Chinolinderivate vom Typus des Chinins. Nähere Untersuchungen zeigten, daß die Hauptmenge der Alkaloide in den Blättern gebildet wird, von dort in die Rinde transportiert und sodann hier gespeichert wird. Mit dieser Translokation ist offensichtlich die Umwandlung der Indolvorstufen in Chinin bzw. Cinchonin verknüpft (s. Abb. 1.2.2–1).

Was für die Alkaloide gilt, scheint so ziemlich für alle Sekundärstoffe höherer Pflanzen zuzutreffen: 1. Ihre Bildung erfolgt, ohne daß man dafür Gründe anzugeben wüßte, in jeweils nur ganz bestimmten Geweben und Organen; 2. sie werden vom Bildungsort zu einem Ort sekundärer Ablagerung transportiert; dabei werden beide Haupttransportbahnen benutzt; in den Siebröhren von den ober- in unterirdische Teile, und im Xylem in einem gegen die Schwerkraft gerichteten Strom (= Translokation); 3. sie werden in jeweils für den Sekundärstoff typischer Weise über die Pflanze verteilt und in bestimmten Geweben akkumuliert; 4. Sekundärstoffe, die – wie unter 1 bis 3 gesagt – in bestimmten Geweben oder Organen gebildet wurden und die danach einer Translokation und einer Speicherung an einem anderen Orte unterliegen, können während ihrer Wanderung wie auch am Ort der Deponierung sekundären chemischen Abwandlungen unterliegen, nach K. MOTHES (1969) vielleicht deshalb, weil die enzymatische Situation während Translokation und Akkumulation eine andere ist als am Bildungsort.

Im Abschnitt 1.1.2 wurde ausgeführt, daß auch bereits akkumulierte Sekundärstoffe wieder mobilisiert, d. h. dem Zugriff um- oder auch abbauender Enzyme zugeführt werden können. Diese Möglichkeit einer Remobilisation dürfte jedoch nicht generell für alle Sekundärstoffe gegeben sein, zumindest nicht für die in toten Geweben und vermutlich auch nicht für die in besonderen Idioblasten abgelagerten Stoffe. Einen Sonderfall bilden die Glycosinolate führenden Pflanzen, indem nämlich

---

Abb. 1.2.2–1. Biosynthese der in *Cinchona*-Arten vorkommenden Alkaloide. ▶ Schlüsselsubstanz ist Cinchonaminal, das reduktiv in Cinchonamin und oxidativ in Alkaloide vom Chinolintypus übergeht. Cinchonamin wird in den Blättern, besonders reichlich in denen junger Pflanzen gespeichert. Stamm- und Wurzelrinde älterer *Cinchona*-Pflanzen enthalten in keinem Fall Indolalkaloide, vielmehr speichern sie Chinolinalkaloide; deren Bildung aus Cinchonaminal ist in noch nicht näher geklärter Weise mit dem Transportvorgang (Translokation) vom Syntheseort Blatt zum Akkumulationsort Parenchym der Rinde verknüpft

Geraniol → Loganin → Secologanin

Corynanthenal ← (1. Hydrolyse, 2. Decarboxylierung) — Vincosid

Cinchonaminal —Reduktion→ Cinchonamin (Speicherung in Blättern)

R = H : Cinchonidinon
R = OCH$_3$: Chininon

R = H : Cinchoninon
R = OCH$_3$: Chinidinon

Speicherung in Stamm- und Wurzelrinde älterer Bäume

R = H : Cinchonidin
R = OCH$_3$: Chinin

R = H : Cinchonin
R = OCH$_3$: Chinidin

hier nicht der Sekundärstoff, sondern das abbauende Enzym, die Myrosinase, in besonderen Idioblasten (den sogen. Myrosinasezellen) kompartimentiert ist. Erst postmortal kann Abbau der Glucosinolate (= Senfölglykoside) zu den Senfölen gemäß folgender Formel erfolgen:

$$R-C\begin{matrix}S-glc\\ \diagdown\\ N-OSO_3^\ominus\end{matrix} \longrightarrow \left[R-C\begin{matrix}S\\ \diagdown\\ N\end{matrix}\right] \longrightarrow R-N=C=S \quad \text{Senföl}$$

Glucose, Sulfat$^{2\ominus}$

glc = Glucosyl

1.3 Biogenetisch wichtige Reaktionen

1.3.1 Kohlenstoff-Kohlenstoff-Verknüpfungen[11]

Carboxylierung. Fixation von CO_2 und damit Carboxylierungsreaktionen spielen im Primärstoffwechsel von Mikroorganismen, Pflanzen und Tieren eine große Rolle. Die reaktionsfähige Form ist allerdings nicht das CO_2 selbst, sondern das Bicarbonat-Ion HCO_3^-. Einige Beispiele sind:
a) Carboxylierung von Phospho-Enolpyruvat zu Oxalacetat;
b) Reduktive Carboxylierung von Pyruvat zu Malat;
c) Carboxylierung von Ribulose-1,5-diphosphat (Photosynthese).
Eine sowohl für Primär- als auch für Sekundärprodukte wichtige Reaktion ist die biotinabhängige Carboxylierung von Acetyl-SCoA unter Bildung von Malonyl-SCoA (Abb. 1.3.1–1), eine endergonische Reaktion, die ATP benötigt.
Formylierungen und Übertragung von Hydroxymethylgruppen erfolgen mit Hilfe des Tetrahydrofolsäuresystems.
Methylierung. Schlüsselverbindung für die Übertragung der Methylgruppe ist das Adenosylmethionin (= aktives Methyl), chemisch eine Sulfoniumverbindung, welche in Analogie zu elektrophilen Substitutionsreaktionen Methyl auf nucleophile Partner überträgt. Man kann O-, N- und C-Methylierungen unterscheiden. C-Methylierung erfolgt nur an Stellen im Molekül mit „locker gebundenem Wasserstoff", bevorzugt am Methylenkohlenstoff von β-Dicarbonylverbindungen und

---

11 Weitere Beispiele für C-Acylierungen und C-Alkylierungen siehe 2.2.1 und 3.1.3.

am β-C-Atom bei Carbonylverbindungen (Abb. 1.3.1–2). Es ist ein immer wiederkehrender „Trick" der Natur, **C-Alkylierungen** dadurch zu ermöglichen, daß eine intermediär gebildete Carbonylfunktion für die nötige Aktivierung sorgt (Beispiel: Bildung von Methyl-Zuckern Abb. 1.3.1–3).

Auch die **Isoprenylierung** (Abb. 1.3.1–4) läßt sich am besten verstehen, wenn man sie als elektrophile Substitution mit dem Diphosphat-Anion als austretende Gruppe auffaßt.

Der Mechanismus der **Phenol-Kupplung** ist am besten am Beispiel der dehydrierenden Polymerisation von Coniferylalkohol zu Lignin untersucht. Mit Hilfe von Peroxidase wird ein Elektron abgespalten unter Bildung eines resonanzstabilisierten Radikals, das spontan mit weiteren Radikalen polymerisiert. Phenol-Kupplung durch **radikalische Dehy-**

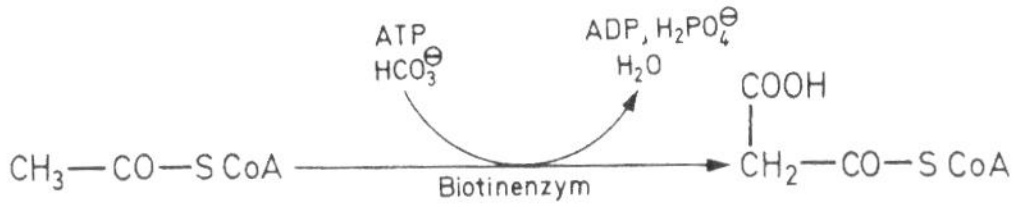

Abb. 1.3.1–1. Die Acetyl-CoA-Carboxylase, ein Biotinprotein (s. 1.3.3), bringt die Kohlensäure mit Acetyl-CoA zur Reaktion, wobei Malonyl-CoA entsteht

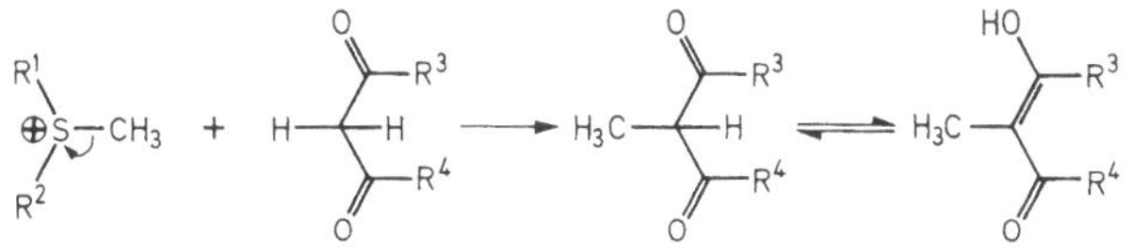

Abb. 1.3.1–2. Sulfoniumverbindungen vom Typus des Adenosylmethionins alkylieren bevorzugt den Methylenkohlenstoff von 1,3-Dicarbonylverbindungen

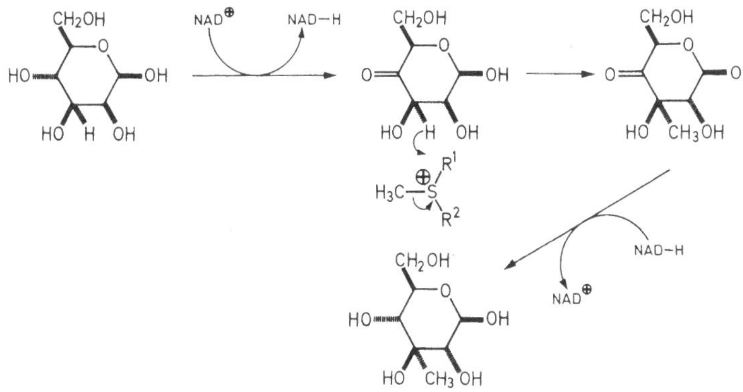

Abb. 1.3.1–3. C-Methylierung von Zucker wird ermöglicht durch Aktivierung, da das C in β-Stellung zum Carbonyl Elektronen-Unterschuß aufweist

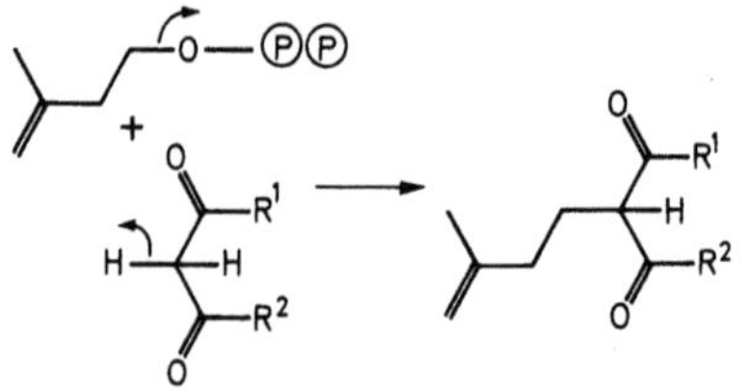

Abb. 1.3.1–4. Auch Isoprenylierungen erfolgen gleich den Methylierungen nach Art nucleophiler Substitutionsreaktionen

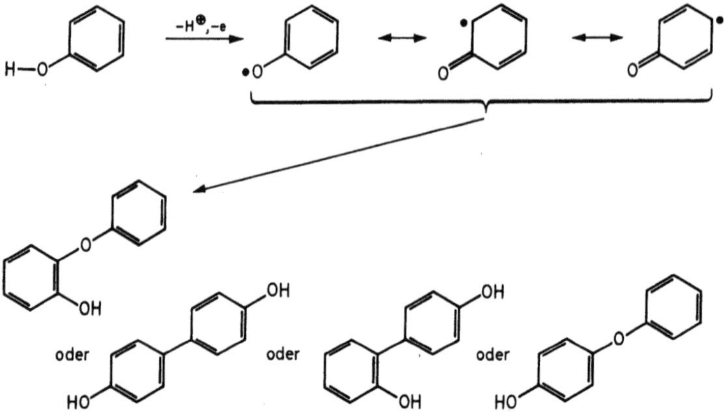

Abb. 1.3.1–5. Radikalische Dehydrierung von Phenolen führt zu verschiedenen Diaryläther- und Diphenyl-Strukturen

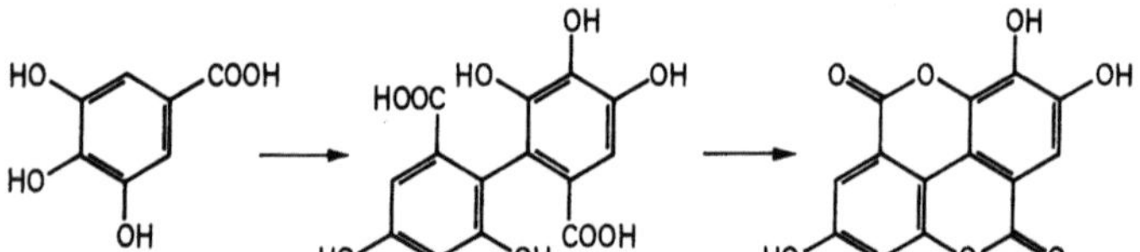

Gallussäure   Ellagsäure

Abb. 1.3.1–6. Bildung der Ellagsäure durch Dimerisierung von Gallussäure

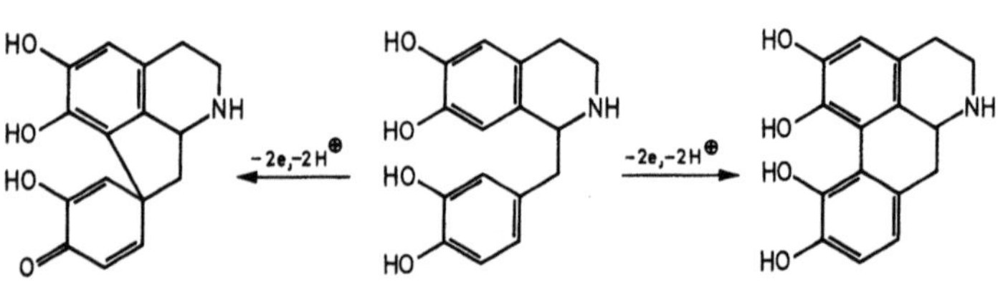

Abb. 1.3.1–7. Beispiel für zwei unterschiedliche Varianten intramolekularer Phenolkupplung

drierung = **oxidative Kupplung** (Abb. 1.3.1–5) kann sowohl zu intermolekularen (Abb. 1.3.1–6) als auch zu intramolekularen (Abb. 1.3.1–7) Neuknüpfungen von C-C-Bindungen führen.

2 Spaltungen von Kohlenstoff-Kohlenstoff-Bindungen

Im Primärstoffwechsel werden C-C-Bindungen durch Enzyme gespalten, die als Kohlenstoff-Kohlenstoff-Lyasen bezeichnet werden; u. a. gehören in diese Gruppe die Decarboxylasen und die Aldolasen. Auch im Sekundärstoffwechsel spielen **Decarboxylierung** und **rückläufige Aldoladdition** eine große Rolle. Die Decarboxylierung von β-Ketosäuren (Abb. 1.3.2–2a) verläuft häufig spontan, d. h. ohne Enzymkatalyse. Die Decarboxylierung von α-Ketosäuren erfolgt entweder oxidativ (z. B. Pyruvat zu Acetyl-CoA) oder sie erfolgt ohne gleichzeitige Dehydrierung (z. B. Bildung von Acetaldehyd und mit Hilfe der Pyruvatdecarboxylase im Zuge der Alkoholgärung durch Hefe) (Abb. 1.3.2–1). Die Decarboxylierung von Aminosäuren führt zu biogenen Aminen.

a $R-CH_2-CO-COOH \xrightarrow{CO_2} R-CH_2-CHO$

b $R-CH_2-CO-COOH \xrightarrow{H_2O \quad H_2CO_2} R-CH_2-COOH$

c $R-CH_2-CH(NH_2)-COOH \xrightarrow{CO_2} R-CH_2-CH_2-NH_2$

Abb. 1.3.2–1. α-Ketosäuren werden entweder (**a**) zu den entsprechenden Aldehyden (Beispiel Alkoholgärung durch Hefe) oder (**b**) oxidativ zu den um ein C-Atom ärmeren Carbonsäuren decarboxyliert. Aus β-Aminosäuren entstehen (**c**) biogene Amine

Sekundärstoffe werden in der Regel, wie oben in 1.1.2 dargelegt, oxidativ verändert. Nicht selten ergeben sich als Folge davon Gruppierungen, die eine rückläufige Aldoladdition ermöglichen (Abb. 1.3.2–3). Finden sich Carbonyl- und Hydroxylfunktion in 1,3-Position (= in β-Position) zueinander in einem Ring angeordnet, so liefert die Retro-Aldol-Reaktion die entsprechenden Seco-Derivate. Analog zu sehen ist der Abzug eines Hydrid-Ions – etwa in einer $NAD^{\oplus}$-abhängigen Reaktion – in β-Position zum Carbonyl. Experimentelle Ergebnisse sprechen dafür, daß die Bildung von Seco-Iridoiden aus Iridoiden diesem Mechanismus folgt (Abb. 1.3.2–3).

Stoffwechselphysiologisch wichtige Reaktionen, welche oxidativ unter Lösung von Kohlenstoff-Kohlenstoff-Bindungen vonstatten gehen, sind die folgenden:

1. Die **thiolytische** Spaltung im Zuge der Fettoxidation;
2. die **Eliminierung ringständiger Methylgruppen** im Zuge der Biosynthese von Steroiden, die aus weniger als 30 Kohlenstoffatomen bestehen;
3. der durch eine Dioxygenase (Sauerstoff-Transferase) eingeleitete Abbau von L-**Tryptophan.**

Ad 1) Die Fettsäureoxidation wird im typischen Falle eingeleitet, indem noch im Cytoplasmaraum die freie Fettsäure in einem ATP-abhängigen Schritt mit Coenzym-A verestert wird („Aktivierung der Fettsäure").

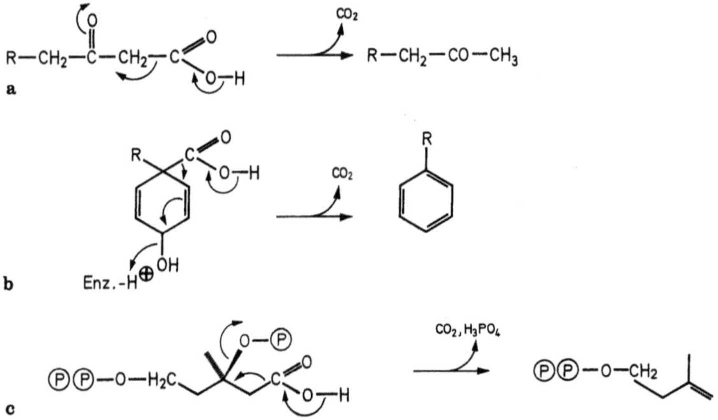

Abb. 1.3.2–2. β-Ketosäuren (**a**) und vergleichbare Verbindungen mit Elektronen-Unterschuß in β-Stellung (**b** und **c**) decarboxylieren leicht

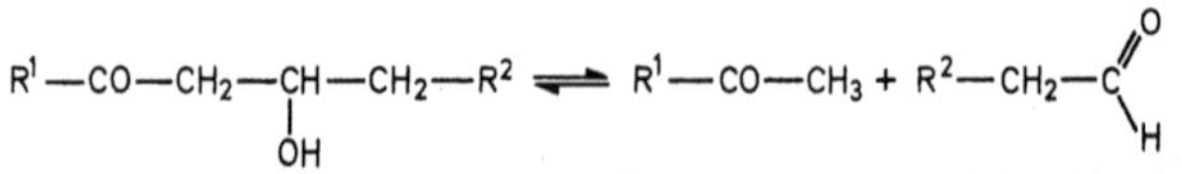

Abb. 1.3.2–3. Spaltung von C-C-Bindung nach Art einer rückläufigen Aldoladdition (Beispiel: Fructose-1,6-Diphosphat $\rightarrow$ 2 × Triosephosphat)

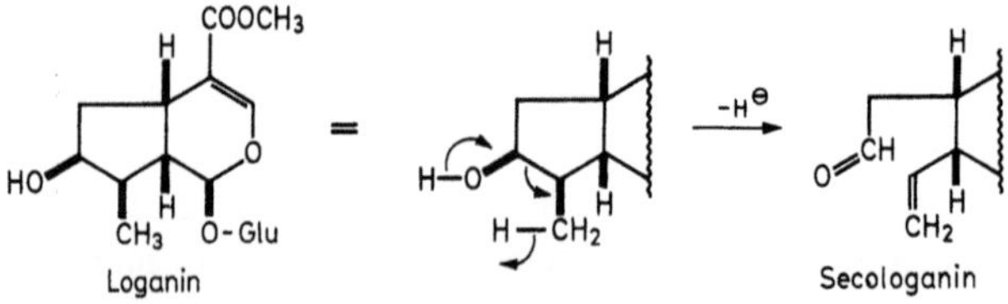

Abb. 1.3.2–4. Hypothetischer Ringöffnungsmechanismus, der von Iridoiden zu Seco-Iridoiden führt. Elektronen-Unterschuß an einem C-Atom β-ständig zum Hydroxyl-C-Atom – beispielsweise durch Abspaltung eines Hydrid-Ions – leitet eine der Retro-Aldoladdition vergleichbare Spaltung von C-C-Bindungen ein

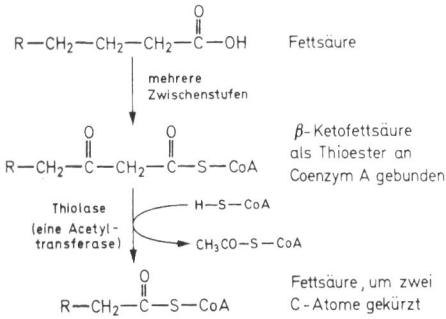

Abb. 1.3.2–5. Der letzte Schritt des Fettsäure-Oxidationszyklus (= β-Oxidation) besteht in der sog. *thiolytischen Spaltung*. Das aus der Fettsäure über mehrere Zwischenstufen (Fettsäure → Fettsäure-SCoA → α,β-ungesättigte Fettsäure-SCoA → β-Hydroxyfettsäure-SCoA → β-Ketofettsäure-SCoA) gebildete β-Ketofettsäure-SCoA wird unter Mitwirkung eines freien CoA-Moleküls in eine Fettsäure hydrolysiert, die um zwei Kohlenstoffatome ärmer ist, als die Ausgangssubstanz. Das C_2-Fragment wird als Acetyl-SCoA freigesetzt; auch die um zwei C-Atome ärmere Fettsäure erscheint als ein an CoA gebundener Thioester

Nach Umesterung auf ein Carrier-Molekül (und zwar auf Carnitin) erfolgt die Durchschleusung als Acyl-Carnitin durch die mitochondriale Membran. An der Oberfläche der inneren Mitochondrienmembran wird erneut – nunmehr mit *intramitochondrialem H-SCoA* – Fettsäure-SCoA gebildet. Die nächsten Schritte der Fettsäureoxidation bestehen in:

a) einer *Dehydrierung*, katalysiert durch eine Acyl-SCoA-Dehydrogenase (einem Flavoprotein) unter Bildung des entsprechenden *trans*-Δ^2-Enoyl-SCoA;

b) einer *Wasseranlagerung* an die Doppelbindung unter Bildung des 3-Hydroxyacyl-SCoA-Fettsäurederivates; dieser Schritt wird durch eine Enoyl-SCoA-Hydratase katalysiert;

c) einer *Dehydrierung des Alkohols* zum entsprechenden 3-Ketoacyl-SCoA, in einer Reaktion, bei der NAD$^{\oplus}$ als Elektronenakzeptor fungiert;

d) in der *Thiolyse* des 3-Ketoacyl-SCoA (s. Abb. 1.3.2–5).

Ad 2) Alle Steroide, gleichgültig wie viele Kohlenstoffatome im variablen Molekülteil enthalten sind, entstehen über C_{30}-Steroide. Die Abspaltung von zunächst drei Methylgruppen aus den C_{30}-Intermediärprodukten (**Lanosterin** bzw. Cycloartenol) führt zum **Cholesterin,** einem wichtigen Knotenpunkt des gesamten Steroidstoffwechsels. Die Mechanismen der Demethylierung dieser drei Methylgruppen sind durchaus nicht einheitlich. Die Abb. 1.3.2–6 bringt zwei Mechanismen zur Darstellung. Wiederum anders verlaufen Entmethylierungen, wenn es um

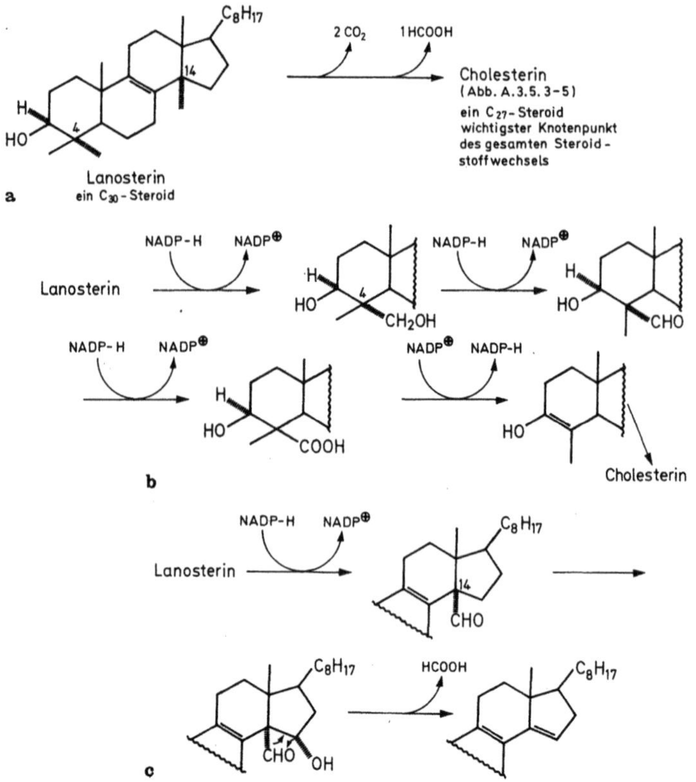

Abb. 1.3.2–6. a Die Biosynthese der C_{27}-Steroide aus den C_{30}-Vorstufen ist von der oxydativen Abspaltung dreier Methylgruppen begleitet (siehe auch Abb. 3.5.3–2). Dabei werden die beiden geminalen 4-CH_3-Gruppen als CO_2 abgespalten, während die 14α-CH_3 als Ameisensäure eliminiert wird.
b Die Abspaltung der 4α-CH_3-Gruppe erfolgt nach deren stufenweiser Oxidation bis zum Carboxyl. Abzug eines Hydrid-Ions leitet die Abspaltung als CO_2 ein. Die Eliminierung der geminalen 4β-CH_3 vollzieht sich analog.
c Die Abspaltung der 14α-CH_3 erfolgt nach deren Oxidation bis zur Aldehydgruppe. Formyl wird nach Hydroxylierung der benachbarten Stellung C-15 unter Bildung von Ameisensäure eliminiert (Schema nach L. TRÄGER, 1977)

die Abspaltung angularer Methylgruppen geht. So muß beispielsweise die angular stehende 19-CH_3-Gruppe abgespalten werden, um den Ring A des Steroids zu „aromatisieren", eine Reaktion, wie sie für die Bildung von **Estronen** aus den **Testosteron**-Vorstufen typisch ist (Abb. 1.3.2–7). Der Mechanismus dieser Demethylierung ist nicht ge-

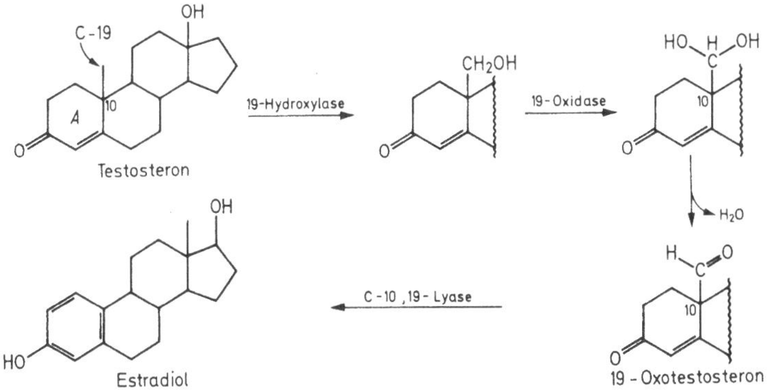

Abb. 1.3.2–7. Die östrogenen Verbindungen wie z. B. das Estradiol entstehen aus Testosteron, wobei zunächst eine Oxidation der 19-CH$_3$-Gruppe zur Aldehydgruppe erfolgt, ehe sie unter Aromatisierung von Ring A des Steroidgerüstes entfernt wird

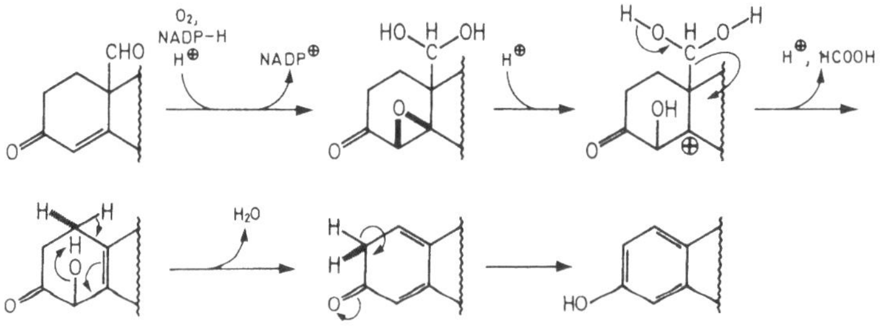

Abb. 1.3.2–8. Hypothetischer Verlauf der Aromatisierung von 19-Oxotestosteron über ein 4β,5β-Epoxid zum Estradiol (nach L. Träger, 1977)

nau bekannt. Das in Abb. 1.3.2–8 wiedergegebene Reaktionsschema formuliert einen wahrscheinlichen Verlauf. Man erkennt, daß Öffnung der epoxidischen Zwischenstufe zu Elektronen-Unterschuß in β-Position zum Carboxyl führt, so daß die Reaktion der Abb. 1.3.2–8 eine bloße Variation des bereits in Abb. 1.3.2–2 formulierten Prinzips darstellt.

Ad 3) Die Aminosäure L-**Tryptophan** ist nicht allein als proteinogene Aminosäure ein wichtiger Baustein von Eiweißmolekülen, sondern daneben zugleich auch ein wichtiger Knotenpunkt für zahlreiche stoffwechselphysiologisch wichtige Metabolite. Beispielsweise wird durch Öffnen des Pyrrolringes im Indolteil des Tryptophanmoleküls **Formylkynurenin** gebildet, das über 3-Hydroxykynurenin zu Nikotinsäure bzw. zu den Nikotinamid-Nucleotiden metabolisiert werden kann. Vom 3-Hydroxy-kynurenin leiten sich sodann die Ommochrome ab, d. s. im

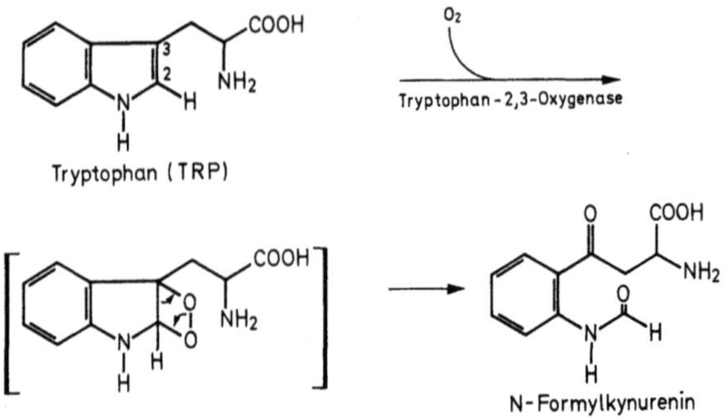

Tryptophan (TRP)

N-Formylkynurenin

Abb. 1.3.2–9. Der Abbau bzw. der Umbau der Aminosäure Tryptophan (TRP) beginnt mit dem Angriff der Tryptophan-2,3-Dioxygenase (TRP-Pyrrolase) unter Bildung von N-Formylkynurenin. Als Dioxygenase (Sauerstoff-Transferase) katalysiert das Enzym den Einbau aller beiden O-Atome des Luftsauerstoffs in den Pyrrolring des TRP-Moleküls. Man kann sich die Reaktion verständlich machen, indem man die Bildung eines peroxidischen Zwischenproduktes annimmt, das spontan unter Ringöffnung zerfällt

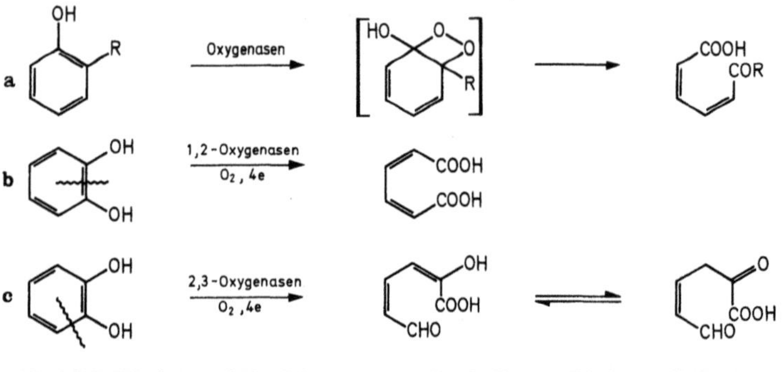

Abb. 1.3.2–10. Aromatische Ringe werden durch die verschiedenen Oxygenasen in unterschiedlicher Weise gesprengt (**a**, **b**). Die durch die 2,3-Catechol-Oxygenase katalysierte Reaktion (**c**) ist in der Alkaloidchemie als „Extradiolspaltung" bekannt

Tierreich weit verbreitete Naturstoffe mit Phenoxazonstruktur. Im vorliegenden Zusammenhange interessiert die Öffnung des Pyrrolringes, die durch eine Dioxygenase (= Sauerstoff-Transferase) katalysiert wird (Abb. 1.3.2–9).
Nicht nur der Pyrrolring des Tryptophans kann durch Dioxygenase gesprengt werden. Ganz analoge Reaktionen führen zur Spaltung auch des aromatischen Ringes. Die zuletzt erwähnte Ringöffnung beschränkt sich nicht auf das Tryptophanmolekül; besonders Phenole unterliegen verhältnismäßig leicht entsprechenden Abbaureaktionen. *ortho*-Dihydro-

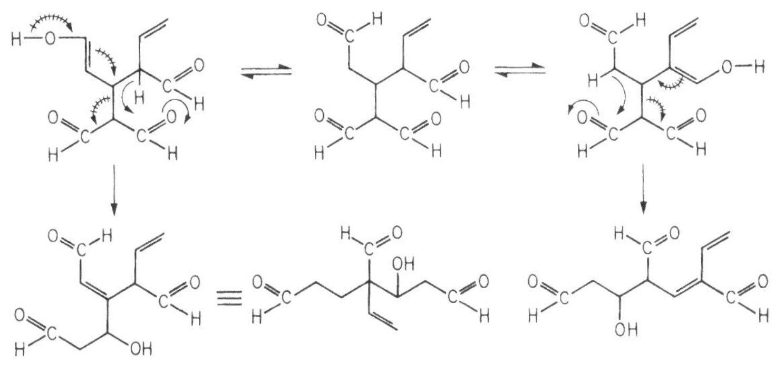

Abb. 1.3.2–11. Oxidierte Sekundärprodukte der pflanzlichen Organismen stellen labile Verbindungen dar, die leicht weiter verändert (modifiziert) werden. Beispielsweise kommt es bei den Seco-Iridoiden leicht zu Umlagerungen des ursprünglichen Kohlenstoffskelettes, wobei biochemische Reaktionen eine Rolle spielen, die analog wie rückläufige Michael-Additionen (⌒) gefolgt von Aldoladditionen (⁀) ablaufen. Es entstehen dabei Kohlenstoffgerüste, wie sie in vielen Indolalkaloiden (s. Spezieller Teil 7.1; 8.1; 10.1 und 31.1) gefunden werden

xyphenole beispielsweise werden entweder zwischen den beiden phenolischen Gruppen oder durch „Extradiolspaltung" abgebaut (Abb. 1.3.2–10).

3.3 Kohlenstoff-Stickstoff-Verknüpfungen

Bildung (und Lösung) von Kohlenstoff-Stickstoffbindungen sind wichtige Reaktionen im Primärstoffwechsel; auf Lehrbücher der Biochemie und Physiologischen Chemie sei verwiesen. Zwei Formen der Übertragung von Aminogruppen müssen allerdings erwähnt werden: die **Transaminierung** und die **Transamidierung.** Die Transaminierung (s. weiter unten unter Abb. 1.3.5–3) besteht in einer durch Aminotransferasen katalysierten Reaktion, bei der die Aminogruppe einer bestimmten Aminosäure auf eine α-Ketosäure übertragen wird. Es handelt sich um eine reversible Reaktion. Coenzym der entsprechenden Aminotransferasen ist Pyridoxalphosphat. Man beachte, daß vom Substrat her gesehen die Carbonyl-Doppelbindung durch zwei Einfachbindungen
($=C=O \rightarrow =CH-NH_2$) ersetzt wird, d. h. daß die Doppelbindungsäquivalente um den Faktor 1 vermindert werden.
Bei einer zweiten Form der Aminogruppen-Übertragung bleiben hingegen die Doppelbindungsäquivalente des Substrats erhalten. Es handelt

sich um Reaktionen, bei denen der Amido-Stickstoff des Glutamins übertragen wird, Reaktionen, die auch als Transamidierung bezeichnet werden (Lexikon Biochemie [Hrsg. H.-D. JAKUBKE und andere; Verlag Chemie, Weinheim/Bergstr. 1976]). Wichtige Beispiele für Transamidierungen sind: die Biosynthese von Hexosaminen (s. 4.1.5–1), die Bildung von Guanin aus Xanthosin und die Einführung der Stickstoffatome N-3 und N-9 im Zuge der Purinsynthese.

Über den genauen Mechanismus, nach dem biogene Amine, Aminosäuren und Nicht-Aminkomponenten zu **Alkaloiden** zusammentreten, weiß man sehr wenig; das gilt insbesondere für die Art der daran beteiligten Enzyme und deren Regulation. Nicht zweifelhaft ist hingegen, daß die Biosynthese von Alkaloiden nach Reaktionstypen verläuft, die ihre Analogie in bekannten Reaktionen der organischen Chemie haben. Wenn im folgenden die entsprechenden Termini aus der organischen Chemie gebraucht werden, so ist dabei an deren „biochemisches Äquivalent" zu denken. Im wesentlichen sind es vier Reaktionen, die bei der Alkaloidbildung eine Rolle spielen:

1. Säureamid-Bildung,
2. Bildung Schiff'scher Basen (Azomethinbildung),
3. Mannich-Kondensation und
4. Aldolähnliche Kondensation zwischen Molekülen mit Iminogruppen.

Ad 1) Nur eine aktivierte Säure kann den Acylrest auf eine primäre oder sekundäre Aminogruppe übertragen. Je nach Art der Aktivierung lassen sich zwei Typen unterscheiden: Überführung in das **Acyladenylat** (Abb. 1.3.3–1 a) oder in das einfache **Acylphosphat** (Abb. 1.3.3–1 b). Die Bildung der AMP-Säure entspricht der Aktivierung bei der normalen Proteinsynthese. Nach dem gleichen Schema, jedoch ohne mRNA-Templates oder Ribosomen, läuft die Bildung der Peptidantibiotika (z. B. von Gramicidin) ab. Der Normalfall bei Sekundärprodukten dürfte sein: die Aktivierung durch Überführung in das Acylphosphat, (Beispiel: Penicillinbiosynthese) und die Aktivierung durch Überführung in das Acyl-SCoA-Derivat (Abb. 1.3.3–1 c) (Beispiele: Bildung von N-Acetyl-glucosamin, von N-Acetyltryptophan und vermutlich auch von Colchicin).

Ad 2) Auch die **Bildung Schiff'scher Basen** (Abb. 1.3.3–2 a) ist im Primärstoffwechsel eine wohlbekannte Reaktion, wenn wir an die Reaktion von Pyridoxalphosphat mit Aminosäuren denken, welche deren Decarboxylierung einleitet. Ob im Sekundärstoffwechsel Azomethinbildung spontan erfolgt oder enzymatisch katalysiert, ist nicht bekannt.

Ad 3) Die wohl wichtigste zur Alkaloidbildung führende Reaktion läuft **analog einer Mannich-Kondensation** ab (Abb. 1.3.3–2 b). Bereits bei formaler Betrachtung besteht aber ein wichtiger Unterschied zwischen

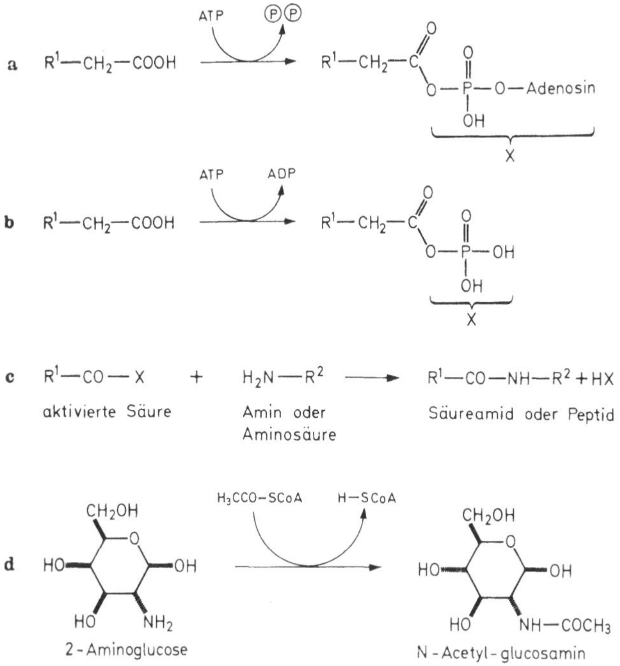

Abb. 1.3.3–1 a–d. Nur eine aktivierte Säure (Acyladenylat: X = AMP; Acylphosphat: X = Phosphat) kann den Acylrest auf eine primäre oder sekundäre Aminogruppe übertragen

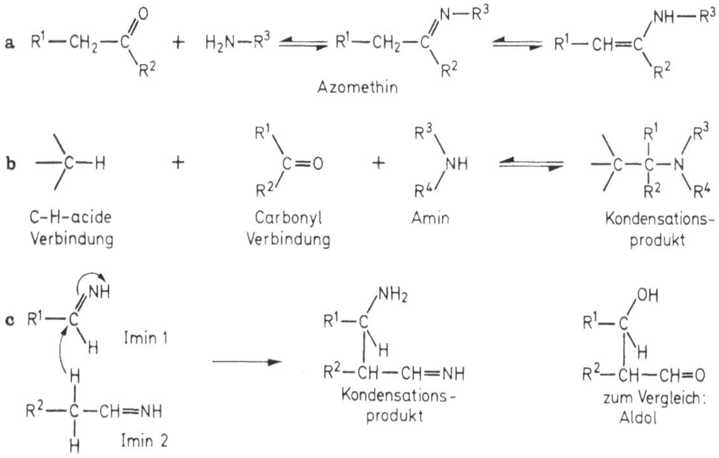

Abb. 1.3.3–2 a–c. Reaktionen, die bei der Bildung von Alkaloiden ablaufen dürften: **a** Bildung Schiffscher Basen, **b** Mannichkondensation und (**c**) aldolartige Kondensation zweier Iminostrukturen

der Laboratoriumsmethode und ihrem biochemischen Äquivalent: Die Pflanze vermag auch schwach aktivierte CH-Gruppen zur Kondensation zu bringen wie beispielsweise aromatisches CH und Indolyl-CH (gemeint ist das 3-CH im Pyrrolteil des Indolringes).

Ad 4) Denken wir uns (Abb. 1.3.3–2c) zwei Stoffe mit Iminostrukturen als analog zu einer Aldoladdition in Reaktion tretend, so ergeben sich Additionsprodukte, die gleichsam **Aza-Analoge zu Aldolen** darstellen. Die Nicotina-Alkaloide können als Beispiel für diese C-N-Verknüpfungsreaktion dienen (Abb. 1.3.3–3).

Aminogruppen können durch C_1-Bausteine in verschiedener Weise substituiert werden. Zunächst kann natürlich Adenosylmethionin die CH_3-Gruppe auf das N-Atom übertragen (s. auch 1.3.1); es entsteht das entsprechende **N-Methylderivat.** Ein bekannter Fall ist die Bildung von Cholin aus Ethanolamin. Sodann kann die Aminogruppe formyliert werden, eine Reaktion, bei der Methenyl-tetrahydrofolsäure den C_1-Donator darstellt; es handelt sich um wichtige Reaktionen im Zuge der Biosynthese von Purinnucleotiden (Abb. 1.3.3–4).

Die **N-Carboxylgruppierung** findet sich in Sekundärprodukten verhältnismäßig selten; das einzig pharmazeutisch interessierende Beispiel ist die Carbaminoylstruktur im Molekül des Physostigmins (s. Spezieller Teil 1.2.1). Im Primärstoffwechsel hingegen gehört die Fixation von NH_3 durch Carboxylierung unter Bildung von Carbamylphosphat zu den fundamentalen Stoffwechselvorgängen. Zunächst bildet sich aus $NH_4^\oplus$ und Bicarbonat die Carbaminsäure, die als Phosphatakzeptor dient. Eine weitere wichtige Carboxylierungsreaktion des Primärstoffwechsels ist die Bildung von Carboxybiotin aus Biotin (Abb. 1.3.3–5).

1.3.4 Kohlenstoff-Sauerstoff-Verknüpfungen

Die Hydroxylierungs-Reaktionen werden von Enzymen katalysiert, die man als Hydroxylasen bezeichnet und die zu den Mono-Oxygenasen (= mischfunktionelle Oxygenasen) gehören. Für die mischfunktionellen Mono-Oxygenasen ist charakteristisch (s. Abb. 1.3.4–1), daß die Oxidation des Substrates unter Einführung der Hydroxylgruppe nur in Anwesenheit und unter Verbrauch von Reduktionsäquivalenten vor sich geht. Im Gegensatz zur biologischen Oxidation, bei der der Sauerstoff nur als Elektronenakzeptor fungiert, greift er bei der Hydroxylierungs-Reaktion auch als Cosubstrat ein, wobei ein Atom des Luft-Sauerstoffes im hydroxylierten Substrat, ein weiteres als H_2O-Molekül erscheint. Eine wichtige Hydroxylierung ist die der Seitenkette im Cholesterin, welche deren Abspaltung einleitet und im weiteren Verlauf zum Pregnenolon führt (s. auch Abb. 3.5.3–3). Beispiele für die Hydroxylierung aromati-

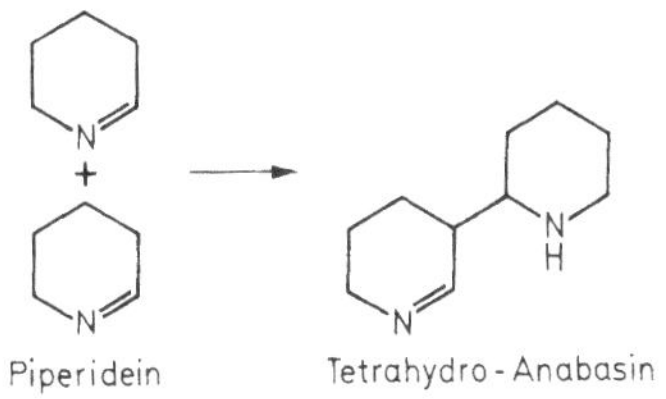

Abb. 1.3.3–3. Aldolartige Verknüpfung zweier Iminostrukturen führt zu Alkaloiden von Nicotiana-Arten

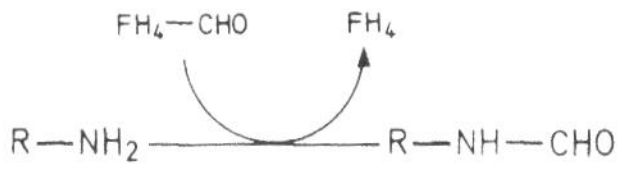

Abb. 1.3.3–4. N-Formylierung erfolgt durch Enzyme mit Tetrahydrofolsäure (FH_4) als Coenzym

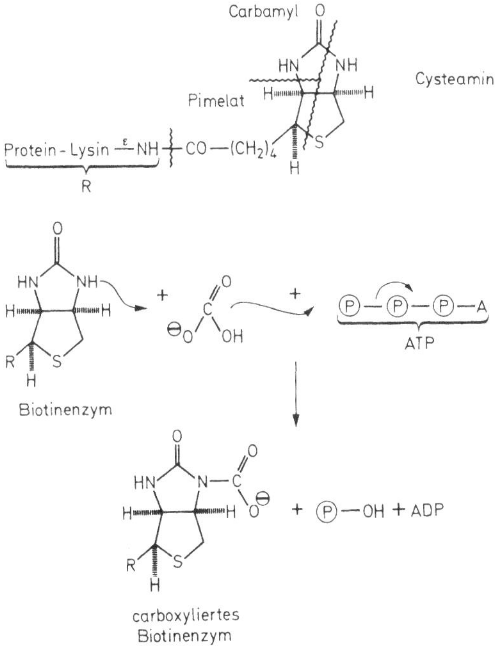

Abb. 1.3.3–5. Biotinenzym bildet in einer ATP-abhängigen Reaktion sehr labiles Carboxybiotin. Das Carboxybiotinyl-Enzym vermag seinerseits Substrate zu carboxylieren. Eine bekannte Reaktion, welche Biotin-abhängig ist, ist die Bildung von Malonyl-SCoA aus Acetyl-SCoA (Start-Reaktion der Fettsäuresynthese).
R = Apoenzym; ist über die α-Aminogruppe eines Lysinteils an das Carboxyl des Biotins gebunden. Biotin enthält an Bausteinen den Carbamylrest, den Cysteaminrest und den Pimelinsäurerest

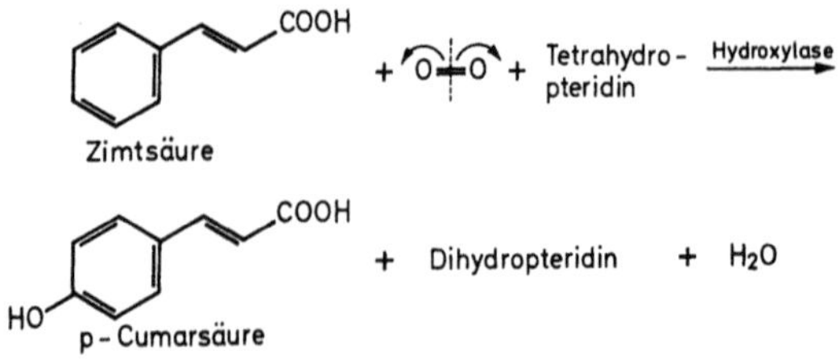

Zimtsäure + O=O + Tetrahydro-pteridin →[Hydroxylase] p-Cumarsäure + Dihydropteridin + H_2O

Abb. 1.3.4–1. Hydroxylierung durch Monooxygenasen (= mischfunktionelle Oxygenasen) ist dadurch charakterisiert, daß sie unter Verbrauch von Reduktionsäquivalenten stattfindet, wobei ein Atom des Luftsauerstoffs im Substrat, das andere im Wasser erscheint

scher Ringe ist die Biosynthesereihe: Phenylalanin → p-Hydroxyphenylalanin (= Tyrosin) → Dihydroxyphenylalanin (= Dopa) (vgl. 5.2). Das Gegenstück bei den Phenylacrylsäuren ist die Reihe: Zimtsäure → p-Cumarsäure → Kaffeesäure.

Zu den Mono-Oxygenasen gehören sodann die **epoxidierenden Enzyme,** von denen die Squalen-Monooxygenase die wichtigste ist: Sie führt vom Squalen zum 2,3-Oxido-Squalen (siehe hierzu die Abschnitte 3.5.2 und 3.5.3). Die Reaktionsfähigkeit der Epoxid-Gruppierung trägt zur Modifizierung von Sekundärstoffen bei; beispielsweise finden sich neben epoxidierten auch die entsprechenden furanoiden Carotinoide in der Natur, was am einfachsten durch säurekatalysierte Bildung der letzteren unter Ringerweiterung verständlich wird (Abb. 1.3.4–3).

Die **inter-** und **intramolekulare Kupplung von Phenolen,** die zu Phenolethern führt, läuft ganz analog ab, wie dies bereits (s. 1.3.1) für den Fall der radikalischen Kupplung zu Diphenyl-Strukturen beschrieben wurde. Da die Ladung sowohl am C-Atom als auch am O-Atom lokalisiert sein kann, führt Radikalpaarung sowohl zu Arylether- als auch zu Diphenyl-Strukturen (Abb. 1.3.1–5). Charakteristische Sekundärstoffe mit intramolekularen Etherbrücken sind die Bisbenzylisochinolin-Alkaloide, bei denen zwei Moleküle Tetrahydro-benzylisochinolin über O-Atome miteinander verknüpft sind (s. hierzu das Tubocurarin im Speziellen Teil 7.1). Eine **intermolekulare** Etherbrücke weist das Morphin auf.

Etherbildung muß nicht ausschließlich radikalischen Ursprungs sein. Vielfach dürfte spontaner Wasseraustritt zur Bildung führen (Abb. 1.3.4–4a). Analoge Reaktionen führen zu Lactol und Lactonbildung (Abb. 1.3.4–4b und c). Weit verbreitete Lactole sind die Iridoide (Abb. 1.3.4–5).

Die **O-Acylierung** ist ein Sonderfall der Acylierungsreaktionen – es gibt neben den bereits besprochenen N-Acylierungen (Säureamidbildungen)

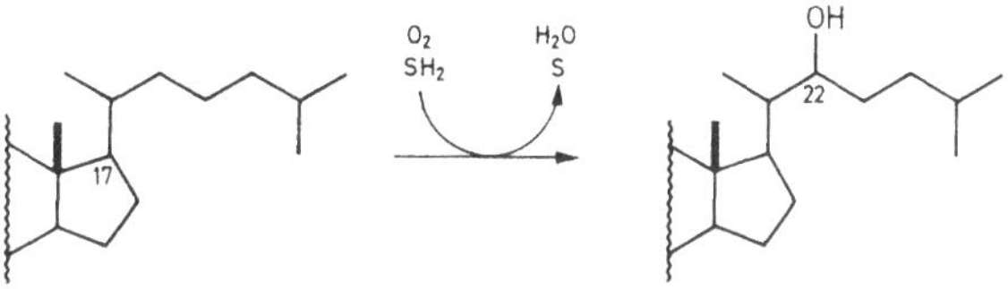
O2
SH2
H2O
S
OH
17
22

Abb. 1.3.4–2. Die 22R-Hydroxylasen und die anderen Steroid-Hydroxylasen gehören zu den mischfunktionellen Oxygenasen. Als Wasserstoff-Donator dient für die mitochondriale Hydroxylierung ausnahmslos NADP-H. In anderen Kompartimenten wird auch NAD-H, Tetrahydropteridin, reduziertes Flavin und Ascorbinsäure akzeptiert

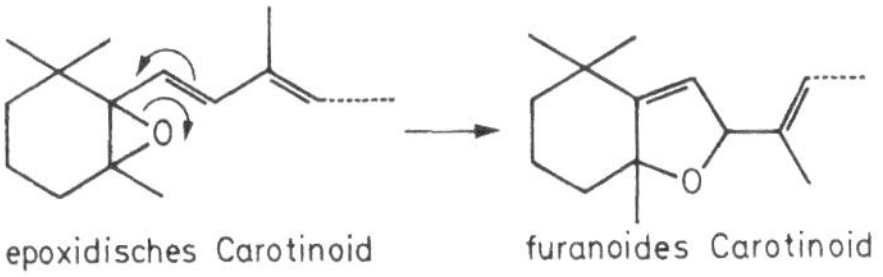
O
epoxidisches Carotinoid
furanoides Carotinoid

Abb. 1.3.4–3. Epoxidbildung kann durch mischfunktionelle Oxygenasen erfolgen. Beispiel für eine an die Epoxidbildung sich anschließende Folgereaktion

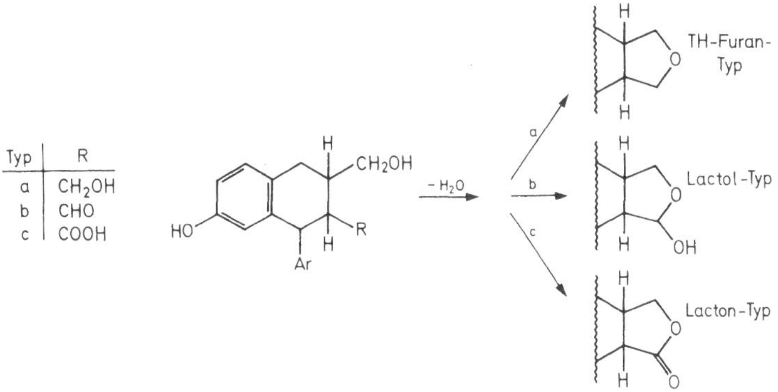
Typ
R
a
CH2OH
b
CHO
c
COOH
HO
H
CH2OH
R
H
Ar
- H2O
a
b
c
TH-Furan-Typ
Lactol-Typ
Lacton-Typ
OH

Abb. 1.3.4–4. Je nach Oxidationsgrad der Seitenketten R^1 und R^2 kommt es unter Wasseraustritt zu Tetrahydrofuranen, Lactolen oder Lactonen

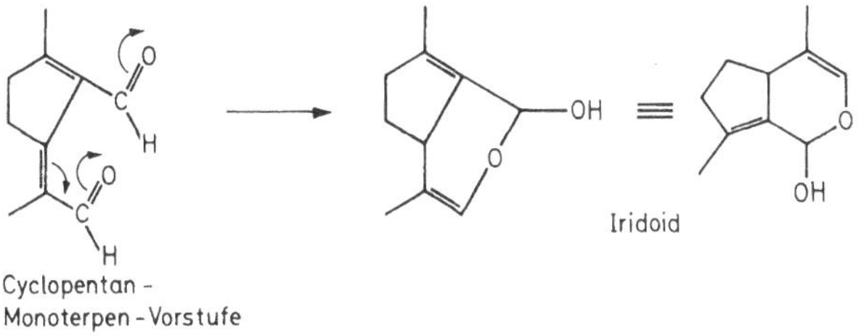
Cyclopentan-Monoterpen-Vorstufe
OH
Iridoid

Abb. 1.3.4–5. Die Iridoide entstehen durch Lactolbildung aus Dialdehyden; sie stellen Enolacetale dar

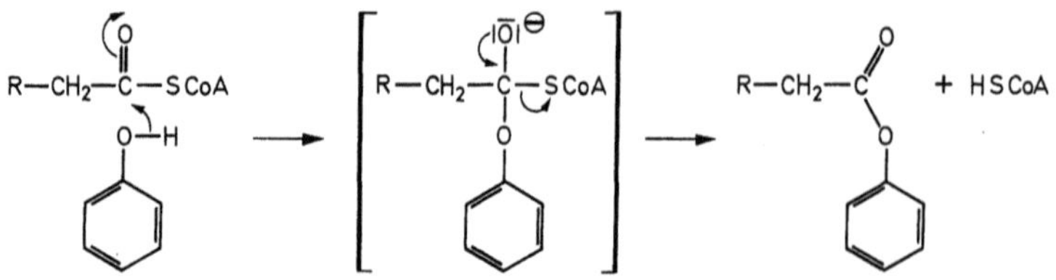

Abb. 1.3.4–6. O-Acylierung eines Phenols durch Reaktion mit einer aktivierten Säure

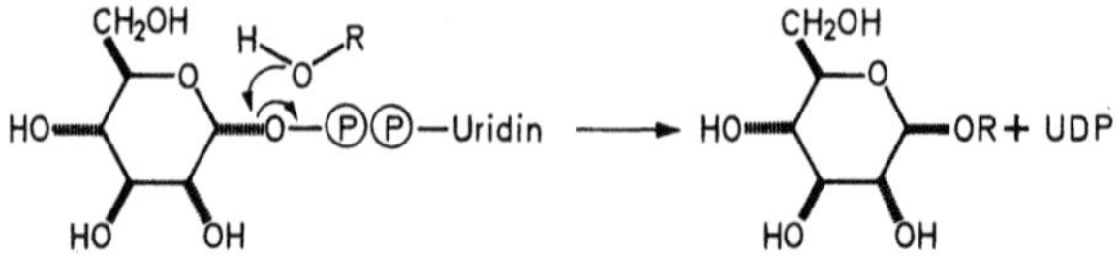

Abb. 1.3.4–7. Beispiel für eine Transglykosidierungsreaktion; Bildung eines β-D-Glucosids aus UDP-α-D-Glucose (man achte auf die Inversion am acetalischen C)

auch noch C-Acylierungen. Ähnlich wie bei der Säureamidbildung ist eine Aktivierung der Säure Voraussetzung ihrer Reaktionsfähigkeit. Abb. 1.3.4–6 zeigt dies für den hypothetischen Fall einer Aktivierung durch H-SCoA.

Biologische Acylierungen werden durch Enzyme katalysiert, die als Acyltransferasen bezeichnet werden. Zur gleichen Enzymklasse der Transferasen gehören die wichtigen **Glycosyltransferasen**. Holoside und Heteroside werden aus aktivierten Zuckervorstufen gebildet, von denen die Nucleosiddiphosphatzucker besonders wichtig sind. Abb. 1.3.4–7 zeigt die Biosynthese eines β-Glucosids, bei der Uridindiphosphat-Glucose als Glucosyldonator fungiert. Chemisch handelt es sich um eine nucleophile, unter Konfigurations-Umkehr verlaufende Verdrängungsreaktion.

1.3.5 Spaltung von Kohlenstoff-Stickstoff- und von Kohlenstoff-Sauerstoff-Bindungen

Hydrolytische Reaktionen werden durch Enzyme katalysiert, die als Hydrolasen bezeichnet werden, zu denen u. a. die Glykosidasen, die Esterasen und die Peptidasen gehören. Allen enzymatischen Hydrolasen liegt der gleiche Vorgang zugrunde: Das eine Spaltstück des Substrats – bei den Glykosidasen der Zuckerrest, bei den Esterasen der Acylrest, bei den Peptidasen der Aminoacylrest – bildet mit dem Enzym eine Verbindung, wobei das andere Spaltstück ausgeworfen wird. Der Glycosyl-

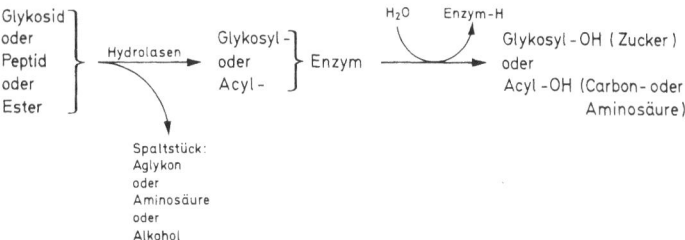

Abb. 1.3.5–1. Allgemeine Wirkungsweise von Hydrolasen (Glykosidasen, Peptidasen und Esterasen). Drei konkrete Beispiele sind die folgenden: 1. Aus *Purpureaglykosid A*, einem Tetraosid, spaltet eine Glucosidase leicht die endständige D-Glucose unter Bildung von Digitoxin ab. 2. Die Acetylcholinesterase, eine vor allem in Nervenfasern und im Synapsenbereich vorkommende Esterase, überführt *Acetylcholin* rasch in Acetat und Cholin. 3. Die *Penicillinamidase* zerlegt Benzylpenicillin in 6-Aminopenicillansäure und Phenylessigsäure (s. auch Spezieller Teil, Kap. 29.4)

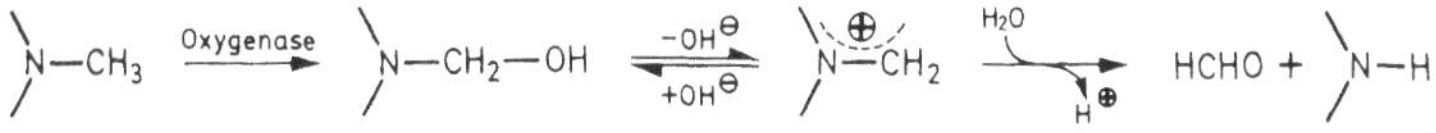

$$\begin{matrix} \diagdown \\ N-CH_3 \\ \diagup \end{matrix} \xrightarrow{\text{Oxygenase}} \begin{matrix} \diagdown \\ N-CH_2-OH \\ \diagup \end{matrix} \xrightleftharpoons[+OH^\ominus]{-OH^\ominus} \begin{matrix} \diagdown \\ N^\oplus\!=\!CH_2 \\ \diagup \end{matrix} \xrightarrow[H^\oplus]{H_2O} HCHO + \begin{matrix} \diagdown \\ N-H \\ \diagup \end{matrix}$$

Abb. 1.3.5–2. Oxidative Entmethylierung katalysiert durch mischfunktionelle Oxygenasen. Ob bei allen Organismen die Reaktion generell aerob verläuft, ist nicht bekannt. Denkbar wäre auch eine Dehydrierung (Abzug eines Hydrid-Ions)

bzw. der Acyl-Rest wird sodann hydrolytisch vom Enzym abgespalten (Abb. 1.3.5–1).

Die Demethylierung von N-Methylderivaten verläuft oxydativ und zumindest im tierischen Organismus unter dem katalytischen Einfluß von mischfunktionellen Oxygenasen. Das intermediär gebildete Hydroxymethyl- bzw. Methylenderivat hydrolysiert spontan zum Amin und zu Formaldehyd (Abb. 1.3.5–2). Ein Beispiel für eine derartige Demethylierung ist die Umwandlung von Nicotin in Nornicotin in den oberirdischen Teilen der Tabakpflanze. Auch Demethylierungen von O-Methylderivaten dürften oxidativ verlaufen. Der bekannteste Fall ist die Bildung von Morphin aus Codein im Schlafmohn.

Weitere Reaktionen, die unter Aufspaltung einer Kohlenstoff-Stickstoff-Bindung verlaufen, sind in Abb. 1.3.5–3 formuliert.

.3.6 Anhang: Redox-Reaktionen

In Redoxreaktionen werden Elektronen vom Elektronendonator (dem Reduktionsmittel) auf den Elektronenakzeptor (das Oxidationsmittel) übertragen. In der Biochemie gibt es vier Typen von Redox-Reaktionen:

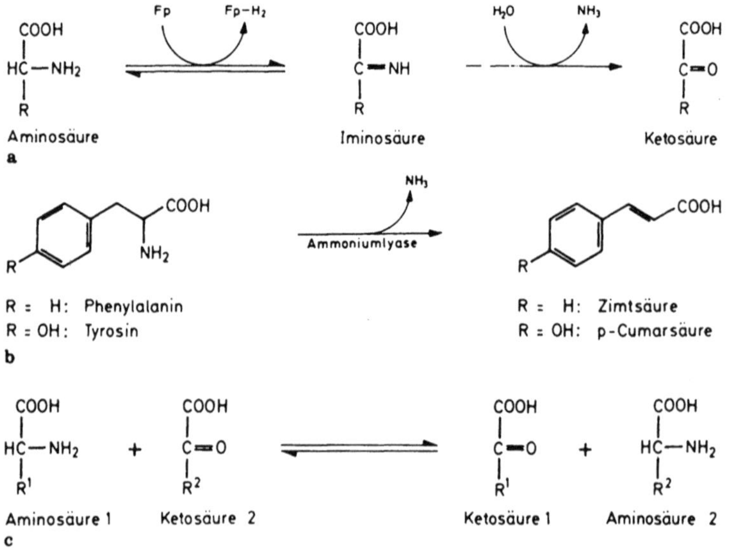

```
        Fp    Fp-H₂                    H₂O    NH₃
  COOH   ↘   ↗              COOH        ↘    ↗         COOH
   |      ⇌                  |           ⇌             |
  HC—NH₂ ───────→            C═NH   ──────────→        C═O
   |                         |                         |
   R                         R                         R
 Aminosäure                Iminosäure               Ketosäure
 a
```

```
              COOH                NH₃                      COOH
             ╱                     ↑                      ╱
      ╱═╲─CH            Ammoniumlyase             ╱═╲─CH
  R─╲═╱  ╲              ──────────→           R─╲═╱   ╲╲
              NH₂                                         CH

  R = H:  Phenylalanin                      R = H:  Zimtsäure
  R = OH: Tyrosin                           R = OH: p-Cumarsäure
 b
```

```
  COOH        COOH                           COOH        COOH
   |           |                              |           |
  HC—NH₂  +   C═O         ⇌                  C═O    +    HC—NH₂
   |           |                              |           |
   R¹          R²                             R¹          R²
 Aminosäure 1  Ketosäure 2               Ketosäure 1    Aminosäure 2
 c
```

Abb. 1.3.5–3 a–c. Weitere biochemisch wichtige Reaktionen, die unter Spaltung einer Kohlenstoff-Stickstoff-Bindung verlaufen.

a Oxidative Desaminierung einer Aminosäure (Fp = Flavoproteid [gelbes Enzym]): Durch Dehydrierung wird eine Iminosäure gebildet und diese unter Freisetzung von Ammoniak hydrolysiert.

b Nicht-oxidative Desaminierung: Bestimmte Aminosäuren können durch eine nicht-oxidative Reaktion desaminiert werden. Die durch die Ammoniumlyase katalysierte Reaktion ist chemisch gesehen eine β-Elimination. Die Phenylammoniumlyase (PAL) und die Tyrosinammoniumlyase (TAL) sind Schlüsselenzyme für die Bildung aller phenylpropanoiden Sekundärstoffe.

c Bei der durch Transaminasen katalysierten Reaktion wird die Aminogruppe reversibel zwischen zwei Aminosäuren übertragen, z. B. entsteht aus Alanin und α-Ketoglutarsäure die Brenztraubensäure und Glutaminsäure

1. Dehydrierungen, katalysiert durch Oxido-Reduktasen;
2. Elektronen-Übertragung, katalysiert durch elektronenübertragende Oxidasen,
3. Oxidation durch molekularen Sauerstoff:
   a) mittels Mono-Oxygenasen (= mischfunktionelle Oxygenasen),
   b) mittels Dioxygenasen,
   c) mittels Phenoloxidasen.

Im Mittelpunkt einer biochemischen wichtigen Oxidoreduktion stehen die Zuckeralkohole vom Typus des Sorbits: Über Zuckeralkohole als Zwischenstufen können Ketosen (z. B. D-Fructose) in Aldosen (z. B. in D-Glucose) übergeführt werden und umgekehrt (s. Abb. 1.3.6–1).

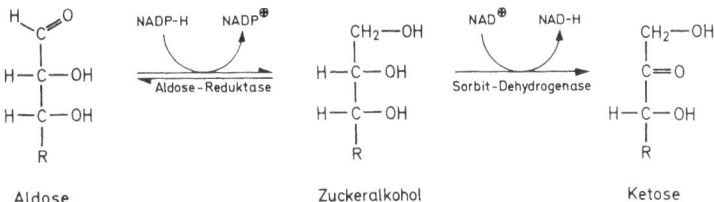

Abb. 1.3.6–1. Oxidoreduktionen, bei denen Zuckeralkohole vom Typus des Sorbits in Aldosen (Glucose) oder Ketosen (Fructose) übergeführt werden

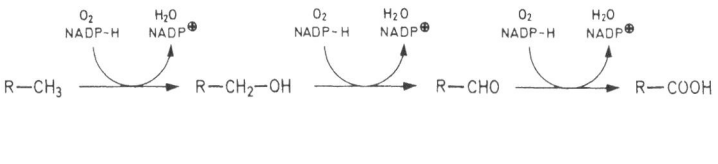

Abb. 1.3.6–2. Verlauf der Demethylierung am Steringerüst; die Methylgruppe wird sukzessiv durch Methylsterin-Monooxygenasen bis zum entsprechenden Carboxylderivat aufoxidiert; das Carboxylderivat wird mit Hilfe der Sterincarbonsäure-Decarboxylase, die $NAD^{\oplus}$-abhängig ist, decarboxyliert

Die **stufenweise Oxydation ringständiger Methylgruppen** bei Steroiden wird durch Redoxreaktionen vom Typus 3a katalysiert. Es handelt sich um Reaktionen, bei denen nur einer der beiden Sauerstoffatome des Luft-O_2-Moleküls in das Substrat eingeführt wird, während das andere in gekoppelter Reaktion durch ein Reduktionsmittel XH_2 zu Wasser reduziert wird.

$$O_2 + \text{Substrat-H} + XH_2 = \text{Substrat-OH} + H_2O + X$$

Wir haben diesen Reaktionstyp bereits in Abschnitt 1.3.4 kennengelernt. Während aber die Phenylalanin-4-hydroxylase Tetrahydropteridin benötigt, benutzt die Methylsterin-Monooxygenase NADP-H als H_2-Donator (Abb. 1.3.6–2).

2 Aus Acetat- bzw. Propionat-Einheiten gebildete Stoffe

2.1 Fettsäuren und hieraus gebildete Stoffe

2.1.1 Fettsäuren

Unter **Fettsäuren** versteht man die in Fetten bzw. fetten Ölen und anderen Lipiden vorkommenden Carbonsäuren der allgemeinen Formel $C_nH_{2n+1}COOH$. Als Grundkörper der Reihe läßt sich die Palmitinsäure mit 16 Kohlenstoffatomen ansehen, und zwar aus dem folgenden Grunde: Es wird im typischen Falle die Fettsäure nach sieben Umläufen vom Multienzymkomplex der Fettsäuresynthetase „abgeworfen". Bisher ist nicht bekannt, warum die Fettsäuren ausgerechnet nach der Ankondensation von sieben Acetateinheiten vom Trägerprotein entlassen werden.

Die Fettsäuren unterliegen je nach Bedarf des Organismus und je nach genetischer Determinierung der Organismenart mannigfachen Umwandlungen. Am verbreitetsten in der Natur ist der Einbau von Fetten in die sog. **Lipide.** Zu den Lipiden gehören zunächst einmal die Triacylglycerine (= **Triglyceride;** Ester vom Glycerin mit 3 Fettsäuren) und die **Phospholipide** (Ester von Glycerin mit 2 Fettsäuren und 1 Mol Phosphorsäure [= Phosphatidsäure] oder 1 Mol eines Phosphorsäurederivates [mit Cholin → Lecithine; mit Ethanolamin → Cephaline; mit Serin → Phosphatidylserin; mit Inosit → Phosphatidyl-Inosit]). Ferner gehören zu den Lipiden die Sphingomyeline (Ester von Fettsäure, Phosphat, Cholin und dem Aminoalkohol Sphingosin) und die Cerebroside (Verbindungen, die neben Fettsäure Galaktose und Sphingosin enthalten).

Ein Teil der Fettsäuren wird vor dem Einbau in die Lipide partiell dehydriert. Häufig vorkommende ungesättigte Fettsäuren sind die Öl-, Linol- und Linolensäure (Abb. 2.1.1–1). Der Mechanismus der Dehydrierung, der zu *cis*-Derivaten führt, ist noch weitgehend unbekannt (siehe dazu Abb. 2.1.1–2). Auch ist die Fähigkeit, *cis*-Doppelbindungen in das Molekül einer Fettsäure einzuführen, von Organismen- zu Orga-

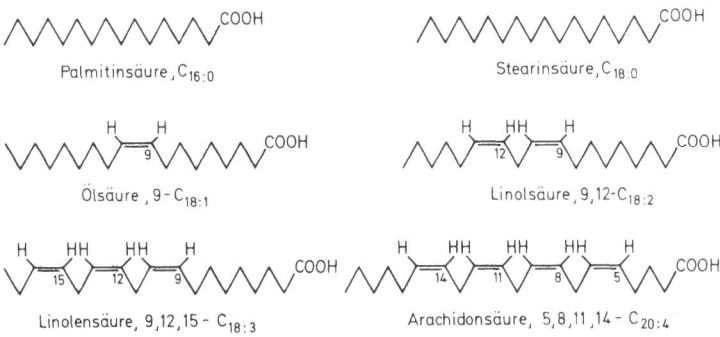

Abb. 2.1.1–1. Strukturformeln einiger charakteristischer Fettsäuren. Sie sind wie folgt charakterisiert: (1) sie enthalten eine gerade Anzahl von Kohlenstoffatomen entsprechend einem formalen Aufbau aus acht bis zehn Acetatbausteinen; (2) die Doppelbindungen in den ungesättigten Säuren sind nicht *trans*- sondern *cis*-ständig angeordnet; (3) in Fällen, wo mehr als eine Doppelbindung im Molekül enthalten ist, stehen Doppelbindungen nicht in Konjugation zueinander, sondern sind durch eine Methylgruppe voneinander getrennt, weshalb man vom „Divinylmethan-Rhythmus" spricht

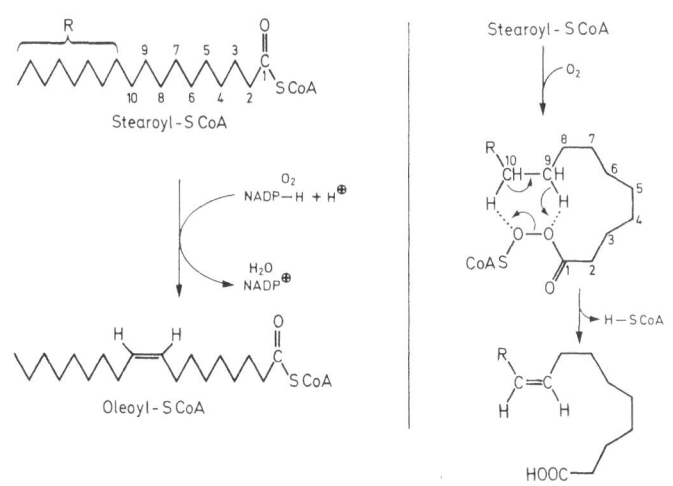

Abb. 2.1.1–2. Die Bildung der *cis*-ungesättigten Fettsäuren erfordert Disauerstoff und ist NADP-abhängig. Damit ähnelt die Reaktion einer Monooxygenase-Reaktion, d. h. sie könnte dem Mechanismus nach in einer Hydroxylierung und nachfolgender Wasserabspaltung bestehen. Es ist jedoch bisher nicht gelungen, Anhaltspunkte für eine Hydroxyzwischenstufe zu finden. Nach Hendrickson könnte sich eine peroxidische Zwischenstufe bilden, die einer intramolekularen Dehydrierung zum *cis*-Olefin unterliegt. Auch für diesen Mechanismus fehlen Beweise

nismengruppe sehr unterschiedlich (Abb. 2.1.1–3). Linolensäure z. B. besitzt für den Säugetierorganismus Vitaminnatur.

Kettenverlängerung von Fettsäuren führt zu Derivaten mit einer Kettenlänge $>C_{16}$. Wie bereits erwähnt, erfolgt die Ankondensation weiterer Acetyl-Einheiten nicht am Multienzymkomplex der FS-Synthetase. Es existieren zwei unterschiedliche Elongationssysteme: das eine ist in den Mitochondrien, das andere im endoplasmatischen Retikulum lokalisiert. Das mitochondrische System verlängert Palmitin- und andere ge-

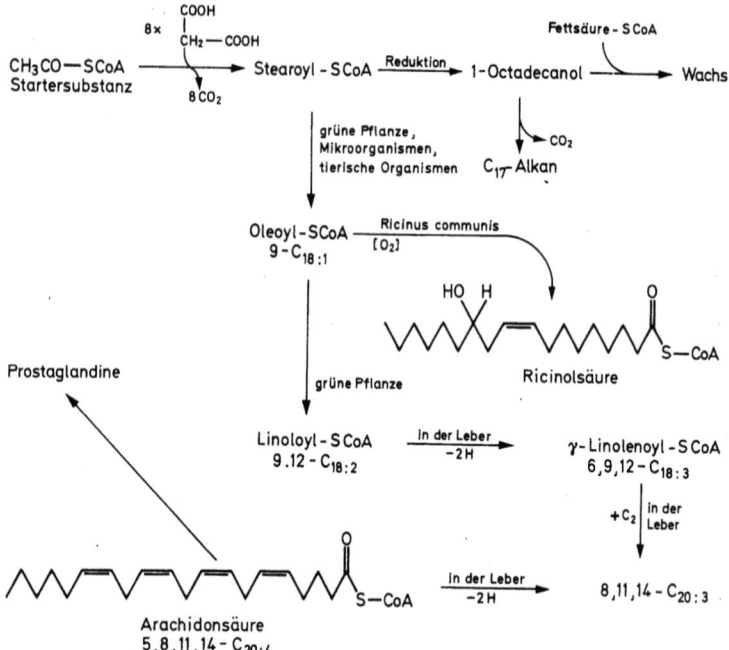

Abb. 2.1.1–3. Einige biosynthetische Reaktionen von Fettsäuren. Reduktion gesättigter Fettsäuren führt zu Wachsalkoholen und nach deren Veresterung mit Fettsäuren zu Wachsen. Sowohl pflanzliche als auch tierische Organismen sind imstande, die erste *cis*-Doppelbindung in eine gesättigte Fettsäure einzuführen, beispielsweise in die Stearinsäure unter Bildung von Ölsäure. Die Fähigkeit zur weiteren Dehydrierung d. h. zur Einführung der *zweiten* Doppelbindung unter Bildung von Linolsäure fehlt tierischen Organismen. Aufgrund dieses biochemischen Mangels sind Tiere auf die Zufuhr von Linol- Linolen- u./o. Arachidonsäure angewiesen, die daher als *essentielle Fettsäuren* bezeichnet werden. Sie sind essentiell als Biosynthesevorstufen der Prostaglandine. Man beachte, daß die Arachidonsäure bei hinreichendem Angebot an Linolsäure durchaus und gerade vom tierischen Organismus durch Kettenverlängerung und Dehydrierung gebildet wird. Arachidonsäure kommt höchst selten in Pflanzen vor; sie findet sich hauptsächlich (als Ester) im Fischtran und in den tierischen Phosphatiden

sättigte Fettsäuren durch sukzessive Addition von Acetyl-Einheiten in Form von Acetyl-SCoA (nicht von Malonyl-SCoA). Ungesättigte Fettsäuren werden analog verlängert, doch fungiert hier Malonyl-SCoA (nicht aber Acetyl-SCoA) als C_2-Donator.

Die Carboxylgruppe der Fettsäuren kann biosynthetisch zur Alkoholgruppe reduziert werden: Damit entstehen aus Fettsäuren die entsprechenden **Wachsalkohole.** Wachse setzen sich weitgehend aus Estern langkettiger Fettsäuren mit Wachsalkoholen zusammen, allerdings sind je nach Herkunft wechselnde Mengen auch von Fettsäureestern der Sterine beigemengt. Die Fettsäure kann sodann Carboxyl abspalten; es entstehen Kohlenwasserstoffe mit einer ungeraden Zahl von C-Atomen.

Kohlenwasserstoffe sind Komponenten bestimmter ätherischer Öle; im Terpentinöl aus *Pinus jeffreyi* beispielsweise sind bis zu 98 Prozent *n*-Heptan enthalten. Analoge Reaktionen können offensichtlich auch im Organismus von Insekten ablaufen, so wenn Kakerlaken (Küchenschaben) 6,9-Heptacosadien enthalten. Ungesättigte Kohlenwasserstoffe, langkettige Fettalkohole und deren Ester erfüllen bei Insekten die Funktion von **Pheromonen** (Insektenlockstoffen), worunter man von Tieren nach außen abgeschiedene Stoffe versteht, um eine Kommunikation mit anderen Individuen der gleichen Art zu erreichen.

Fettsäuren können auch in anderer Hinsicht sekundär verändert werden. Hydroxylierung führt zu Säuren vom Typus der **Ricinolsäure** (Abb. 2.1.1–3). Übertragung von Methylgruppen von S-Adenosylme-

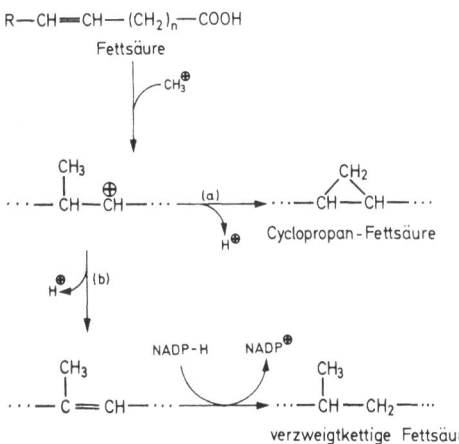

Abb. 2.1.1–4. Biosynthese von Cyclopropanfettsäuren durch Methyladdition an die olefinische Doppelbindung (**a**). Den Alternativweg (**b**) benutzen einige Bakterienarten zum Aufbau methylverzweigter Fettsäuren

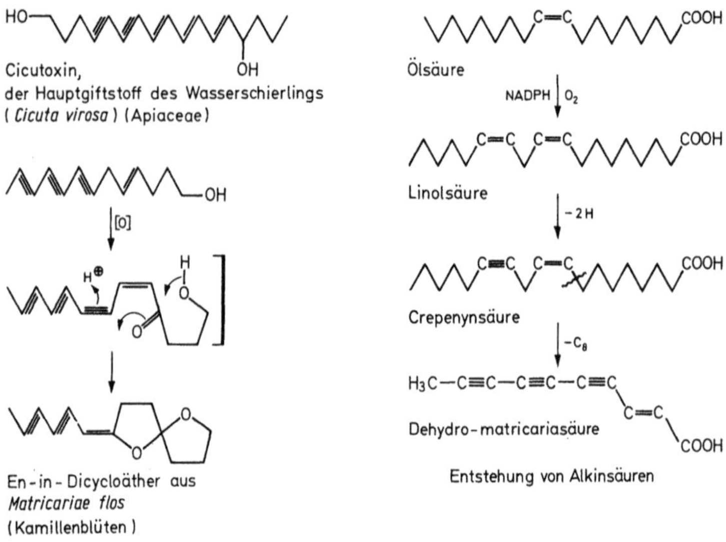
HO
OH
Cicutoxin,
der Hauptgiftstoff des Wasserschierlings
(*Cicuta virosa*) (Apiaceae)
OH
[O]
H⊕
H
O
O
O
O
En-in-Dicycloäther aus
Matricariae flos
(Kamillenblüten)
C=C
COOH
Ölsäure
NADPH
O2
C=C C=C
COOH
Linolsäure
-2H
C≡C C=C
COOH
Crepenynsäure
-C8
H3C—C≡C—C≡C—C≡C
C=C
COOH
Dehydro-matricariasäure
Entstehung von Alkinsäuren

Abb. 2.1.1–5. Weitere Dehydrierung unter teilweiser Oxidation führt zu einer großen Mannigfaltigkeit von Fettsäurevarianten vom Typus der Acetylenverbindungen, die bei grünen Pflanzen und Pilzen vorkommen. Cicutoxin enthält eine ungerade Zahl von Kohlenstoffatomen; es hat offenbar im Zuge der Biosynthese die Carboxylgruppe eliminiert. Weitere Varianten vom Typus der Alkinsäuren entstehen oxidativ unter Zerfall in zwei annähernd gleich große Hälften. Sekundärreaktionen führen zu mannigfachen zyklischen Produkten, was am Beispiel des En-in-Dicycloäthers, einem Inhaltsstoff der Kamillenblüten, gezeigt wird

thinin führt zu verzweigtkettigen Fettsäuren und zu Fettsäuren mit einem Cyclopropanring (Abb. 2.1.1–4). Eine weitere Variation schließlich ist die Bildung von **Acetylenverbindungen** (Abb. 2.1.1–5).

2.1.2 Prostaglandine

Auch die **Prostaglandine** stellen Fettsäurevarianten dar. Allerdings leiten sie sich biogenetisch in ihrer Gesamtheit nur von einer einzigen Fettsäure, der Arachidonsäure (Abb. 2.1.1–3), ab. Ihren Namen erhielten sie nach ihrem Vorkommen im Samenblasensekret, aus dem sie erstmalig isoliert wurden. Die Biosynthese (s. spezieller Teil 26.6) schließt als wesentlichen Schritt die enzymkatalysierte Bildung eines Cyclopentanringes ein.

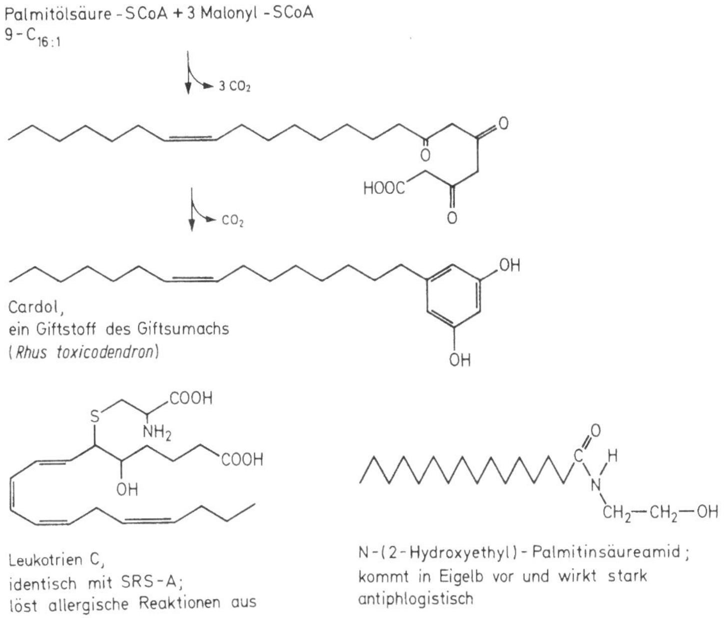

Palmitölsäure-SCoA + 3 Malonyl-SCoA
9-$C_{16:1}$

↓ → 3 CO_2

↓ → CO_2

Cardol,
ein Giftstoff des Giftsumachs
(*Rhus toxicodendron*)

Leukotrien C,
identisch mit SRS-A;
löst allergische Reaktionen aus

N-(2-Hydroxyethyl)-Palmitinsäureamid;
kommt in Eigelb vor und wirkt stark
antiphlogistisch

Abb. 2.1.1–6. Einige weitere Derivate von Fettsäuren. Kettenverlängerung der 9-Dehydropalmitinsäure um 3 Acetat-Einheiten führt nach endständiger Cyclisierung zu einem als Uroshiol bekannten Gemisch phenolischer Körper des Giftsumachs; die Abb. zeigt mit dem Cardol nur einen von mehreren Bestandteilen. Das Rhusgift bewirkt dem Erysipel ähnliche Hautentzündung. Leukotrien C besteht aus einem der Arachidonsäure eng verwandten C_{20}-Gerüst, das mit der Aminosäure Cystein verknüpft ist. Leukotrien ist identisch mit der bekannten „slow reacting substance of anaphylaxis" (SRS-A), die nach Freisetzung aus den Mastzellen u. a. den Asthma-Anfall auslöst. Ein einfaches Amid der Palmitinsäure, das N-(2-Hydroxymethyl)-palmitinsäureamid ist imstande, bereits in sehr geringer Dosierung die Intensität einer experimentellen Arthus-Reaktion herabzusetzen

2.2 Über Polyketosäuren gebildete Stoffe (Polyketide)

2.2.1 Allgemeines

Unter **Polyketiden** versteht man Naturstoffe, die aus Polyketofettsäuren gebildet werden. Die Mehrzahl baut sich aus Acetatbausteinen auf, die dann als **Polyacetate** bezeichnet werden. Häufiger wird anstelle des Begriffes Polyacetat der Begriff **Acetogenin** verwendet. Es ist jedoch zweckmäßig, die beiden Begriffe auseinander zu halten, da nicht alle Acetogenine zugleich Polyacetate sind. Beispielsweise kann man die

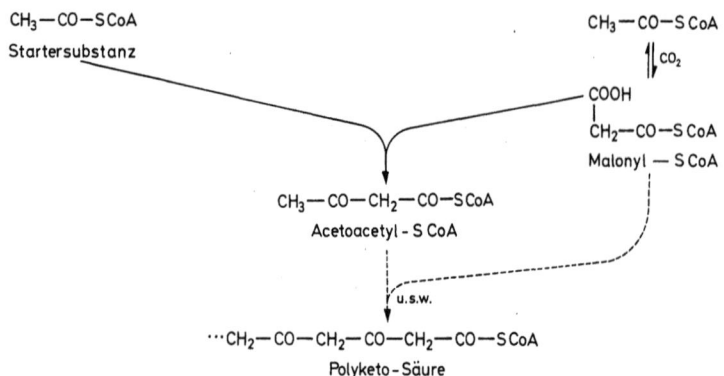

Abb. 2.2.1–1. Allgemeines Schema zur Biosynthese einer Polyketosäure. Die Säuren sind sicher in freier Form nicht beständig; sie sind wahrscheinlich durch ihre Bindung an Enzymoberflächen u./o. durch Chelatisierung an Metallionen in der Enolform stabilisiert. Die Polyketosäure-Zwischenstufen unterliegen den mannigfachsten Umwandlungen, insbesondere auch Zyklisierungen zu Aromaten und Laktonen

natürlichen Fettsäuren zwar als Acetogenine bezeichnen, da sie aus Acetyl- bzw. Malonyl-SCoA-Einheiten gebildet werden, nicht hingegen als Polyacetate (bzw. Polyketide), weil sich an den Kondensationsschritt unmittelbar Reduktionsschritte anschließen, weil m. a. W. im Zuge der Fettsäurebiosynthese keine Polyketo-Zwischenstufe durchlaufen wird. Kennzeichnend für ein Polyketid ist somit die Vorstellung, daß im Zuge der Biosynthese Polyketozwischenstufen durchlaufen werden (s. Abb. 2.2.1–1). Dies will jedoch nicht besagen, daß diese Zwischenstufen tatsächlich in freier Form durchlaufen werden; viel wahrscheinlicher ist es, daß die äußerst labilen Körper an die Enzymoberfläche so lange gebunden bleiben, bis sie zu stabilen Produkten modifiziert werden. Die Stabilisierung erfolgt in der Regel durch Abspaltung von Wasser unter Bildung zyklischer Verbindungen. Soweit sich dabei aromatische Ringe bilden, liegen die Carbonylgruppen in der durch Resonanz begünstigten Enolform (als Phenol) vor. Am „fertigen Produkt" erkennt man die Polyketid-Herkunft an dem regelmäßigen Substitutionsmuster von O-Funktionen (Hydroxy- u./o. Methoxylgruppen).

Polyketide sind ansonsten in ihrem biogenetischen Aufbau sehr variabel. Es hängt dies hauptsächlich damit zusammen, daß erstens als Startermolekül die unterschiedlichsten Carbonsäure-SCoA-Ester dienen können, daß ferner das Molekül durch weitere Reaktionen (wie Oxidationen, Reduktionen, Methylierungen und Substitutionen) stark modifiziert werden kann. Dabei sind reduktive Entfernungen von Car-

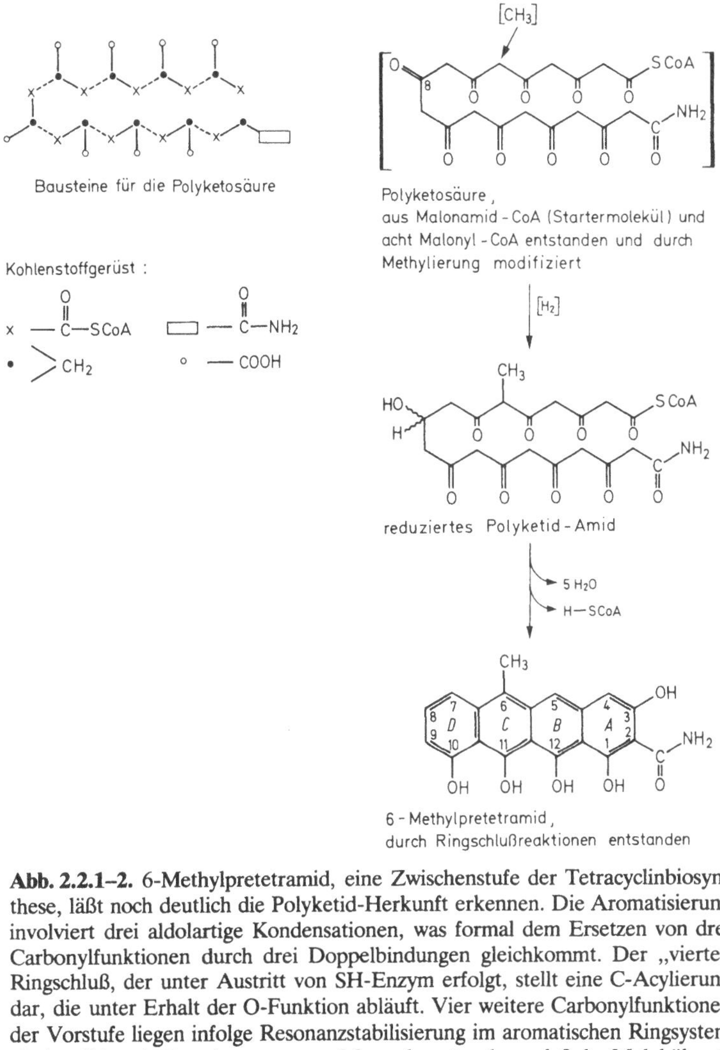

Bausteine für die Polyketosäure

Kohlenstoffgerüst:

x — C(=O)—SCoA   ▢ — C(=O)—NH$_2$

• >CH$_2$ ○ — COOH

Polyketosäure, aus Malonamid-CoA (Startermolekül) und acht Malonyl-CoA entstanden und durch Methylierung modifiziert

↓ [H$_2$]

reduziertes Polyketid-Amid

↓ 5 H$_2$O
↘ H—SCoA

6-Methylpretetramid, durch Ringschlußreaktionen entstanden

Abb. 2.2.1–2. 6-Methylpretetramid, eine Zwischenstufe der Tetracyclinbiosynthese, läßt noch deutlich die Polyketid-Herkunft erkennen. Die Aromatisierung involviert drei aldolartige Kondensationen, was formal dem Ersetzen von drei Carbonylfunktionen durch drei Doppelbindungen gleichkommt. Der „vierte" Ringschluß, der unter Austritt von SH-Enzym erfolgt, stellt eine C-Acylierung dar, die unter Erhalt der O-Funktion abläuft. Vier weitere Carbonylfunktionen der Vorstufe liegen infolge Resonanzstabilisierung im aromatischen Ringsystem als (enolisierte) Phenolgruppen vor. Man erkennt sodann, daß das Molekül weiter verändert wurde: Einmal vermißt man in Position C-8 die Sauerstoff-Funktion; man darf annehmen, daß sie reduktiv eliminiert wurde, sodann ist Position C-6 durch eine Methylgruppe substituiert

bonyl- bzw. Enolgruppen insofern von besonderer Bedeutung, weil dann das Polyketid das es kennzeichnende reguläre *meta*-Substitutionsmuster von O-Funktionen nicht mehr erkennen läßt.

Der Begriff **"Starter-Molekül"** wird in Analogie zu den Verhältnissen der Fettsäurebiosynthese gebraucht: Bekanntlich startet diese Synthese mit Acetyl-SCoA und dessen Kondensation mit Malonyl-SCoA unter Austritt von CO_2. Als Startermolekül für die Bildung von Polyketiden dienen neben Acetyl-SCoA weitere Carbonsäureester wie Propionyl-SCoA (für die Bildung des Erythronolids), Malonamid-SCoA (für die der Tetracycline) und Zimtsäure-SCoA (für die der Flavonoide und Stilbene).

Die Vorstellungen zur Biosynthese eines Polyketids unter Einschluß von modifizierenden Sekundärreaktionen sind in Abb. 2.2.1–2 am Beispiel der Biosynthese des 6-Methylpretetramids wiedergegeben. Am Aufbau dieses Moleküls sind Malonsäureamid als Startersubstanz und 9 Moleküle Malonyl-SCoA beteiligt. Man erkennt zwei sekundäre Modifikationen: einmal eine C-Methylierung (s. hierzu auch Abb. 1.3.1–2) und sodann eine reduktive Entfernung einer Sauerstoff-Funktion. Überhaupt bietet die Endausgestaltung des Tetracyclinmoleküls eine ganze Reihe von Beispielen für sekundäre Veränderungen wie etwa die Einführung zusätzlicher O-Funktionen und die Übernahme einer NH_2-Gruppe (Abb. 2.2.1–3).

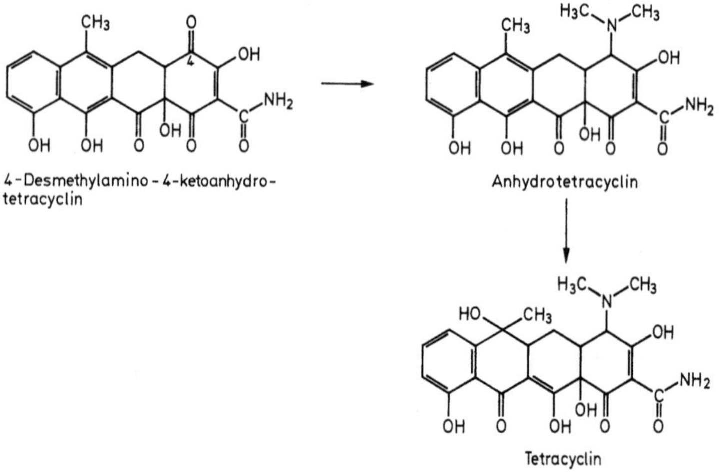

4-Desmethylamino-4-ketoanhydro-tetracyclin

Anhydrotetracyclin

Tetracyclin

Abb. 2.2.1–3. Weitere Sekundärreaktionen an Polyketidzwischenstufen der Tetracyclin-Biosynthese. Sekundäre Veränderungen können außer in dem „Verlust" an O-Funktionen auch in der Einführung zusätzlicher „Extra-O-Funktionen" bestehen. Man erkennt dies, wenn man den Aufbau des 6-Methylpretetramids (vorhergehende Abb.) mit dem des 4-Desmethylamino-4-keto-anhydrotracyclins vergleicht. Die Einführung dieser 4-Oxo-Gruppe ermöglicht eine Transaminierung mit sich anschließenden N-Methylierungen

2.2 Stoffe mit Acetat bzw. Propionat als alleinigem Baustein

Zu den Pflanzenstoffen, die Acetat als alleinigen Baustein enthalten, gehören in erster Linie Naturstoffe der Aromatenreihe. Besonders die Pilze bevorzugen beim Aufbau aromatischer Ringe den Polyketidweg, während grüne Pflanzen daneben noch den Shikimiatweg einschlagen

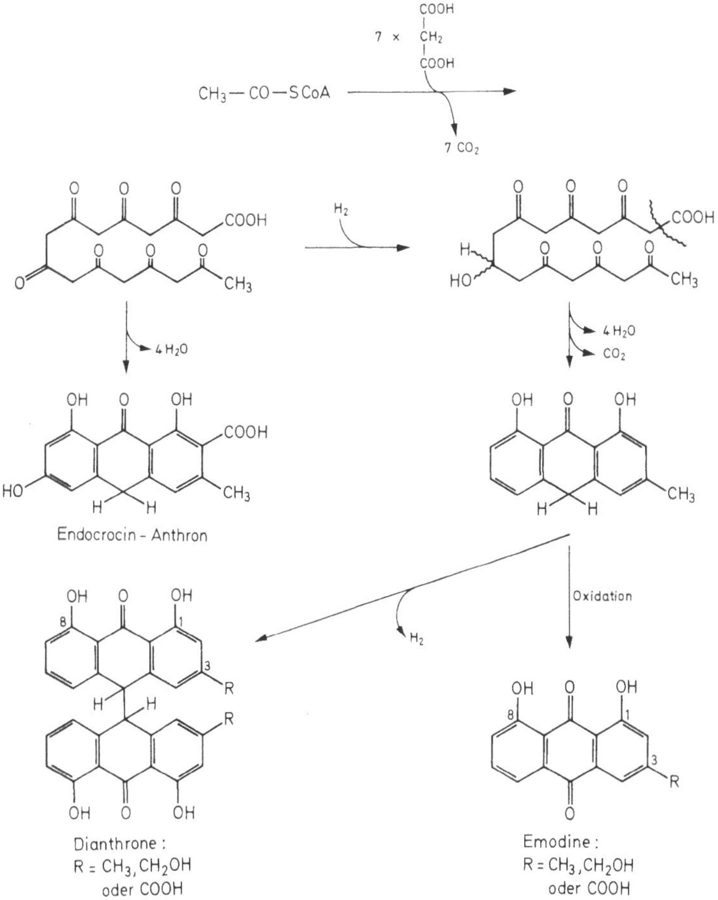

Abb. 2.2.2–1. Durch Zusammenschluß von 8 Acetat-Einheiten bildet sich der Grundkörper der Anthracenreihe, das Endocrocin-Anthron. Die Inhaltsstoffe der Abführdrogen stellen sekundär modifizierte Derivate dieses Grundkörpers dar: in allen Fällen hat Decarboxylierung stattgefunden. In vielen Fällen fehlt entsprechend der formelmäßigen Darstellung die O-Funktion an C-8. Weitere Variationsmöglichkeiten resultieren aus oxidativen Veränderungen der 3-Methylgruppe zur 3-Hydroxymethyl- oder zur 3-Carboxylgruppe, sodann aus der Oxidation zum Chinon oder zur Dehydrierung zum Dianthron

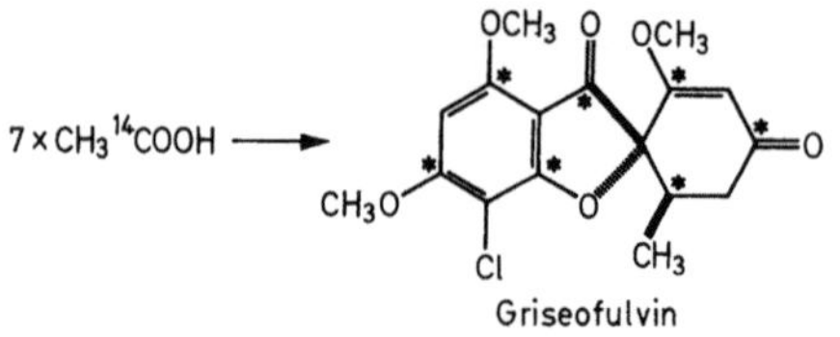

Abb. 2.2.2–2. Läßt man *Penicillium griseofulvum* auf einem Nährmedium wachsen, das Essigsäure enthält, deren Carboxylgruppe mit dem Isotop ^{14}C markiert ist, so erweisen sich im fertigen Griseofulvin die gesternten* Kohlenstoffatome als markiert, ganz in Übereinstimmung mit der Acetathypothese

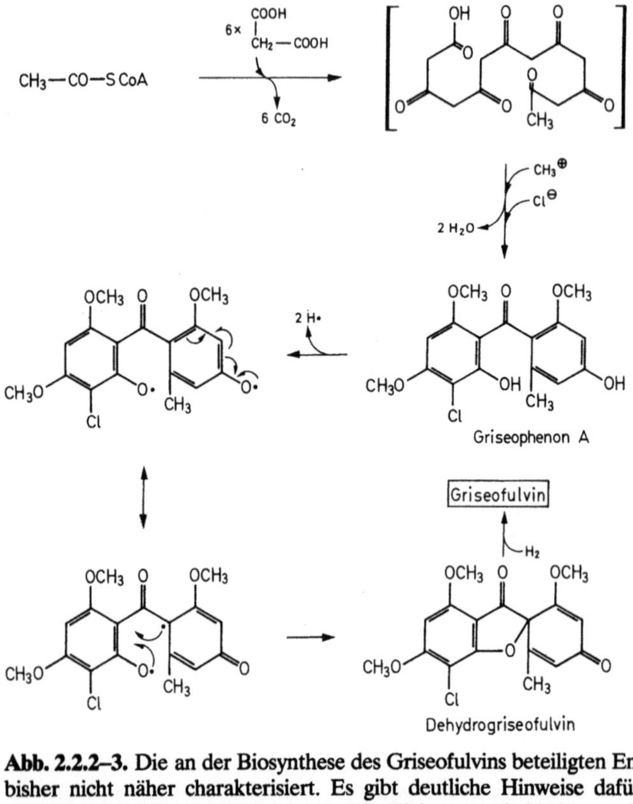

Abb. 2.2.2–3. Die an der Biosynthese des Griseofulvins beteiligten Enzyme sind bisher nicht näher charakterisiert. Es gibt deutliche Hinweise dafür, daß die Ausbildung des Spiranteils durch eine Ein-Elektronen-Oxidation zu einem Diradikal eingeleitet wird, gefolgt von der Elektronenpaarung, d. h. daß es sich um eine oxidative Kupplung handelt. Dehydrogriseofulvin kommt neben Griseofulvin in *Penicillium*-Arten vor

(s. dazu 5.1). Von den zahlreichen in Pflanzen vorkommenden **Polyketid-Aromaten** beanspruchen die Abkömmlinge des 1,8-Dihydroxyanthrons besonderes Interesse, und zwar als Inhaltsstoffe viel verwendeter biogener Laxantien (s. dazu spezieller Teil, Kap. 17.3). Am Aufbau der **Anthrone** sind acht Acetateinheiten beteiligt; dabei fungiert ein Acetyl-SCoA als Startersubstanz und leitet eine schrittweise ablaufende Reaktion mit sieben Molekülen Malonyl-SCoA ein (Abb. 2.2.2–1). Hinsichtlich der Variation fällt zunächst auf, daß die Methylgruppe am C-3 zur Hydroxymethyl- oder Carboxylgruppe aufoxidiert vorliegen kann. Dabei muß die Aldehydzwischenstufe durchlaufen werden, doch wurden

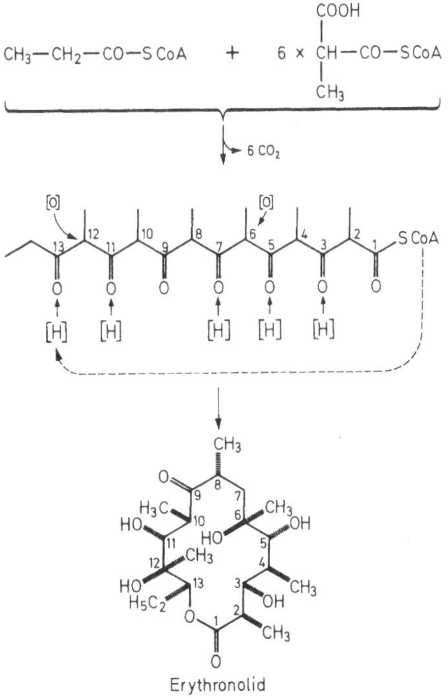

Abb. 2.2.2–4. Am Aufbau des Erythronolids beteiligen sich Propionyl-SCoA als Startersubstanz und sechs Moleküle Methyl-malonyl-SCoA, die in Analogie zur Reaktion von Malonyl-SCoA im Zuge der Fettsäurebiosynthese unter CO_2-Abspaltung zu einer verzweigten 15-gliedrigen Fettsäurekette schrittweise ankondensieren. Es gibt Hinweise dafür, daß durchaus in Analogie zur Fettsäurebiosynthese diese Reaktionsschritte ebenfalls an einem Multienzymkomplex ablaufen. Die intermediär entstandene Tetrahydroxyhexamethyl-C_{15}-Fettsäure bildet mit der 13-Hydroxylgruppe einen inneren Ester, d. i. einen 14-gliedrigen Lactonring aus, der auch als Macrolidring bezeichnet wird. Bezüglich der sekundären Ausgestaltung achte man auf die zusätzlichen „Extra-Sauerstofffunktionen" an den Kohlenstoffatomen C-6 und C-12. Das Molekül enthält 10 Chiralitätszentren

entsprechende Derivate bisher nicht gefunden. Diese oxidative Modifizierung eines Grundmoleküls dürfte enzymatisch katalysiert erfolgen und analog ablaufen wie die Oxidation ringständiger Methylgruppen am Steroidgerüst (s. Abb. 1.3.6–2). Demgegenüber dürften die Oxidationen der Anthrone zu den Anthrachinonen und zu den Dianthronen spontan ablaufende Reaktionen darstellen.

Ein anderes Beispiel für ein aus Acetateinheiten zusammengesetztes Polyketid bietet der Aufbau des **Griseofulvins** (Näheres über das Griseofulvin s. spezieller Teil, Kap. 30.2). Wie Abb. 2.2.2–2 zeigt, sind ein Molekül Acetyl-SCoA (Startermolekül) und sechs Malonyl-SCoA am biogenetischen Aufbau beteiligt. Sekundärreaktionen sind ähnlich vielfältig wie bei den Tetracyclinen: Chlorierung am Aromaten, Reduktion von Oxogruppen, Methylierung von Hydroxylgruppen und Zyklisierung zur Spiroverbindung kennzeichnen den Biosyntheseweg des Griseofulvins (Abb. 2.2.2–3).

Bemerkenswert ist der Aufbau des **Erythronolids,** der Aglykonkomponente des zu den Makrolid-Antibiotika zählenden Erythromycins (s. spezieller Teil, Kap. 29.3). In zweierlei Hinsicht weicht es im Aufbau von den bisher besprochenen Polyketiden ab: einmal, indem es sich um keine aromatische Verbindung handelt, sondern um einen Aliphaten mit Ähnlichkeiten zu den Fettsäuren, und sodann, indem sich Erythronolid nicht aus C_2-Acetat-Einheiten, sondern durchweg aus C_3-Propionat-Einheiten aufbaut. Biogenetische Bausteine sind sechs Moleküle Methylmalonyl-SCoA, die unter Decarboxylierung schrittweise an das Startermolekül Propionyl-SCoA ankondensiert werden (Abb. 2.2.2–4).

2.2.3 Stoffe mit Acetat und weiterem Baustein

Neben Naturstoffen, die wie die Fettsäuren oder die Emodine ausschließlich aus Acetatbausteinen bestehen, gibt es eine sehr umfangreiche Gruppe, die Acetat eingebaut in Bauelemente anderer biogenetischer Herkunft enthält: Man gelangt zu Naturstoffen mit gemischtem (heterodetem) Aufbau. In diese Naturstoffgruppe gehören die **Flavonoide** (Abb. 2.2.3–1), eine sehr umfangreiche Gruppe von im Pflanzenreich weit verbreiteten phenolischen Naturstoffen. Als weiteres Beispiel bringt die Abb. 2.2.3–2 das **Tetrahydrocannabinol** als Vertreter der charakteristischen Inhaltsstoffe von *Cannabis sativa*.

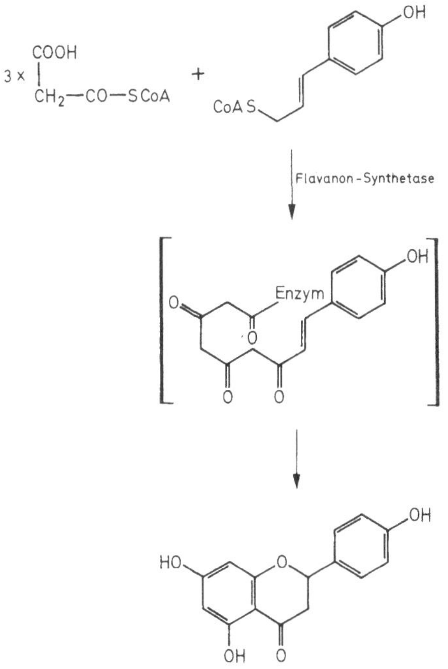

Ein typisches Flavanon (Naringenin)

Abb. 2.2.3–1. Flavonoide bestehen aus einem C_{15}-Kohlenstoffgerüst, genauer aus zwei aromatischen Ringen, die über eine C_3-Brücke miteinander verbunden sind. Naringenin ist einer der biogenetisch einfachsten Vertreter, dessen Hydroxylierungsmuster die biogenetische Herkunft anzusehen ist: der Ring A zeigt mit dem Phloroglucin-Substitutionsmuster die Abkunft aus Acetat/Malonat an und der Ring B mit der *para*-OH die Herkunft von Tyrosin. Schlüsselenzym zur Bildung des Flavonoidskeletts ist die Flavanon-Synthetase. Sie katalysiert die Kondensation von 4-Cumaroyl-SCoA mit drei Molekülen Malonyl-SCoA

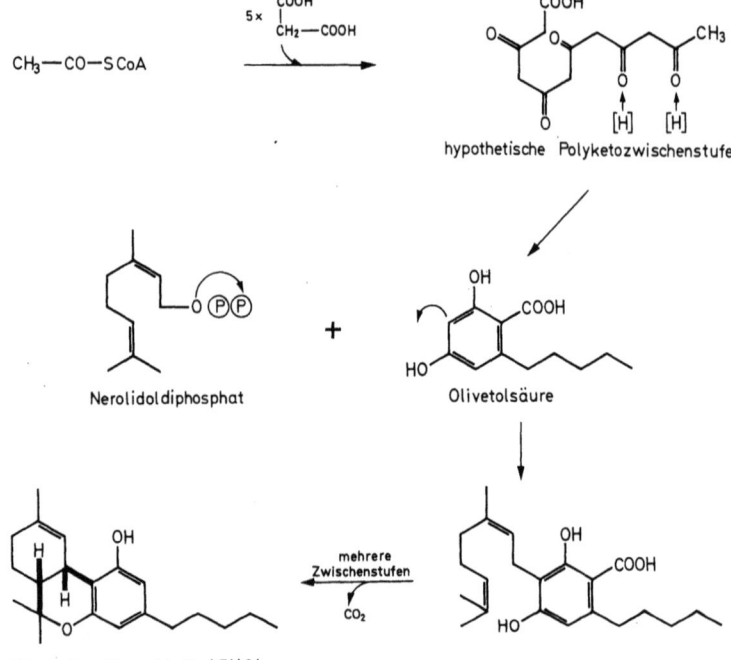

Abb. 2.2.3–2. Δ^9-Tetrahydrocannabinol (THC) ist einer von den zahlreichen Inhaltsstoffen, die aus Haschisch bzw. Mariuanha isoliert wurden. Formal ist THC aus sechs Acetatbausteinen und einem C_{10}-Körper (Monoterpen) aufgebaut. Auf welcher Stufe die Verknüpfung der beiden Teilelemente erfolgt, ist nicht bekannt. Nerolidoldiphosphat könnte sich auch bereits an das offenkettige Ketid anlagern

3 Aus „aktivem Isopren" gebildete Stoffe (Isoprenoide)

3.1 Grundsätzliche Gesichtspunkte

3.1.1 Begriffe, Definitionen

Isoprenoide, auch Terpene oder Terpenoide genannt, sind eine außerordentlich umfangreiche Gruppe von Naturstoffen, deren Gehalt an Kohlenstoffatomen in der Regel ein Vielfaches von fünf ist. Der Grund für dieses Phänomen liegt darin, daß an ihrem Aufbau ausschließlich C_5-Bausteine in Form des Isopentenyldiphosphats(=„aktives Isopren") beteiligt sind. Die Zahl der am Aufbau beteiligten C_5-Körper liefert ein erstes Einteilungsprinzip (Abb. 3.1.1–3). Allerdings gibt es auch viele Isoprenoide, deren Zahl an C-Atomen kein Vielfaches von fünf darstellt. Wie bei allen Naturstoffen schließen sich an die Erstbildung zahlreiche Folgereaktionen an, unter denen neben Oxidationen, Zyklisierungen, Wanderung von Substituenten auch Abspaltungen von Substituenten vorkommen. So haben die Steroide in der Regel eine Zahl < 30, obwohl sie ihrer Biosynthese aus sechs C_5-Einheiten wegen zu den Triterpenen zu rechnen sind.

Die C_5-Bausteine der Isoprenoide lagern in der Regel durch „Kopf-Schwanz-Verknüpfung" (Abkürzung: K-S) zusammen, d. h. das Kohlenstoffatom C-1 der einen Einheit ist mit dem endständigen C-4 der nächsten Einheit verknüpft. Isoprenoide, welche diesen Aufbau zeigen, befolgen die sog. **Isoprenregel.** Dabei ist allerdings zu beachten, daß vor allem in zyklischen Derivaten daneben noch zahlreiche weitere Verknüpfungen zwischen anderen C-Atomen vorliegen. Am „fertigen Molekül" erkennt man, ob das Isoprenoid der Isoprenregel folgt, daran, daß bestimmte Mindestzahlen von K-S-Verknüpfungen vorliegen.

Daß die Triterpene S-S verknüpfte dimere Sesquiterpene darstellen, erkennt man an der um 1 verminderten Zahl an K-S-Bindungen zugunsten einer S-S-Bindung; analog sind die Tetraterpene eigentlich dimere Diterpene.

Isoprenoide kommen sowohl im Tier- als auch im Pflanzenreich vor.

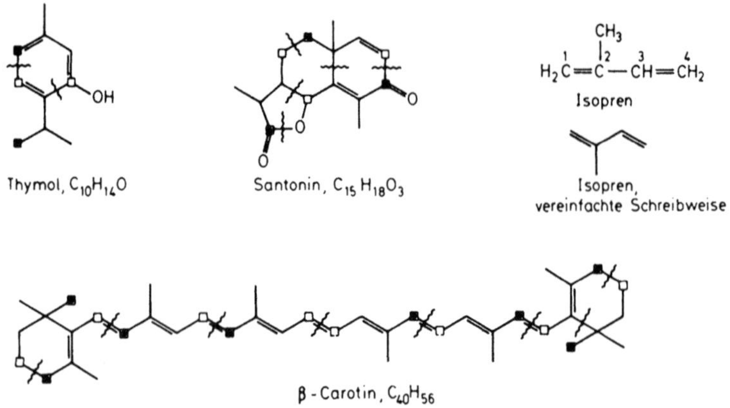

Abb. 3.1.1–1. Zu den Isoprenoiden gehören Naturstoffe mit unterschiedlichsten physikalisch-chemischen Eigenschaften und unterschiedlichem chemischen Aufbau. Die Abb. bringt drei Beispiele dafür. Thymol ist eine wasserdampfflüchtige Substanz der Aromatenreihe. Santonin ist farb- und geruchlos, chemisch ein Lacton mit dem C-Gerüst eines partiell hydrierten Naphthalin. β-Carotin ist ein rot gefärbter Stoff der chemisch zu den Kohlenwasserstoffen gehört. Gemeinsam ist den drei Substanzen ihr Aufbau aus Isoprenen. Das Kohlenstoffatom C-1 ist jeweils durch ■, das C-4 durch ◻ symbolisiert

Allerdings gilt dies nicht durchwegs für alle Untergruppen. Beispielsweise sind die Triterpene im engeren Sinne (Typus Ursolsäure) charakteristisch für Pflanzen.

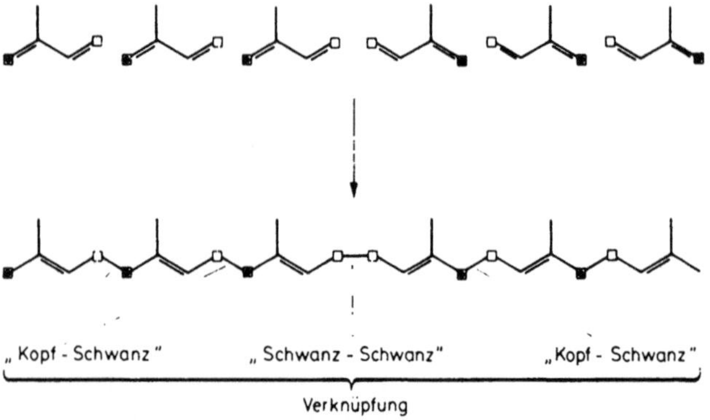

Abb. 3.1.1–2. Isoprene können im Zuge der Biosynthese auf zweierlei Weise miteinander verknüpft werden: entweder es wird das C-1 der einen Einheit mit dem C-4 der anderen verbunden – man spricht dann im Jargon von einer „Kopfschwanz-Verknüpfung" – oder es werden zwei C-4-Enden miteinander verbunden – man spricht dann von „Schwanz-Schwanz-Verknüpfung"

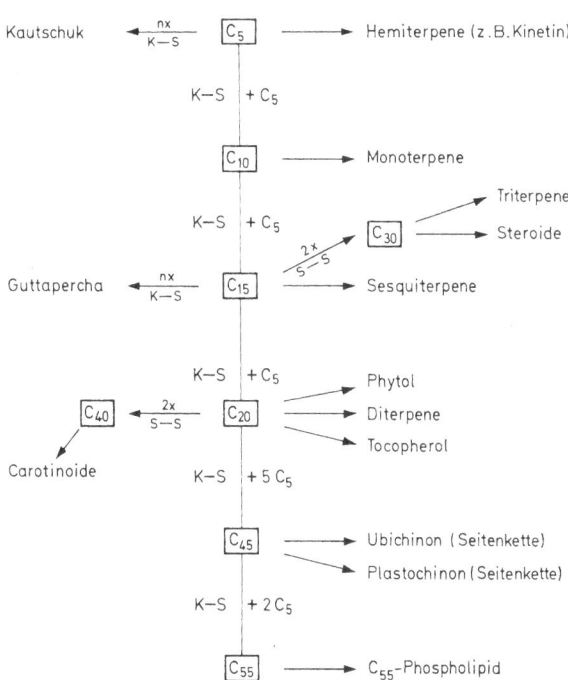

Abb. 3.1.1–3. Übersicht über die Hauptgruppen der Isoprenoide. Die Einteilung erfolgt nach der Zahl der C-Atome, wobei man von einem C_{10}-Körper als Grundeinheit ausgeht, in Monoterpene, Sesquiterpene (sesqui = eineinhalb), Di-, Tri-, Tetra- und Polyterpene. Die Grundeinheiten der jeweiligen Isoprenoidgruppe kommen durch 1,4-Verknüpfung („**K**opf-**S**chwanz-Verknüpfung") zustande, doch sind auch Dimerisierungsreaktionen durch 4,4-Verknüpfung („**S**chwanz-**S**chwanz-Verknüpfung") wichtig

Terpenklasse	Mindestzahl an Verknüpfungen	
	K-S	S-S
Monoterpene	1	0
Sesquiterpene	2	0
Diterpene	3	0
Triterpene	4	1
Tetraterpene	6	1

Ein Hinweis zur formelmäßigen Wiedergabe von Isoprenoiden: Da verzweigte Methylgruppen sehr häufig vorkommen, schreibt man in der Regel die Methylgruppe nicht voll als -CH_3 aus, sondern man begnügt sich mit der Schreibweise als einfacher Bindungsstrich.

3.1.2 Biosynthese von „aktivem Isopren"

Man versteht unter „aktivem Isopren" das 3-Methyl-3-butenyldiphosphat, häufiger als Isopentenyldiphosphat (abgekürzt Isopentenyl-PP oder I-PP) bezeichnet. Der Hauptweg seiner Bildung läuft über die Verknüpfung dreier Acetateinheiten – somit über eine C_6-Zwischenstufe, die im Zuge der Biosynthese zu einem C_5-Körper decarboxliert. Da der C_5-Baustein nicht geradkettig, sondern verzweigt ist, so müssen naturgemäß die drei Acetatbausteine durch zwei unterschiedliche Reaktionstypen miteinander verknüpft werden. Die erste Stufe besteht in der Bildung einer C_4-Einheit, d. i. in der Bildung von Acetoacetyl-SCoA aus zwei Molekülen Acetyl-SCoA. Mechanistisch handelt es sich um die Umkehr der bekannten Thiolase-katalysierten Spaltung von Acetoacetyl-SCoA. Anders als bei der Fettsäurebiosynthese wird nicht Malonyl-SCoA zur Kettenverlängerung herangezogen. Zwar liegt daher das Gleichgewicht weitgehend auf der Seite der Ausgangspartner, doch wird durch den Entzug des sich bildenden Acetoacetyl-SCoA zu Gunsten der weiteren Kondensation zu S-β-Hydroxy-methylglutaryl-SCoA (Abkürzung: HMG-CoA) das Gleichgewicht laufend verschoben (Prinzip des echten Fließgleichgewichtes [steady-state]). Chemisch handelt es sich bei dieser irreversiblen Reaktion um eine Aldolkondensation, die mit der Hydrolyse einer Thioester-Bindung verknüpft ist. (Die Reaktion ist analog der Bildung von Citrat aus Oxalacetat und Acetyl-SCoA.) Der nächste Reaktionsschritt besteht in der Reduktion der Thioester-Funktion unter Verbrauch von zwei Reduktionsäquivalenten mit NADP-H als Wasserstoffdonator über den entsprechenden Aldehyd zum primären Alkohol. Damit ist die wichtige Zwischenstufe der $3R(+)$-Mevalonsäure erreicht.

Die weitere Reaktionsfolge, die Mevalonat zum aktiven Isopren führt, beginnt mit der Phosphorylierung der alkoholischen Gruppe mittels ATP (Mevalonsäure → Mevalonsäure-5-monophosphat → Mevalonsäure-5-diphosphat). Damit ist die Diphosphatgruppe eingeführt, die später das Isopentenyldiphosphat charakterisiert. Bei einer dritten Phosphorylierung der sekundären 3-OH wird ein sehr instabiles Zwi-

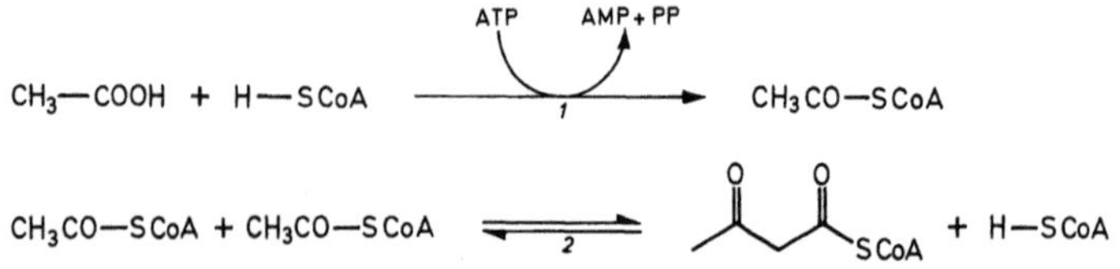

$$CH_3-COOH + H-SCoA \xrightarrow[1]{ATP \quad AMP+PP} CH_3CO-SCoA$$

$$CH_3CO-SCoA + CH_3CO-SCoA \underset{2}{\rightleftharpoons} \underset{SCoA}{\overset{O \quad O}{\diagup\!\!\!\diagdown\!\!\!\diagup\!\!\!\diagdown}} + H-SCoA$$

Abb. 3.1.2–1. Synthese von Acetoacetyl-SCoA aus Acetat. ① Acetyl-CoA-Synthetase; ② Acetyl-CoA-Acyltransferase, β-Ketothiolase

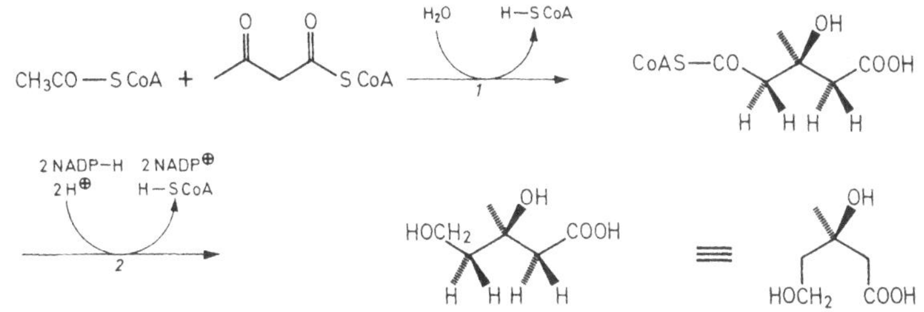

CH₃CO—SCoA + [malonyl-SCoA] —1→ (H₂O, H—SCoA) → CoAS—CO...COOH (OH)

—2→ (2NADP-H, 2H⊕ / 2NADP⊕, H—SCoA) → HOCH₂...COOH (OH) ≡ HOCH₂...COOH (OH)

Abb. 3.1.2–2. Bildung von 3S-Hydroxymethyl-glutaryl-SCoA und dessen Reduktion zu $3R(+)$-Mevalonsäure. Enzyme: ① Hydroxymethylglutaryl-CoA-Synthase; ② Hydroxymethylglutaryl-CoA-Reduktase. Man beachte, daß die Reduktion mit keiner Umkehrung der Chiralität verbunden ist, daß es sich vielmehr um eine Umdefinierung der Konfiguration am C-3 gemäß der CAHN-INGOLD-Regel handelt, die durch Änderung der Wertigkeit der Substituenten am C-3 notwendig wird

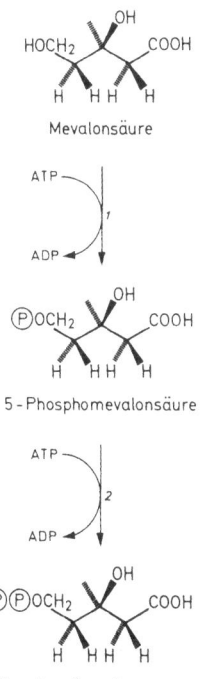

Mevalonsäure

ATP → ADP (1)

5-Phosphomevalonsäure

ATP → ADP (2)

Mevalonsäurediphosphat

Abb. 3.1.2–3. Bildung von Mevalonsäurediphosphat. Enzyme: ① Mevalonat-Kinase ② Phosphomevalonat-Kinase

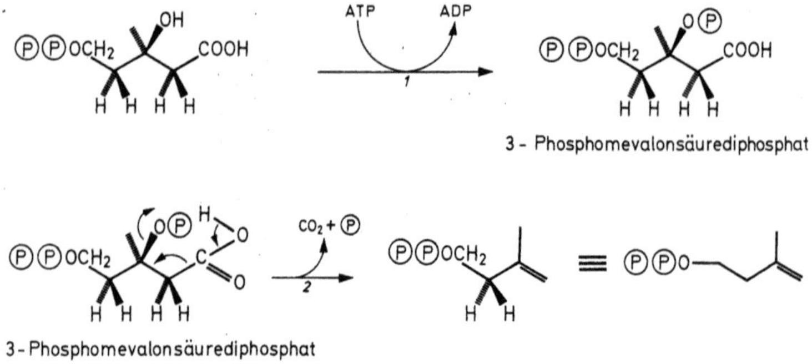

3 - Phosphomevalonsäurediphosphat

3 - Phosphomevalonsäurediphosphat

Abb. 3.1.2–4. Bildung des hypothetischen Zwischenproduktes 3-Phosphomevalonsäure-5-diphosphat. Eliminierung des 3-Phosphat-Anions induziert die Decarboxylierung unter Bildung des „aktiven Isoprens" (Isopentenyldiphosphat). Enzyme: ① Mevalonsäurephosphat-Kinase; ② Diphosphatmevalonat-Decarboxylase

schenprodukt gebildet. Man stellt sich vor, daß es sehr leicht Phosphat-Anion abspaltet unter intermediärer Bildung eines Carbeniumions in β-Stellung zur Carboxylgruppe, was die Decarboxylierung induziert. Damit ist die Stufe des **Isopentenyl-diphosphats** erreicht.
Die Biosynthese aller Isoprenoide besteht in sukzessiver Verknüpfung einer wachsenden Zahl von I-PP-Bausteinen. Startersubstanz ist allerdings nicht I-PP, sondern das mit ihm isomere Dimethylallyl-diphosphat. Dimethylallyl-diphosphat entsteht durch Isomerisierung aus I-PP, eine Reaktion, die formal eine 1,3-Protonenverschiebung darstellt:

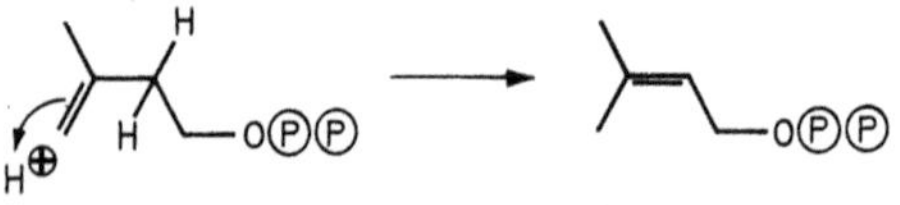

Isopentenyl-diphosphat   Dimethylallyl-diphosphat

3.2 Aus zwei Isopren-Einheiten gebildete Stoffe

Startersubstanz der Reaktion ist Dimethylallyldiphosphat, genauer das nach Abspaltung des Diphosphat-Anions verbleibende Carbonium-Ion. Das Ion kondensiert in Gegenwart von I-PP zu Geranyl-diphosphat (Abb. 3.2–1). **Geranyl-diphosphat** ist ein wichtiges Zwischenprodukt im tierischen und pflanzlichen Organismus auf dem Wege über Squalen zu den Steroiden; doch ist Geranyl-diphosphat keine unmittelbare Vor-

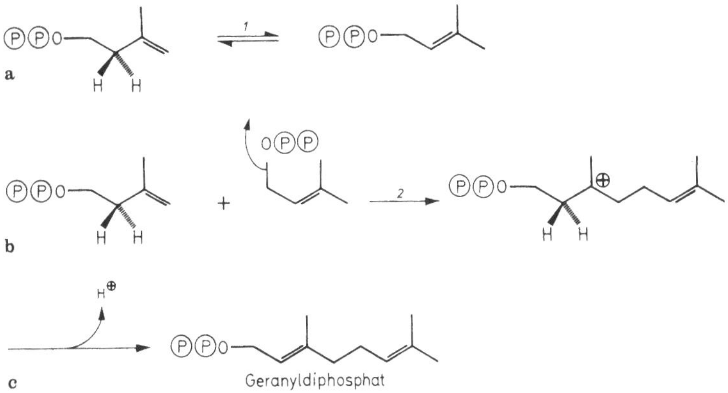

Abb. 3.2–1. a Isomerisierung von Isopentenyldiphosphat zu Dimethylallyldiphosphat; **b** Kondensation von Isopentenyldiphosphat und Dimethylallyldiphosphat unter Bildung eines Kations, das sich (**c**) unter Abspaltung eines Protons zu Geranyldiphosphat stabilisiert. Enzyme: ① Isopentenyldiphosphat-Isomerase; ② Dimethylallyl-Transferase

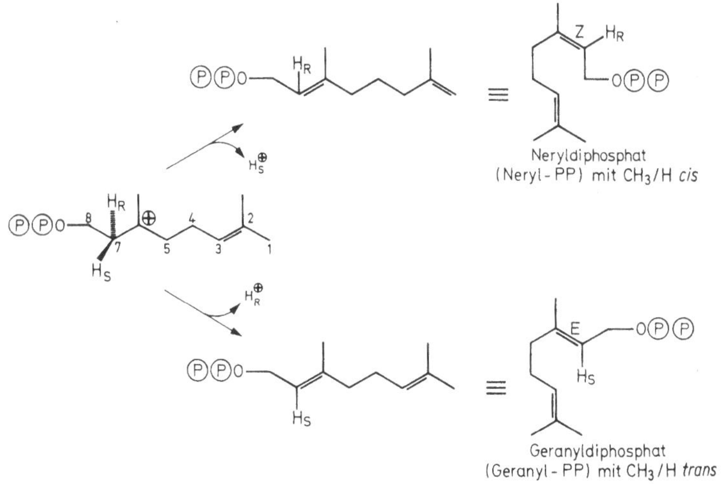

Abb. 3.2–2. Die Biosynthesereaktion der vorhergehenden Abb. 3.2–1 wird nunmehr hinsichtlich ihrer Stereospezifität ergänzt. Es ist nicht gleichgültig, welches der beiden H-Atome – sie sollen als 7-H_R und als 7-H_S kenntlich gemacht werden – als Proton unter Ausbildung der Δ^6-Doppelbindung abgespalten wird. Abspaltung des 7-H_R führt zum Geranyldiphosphat mit *E*-Konfiguration der Doppelbindung d. h. 7-H_S und CH_3-Gruppe sind *trans*-ständig angeordnet. Abspaltung des 7-H_S führt hingegen zum Neryldiphosphat mit *Z*-Konfiguration d. h. *cis*-ständiger Anordnung von CH_3 und 7-H_R. Geraniol-PP ist Zwischenstufe auf dem Weg zum Squalen und weiter zu den Steroiden. Neryl-PP kommt in höheren Pflanzen vor und ist Zwischenstufe zu den zyklischen Monoterpenen und zum Kautschuk

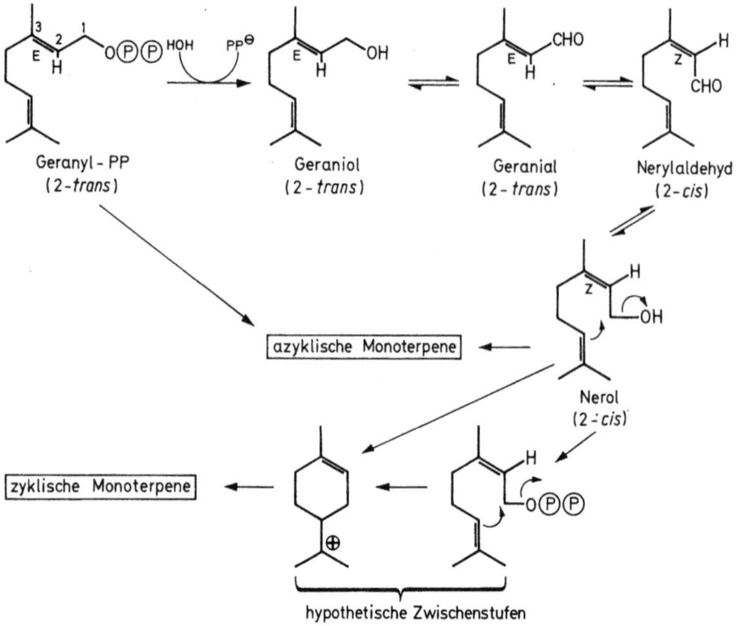

Abb. 3.2–3. Geranyl-PP kann *nicht* unmittelbare Vorstufe der zyklischen Monoterpene sein, da bedingt durch die (2E)-Form (= 2-*trans*) die Kohlenstoffatome C-1 und C-6 nicht räumlich in geeigneter Stellung zueinander sich befinden. Beim Neryl-PP und beim Nerol sind diese sterischen Erfordernisse erfüllt. Neryl-PP entsteht durch *cis*-Addition aus Isopentenyl-PP und Dimethylallyl-PP (s. Abb. 3.2–2). Nach experimentellen Befunden verläuft bei Pilzen und auch bei einigen grünen Pflanzen (gefunden an *Pelargonium*-Blättern) die Isomerisierung mit Hilfe einer Redoxreaktion über die *freie* Aldehydstufe. Die Enzyme (Zyklasen) sind bisher nicht näher charakterisiert

stufe für die umfangreiche Gruppe der Monoterpene. Pilze und Grüne Pflanzen haben Reaktionswege entwickelt, die zum Nerol bzw. zum **Neryl-diphosphat** führen; letzteres ist als die eigentliche Muttersubstanz der Monoterpene anzusehen (Abb. 3.2.1–3). Für zwei verschiedene Wege der Biosynthese von Nerol existieren experimentelle Hinweise: Einmal kann der stereochemische Ablauf der Kondensationsreaktion (*cis*-Addition) direkt zum Neryl-diphosphat führen (Abb. 3.2–2); in anderen Fällen wird Neryl-PP jedoch durch Isomerisierung von Geranyl-PP gebildet. Sie erfordert NADP-H oder NAD-H als Cofaktor, da als wesentlich eine Redoxreaktion involviert ist (Abb. 3.2–3). Hydro-

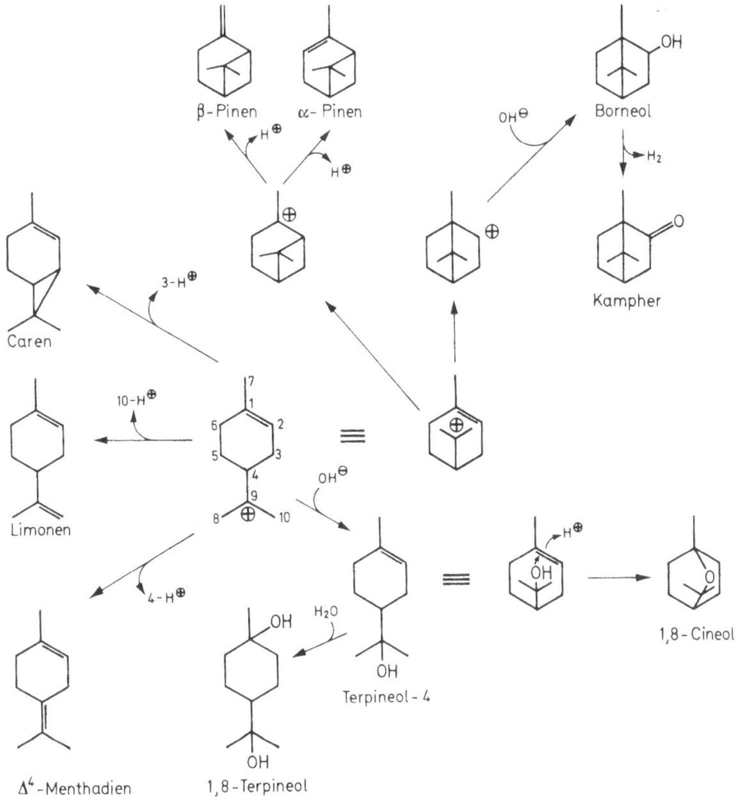

Abb. 3.2–4. Sekundäre Reaktionen wie Hydroxylierungen, Dehydrierungen und weitere C-C-Verknüpfungen führen zu der großen Mannigfaltigkeit am monozyklischen und bizyklischen Monoterpenen

lyse von Geranyl-PP liefert freies Geraniol, das zum entsprechenden Aldehyd dehydriert wird. Die Einführung der Carbonylfunktion in konjugierter Stellung zur Doppelbindung erleichtert offensichtlich die Änderung von deren Geometrie.

3.3 Aus drei Isopren-Einheiten gebildete Stoffe

Es gibt keine gemeinsame Vorstufe für alle aus drei Isopren-Einheiten gebildete Stoffe. Die Abb. 3.3–1 zeigt die vier stereoisomeren Farnesyl-PP-Derivate, die als Muttersubstanzen der verschiedenen Sesquiterpene in Frage kommen. *Trans*-Addition von Isopentenyl-PP an Gera-

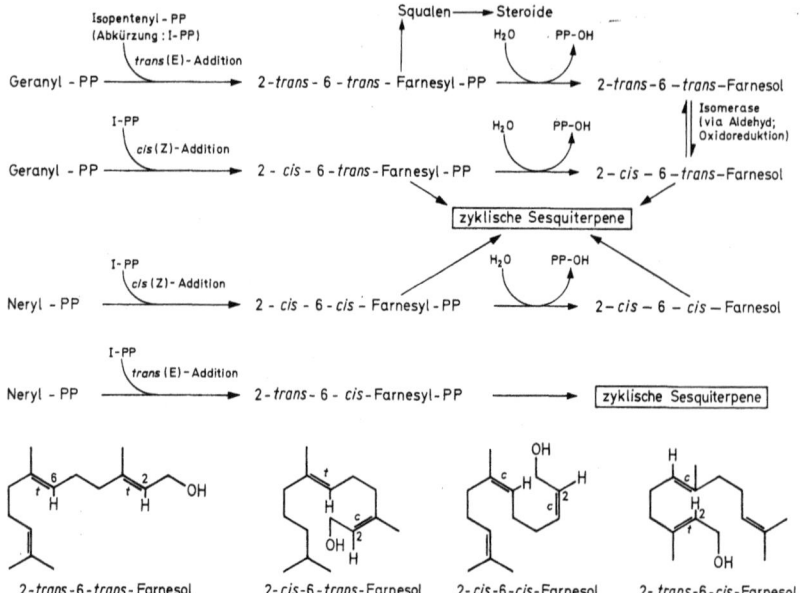

Abb. 3.3–1. Bildung von Sesquiterpenen durch Kondensation von Isopentenyldiphosphat (IPP) mit Geranyldiphosphat (Geranyl-PP) und Neryldiphosphat (Neryl-PP). Die Bildung zyklischer Sesquiterpene ist aus sterischen Gründen nur möglich, wenn an der Δ^2-Doppelbindung CH$_3$- und H-Substituenten *cis*-ständig angeordnet sind, d. h. wenn (2Z)-Konfiguration vorliegt

nyl-PP führt zur Bildung von 2-*trans*-6-*trans*-Farnesyl-PP (abgekürzt: *tt*-Farnesyl-PP). Dieses Isomere ist dasjenige, das für die Squalenbiosynthese bereitgestellt werden muß, das daher auch von allen Organismengruppen biosynthetisiert wird. Bestimmte Organismengruppen (unter den grünen Pflanzen und den Pilzen) verfügen über Fermentsysteme zur Isomerisierung von *tt*-Farnesyl-PP über den freien Alkohol via dem entsprechenden Aldehyd zu 2-*cis*-6-*trans*-Farnesol. Diese Isomerisierung dürfte die Voraussetzung zur Bildung zyklischer Sesquiterpene sein. Andere Organismen – experimentell ließ es sich an den Wurzeln der Baumwollpflanze zeigen – verfügen über Enzyme, die Isopentenyl-PP mit Neryl-PP kondensieren. An Pfefferminzblättern wurde gezeigt, daß der Präkursor-Pool, der zum Squalen führt, und derjenige, der zu Sesquiterpenen (Caryophyllen) führt, nicht miteinander kommunizieren. Daraus leitet sich ab: Die Bildung der Sekundärstoffe vom Typus der Sesquiterpene ist kein einfacher Nebenweg der Squalen-Biosynthese.

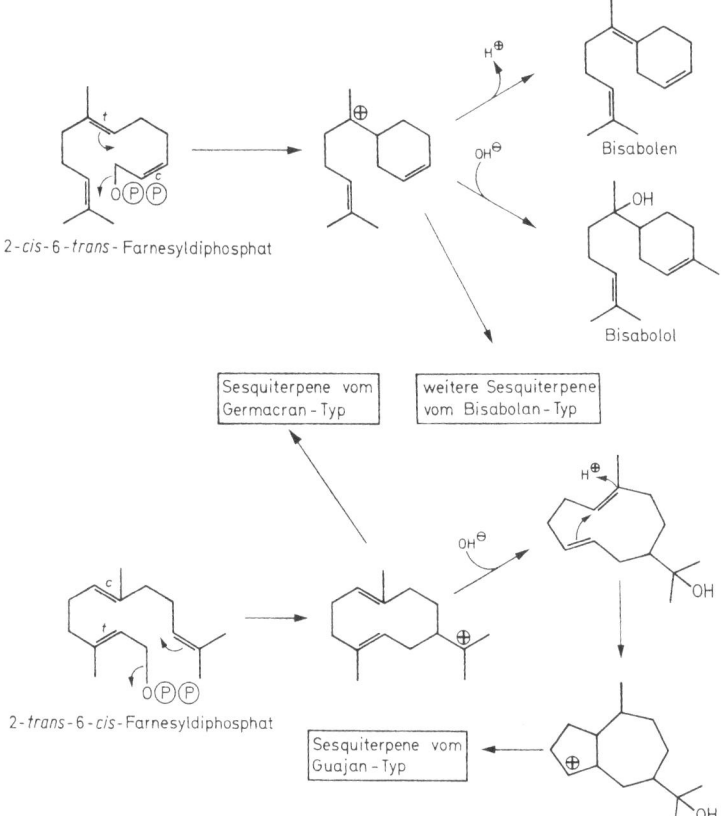

Abb. 3.3–2. Die unterschiedliche Geometrie der olefinischen Doppelbindungen in den verschiedenen Farnesol- bzw. Farnesoldiphosphat-Isomeren zwingen dem Molekül unterschiedliche Konformationen auf, was zur Ausbildung unterschiedlicher Ringsysteme führt. Das Schema soll lediglich diese Aussage veranschaulichen

3.4 Aus vier Isopren-Einheiten gebildete Stoffe

Wiederum gibt es im eigentlichen Sinne keine gemeinsame Biosynthesevorstufe für alle Diterpene. Bei den höheren Pflanzen scheint die *trans*-Addition an All-*trans*-Farnesyl-PP unter Ausbildung des All-*trans*-Geranylgeranyldiphosphats zu dominieren. Zumindest leiten sich die wichtigen Vertreter der Diterpene höherer Pflanzen von diesem Zwischenprodukt her ab: so das **Phytol,** das im Chlorophyll esterartig mit dem Porphyringerüst verbunden ist, das ferner auch als Baustein der Vitamine E (der Tocopherole) und des Vitamin K_1 auftritt. Oxidativ stark

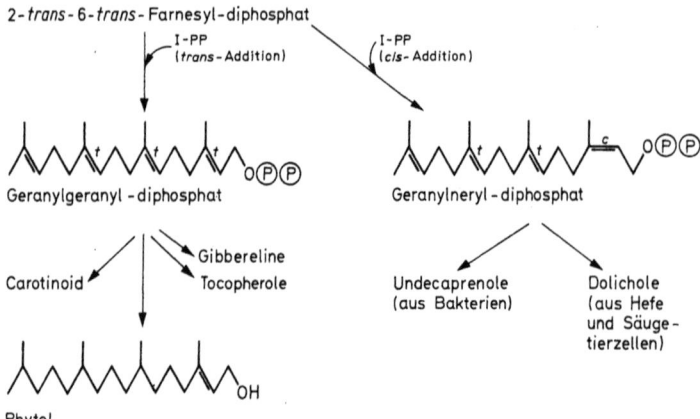

Abb. 3.4–1. Zur Bildung von Diterpenen. Die *trans*-Addition von Isopentenyldiphosphat an All-*trans*-Farnesyldiphosphat unter Bildung von Geranylgeranyldiphosphat ist ein Prozeß, der vor allem für die höheren Pflanzen wichtig ist: Die All-*trans*-Geranylgeranylzwischenstufe wird u. a. gebraucht zum Aufbau des Phytols, einem Baustein des Chlorophylls, zum Aufbau der Seitenketten in den Tocopherolen und im Vitamin K. Farnesyl-PP kann sodann auch durch *cis*-Addition um eine C_5-Einheit verlängert werden. Diese Zwischenstufe wird u. a. auf dem Wege zu „höheren" Prenolen (s. 3.7) durchlaufen

abgewandelte Diterpene, die zudem durch Verlust einer Carboxylgruppe nurmehr 19 Kohlenstoffatome im Molekül enthalten, stellen die **Gibbereline** dar – eine Gruppe von Pflanzenhormonen, die zusammen mit den Auxinen für die Regulation des Streckenwachstums der Pflanzen wichtig sind. Zu erwähnen wären hier sodann das **Retinol** und verwandte Vitamin A-Derivate, die allerdings auf einem Umwege, und zwar über die dimeren Diterpene (das sind die sog. Tetraterpene [3.6]), entstehen.

Isopentenyl-PP kann auch unter Ausbildung einer 2-*cis*-Doppelbindung an All-*trans*-Farnesyl-PP addieren. Das sich bildende Geranylgeranyldiphosphat (o. Geranylneryl-PP) ist Zwischenstufe bei der Bildung einer Reihe biologisch wichtiger Polyprene (Abb. 3.7.1–1).

3.5 Aus sechs Isopren-Einheiten gebildete Stoffe (Triterpene und Steroide)

3.5.1 Biosynthese von Squalen

So weit man weiß, synthetisieren alle Organismen, autotrophe und heterotrophe, **Squalen** auf identischem Wege: durch hydrierende Dimerisie-

all-*trans*-Geranylgeranyl-PP

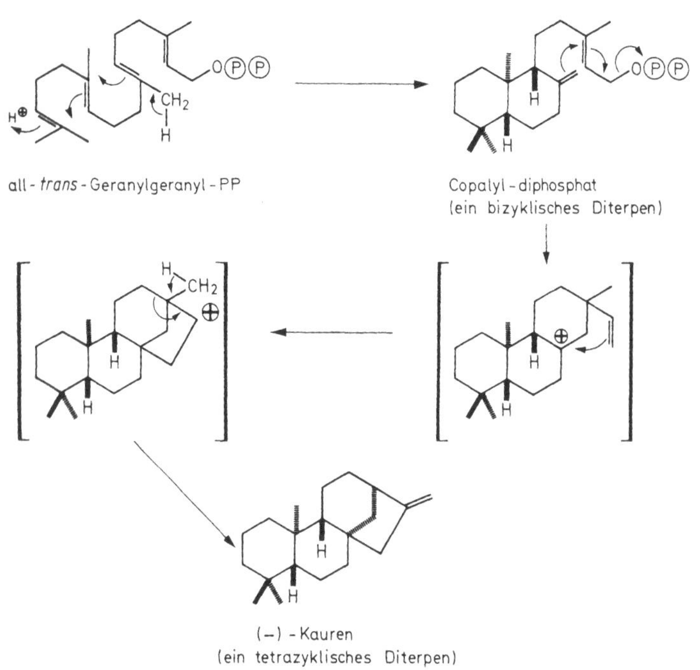

Copalyl-diphosphat
(ein bizyklisches Diterpen)

(−)-Kauren
(ein tetrazyklisches Diterpen)

Abb. 3.4–2. Die verbreitetste Zyklisierungsreaktion von Geranylgeranyl-PP wird eingeleitet durch einen elektrophilen Angriff auf die letzte Doppelbindung; eine konzertierte Folge von zwei Zykloadditionen und Stabilisierung einer kationischen Zwischenstufe (im Formelschema nicht eingebaut) führt zum bizyklischen Ringsystem des Copalol-PP. Vom Copalol leiten sich zahlreiche Varianten bizyklischer Diterpene ab. Oxidative Veränderung (siehe die folgende Abb.) führt zu den Gibberelinen

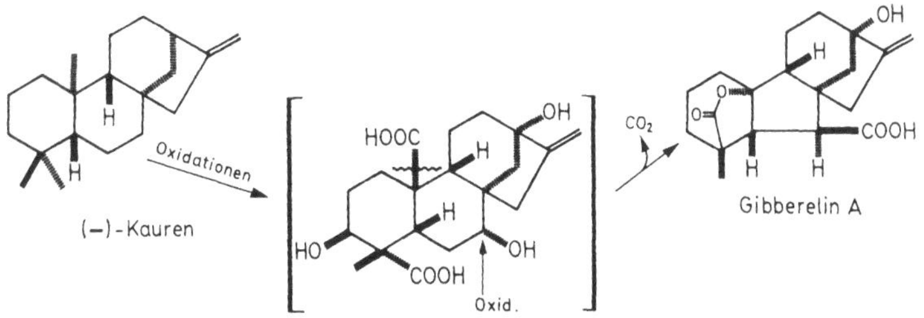

(−)-Kauren

Gibberelin A

Abb. 3.4–3. Biosynthese von Gibberelin A_1 aus Geranylgeranyldiphosphat über (-)-Kauren (Abb. 3.4.2–1). Kauren wird an mehreren Stellen oxidativ verändert. Schließlich kommt es zur oxidativen Decarboxylierung der 10-Carboxylgruppe unter Lactonisierung der gebildeten 10-OH mit dem 4-Carboxyl. Oxidation am B-Ring führt zur Ringkontraktion, so daß anstelle des hydroxylierten Cyclohexanringes nunmehr ein Cyclopentanring, substituiert mit dem ausgescherten Carboxyl, erscheint. Es existieren zahlreiche Gibbereline, die sich in der Zahl der freien Carboxyl- und Hydroxylgruppen unterscheiden

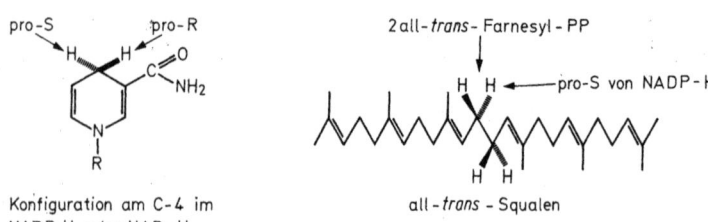

Konfiguration am C-4 im NADP-H oder NAD-H

all-*trans* - Squalen

Abb. 3.5.1–1. Im Zuge der Biosynthese von Squalen aus *trans*-Farnesyl-PP werden *beide* Diphosphatgruppen eliminiert. Drei H-1 Wasserstoffatome von den insgesamt vier der beiden Farnesyl-Einheiten erscheinen im Squalen, während eines verloren geht. Zugleich wird ein Hydrid-Ion (das pro-*S*-H) vom NADP-H her eingeführt

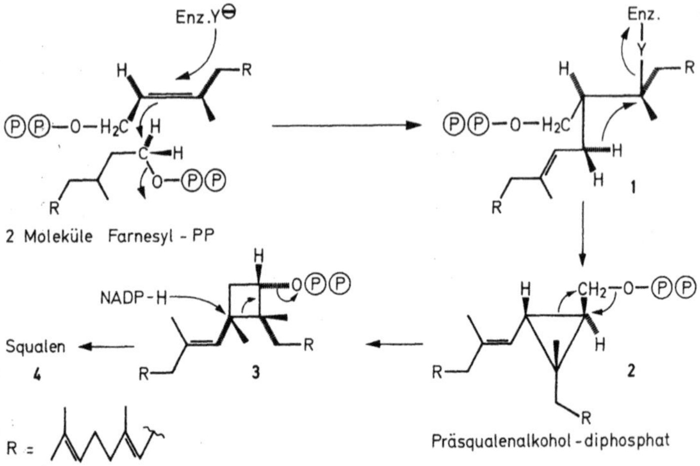

Abb. 3.5.1–2. Um die in der vorhergehenden Abb. beschriebenen experimentellen Ergebnisse mechanistisch zu verstehen, sind mehrere Möglichkeiten denkbar, von denen die wahrscheinlichste wiedergegeben wird. Danach addiert sich eine nucleophile Gruppe eines Enzyms an die Doppelbindung eines Farnesyl-PP, welche der Diphosphatgruppe PP benachbart ist. Dies leitet eine konzertierte Verdrängung der Diphosphatgruppe eines zweiten Farnesyl PP-Moleküls ein. Von der resultierenden Zwischenstufe **1** dissoziiert ein Proton ab – vermutlich unter dem Einfluß eines basischen Zentrums im Enzym – unter Bildung eines Cyclopropanderivates **2**. Aus Hefe ist es gelungen diese Zwischenstufe **2** zu isolieren. Der Cyclopropanring kann sich zum Cyclobutanring erweitern unter Bildung von **3**, einer Verbindung, die durch NADP-H zu Squalen **4** unter Verdrängung der Diphosphatgruppe reduziert werden kann. Ein Enzym, das die Reaktion **3→4** katalysiert, wurde als zellständiges Enzym in Bäckerhefe nachgewiesen

rung von Farnesyldiphosphat. Squalen wurde erstmals aus Fischleberölen isoliert, später auch als Komponente zahlreicher Pflanzenöle nachgewiesen; beispielsweise im Olivenöl, das an die 1 Prozent enthalten kann. Squalen gilt als das einfachste aliphatische Triterpen. In biogenetischer Sicht handelt es sich allerdings nicht eigentlich um ein Triterpen, sondern um ein Di-Sesquiterpen, da es durch Dimerisierung zweier C_{15}-Einheiten gebildet wird. Die Dimerisierung führt zur Verknüpfung des jeweils endständigen C-12 der Farnesylkette mit dem C-12' der zweiten, so daß ein symmetrisches Molekül entsteht mit der Symmetrie-Achse zwischen der neu geknüpften 12-13-Bindung. Die Dimerisierung ist NADP-H-abhängig: Offensichtlich erfolgt die Stabilisierung eines intermediär gebildeten Kations durch (stereospezifische) Übernahme eines Hydrid-Ions vom NADP-H. Jedenfalls sind – sehr zum Unterschied zu der Dimerisierung von C_{20}-Bausteinen zu Carotinoiden (3.6) – die miteinander verknüpften C_{15}-Elemente über eine Ethan-, nicht über eine Ethylen-Brücke miteinander verbunden. Von der Biosynthese her versteht sich von selbst, daß sämtliche Doppelbin-

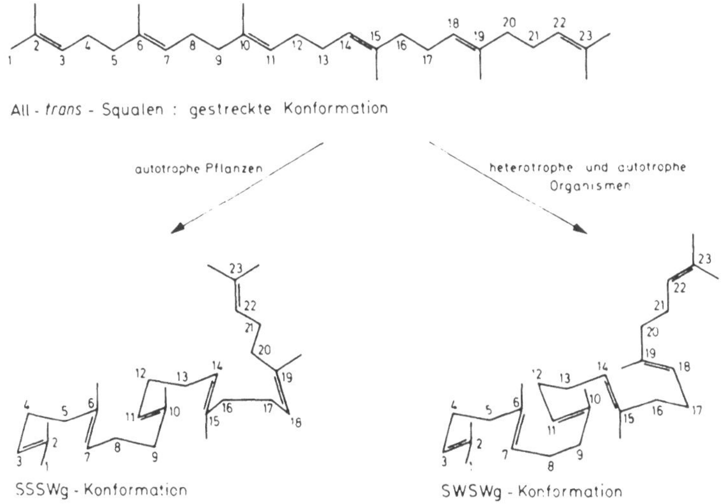

All-*trans*-Squalen : gestreckte Konformation

autotrophe Pflanzen

heterotrophe und autotrophe Organismen

SSSWg - Konformation

SWSWg - Konformation

Abb. 3.5.1–3. All-*trans*-Squalen kann theoretisch (in Lösung) in einer größeren Zahl unterschiedlicher Konformationen vorliegen. In der lebenden Zelle wird bedingt durch die nämliche Struktur der Enzyme – sei es der Squalensynthetase oder der das Squalen weiter verändernden 2,3-Oxidosqualen-Cyclasen – das Squalenmolekül in bestimmte Konformationen gezwungen. Die Vielfalt der vom Squalen sich ableitenden Naturstoffe wird verständlich, wenn man zwei „Vorfaltungen" der Squalenkette postuliert; die in unterschiedlichem Maße die spätere Zyklohexan-Sesselform (S) und Zyklohexan-Wannenform (W) vorgeprägt enthalten. Das Ende der Squalenkette ist in beiden Fällen zunächst gestreckt (g)

dungen im Squalen *trans*-ständig (bezüglich des Substituenten H/CH$_3$) angeordnet sind.

Vom All-*trans*-Squalen sind eine ganze Reihe unterschiedlicher Konformationen denkbar. Die große Fülle vom Squalen sich ableitender Zyklisierungsprodukte legt die Annahme nahe, daß auf Enzymoberflächen Konformationen erzwungen werden, in denen die kondensierten Ringe der späteren Zyklisierungsprodukte quasi präformiert sind. Offensichtlich kommt allen lebenden Organismen die Fähigkeit zu, eine Sessel-Wannen-Sessel-Wannen-Form vorzubilden, wobei eine Seitenkette gestreckt bleibt. Diese Konformation führt über **Lanosterin** bzw. **Cycloartenol** zu den Steroiden. Die grünen Pflanzen haben daneben einen zweiten Zyklisierungstyp entwickelt, der von der SSWg-Vorfaltung seinen Ausgang nimmt (s. Abb. 3.5.1–3). So weit auch diese ersten Zyklisierungsprodukte im weiteren Verlaufe verändert werden, so läßt sich dennoch an den beiden Chiralitätszentren C-13 (und auch C-14) die Herkunft aus einer der beiden Biogenesereihen immer noch erkennen (s. Abb. 3.5.1–4).

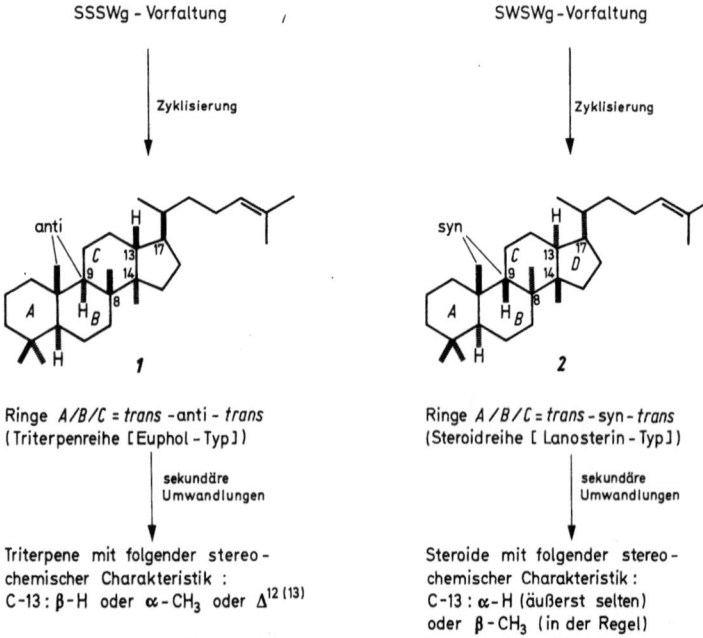

Abb. 3.5.1–4. Die tetrazyklischen Zwischenstufen unterliegen zahlreichen sekundären Umwandlungen, hauptsächlich 1,2-Verschiebungen von Substituenten, aber auch Veränderungen, welche die Stereochemie der Ringverknüpfung nicht intakt lassen. Jedoch ist selbst an stark modifizierten Abkömmlingen die Herkunft aus einer der beiden Reihen noch erkenntlich, und zwar an der Konfiguration der Substituenten an den beiden Chiralitätszentren C-13 u./o. C-14

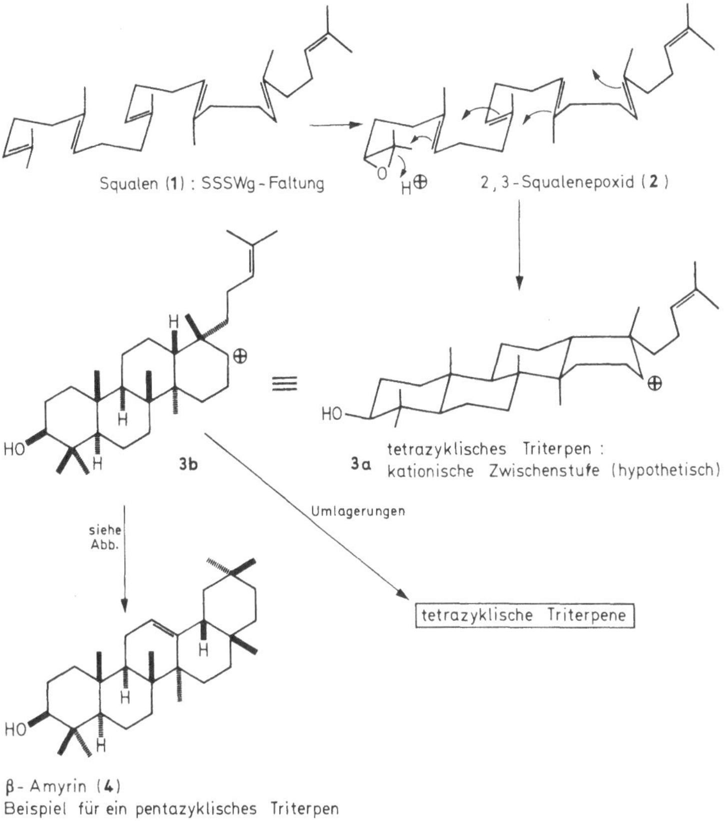

Squalen (1) : SSSWg-Faltung   2,3-Squalenepoxid (2)

3b

3a tetrazyklisches Triterpen:
kationische Zwischenstufe (hypothetisch)

Umlagerungen

siehe Abb.

tetrazyklische Triterpene

β-Amyrin (4)
Beispiel für ein pentazyklisches Triterpen

Abb. 3.5.2–1. Bei den Triterpenen im engeren Sinne, zu denen u. a. das β-Amyrin zählt, wird, wie bereits in Abb. 3.5.1–4 beschrieben, das All-*trans*-Squalen auf der Enzymoberfläche so vorgefaltet, daß drei aneinanderliegende Sesselformen mit einer Wannenform sich ausprägen. Die eigentliche Zyklisierung beginnt mit der Epoxidierung der ersten Doppelbindung mit Hilfe einer Squalen-Mono-oxygenase (2,3-epoxidierend) zu Oxido-Squalen. Durch Öffnung des Epoxid-Ringes und Bildung eines Carbonium-Ions am C-2 erfolgt gleichsam in einer Kettenreaktion die Zyklisierung bis zu einer tetrazyklischen Zwischenstufe **3b** (der Abb. 3.5.2–1). Von dieser tetrazyklischen Zwischenstufe leitet sich die zahlreiche Vertreter umfassende Gruppe der tetrazyklischen Titerpene ab, die gleich dem Lanosterin bzw. Cycloartenol das Gerüst des Cyclopentanoperhydrophenantrens aufweisen, sich vom Lanosterin-Cycloartenol, die zu den Steroiden zählen, jedoch stereochemisch unterscheiden (→ Abb. 3.5.1–5). Anders als bei den eigentlichen Steroiden kann nunmehr in der SSSWg-Reihe auch die Seitenkette an den tetrazyklischen Ring ankondensiert werden: Es kommt zur Ausbildung der pentazyklischen Triterpene

3.5.2 Pentazyklische Triterpene

Vorbemerkung. Der Aufbau des Gegenstandskataloges, der die pentazyklischen Triterpene vor den Steroiden anordnet, ist geeignet, den Eindruck zu suggerieren, als würden die C_{30}-Triterpene vom Typus der Amyrine – eben die pentazyklischen Triterpene im eigentlichen Sinne – Vorstufen oder wenigstens Seitenwege des Steroidstoffwechsels darstellen. Die Biosynthesewege, die einerseits zu den Triterpenen vom Amyrintyp, andererseits zu den Triterpenen vom Lanosterintyp (Steroidreihe) führen, verzweigen sich, wie in Abb. 3.5.1–3 gezeigt wurde, bereits auf der Squalenstufe. Zu dem kommt, daß die im vorliegenden Abschnitt 3.5.2 zu beschreibende Biosynthese der pentazyklischen Triterpene (Typus β-Amyrin) ein Sonderweg autotropher Pflanzen ist, wohingegen die Fähigkeit, Triterpene vom Lanosterintyp (Steroide) zu bilden, allen lebenden Organismen zukommt.

Die Biosynthese der **pentazyklischen Triterpene** nimmt, wie bereits erwähnt (s. Abb. 3.5.1–3), ihren Ausgang vom All-*trans*-Squalen. Es wird zunächst eine tetrazyklische Zwischenstufe durchlaufen (Abb. 3.5.2–1), ehe in einer zweiten Reaktionsreihe auch die Seitenkette in das zyklische System mit einbezogen wird (Abb. 3.5.2–2).

3.5.3 Steroide

Im Gegensatz zu den im vorhergehenden Unterkapitel 3.5.2 beschriebenen Triterpenen gehören die **Steroide** zur Grundausstattung einer jeden tierischen und pflanzlichen Zelle. Auch in Bakterien und Blaualgen kommen sie vor. Die Evolution der Steroidbiosynthese scheint mit der Evolution des Lebens selbst zusammenzufallen. Um so überraschender ist es, daß die Steroide zwar im tierischen Organismus wichtige Funktionen übernehmen, daß jedoch über Funktionen von Steroiden im Pflanzenreich kaum etwas bekannt ist.

Lanosterin und Cycloartenol als primäre Cyclisierungsprodukte.

Squalen, von dem man annimmt, daß es in der SWSWg-Konformation vorliegt (s. Abb. 3.5.3–1), wird durch molekularen Sauerstoff angegriffen und in 2,3-Oxidosqualen umgewandelt. Diese Reaktion wird durch die Squalen-Monooxygenase katalysiert. Durch Öffnen des Epoxidringes unter dem Einfluß eines elektrophilen Reagenzes, worunter man sich am einfachsten ein kationoides Zentrum im zyklisierenden Enzym vorstellen kann, wird eine Folge von geordneten Zykloadditionen initiiert. Diese geordnete Reaktionssequenz, die zu einem tetrazyklischen Kation (**3b** in Abb. 3.5.3–1) führt, wird dadurch erleichtert oder ermöglicht, daß infolge der SWSW-Faltung die Doppelbindungen des Squalens in räumlich günstige Konstellation angeordnet sind. Das intermediär gebildete Kation stabilisiert sich unter Eliminierung eines Protons

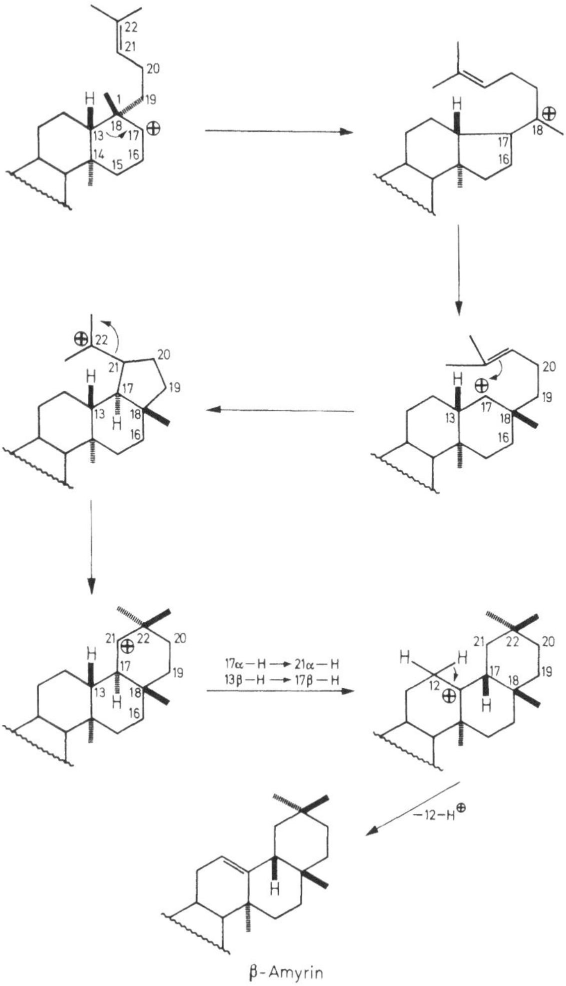

β-Amyrin

Abb. 3.5.2–2. Die tetrazyklische Zwischenstufe **3c** der Abbildung 3.5.2–1 enthält eine C_6-Seitenkette, die bei den pentazyklischen Derivaten vom Typus des β-Amyrins zur Ausbildung eines fünften Ringes herangezogen wird. Offensichtlich ist die Ausbildung dieses Ringes mit beträchtlichen Umlagerungen verknüpft; zumindest weicht die Position einiger Methylgruppen beträchtlich von ihrer Lage in der tetrazyklischen Zwischenstufe ab. Das obige Reaktionsschema dient zur Erklärung der mehrfachen Umlagerungen, die zur experimentell ermittelten Anordnung der Ringe D und E im β-Amyrin führen. Der Mechanismus selbst hat spekulativen Charakter

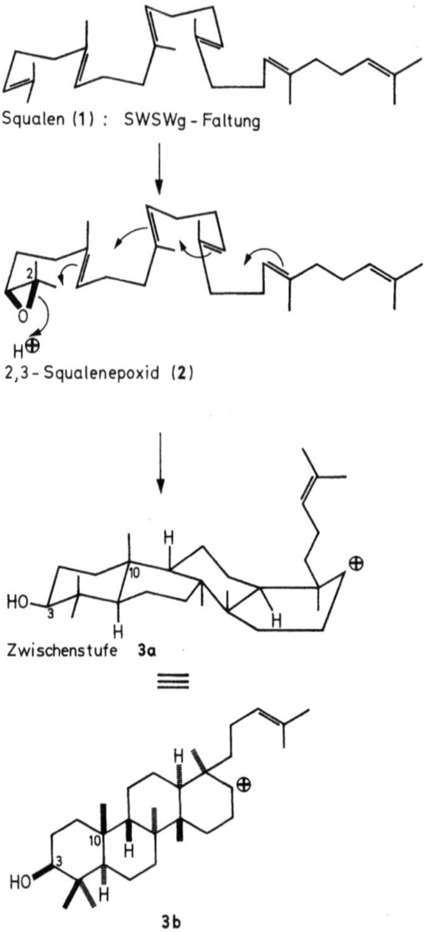

Squalen (1) : SWSWg - Faltung

2,3-Squalenepoxid (2)

Zwischenstufe 3a

3b

Abb. 3.5.3–1. Die Biosynthese der Steroide unterscheidet sich von der der Triterpene (Abb. 3.5.2–1) durch abweichende stereochemische Erfordernisse. Der stereochemische Bau wird verständlich, wenn man eine Vorfaltung des Squalens auf der Enzymoberfläche annimmt, welche der SWSW-Konformation entspricht. Die Zyklisierung wird eingeleitet durch ein mikrosomales Enzym, das O_2- und NADP-H-bedürftig ist: es bildet sich Oxidosqualen. Angriff eines Protons (oder eines kationoiden Zentrums im zyklisierenden Enzym) führt zu einem Carbenium-Ion am C-2; ein Elektronenfluß von der räumlich günstig liegenden Doppelbindung (sei es synchron oder stufenweise) führt zur Ausbildung von vier Ringen mit dem Carbenium-Ion im letzten Ring (oder noch wahrscheinlicher am quarternären C in der Seitenkette nach Ringverengerung → Abb. 3.5.3–2)

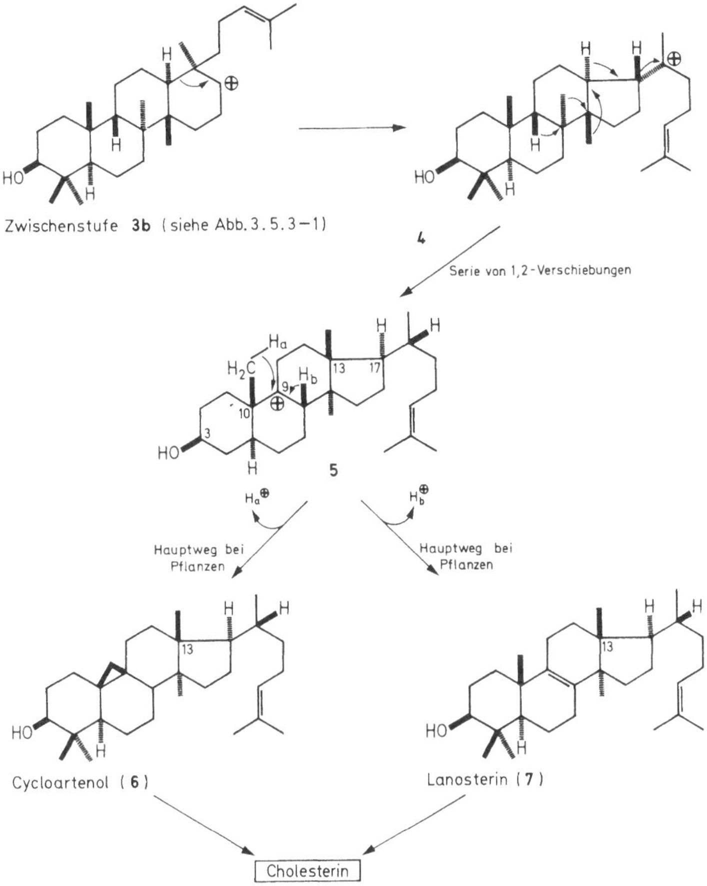

Zwischenstufe **3b** (siehe Abb. 3.5.3–1)

Serie von 1,2-Verschiebungen

5

Hauptweg bei Pflanzen

Hauptweg bei Pflanzen

Cycloartenol (**6**)

Lanosterin (**7**)

Cholesterin

Abb. 3.5.3–2. Die Zyklisierung des Squalens führt zu einem tetrazyklischen kationischen Zwischenprodukt, das sich durch Abspaltung eines Protons stabilisieren kann. Im Falle der Biosynthese, die zum Cholesterin führt, erfolgt diese Stabilisierung erst nach mehrfachen 1,2-Verschiebungen (WAGNER-MEERWEIN-Umlagerungen) von Methylgruppen und Hydrid-Ionen, was zu einem hypothetischen Zwischenprodukt **5** mit einem Carbenium-Ion an C-9 führt. Hier verzweigen sich nun in bemerkenswerter Weise die zum Cholesterin führenden Biosynthesewege. Und zwar existiert eine Gabelung zwischen einerseits Organismen, die zur Photosynthese und dann solchen, die *nicht* zur Photosynthese fähig sind: Tierische Organismen und Pilze bilden *Lanosterin* (**7**), wohingegen grüne Pflanzen eine 9β,19-Cyclopropanverbindung, das sog. *Cycloartenol* (**6**) als Intermediärprodukt bilden

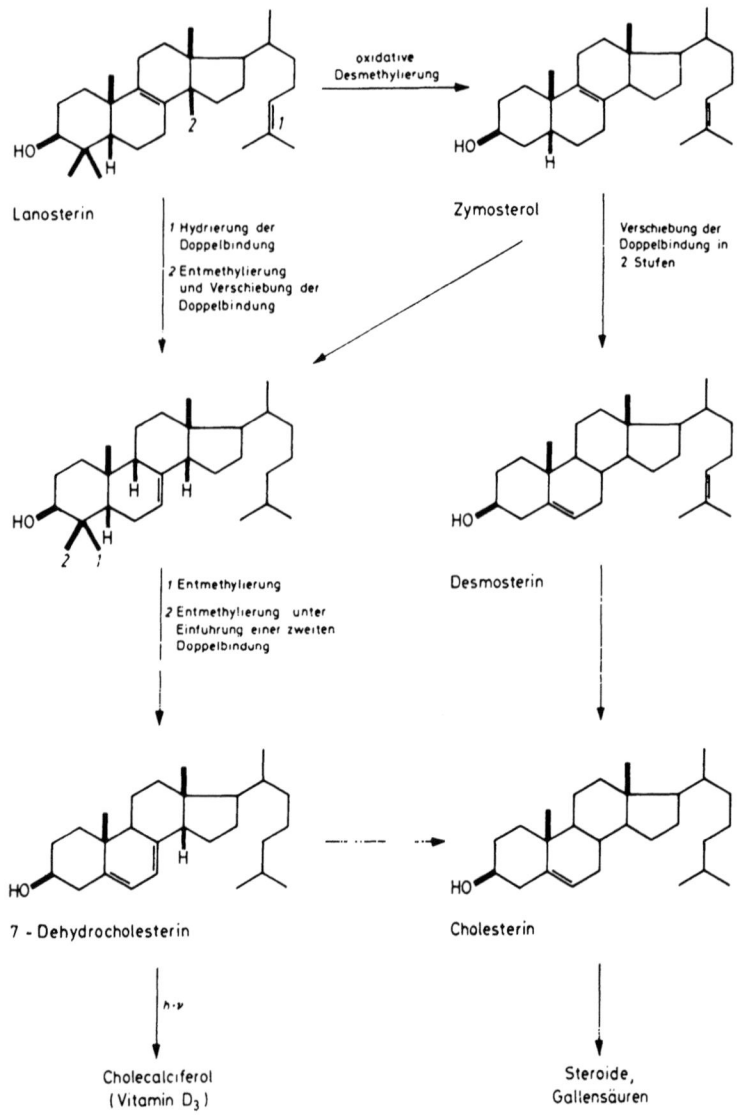

Abb. 3.5.3–3. Lanosterin besteht gleich dem Ausgangsprodukt Squalen aus 30 Kohlenstoffatomen, wohingegen Cholesterin nur noch 27 C-Atome im Molekül enthält. Die Eliminierung dreier überzähliger Methylgruppen aus den Positionen C-14 und C-4 erfolgt in der Reihenfolge 14α-, 4α- und zum Schluß 4β-CH_3. Die Entmethylierung ist ein oxidativer Prozeß, wobei 14α-CH_3 als Ameisensäure, die beiden 4-CH_3-Gruppen jedoch als CO_2 eliminert werden (s. Abb. 1.3.2–6)

(Abb. 3.5.3–2), nachdem über eine Reihe von *1,2*-Verschiebungen *trans*-axial-ständige Methyl- und Hydrid-Gruppen entlang des Ringgerüstes verschoben wurden. Als primäres Zyklisierungsprodukt hat sich in Tieren und Pflanzen das C_{30}-Steroid (= Trimethylsterin) **Lanosterin** erwiesen. In photosynthetisch aktiven Pflanzen wird als erstes Steroid anstelle von Lanosterin das mit ihm isomere Cycloartenol gebildet.

Vom **Cycloartenol** leitet sich eine Gruppe von pharmakologisch aktiven Pflanzeninhaltsstoffen ab, die als Cucurbitacine bezeichnet werden. In der Abb. 3.5.3–11 ist das Grundskelett eines Cucurbitacins wiedergegeben.

Umwandlung der Trimethyl-Sterine Lanosterin und Cycloartenol in Cholesterin

Die Gabelung in Lanosterin und Cycloartenol führt nicht zu einer grundsätzlichen Verzweigung der Reaktionswege: beide werden sie im Zuge weiterer biosynthetischer Umwandlungen in ein- und dasselbe C_{27}-Steroid, nämlich in Cholesterin, umgewandelt. Cholesterin ist ein C_{27}-Steroid; infolgedessen besteht der Biosyntheseweg, der vom Lanosterin bzw. dem Cycloartenol zum Cholesterin führt, in der Eliminierung der drei überzähligen Methylgruppen aus den Positionen C-14 und C-4 (Abb. 3.5.3–5). Die Eliminierungsfolge ist vom Lanosterin ausgehend: erst 14α-, dann 4α- und zum Schluß 4β-CH_3. In der grünen Pflanze, die vom Cycloartenol ausgeht, ist die enzymatische Öffnung des Cyclopropanringes an die Abspaltung der 4β-CH_3-Gruppe gebunden. Daher ist die Reihenfolge der Abspaltung in der Regel: erst 14β-, dann 14α-, und zum Schluß die 4α-CH_3.

Einfache Varianten des Cholesterins: Die Phytosterine und die Steroidsapogenine

Cholesterin mit einer Doppelbindung in der Seitenkette (= Desmosterin) ist Vorstufe der Phytosterine. Pilze und photosynthetisch aktive Pflanzen zeichnen sich durch die Stoffwechseleigentümlichkeit aus,

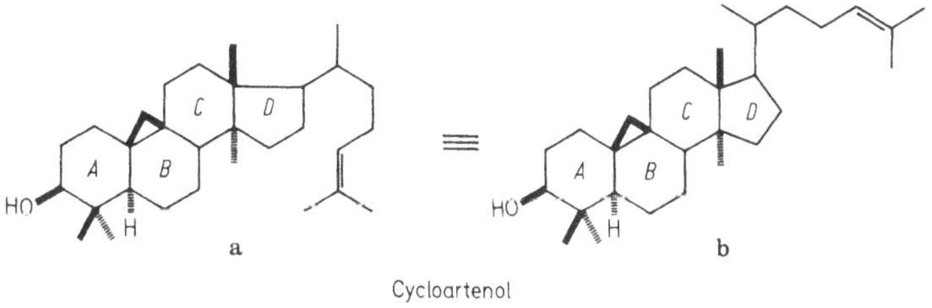

Cycloartenol

Abb. 3.5.3–4. Im modernen Schrifttum bevorzugt man die Formelschreibweise **b** gegenüber derjenigen von **a**

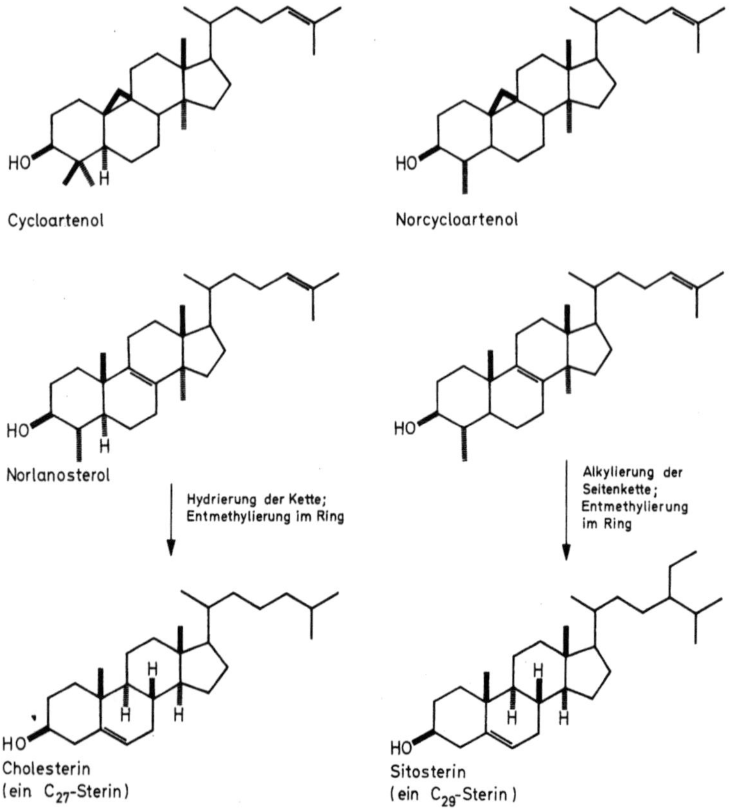

Cycloartenol

Norcycloartenol

Norlanosterol

Hydrierung der Kette;
Entmethylierung im Ring

Alkylierung der Seitenkette;
Entmethylierung im Ring

Cholesterin
(ein C_{27}-Sterin)

Sitosterin
(ein C_{29}-Sterin)

Abb. 3.5.3–5. Nur zur Photosynthese fähige Eukaryonten haben die Eigenheit entwickelt, Cycloartenol zu synthetisieren und nach Öffnung des Cyclopropanringes über diverse Zwischenstufen Cholesterin zu bilden. Dabei ist die Sequenz, in der oxidativ die drei „überflüssigen" Methylgruppen abgespalten werden, verschieden von derjenigen im tierischen Organismus. Die 4α-Methyl wird als erste eliminiert unter gleichzeitiger Epimerisierung der 4β-CH_3 zur 4α-CH_3. Die 14α-CH_3 wird zuletzt entfernt. Zwischen Eliminierung der Methylgruppen und der Verschiebung von Doppelbindungen im Ringsystem besteht ein reaktionsmechanistischer Zusammenhang, der jedoch an dieser Stelle nicht im Detail dargestellt werden kann. Typisch für pflanzliche Organismen ist ein Seitenweg der Cholesterinbiosynthese: Anstelle daß die Seitenkette hydriert wird erfolgt ein- oder zweimalige Addition eines Methylkations, d. h. Einführung einer Methyl- oder Ethylgruppe. Es gibt dementsprechend C_{28}-Phytosterine und C_{29}-Phytosterine

diese Doppelbindung zu alkylieren. Die Alkylierung erfolgt durch S-Adenosylmethionin als Methylgruppendonator. Es gibt zwei Haupttypen. Beim Typus *1* handelt es sich um eine einfache Methylierung, d. h. die Seitenkette besteht nunmehr aus neun statt bisher (Cholesterin) aus

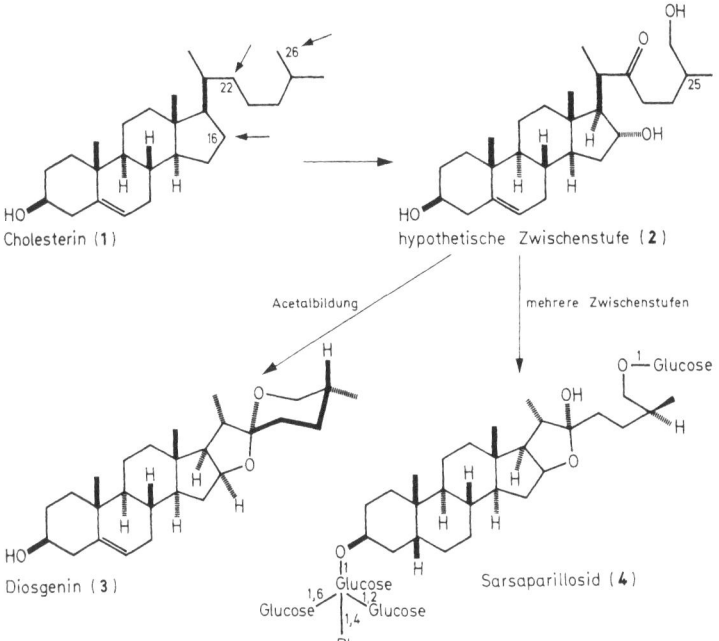

Abb. 3.5.3–6. Die Steroidsapogenine wie das Diosgenin oder das Aglykon des Sarsaparillosids stellen trotz ihres kompliziert erscheinenden chemischen Aufbaues in biosynthetischer Hinsicht einfache Abwandlungen des Cholesterinmoleküls dar. Durch Hydroxylierung von Cholesterin in den Positionen 16, 22 und 26 erreicht man nach Dehydrierung der sekundären 22-OH die hypotetische Zwischenstufe **2**. Diosgenin ist weiter nichts als das Vollacetal dieser Zwischenstufe **2**. Da ein C-Atom beiden heterozyklischen Ringen gemeinsam ist, bezeichnet man allgemein diese Gruppe von Sapogeninen, von denen das Diosgenin ein Vertreter ist, als Spirostanole (lat. spira = Brezel). Im Sarsaparillosid kommt es offenbar nicht zur Ausbildung der Spirostangruppierung, weil die 26-OH durch Bindung an Glucose abgefangen wird

acht C-Atomen: es liegen C_{28}-Sterine vor (Beispiel: **Ergosterin**). Im zweiten Falle erfolgt eine weitere Methylierung, so daß nunmehr das C-24 der Seitenkette durch eine Ethylgruppe substituiert ist: es liegen dann C_{29}-Steroide vor, die für die grünen Pflanzen so charakteristisch sind (Beispiel: **Sitosterin**). Auf die Alkylierungsmechanismen kann an dieser Stelle nicht näher eingegangen werden (s. spezieller Teil, Kap. 13).
Für die höheren Pflanzen ist eine weitere Abwandlung des Cholesterin-Moleküls typisch; sie führt zur Bildung der **Steroidsapogenine** (Abb. 3.5.3–6). Zu ihrer Bildung muß das Cholesterinmolekül an den Kohlenstoffatomen C-16, C-22 und C-26 oxidiert werden.

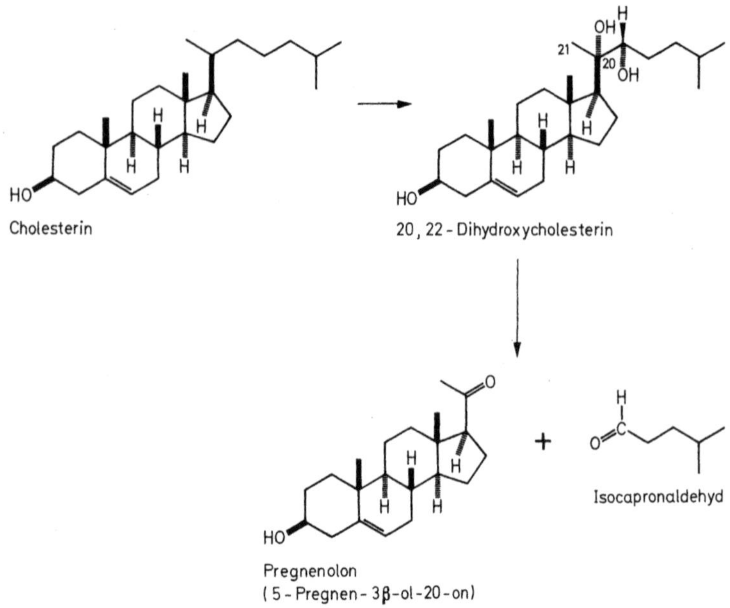

Cholesterin

20,22-Dihydroxycholesterin

Pregnenolon
(5-Pregnen-3β-ol-20-on)

Isocapronaldehyd

Abb. 3.5.3–7. Hauptzwischenprodukte bei der Pregnenolonbildung aus Cholesterin. Zunächst wird die C-22R-Stellung hydroxyliert, langsamer folgend die 20α-Stellung. Die beteiligten Enzyme – es handelt sich um mischfunktionelle Monooxygenasen – sind die 22R-Hydrolase und die 20α-Hydroxylase. Anschließend wird durch eine Lyase die C-C-Bindung zwischen den Diolgruppen gespalten. Mit dem Pregnenolon ist die Stufe der C_{21}-Steroide erreicht

Abb. 3.5.3–8. Progesteron ist einer der wichtigsten Knotenpunkte des Steroidstoffwechsels. Über Progesteron läuft nicht allein im tierischen Organismus die Biosynthese der Sexagene und der Nebennierenrindenhormone, es erfolgt im pflanzlichen Organismus auch über Progesteron der Aufbau der Cardenolide, Bufadienolide und der Digitanole. Progesteron, ein C_{21}-Steroid mit gestagener Wirkung, entsteht aus Pregnenolon in zwei Schritten: Zunächst erfolgt Dehydrierung der sekundären 3-OH unter Bildung von 5-Pregnen-3,20-dion; unter dem Einfluß einer 3-Oxosteroid-Δ^4-Δ^5-Isomerase wird die Doppelbindung in Konjugation zur 3-Oxogruppe verschoben. Hydroxylierung dieses Moleküls führt zu Cortisol und Corticosteron; die weitere Oxidation zum Aldosteron. Abspaltung der C_2-Seitenkette am C-17 führt zu C_{19}-Steroiden, zu denen die Androgene und die Östrogene gehören. Bemerkenswert ist die Reaktion, welche zur Aromatisierung von Ring A führt: dieser Reaktionsweg von den Androgenen zu den Estrogenen stellt das einzige bekannte biochemische System bei höheren Organismen dar, das einen aromatischen Ring zu bilden vermag (s. Abb. 1.3.2–8)

Cholesterin —(s. Abb. 3.5.3−7)→ Pregnenolon

(1) 3β-OH → 3·C=O
(2) Δ⁵ → Δ⁴ (Isomerisierung)

17α-Hydroxyprogesteron ←— 17α-Hydroxylierung —— Progesteron

→ CH₃CHO —ox.→ CH₃COOH

3 Hydroxylierungsstufen

2 Hydroxylierungsstufen

Androstendion   Cortisol   Corticosteron

(1) 18-Hydroxylierung
(2) 18-CH₂OH → 18-CHO
(3) Hemiacetalbildung (Gleichgewicht)

Aldosteron

HC(=O)H Formaldehyd

17-CO → 17-CHOH

Östradiol

16α-Hydroxylierung

Östron

Östriol

Phytosterine und Steroidsapogenine beanspruchen pharmazeutisches Interesse. In ihnen ist das Steroidgerüst der Nebennierenrindenhormone und der Progesterone vorgebildet, so daß sie ein wertvolles Ausgangsmaterial zur Partialsynthese der genannten Hormone darstellen.

Die Biosynthese von Pregnenolon. Sowohl im tierischen wie im pflanzlichen Organismus bildet das Pregnenolon einen wichtigen Knotenpunkt des gesamten Steroidstoffwechsels. Der menschliche Organismus z. B. verbraucht täglich rund 250 mg Cholesterin allein zur Synthese der Steroidhormone. Pregnenolon ist ein C_{21}-Steroid mit einer C_2-Seitenkette

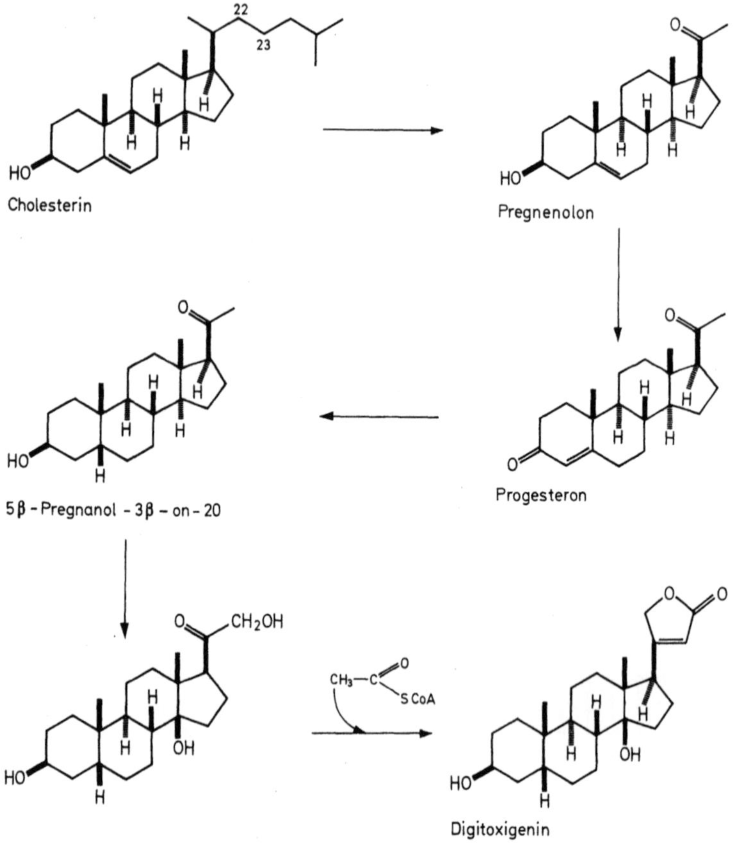

Abb. 3.5.3–9. Wahrscheinlicher Biosyntheseweg der Cardenolide ausgehend vom Cholesterin über Pregnenolon. Durch Markierungsexperimente wurde bewiesen, daß die C-Atome C-22 und C-23 des Cholesterins bei den Cardenoliden *nicht* aus der Seitenkette des Cholesterins stammen. Es wird Cholesterin folglich bis zur C_{21}-Stufe abgebaut und sodann – vermutlich unter Einbau von Acetyl-CoA – zum C_{23}-Steroid aufgebaut. Eigenartig ist die Einführung der β-Hydroxygruppe in Position C-14, die zur typischen cis-Verknüpfung der Ringe C/D führt

am Kohlenstoffatom C-17. Die Verkürzung der C_8-Seitenkette des Cholesterins um sechs C-Atome erfolgt oxidativ (Abb. 3.5.3–7). Dieser mehrstufige Abbauprozeß erfolgt im Säugetierorganismus intramitochondrial in den Zellen endokriner Gewebe.

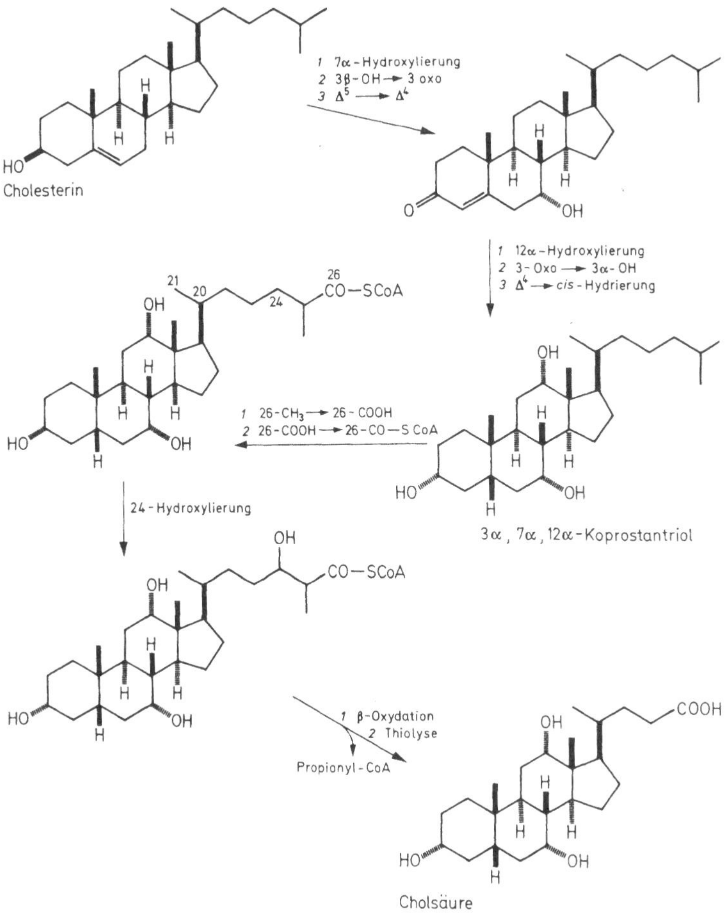

Abb. 3.5.3–10. Die mengenmäßig vorherrschenden Stoffwechselprodukte des Cholesterins sind die Gallensäuren. Von so ziemlich allen Steroiden unterscheiden sie sich durch die abweichende Stereochemie, indem alle neu eintretenden Hydroxylgruppen α-ständig eingeführt werden; die 3β-OH des Ausgangsproduktes wird im Zuge der Biosynthese epimerisiert, so daß sämtliche OH-Gruppen α-ständig angeordnet sind. Mit den typischen Cardenoliden stimmen die Gallensäuren in der A/B-cis-Ringverknüpfung überein. Gallensäuren sind C_{24}-Steroide. Die Verkürzung der Seitenkette entspricht dem biochemischen Mechanismus nach der β-Oxidation der Fettsäuren

Pregnenolon kann als die eigentliche Muttersubstanz aller Steroidhormone gelten. Im Säugetierorganismus gabeln sich hier die Wege. Ein Weg führt über **Progesteron** zu den **Corticosteroiden**; ein anderer nach 17α-Hydroxylierung zum **Androstendion** und den **Östrogenen** (Abb. 3.5.3–8).
Bei den grünen Pflanzen ist Pregnenolon eine Vorstufe bzw. Zwischenstufe zum Aufbau der **Cardenolide** (Abb. 3.5.3–9).
Die Bildung der **Gallensäuren**. Bei Tieren besteht der wichtigste Abbauweg des Cholesterins in dessen Umwandlung zu Gallensäuren. Die Gallensäuren werden in der Leber gebildet und in den Dünndarm sekretiert, wo sie bei der Resorption von Fetten und anderen Lipiden eine Rolle spielen: ihre Hauptfunktion besteht darin, durch Micellbildung Fette im Darm zu emulgieren und damit dem Angriff durch die Lipasen leichter zugänglich zu machen. Etwa 90 Prozent der abgeschiedenen Gallensäuren (das sind 20 bis 30 g täglich) werden beim Menschen im Darm wieder resorbiert; sie durchlaufen damit einen enterohepatischen Kreislauf. Dieser Kreislauf wird mit beträchtlicher Geschwindigkeit, und zwar 6 bis 10mal täglich, durchlaufen. Ein bestimmter Prozentsatz wird durch die Enzyme der symbiotischen Darmbakterien verändert (s. dazu spezieller Teil, Kap. 26.4) und mit den Faezes ausgeschieden.
Wie der Abb. 3.5.3–10 zu entnehmen ist, wird die **Cholsäure** nach einem relativ komplizierten Mechanismus aus Cholesterin synthetisiert. Syntheseort ist die Leberzelle. Der erste Schritt, der wahrscheinlich die Geschwindigkeit der Gesamtbiosynthese bestimmt, ist die 7α-Hydroxylierung. Diese Reaktion wird durch ein mikrosomales Enzym kataly-

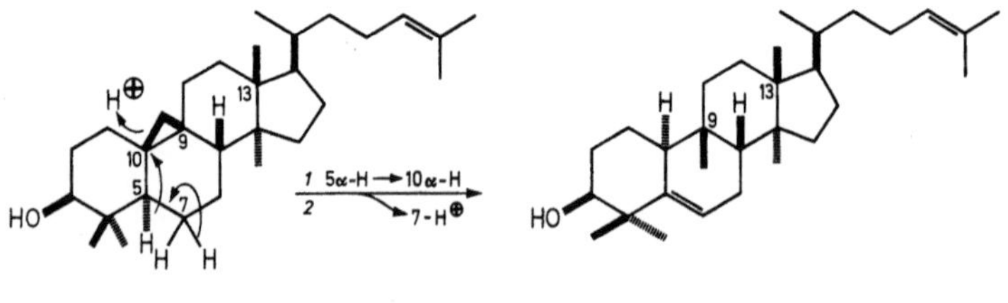

Cycloartenol   5,24-Cucurbitadien-3β-ol

Abb. 3.5.3–11. Cucurbita-dienol ist ein Beispiel für die Naturstoffgruppe der sog. Cucurbitacine. An der 13-β-CH$_3$-Gruppe erkennt man die Zugehörigkeit zur Steroidreihe. Es handelt sich um ein C$_{30}$-Steroid. Charakteristisch für die Cucurbitacine innerhalb der C$_{30}$-Steroid-Reihe ist die 9β-Methylgruppe, die üblicherweise die 10β-Position einnimmt. Cucurbitacine kommen gehäuft in Kürbisgewächsen (Cucurbitacea) und Kreuzblütlern (Brassicaceae) vor, und zwar meist als Glykoside. Sie zeichnen sich durch vielfältige biologische Wirkungen aus: sie schmecken intensiv bitter, wirken lokal reizend, sind drastische Laxantien und zeigen krebshemmende Wirkungen; einige wirken als Insektenlockstoffe, andere weisen Antigibberelin-Aktivität auf

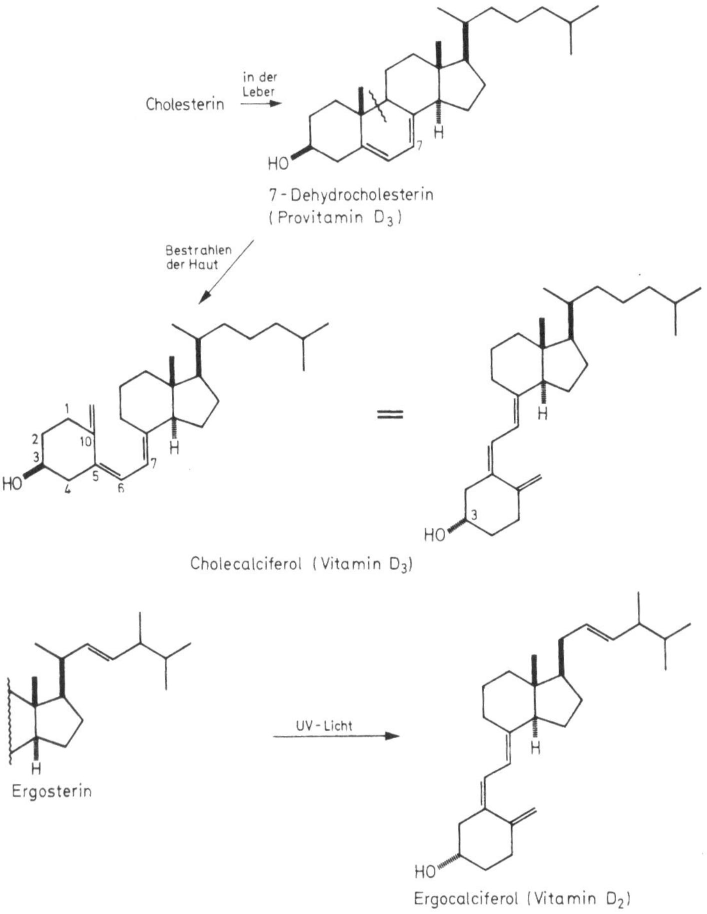

Cholesterin $\xrightarrow{\text{in der Leber}}$

7-Dehydrocholesterin (Provitamin D_3)

Bestrahlen der Haut

Cholecalciferol (Vitamin D_3)

Ergosterin $\xrightarrow{\text{UV-Licht}}$ Ergocalciferol (Vitamin D_2)

Abb. 3.5.4–1. Die Bildung von Cholecalciferol aus 7-Dehydrocholesterin ist eine Photoreaktion, die unter Spaltung des Ringes B durch die UV-Strahlung des Sonnenlichtes in der Haut stattfindet. Die Einführung der Δ^7-Doppelbindung erfolgt in der Leber. Man beachte, daß im Secoderivat die Absolutkonfiguration am C-3 erhalten bleibt: nach der photosynthetischen Ringsprengung wird das Molekül frei um die 6-7-Einfachbindung drehbar und geht von der *s-cis-* in die engergetisch günstigere *s-trans-*Konformation über. Nach Rotation um die Einfachbindung zwischen C-6 und C-7 liegt die 3-β-OH unterhalb der Molekülebene und muß daher zeichnerisch durch einen unterbrochenen Strich dargestellt werden.

Im Ergosterin, das technisch aus Bierhefe gewonnen wird, ist die *s-cis-*Dienbindung im Ring B von vornherein enthalten; daher ist Ergosterin ein zur technischen Gewinnung des korrespondierenden Secosteroides d. i. des Ergocalciferols (Vitamin D_2) geeignet. Vitamin D_2 ist somit kein natürlich vorkommender Wirkstoff, sondern ein nur partialsynthetisch erhältlicher Arzneistoff

siert, das O_2 und NADP-H benötigt, was an eine Monooxygenase-Reaktion erinnert. Im weiteren Verlauf erfolgen weitere Hydroxylierungen; bemerkenswerterweise handelt es sich stets um α-Hydroxylierungen, während sonst bei Steroiden β-Hydroxylierungen durchweg die Regel sind. Gallensäuren sind C_{24}-Steroide. Die Verkürzung der Seitenkette ist biochemisch eine β-Oxidation, bei der wegen der Methylverzweigung nicht ein C_2-Acetat- sondern ein C_3-Propionat-Rest abgespalten wird.

3.5.4 Vitamin D

Unter Vitamin D (= **Calciferol**) faßt man eine Gruppe von fettlöslichen Vitaminen zusammen, die aus $\Delta^{5,7}$-ungesättigten Sterinen in einer photochemischen Reaktion entstehen. Durch ultraviolettes Licht wird der Ring B des Steroidgerüstes zwischen den Atomen C-9 und C-10 aufgespalten: es bilden sich quasi Seco-Steroide. Aus 7-Dehydrocholesterin entsteht Vitamin D_3 (= **Cholecalciferol**) und aus Ergosterin das Vitamin D_2 (= **Ergocalciferol**). Die Photoreaktion verläuft über Zwischenstufen (Präcalciferol), und sie liefert – insbesondere außerhalb des Organismus

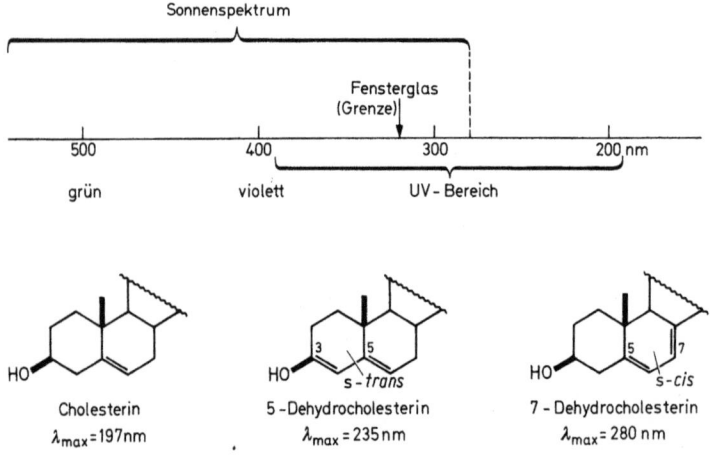

Abb. 3.5.4–2. Damit Licht chemisch wirksam ist, muß es absorbiert werden. Das auf die Erde treffende Licht reicht im kurzwelligen Ende bis etwa 280 nm und reicht damit gerade noch aus, um von 7-Dehydroxycholesterin absorbiert zu werden. Das isomere 5-Dehydrocholesterin bleibt vom UV-Teil des auf die Erde treffenden Sonnenlichtes unbeeinflußt. Die unterschiedliche Absorption der beiden Diene hängt mit der unterschiedlichen Konformation des Dienchromophores zusammen. Im 7-Dehydrocholesterin liegt *s-cis*-Konformation (= cisoide Anordnung der Ethylen-Substituenten bezüglich der 4-5-Einzelbindung [*s* steht für „single bond"]) vor

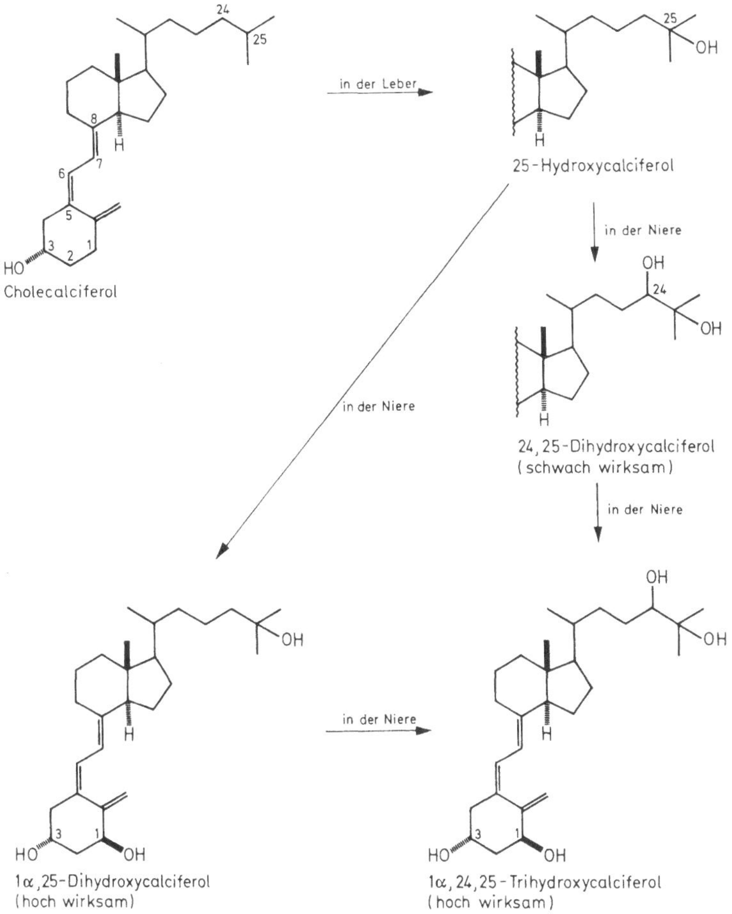

Abb. 3.5.4–3. Das Cholecalciferol ist kein Vitamin im eigentlichen Sinne, sondern eine Vorstufe der eigentlich aktiven Verbindungen. Nach dem Transport von der Haut in die Leber wird es dort durch ein mitochondriales Enzym zu 25-Hydroxy-calciferol hydroxyliert. Nach Abgabe in das Blut gelangt das hydroxylische Derivat in die Niere, wo es erneut hydroxyliert wird. α-Hydroxylierung in Position 1 führt zu den eigentlichen Wirkstoffen mit Wirkung auf den Calcium-Stoffwechsel. Das 24,25-Dihydroxyclaciferol ist hingegen nur schwach aktiv. Man beachte, daß die 1α-Hydroxygruppe *nicht* mit einem unterbrochenen, sondern mit einem durchgehenden Strich gezeichnet ist. Die Symbole α und β beziehen sich auf die dem Steroid näher stehende s-*cis*-Konformation (Rotation um die Einfachbindung zwischen C-6 und C-7)

in vitro – zahlreiche Nebenprodukte. Vitamin D_1 stellt eine Molekülverbindung aus einem derartigen Nebenprodukt der Ergosterinbestrahlung, dem Lumisterin, mit Ergocalciferol dar. Während die Vitamine D_2 und D_1 partialsynthetische Produkte darstellen, entsteht das körpereigene D_3 in der menschlichen Haut bei Sonnenbestrahlung aus 7-Dehydrocholesterin (Abb. 3.5.4–1).
Die Hauptfunktion von Vitamin D besteht in der Regulation des Calziumstoffwechsels. Die eigentliche Wirkform ist jedoch nicht Cholecalciferol selbst, sondern das 1α,25-Dihydroxyderivat, das durch stufenweise Hydroxylierung in der Niere gebildet wird (Abb. 3.5.4–3). Dem Wirkungsmechanismus nach handelt es sich um eine ausgesprochene Hormonwirkung.

3.6 Aus acht Isopren-Einheiten gebildete Stoffe (Tetraterpene)

Die **Tetraterpene** sind ihrer Biosynthese nach eigentlich Di-Diterpene, denn sie entstehen durch Dimerisierung aus zwei Molekülen Geranylgeranyldiphosphat (Abb. 3.6.1–1). Anders als bei der Dimerisierung, die zum Squalen führt, folgt die Reaktion einem Mechanismus, der zur Verknüpfung über eine *cis*-Doppelbindung führt. Anders auch als die Triterpene werden die Tetraterpene innerhalb der Chloroplasten bzw. Chromoplasten synthetisiert. Desgleichen weicht ihre weitere Ausgestaltung völlig von derjenigen der Triterpene ab. Es kommt primär zur stufenweisen Dehydrierung zu hochungesättigten aliphatischen und aliphatisch-alizyklischen Kohlenwasserstoffen (Abb. 3.6.2–1). Für die Triterpene war es sodann charakteristisch, daß sie zu tetra- und pentazyklischen Ringsystemen kondensieren. Diese Art der Umgestaltung hat in der Tetraterpenreihe kein Pendant; lediglich an einem Kettenende, oder auch an beiden, kann es zur Ausbildung eines Cyclohexanringes kommen (Beispiel: Bildung von β-Carotin aus Lycopin [Abb. 3.6.2–2]).
In der grünen Pflanze führen oxidative Veränderungen zu den **Xanthophyllen,** die etwa die Hälfte der Blatt-Gesamtcarotinoide ausmachen. Bei der Xanthophyllbildung werden die Kohlenwasserstoffmoleküle der Carotinoide an unterschiedlichen Stellen hydroxyliert. Auch Epoxy-, Oxo- und Carboxy-Derivate werden gefunden.
Der Säugetierorganismus verfügt über ein biochemisches System, Carotinoide oxidativ in zwei C_{20}-Hälften zu spalten. Carotinoide, die wie das β-Carotin den β-Ionenring im Molekül enthalten, liefern dabei biologisch aktive Moleküle mit Vitamin-Charakter für den Säugetierorganis-

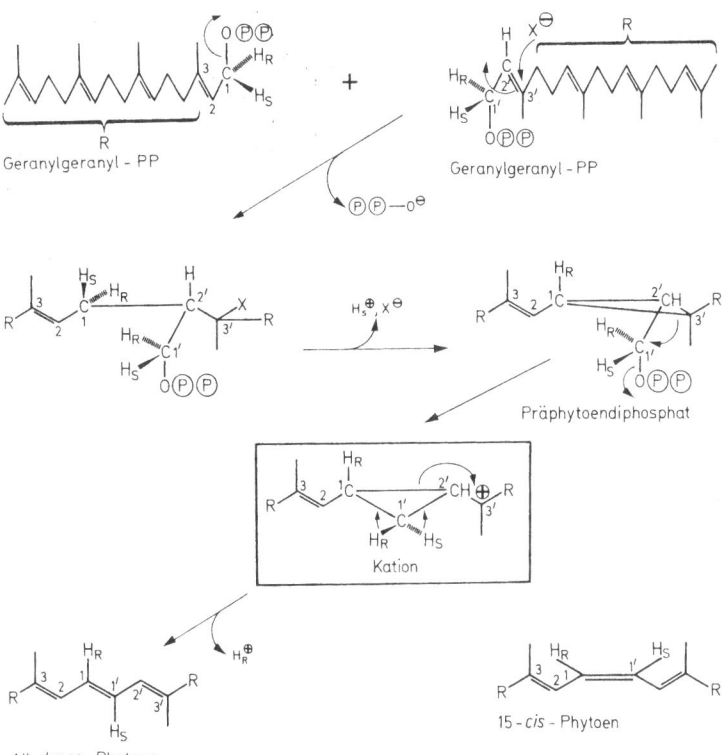

Abb. 3.6.1–1. Bildung von Präphytondiphosphat durch „Schwanz-Schwanz-Verknüpfung" zweier Moleküle Geranylgeranyldiphosphat. Zum Unterschied von ansonsten analog verlaufender Dimerisierung zweier Farnesyldiphosphat-Einheiten zum Squalen ist kein NAD-H erforderlich. Das intermediär gebildete Kation mit dem Carbenium-Ion am C-3' isomerisiert sich unter Lösung der Einfachbindung 1-2' zu einem Kation mit der Ladung am C-1'. Dieses wiederum stabilisiert sich unter Verlust eines Protons zu Phytoen. Experimentell fand man bei *Mycobacterium*-Arten, daß primär All-*trans*-Phytoen gebildet wird, wohingegen bei Pilzen und höheren Pflanzen 15-*cis*-Phytoen als erstes Kondensationsprodukt nachgewiesen wurde

mus: die ungespaltenen Carotinoide selbst zeigen keinerlei Vitamin A-Aktivität. Die Spaltung erfolgt enzymatisch in der Darmschleimhaut und in der Leber (Abb. 3.6.2–3). Der **Vitamin A**-Bedarf des Menschen liegt unter 1 Milligramm. Er wird durch Pflanzenkost gedeckt, die reich an Carotinoiden ist, wie z. B. Karotten, Spinat und Salat.

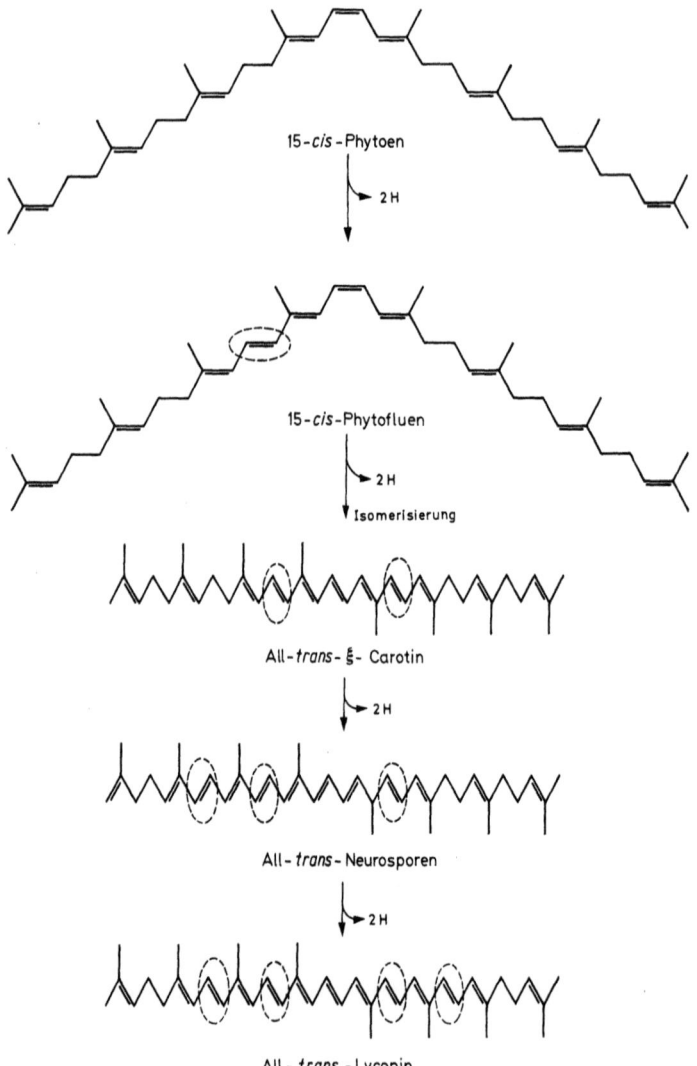

Abb. 3.6.2–1. Die Dehydrierung durch Einführung weiterer Doppelbindungen in das Molekül des 15-*cis*-Phytoens erfolgt stufenweise. Sie erfolgt ferner symmetrisch vom Zentrum des Moleküls aus fortschreitend, also alternierend einmal links, dann in der analogen Stellung im rechten Teil des Moleküls. Die Dehydrierungsstellen sind durch dünn eingezeichnete Kreise gekennzeichnet, so daß diese symmetrische Reaktionsfolge augenfälliger wird

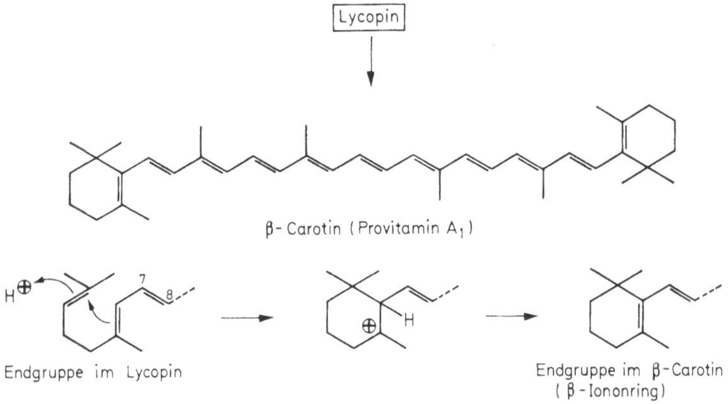

Abb. 3.6.2–2. Zyklisierung der beiden Enden des Lycopins nach dem angegebenen Reaktionsschema führt zum β-Carotin, einem im Pflanzenreich weit verbreiteten Carotinoid

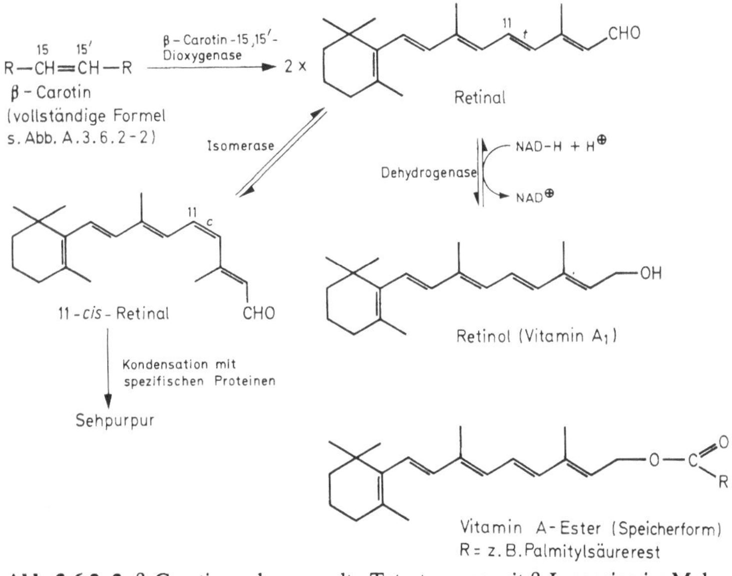

Abb. 3.6.2–3. β-Carotin und verwandte Tetraterpene mit β-Iononring im Molekül erfüllen im Säugetierorganismus die Funktion von Provitaminen. Mittels einer Dioxygenase, die Eisen-Ionen als Cofaktor braucht, wird die 15,15'-Doppelbindung im Carotinmolekül oxidativ unter Bildung des C_{20}-Aldehyds gesprengt. Das dabei entstehende Retinal wird durch Retinoldehydrogenase zu Retinol hydriert. Nach Veresterung mit Fettsäuren bilden sich die entsprechenden Speicherformen

3.7 Aus mehr als acht Isopren-Einheiten gebildete Stoffe

3.7.1 Polyprenole

Man versteht unter **Polyprenolen** Polyisopren-Verbindungen mit einer endständigen Alkoholgruppe. Das Prinzip ihrer Synthese besteht in der sukzessiven *cis*- und/oder *trans*-Addition von Isopentenyldiphosphat an Geranylgeranyl- oder an Geranylneryldiphosphat. Damit bauen sich immer länger werdende lipophile Ketten auf. Der am häufigsten vorkom-

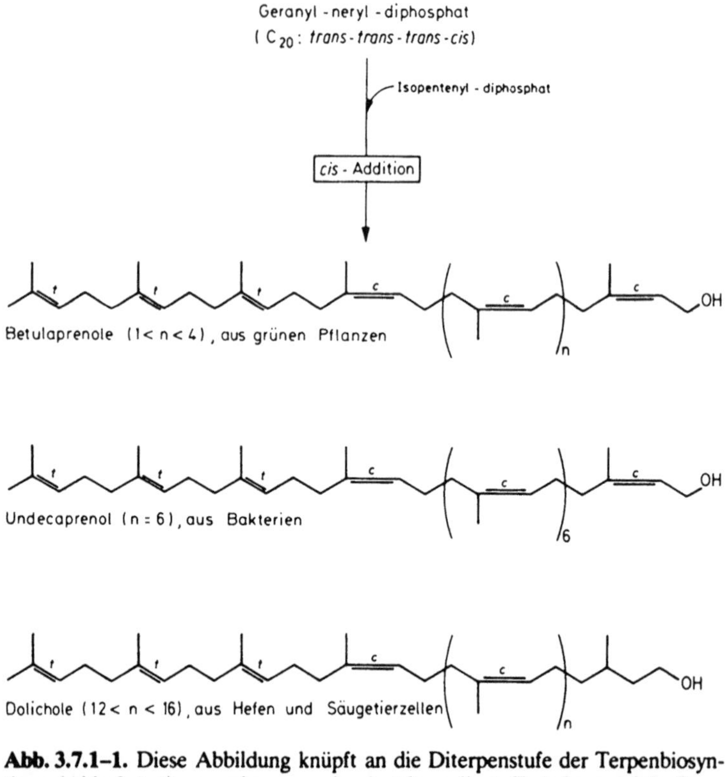

Geranyl-neryl-diphosphat
(C_{20}: *trans-trans-trans-cis*)

Isopentenyl-diphosphat

cis-Addition

Betulaprenole (1< n < 4), aus grünen Pflanzen

Undecaprenol (n = 6), aus Bakterien

Dolichole (12 < n < 16), aus Hefen und Säugetierzellen

Abb. 3.7.1–1. Diese Abbildung knüpft an die Diterpenstufe der Terpenbiosynthese (Abb. 3.4–1) an, und zwar an das dort formulierte Zwischenprodukt Geranylneryl-PP mit drei *trans*- und einer endständigen *cis*-Doppelbindung. Kettenverlängerung unter fortlaufender *cis*-Addition führt zu einer Reihe von Polyprenolen unterschiedlicher Kettenlänge mit dem allgemeinen Bauprinzip Tri-*trans*-poly-*cis*. In diese Stoffgruppe gehört das Undecaprenol, ein C_{55}-Prenol, das in der Biosynthese des Peptidoglykans der bakteriellen Zellwand eine Rolle spielt und zwar als Lipid-Überträger. Vergleichbare Funktionen als Glycosyltransfer-Vermittler haben die Dolichole und (vermutlich) bei grünen Pflanzen die Betulaprenole

mende Mechanismus besteht in der fortlaufenden *trans*-Addition von Isopentenyldiphosphat an Geranylgeranyldiphosphat. Es handelt sich dabei um den Biosyntheseweg, der zum **Solanesyldiphosphat** (= All-*trans*-nonaprenyl-PP) führt, zu einem C_{45}-Isopren, das als lipophile Seitenkette in den **Plastochinonen** (PQ_9) der Chloroplasten und in den **Ubichinonen** (UQ_9) der Mitochondrien fungiert. Einige Pflanzenarten bevorzugen es, eine weitere C_5-Einheit unter Bildung von **Undecaprenol** (UQ_{10}) anzuknüpfen.

Eine wichtige Gruppe von Polyprenolen weist ein Bauprinzip auf, das sich als Tri-*trans*-poly-*cis*-Bauprinzip kennzeichnen läßt. Offenbar entsteht diese Polyprenolfamilie (Beispiele: Abb. 3.7.1–1) durch sukzessive *cis*-Addition von Isopentenyldiphosphat an Geranylgeranyldiphosphat. Tri-*trans*-poly-*cis*-Prenole kommen in allen lebenden Organismen vor, da sie offenbar eine wichtige Funktion als Kohlenhydrat-Überträger bei der Biosynthese von Lipopolysacchariden zu erfüllen haben. Gut untersucht ist die Funktion des Undecaprenols beim Aufbau der bakteriellen Zellwand.

Das Problem besteht in folgendem: Die **Biosynthese der Zellwand** durch sukzessive Verlängerung der Peptidoglykankette um einen weiteren Disaccharidbaustein (genauer handelt es sich um ein Disaccharid aus N-Acetylglucosamin und N-Acetylmuraminsäure, substituiert durch ein Dekapeptidamid) erfordert Energie. Energie, letztlich in Form von ATP, steht jedoch nur innerhalb der Zelle zur Verfügung, während die energieverbrauchende Zellwandbiosynthese außerhalb der Zellmembran stattfindet. Bei den Bakterien ist dieses Transportproblem wie folgt gelöst: das in der Zellmembran verankerte und zunächst an der Membran-Innenfläche angeordnete C_{55}-Phospholipid bindet sich an ein Disaccharid-Element. Das Gesamtmolekül diffundiert (vermutlich) sodann zur Membran-Außenfläche, so daß der Disaccharidbaustein nunmehr außen an die wachsende Peptidoglykankette angeknüpft (durch Transglykosidierung) werden kann. Das C_{55}-Lipid liegt in diesem Stadium als Diphosphat (C_{55}-Lipid-PP) vor. Indem es unter Abspaltung eines Phosphatrestes in das C_{55}-Lipid-P übergeht, regeneriert sich die zur Aufnahme eines neuen Disaccharid-Elementes bereite Überträger-Form. Die durch Phosphatabspaltung frei werdende Energie dürfte dazu verbraucht werden, um die zur Rückorientierung an die innere Zellmembran erforderliche Arbeit zu vollbringen.

Eine Reihe von Tri-*trans*-poly-*cis*-Prenolen, die mit dem Undecaprenol der Bakterien verwandt sind, kommen in Säugetierzellen vor und werden als **Dolichole** bezeichnet. Genau wie das Undecaprenol sind sie biologisch in Form der Phosphorsäureester aktiv. Vermutlich dringt das Phosphatende in das Cytoplasma ein, während die Lipidkette fest in der Zellmembran verankert bleibt. Die spezifische Geometrie der Doppelbindungen läßt es allerdings als ziemlich sicher erscheinen, daß noch weitere bisher unbekannte Mechanismen bei der Funktion der Dolichole eine Rolle spielen.

3.7.2 Polyterpene

Naturstoffe mit dem höchsten Polymerisationsgrad an Isopentenyl-PP sind Kautschuk und Guttapercha. **Kautschuk** – sein Polymerisationsgrad beträgt etwa 20000 – enthält etwa 5000 nur *cis*-verknüpfte Isopentenyl-PP-Bausteine. Kautschuk kommt in zahlreichen Milchsaft führenden Arten der Dicotyledonen vor, so in *Euphorbiazeen* (mit *Hevea brasiliensis*), in *Moraceen, Apocynaceen* und *Cichoriaceen*.
Guttapercha (vorwiegend aus *Palaquium*-Arten [*Sapotaceae*]) weist einen Polymerisationsgrad von etwa 2000 auf. Er enthält ausschließlich *trans*-verknüpfte C_5-Bausteine. Die Biosynthese besteht in laufender Verlängerung durch *trans*-Addition von Isopentenyl-PP. Aus dem Milchsaft von *Achras sapota* (Sapotaceae) gewinnt man ein als Chicle bezeichnetes Produkt, das Ausgangsmaterial zur Herstellung von Kaugummi ist. Chicle ist ein Gemisch der *trans*-Polyprene vom Guttaperchatyp mit Triterpenalkoholen.

4 Zucker, von Zuckern abgeleitete Stoffe und Glykoside

4.1 Durch Abwandlung von Glucose gebildete Stoffe

Die mannigfaltigen Reaktionen von Aufbau und Abbau von Kohlenhydraten, die mannigfachen Reaktionen sodann, durch die ein Monosaccharid in das andere übergeführt wird, spielen sich auf drei Ebenen ab:
1. auf der Ebene des Kohlenhydrats selbst (Es handelt sich um den Ausnahmefall, wofür es anscheinend nur wenige Beispiele gibt.),
2. auf der Ebene der Zuckerphosphate und
3. auf der Ebene der Nucleotid-Zucker.

Ad 1) Zwar findet im allgemeinen die gegenseitige Umwandlung von Glucose und Fructose auf der Ebene der Zuckerphosphate statt (siehe unter „Ad 2"), doch existiert daneben der Weg über die entsprechenden Hexite mittels Dehydrogenasen. Beispielsweise findet sich im fetalen Blut und in Samenflüssigkeit Fructose, die ihre Bildung dem oxidoreduktiven Wege aus Glucose verdankt. Dabei wird Glucose mit NADP-H durch eine Aldose-Reduktase zum Sorbit hydriert. Eine andere Dehydrogenase (Sorbit-Dehydrogenase) katalysiert mit $NAD^{\oplus}$ die Dehydrierung zum Sorbit. Daneben gibt es auch weniger spezifische Polyoldehydrogenasen, die Aldosen zu Zuckeralkoholen, als Coenzym aber $NAD^{\oplus}$ benötigen (Abb. 4.1.3–1).

Ad 2) Die Ebene der Zuckerphosphate. In Kohlenstoff-autotrophen grünen Pflanzen ist das erste im Zuge der Photosynthese gebildete Monosaccharid Fructose-1,6-diphosphat. Bei heterotrophen Organismen bildet sich beim Abbau endogener Reserven Glucose-1-phosphat, beim Abbau exogen zugeführter Nahrung Glucose-6-phosphat. Intermediär auftretende Glucose wird durch Kinase phosphoryliert. Von Bedeutung ist, daß viele Monosaccharide (Monosen) über die Phosphate ineinander überführbar sind. Das wohl bekannteste hierher gehörende Beispiel ist das der gegenseitigen Umwandlung von Fructose-6-phosphat in Glucose-6-phosphat durch die Glucosephosphat-Isomerase. Auf ganz analoge Weise entstehen aus Fructose-6-phosphat auch Monose-6-phosphat oder aus Ribulose-5-phosphat, das sich oxidativ aus Glucose-6-

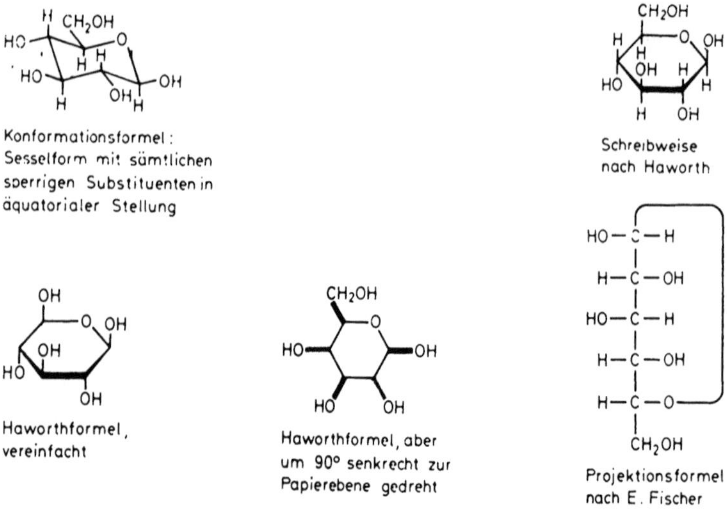

Konformationsformel:
Sesselform mit sämtlichen
sperrigen Substituenten in
äquatorialer Stellung

Schreibweise
nach Haworth

Haworthformel,
vereinfacht

Haworthformel, aber
um 90° senkrecht zur
Papierebene gedreht

Projektionsformel
nach E. Fischer

Abb. 4.1.1–1. Verschiedene Möglichkeiten, die Formel der β-D-Glucose wiederzugeben. In der Literatur sind mehrere Schreibweisen üblich. Wohl am häufigsten sieht man die Schreibweise nach HAWORTH in der vereinfachten Form. Denkt man sich diese Formel um 90° senkrecht zur Papierebene gedreht, so liegt nunmehr der Pyranring in der Papierebene, die Substituenten hingegen sind entweder als dem Betrachter zugewandt (Symbol: dicker Strich) oder als von ihm abgewandt (Symbol: durchbrochene Linie) zu denken. Diese Schreibweise ähnelt weitgehend der Formelschreibweise, die in der Steroidchemie für Steroide sich eingeführt hat. Aus Gründen der Einheitlichkeit – aber auch aus didaktischen Gründen, weil sie sich im Unterricht bewährt hat – wird diese Schreibweise im vorliegenden Lehrbuch bevorzugt verwendet werden. In der FISCHER-Projektionsformel sind die durch waagerechte Striche markierten Substituenten zum Betrachter hin zugeordnet sich vorzustellen

phosphat bildet, das isomere Ribose-5-phosphat (Abb. 4.1.7–1). Auf der Stufe der Phosphate vollzieht sich sodann auch die Biosynthese von **1-Phospho-Inosit** aus Glucose-6-phosphat (Abb. 4.1.3–2) und die der Bildung von **Aminozuckern** (Abb. 1.5.–1).
Ad 3) Die Ebene der Nucleotidzucker (präziser: der Nucleosiddiphosphat-gebundenen Zucker). N-glykosidische Verbindungen von Hexosen und Pentosen mit Nucleosiddiphosphaten entstehen durch Reaktion von Zucker-1-phosphaten mit den energiereichen Nucleosidtriphosphaten. Adenosintriphosphat (ATP), Cytidintriphosphat (CTP), Guanosintriphosphat (GTP), Desoxythymidintriphosphat (dTTP), Thymidintriphosphat (TTP) und Uridintriphosphat (UTP) können alle als Nucleosiddiphosphatdonator fungieren. Die jeweilgen Nucleosiddiphosphatzucker haben – abhängig vom jeweiligen Nucleosid – innerhalb des

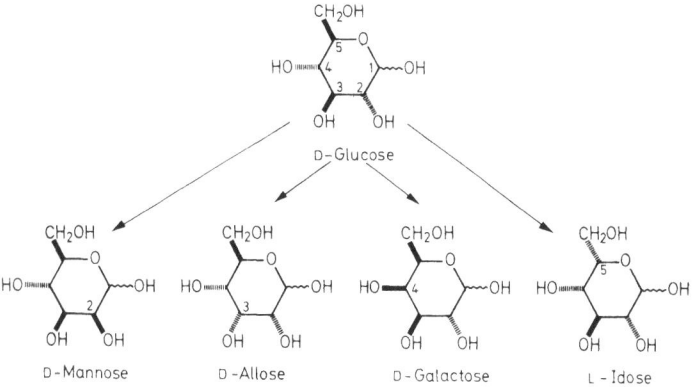

Abb. 4.1.1–2. Von der D-Glucose leiten sich vier epimere Hexosen ab, die sämtlich Trivialnamen führen. Ordnet man die epimeren C-Atome in der Reihenfolge 2, 3, 4, 5, dann ergeben die Anfangsbuchstaben der Trivialbezeichnungen das Merkwort M A G I

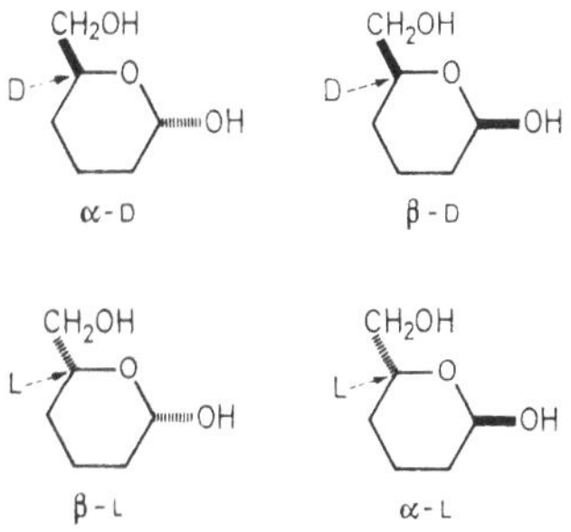

Abb. 4.1.1–3. Die Konfiguration α bzw. β am anomeren Chiralitätszentrum C-1 kennzeichnet die relative Stellung der 1-OH zu demjenigen Ciralitätszentrum, das für die Zuordnung des Zuckers zur D- oder zur L-Reihe maßgeblich ist

Stoffwechsels spezialisierte Funktionen. So dient ADP-Glucose als Bauelement zur Synthese von Stärke, UDP-Glucose zur Synthese von Glykogen und GDP-Glucose zur Synthese von Cellulose. Eine Übersicht über die Bildung verschiedener Nucleosiddiphosphatzucker als Mittel zur Ausdifferenzierung von Stoffwechselwegen findet sich im nächsten Unterabschnitt (Abb. 4.2.2–3).

In Bindung an Nucleosiddiphosphate werden sodann Monosaccharide ineinander umgewandelt. In Bindung an UDP erfolgt die **Epimerisierung der D-Glucose** mittels einer 4-Epimerase zur UDP-Galaktose (Abb. 4.1.1–5) und die analoge Epimerisierung von UDP-Glucuron-

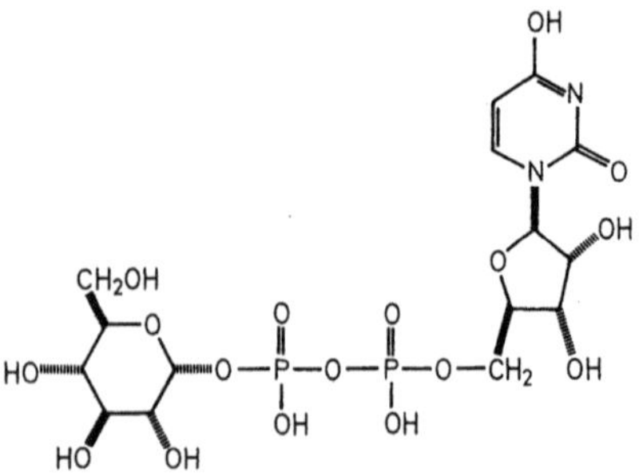

Uridindiphosphatglucose (UDP-Glucose)

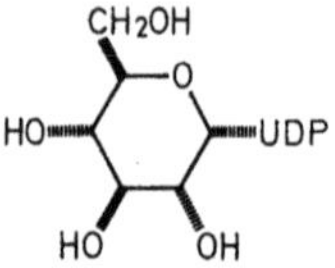

Uridindiphosphatglucose, abgekürzte Wiedergabe

Abb. 4.1.1–4. In den Zellen weder von Mikroorganismen noch in tierischen Zellen kommen Zucker in freier Form vor. Die Speicherung von Saccharose und das Auftreten freier Glucose und Fructose bei einigen Arten höherer Pflanzen stellt sonach innerhalb der lebenden Natur eine Ausnahme dar. Unmittelbar nach Eintritt in die Zelle werden Zucker phosphoyliert. Weitere Umsetzungen finden dann zum Teil auf der Stufe der Zuckerphosphate statt; doch spielen sich die meisten biochemischen Reaktionen, an denen Zucker beteiligt sind, auf der Stufe der Nucleotid-Zucker ab. Uridiniphosphatglucose ist ein Vertreter von etwa 60 bisher bekannten Nucleotidzuckern

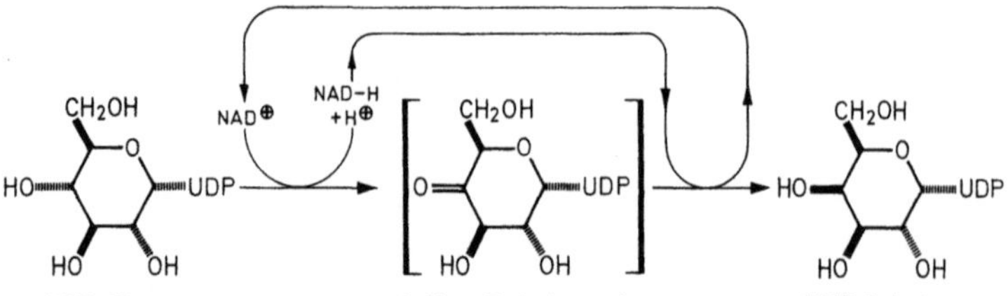

UDP-Glucose   4-Keto-Zwischenstufe   UDP-Galactose

Abb. 4.1.1–5. Die Epimerisierung von UDP-Glucose zu UDP-Galaktose wird durch ein Enzym, die UDP-Glucose-4-Epimerase katalysiert. Das Enzym braucht NAD$^\oplus$ als Cofaktor. Man nimmt daher an, daß in einem ersten Schritt UDP-Glucose zum 4-Oxoderivat dehydriert wird, in dem das Chiralitätszentrum am C-4 aufgehoben ist. In einem zweiten Schritt wird NAD-H zur sterospezifischen Reduktion des Ketons verwendet, d. h. die Addition des Hydrid-Ions erfolgt von einer anderen Molekülseite her als dessen Abzug aus dem Molekül der D-Glucose

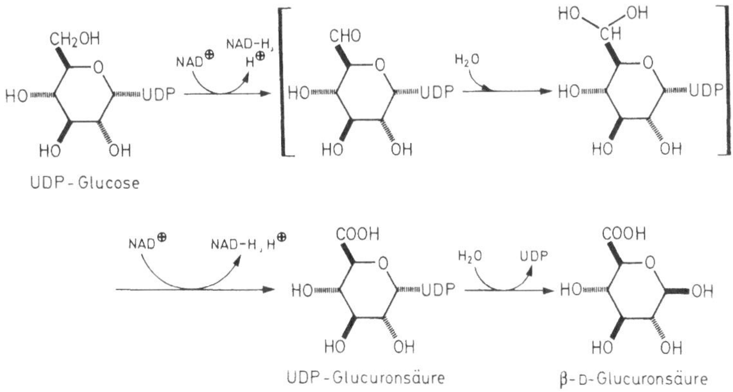

Abb. 4.1.2–1. Biosynthese von β-Glucuronsäure aus UDP-Glucose. Das entsprechende Enzym, die UDP-Glucosedehydrogenase findet sich weit verbreitet: bei Säugetieren in der Niere und in der Leber, sodann bei Mikroorganismen und in höheren Pflanzen. Das Enzym ist NAD$^\oplus$-abhängig, und zwar werden zwei Mole NAD-H gebildet. In einem ersten Schritt wird die primäre Alkoholgruppe zum Aldehyd dehydriert; im zweiten Schritt wird dem Aldehyd-hydrat erneut Wasserstoff entzogen. Bei der Hydrolyse von UDP-Glucuronsäure, ebenfalls bei der Übertragung des Glucuronsäurerestes (Glucuronidbildung), kommt es zur Konfigurationsumkehr des anomeren Zentrums

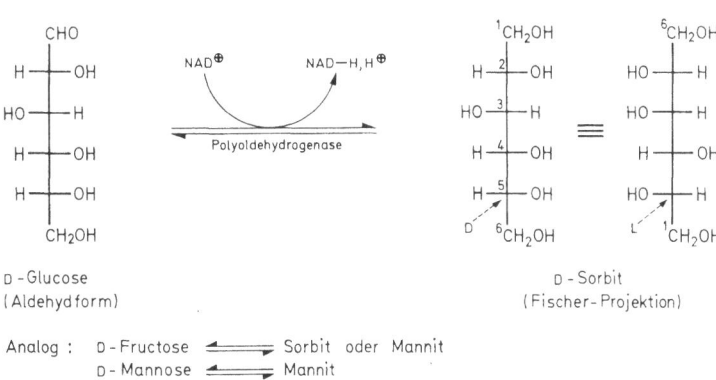

Abb. 4.1.3–1. Aliphatische Zuckeralkohole, sog. Polyole entstehen aus den jeweils entsprechenden Zuckern. Die Reaktion wird von Ketose- bzw. Aldosereduktasen katalysiert. Die Reaktion ist auch umkehrbar. Beispielsweise erfolgt in der Samenblase die Bildung von Fructose aus D-Glucose über Sorbit als Zwischenstufe. Man beachte, daß das Symbol D bzw. L im Falle der Hexite nicht mehr eindeutig definiert ist

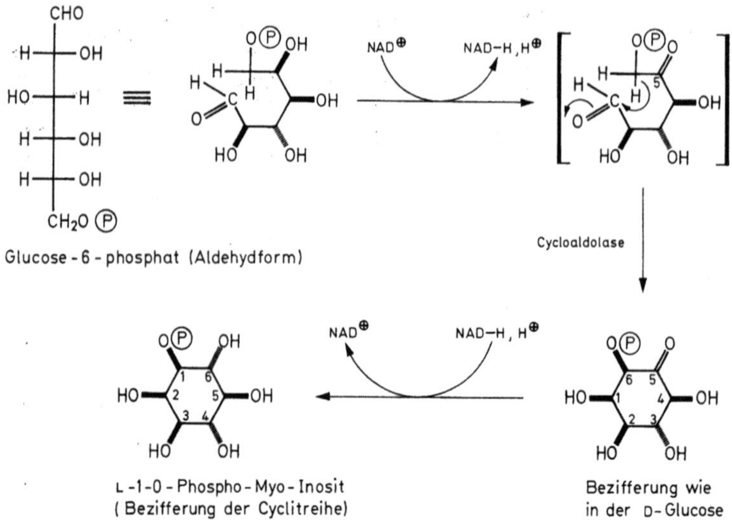

Glucose-6-phosphat (Aldehydform)

Cycloaldolase

L-1-0-Phospho-Myo-Inosit
(Bezifferung der Cyclitreihe)

Bezifferung wie
in der D-Glucose

Abb. 4.1.3–2. D-Glucose und Myo-Inosit haben beide die gleiche Bruttoformel. Es werden bei dieser Isomerisierung der Glukose zur carbozyklischen Verbindung somit keine Reduktionsäquivalente verbraucht. Allerdings benötigt die Cycloaldolase zur Entfaltung der vollen Aktivität NAD$^\oplus$. Man nimmt daher an, daß zur Aktivierung eines β-ständigen H-6 intermediär eine 5-Keto-Zwischenstufe gebildet wird. Daß das Molekül des 5-Keto-D-glucose-6-phosphats eine intramolekulare Aldoladdition eingehen kann, ist einsichtig. Nach Zyklisierung wird das Carbonyl wieder zum Hydroxyl reduziert, sterisch verläuft dieser Redoxvorgang unter Inversion des betroffenen Chiralitätszentrums, ganz in Analogie zur Epimerisierung (Abb. 4.1.1–5)

säure zu UDP-Galacturonsäure. Ebenfalls läuft die Dehydrierung der D-Glucose zur D-**Glucuronsäure** in Bindung an UDP ab (Abb. 4.1.2–1). Schließlich ist UDP-Glucose Glykosyl-Donator für die zahlreichen, besonders in höheren Pflanzen vorkommenden glucosidischen Heteroside (Glucoside).

In Bindung an dTDP (= Desoxythymidindiphosphat) erfolgt die Bildung von Desoxyzuckern wie beispielsweise die der L-**Rhamnose** (Abb. 4.1.4–2). Als Seitenweg der Rhamnosebildung läßt sich die Bildung von bestimmten verzweigtkettigen Zuckern auffassen, so die Biosynthese der L-**Streptose** (Abb. 4.1.6–1) und der Mycarose (Abb. 4.1.6–2). Die L-**Fucose** hingegen (Formelbild s. auf Abb. 4.1.4–1), ein Desoxyzucker, der als determinierende Komponente humaner Erythrozytenantigene interessant ist, wird aus Mannose gebildet, die an GDP-gebunden (GDP-D-Mannose → GDP-L-Fucose) ist. Überhaupt vollziehen sich Umwandlungen der D-Mannose hauptsächlich in

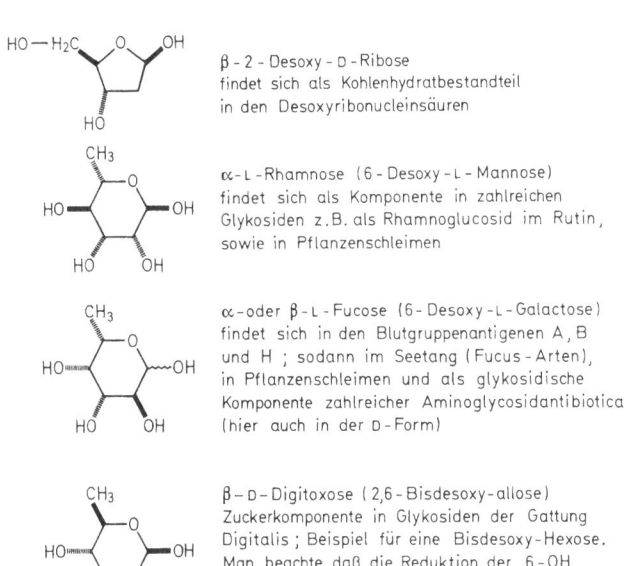

β-2-Desoxy-D-Ribose
findet sich als Kohlenhydratbestandteil
in den Desoxyribonucleinsäuren

α-L-Rhamnose (6-Desoxy-L-Mannose)
findet sich als Komponente in zahlreichen
Glykosiden z.B. als Rhamnoglucosid im Rutin,
sowie in Pflanzenschleimen

α- oder β-L-Fucose (6-Desoxy-L-Galactose)
findet sich in den Blutgruppenantigenen A, B
und H; sodann im Seetang (Fucus-Arten),
in Pflanzenschleimen und als glykosidische
Komponente zahlreicher Aminoglycosidantibiotica
(hier auch in der D-Form)

β-D-Digitoxose (2,6-Bisdesoxy-allose)
Zuckerkomponente in Glykosiden der Gattung
Digitalis; Beispiel für eine Bisdesoxy-Hexose.
Man beachte, daß die Reduktion der 6-OH
nicht mit einer Inversion des Chiralitätszentrums
C-5 verknüpft ist

Abb. 4.1.4–1. Einige Beispiele für Desoxyzucker. Desoxyzucker sind Monosaccharide, bei denen eine oder mehrere Hydroxygruppen durch Wasserstoff ersetzt sind

Bindung an GDP, so die der Polymerisation zu Mannanen, die Dehydrierung zur GDP-Mannuronsäure (Komponente der Alginsäure) und deren Isomerisierung zur GDP-Guluronsäure (Nebenkomponente der Alginsäure).

4.2 Glykoside

Unter **Glykosiden** im weitesten Sinne lassen sich alle Naturstoffe zusammenfassen, in denen die freie acetalische Hydroxylgruppe zyklischer Zucker (Pyranosen, Furanosen) mit anderen geeigneten Partnern so reagieren, daß sich Vollacetale ausbilden. Ist der Reaktionspartner ebenfalls ein Zucker, so spricht man von Holosiden, andernfalls von Heterosiden. **Holoside** setzen sich somit aus miteinander glykosidisch verbundenen Zuckerresten zusammen, wobei es zur Bildung von Di-, Tri-, Oligo- oder auch Poly-sacchariden kommen kann. Die Polysaccharide (= Glykane) wiederum unterteilt man in Homopolysaccharide (= Homoglykane) und in Heteropolysaccharide (= Heteroglykane). Homopolysaccharide sind aus gleichartigen Monosaccharid-Bausteinen

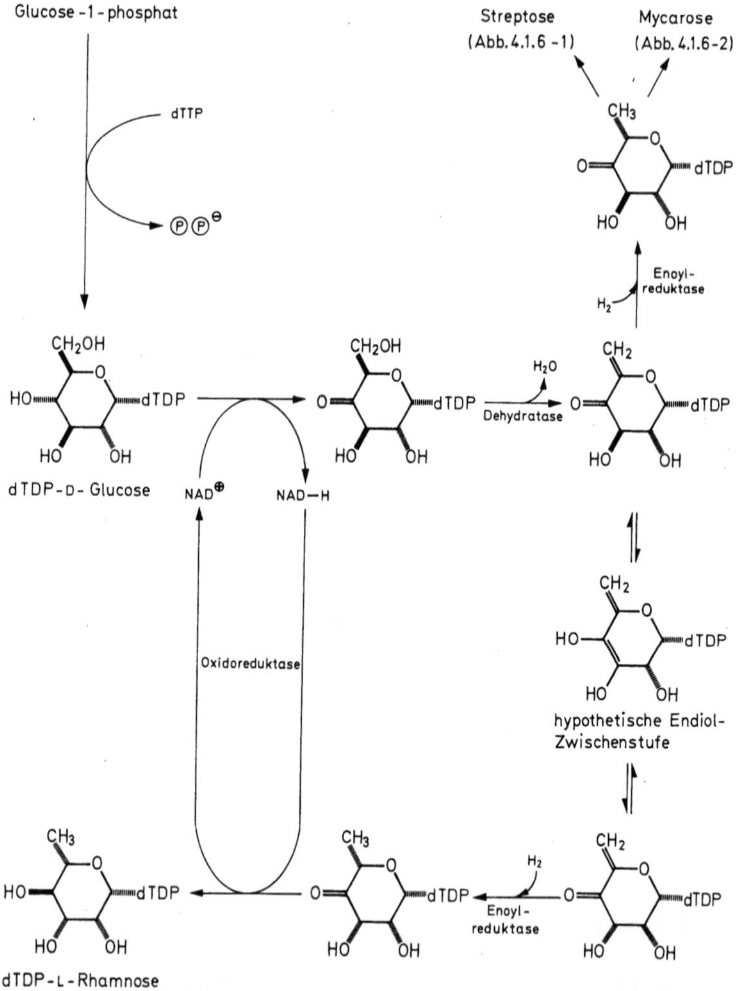

Abb. 4.1.4–2. L-Rhamnose entsteht wie alle Zucker letztlich aus D-Glucose-1-phosphat. Die eigentliche Umwandlung in L-Rhamnose vollzieht sich auf der Stufe der Nucleosiddiphosphat-gebundenen Zucker, und zwar im vorliegenden Falle durch Bindung an Desoxythymidindiphosphat (abgekürzt: dTDP). Die 4-OH wird offensichtlich intermediär nur zu dem Zwecke dehydriert, um die 6-OH zu aktivieren. Die Reduktion der 6-OH kann dann einer Reaktion folgen, wie sie von der Fettsäurebiosynthese her bekannt ist (Hydroxyacylfettsäure → Enolfettsäure → Acylfettsäure). Die Formulierung einer Endiolzwischenstufe im obigen Schema soll erklärlich machen, warum zusätzlich zu den Chiralitätszentren an C-5 und C-4 auch noch das an C-3 sich umkehrt

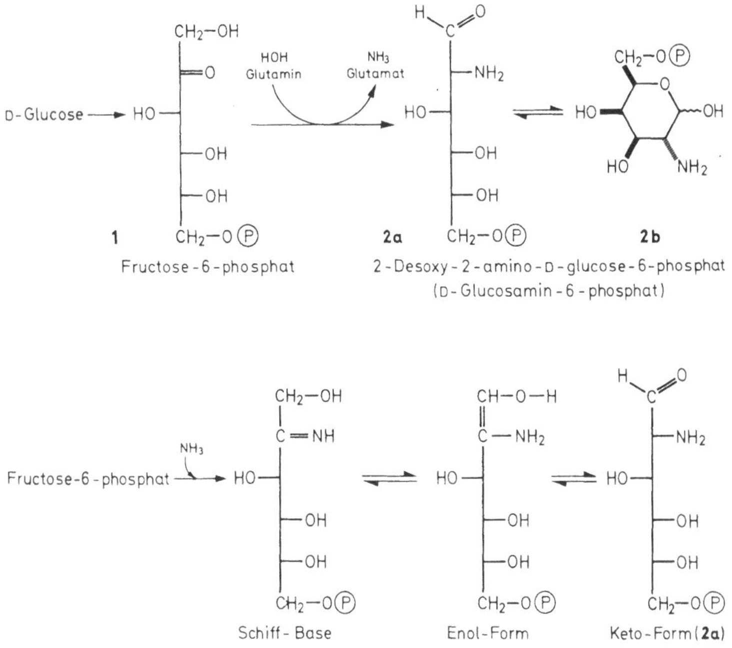

Abb. 4.1.5–1. Zur Biosynthese von Aminozuckern. Sie erfolgt im Falle der Bildung von Glucosamin auf der Stufe des 6-Phosphats. Zwischenstufe auf dem Weg von der Glucose zum 2-Glucosamin (richtiger: zur 2-Desoxy-2-amino-glucose) ist die Fructose. In der unteren Hälfte des Formelschemas sind die Zwischenstufen ausformuliert. Da Säureamidstickstoff übertragen wird, bleiben auf der Akzeptorseite die Doppelbindungs-äquivalente konstant. Es bildet sich intermediär eine Schiff-Base, die über die Enolform zum Amino-Aldehyd tautomerisiert

aufgebaut, gleichgültig, wie deren Sekundärstruktur – ob geradekettig oder verzweigt – aussieht. Zu den Homopolysacchariden gehören als Bestandteile der Stärke die Amylose und das Amylopektin; es gehören in diese Gruppe sodann das Glykogen, die Cellulose, die Arabane, Fructane, Glucane und Mannane. Heteroglykane sind aus zwei oder mehreren unterschiedlichen monomeren Kohlenhydratbausteinen aufgebaut. Als Beispiele für Heteroglykane lassen sich aufführen: Pflanzengummen, Pflanzenschleime, Pektine, Chitin, Bakterienpolysaccharide. Heteroside bauen sich aus einer Mono-, Di- oder Oligosaccharidkomponente auf, die glykosidisch mit einem „Nicht-Zucker", dem Genin oder Aglykon, verknüpft ist. Die Heteroside werden vielfach im Sprachgebrauch mit den Glykosiden gleichgesetzt: es handelt sich dann um einen eingeengten Glykosidbegriff, um Glykoside im engen Sinne.

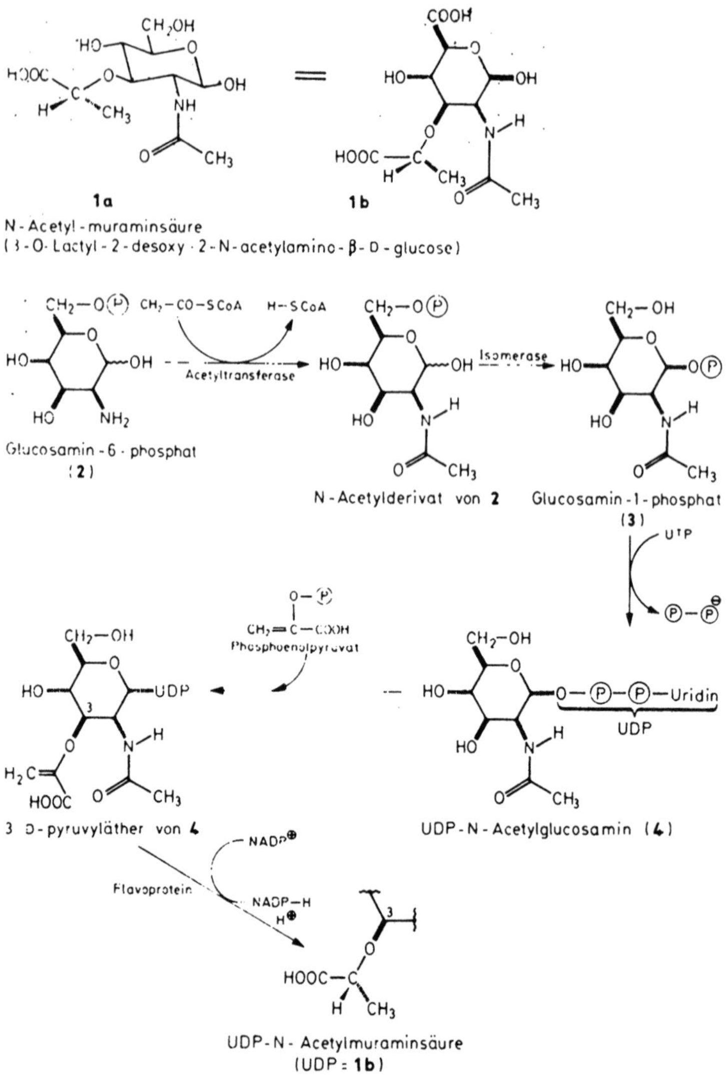

1a

N-Acetyl-muraminsäure
(3-O-Lactyl-2-desoxy-2-N-acetylamino-β-D-glucose)

Glucosamin-6-phosphat
(2)

N-Acetylderivat von **2**

Glucosamin-1-phosphat
(3)

3-D-pyruvyläther von **4**

UDP-N-Acetylglucosamin (**4**)

UDP-N-Acetylmuraminsäure
(UDP = **1b**)

Abb. 4.1.5–2. N-Acetylaminoglucose und deren 3-Lactyläther sind Bausteine der bakteriellen Zellwände. Die Biosynthese des N-Acetylglucosamins erfolgt auf der Phosphatstufe, wohingegen die Etherbildung auf der Stufe der Nucleotidzucker (UDP-gebunden) vor sich geht. Die Milchsäure wird als Enolpyruvat eingeführt. Dem Reaktionstyp nach handelt es sich dabei um eine ungewöhnliche Verdrängung am α-Kohlenstoffatom des Phospho-Enolpyruvats durch die 3-OH des Aminozuckers. Ergänzend zur üblichen Schreibweise **1b** ist auch die Konformationsformel **1a** der N-Acetylmuraminsäure wiedergegeben, die erkennen läßt, daß alle sperrigen Substituenten in äquatorialer Position vorliegen

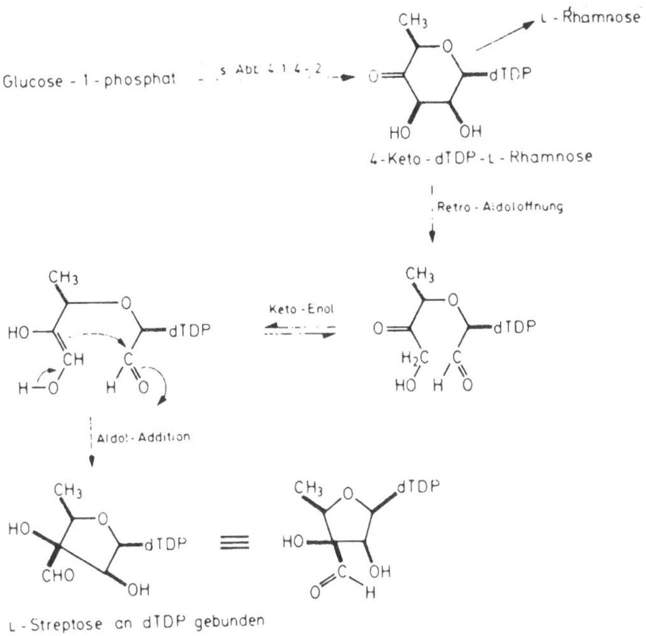

Abb. 4.1.6–1. Die Biosynthese der L-Streptose verläuft über eine bestimmte Strecke parallel mit derjenigen, die zur L-Rhamnose führt. Ein 6-Desoxy-4-Keto-Zwischenprodukt unterliegt zwischen C-2 und C-3 einer Retro-Aldolspaltung. Das Öffnungsprodukt ist tautomer mit der Endiol-Form, die in einer Aldol-Addition entweder den ursprünglichen Pyranose-Ring liefert, oder – wie im Falle der Bildung der L-Streptose – zur C_1-verzweigten Furanose führt. Daß tatsächlich in vivo eine Endiol-Zwischenstufe durchlaufen wird, konnte bisher nicht bewiesen werden

Als Nicht-Zucker-Komponente der Heteroside finden sich nicht allein Naturstoffe mit alkoholischen oder phenolischen Gruppen; auch Thioalkohole oder Amine können die glykosidische Bindung eingehen. Gerade die N-Glykoside bilden mit den Nucleosiden, Nucleotiden und Nucleinsäuren eine wichtige Naturstoffklasse. Die Bedeutung der S-Glykoside, zu denen die Senfölglykoside (= Glucosinolate) zählen, tritt demgegenüber zurück.

4.2.1 Transglykosidierung

Im α-D-Glucose-1-phosphat, dem zentralen Zwischenprodukt des gesamten Kohlenhydratstoffwechsels, liegt die glykosidische (acetalische) Hydroxygruppe in phosphorylierter Form vor. Dieser wichtige 1-Phosphatester entsteht beispielsweise durch direkte Phosphorylierung in der

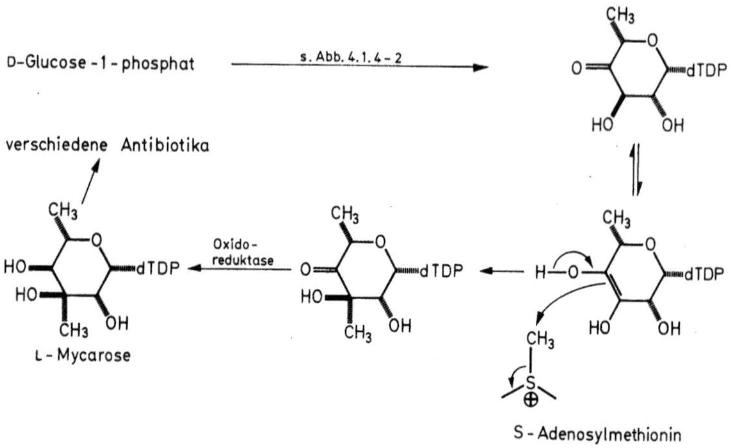

Abb. 4.1.6–2. Wiederum laufen die zur L-Rhamnose und die zu Methylzuckern vom Typ Mycarose führenden Biosynthesewege über Strecken gemeinsam. Die als Zwischenstufe im Schema formulierte Endiol-Form wurde zwar experimentell noch nicht nachgewiesen; sie macht jedoch die Substitution durch die elektrophile Methylgruppe des S-Adenosylmethionins verständlich

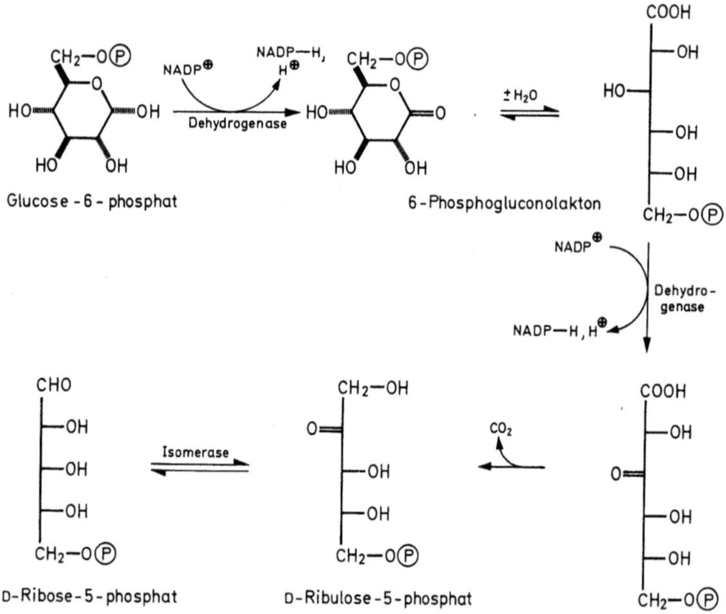

Abb. 4.1.7–1. Pentosen allgemein entstehen durch Decarboxylierung aus Hexosen. Oxidation von D-Glucose-6-phosphat führt zunächst zu 6-Phosphogluconat. Durch Dehydrierung der 3-OH (d. i. in β-Stellung zur 1-Carboxylgruppe) mittels

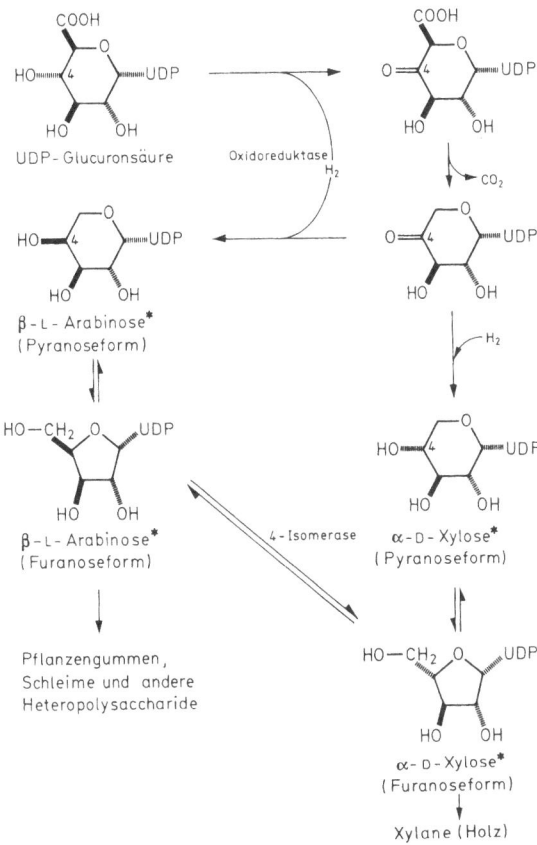

Abb. 4.1.7–2. Hypothetisches Biosyntheseschema zur Biosynthese von L-Arabinose und D-Xylose. Beide Pentosen entstehen durch Decarboxylierung der 6-COOH-Gruppe der D-Glucuronsäure. Man weiß sodann, daß die Umwandlungen auf der Stufe der Nucleotid-gebundenen Zucker, und zwar als UDP-Zucker, vor sich gehen. Hypothetisch im Schema ist die Annahme, daß eine 4-Ketozwischenstufe durchlaufen werden muß, um die Decarboxylierung der β-ständigen 6-COOH-Gruppe zu ermöglichen. Falls diese Annahme zutrifft, dann sollte sich unter C-4-Inversion die L-Arabinose eher bilden als die D-Xylose. Experimentell scheint gesichert, daß UDP-Arabinose und UDP-Xylose über 4-Epimerasen ineinander überführbar sind. Im allgemeinen wird im Gegensatz zu obigem Schema die Reaktionsfolge D-Glucuronat* → D-Xylose* → L-Arabinose* als zutreffend angenommen. (Zeichenerklärung: * jeweils an UDP-gebunden)

---

einer 6-Phospho-gluconat-Dehydrogenase bildet sich eine β-Ketocarbonsäure mit gelockertem Carboxyl. Nach Decarboxylierung entsteht die entsprechende Ketose, die enzymatisch zur D-Aldose, im vorliegenden Falle zur D-Ribose-5-phosphat isomerisierbar ist

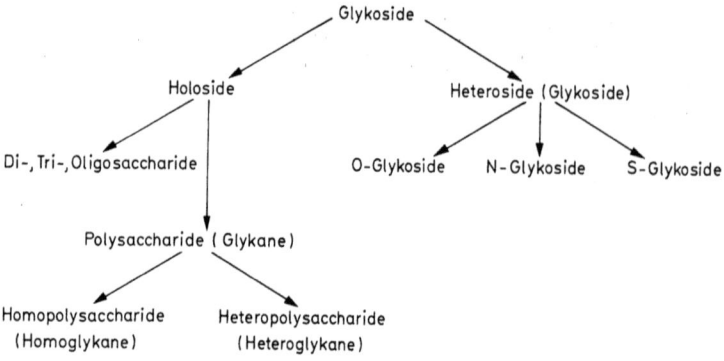

Abb. 4.2.1–1. Einteilung der Glykoside im weiten Sinne. Man beachte, daß vielfach Glykoside mit Heterosiden gleichgesetzt werden

zum Vergleich:
Beispiel für eine Glycosylverbindung (früher auch als C-Glykoside bezeichnet), also in systematischer Nomenklatur:
4-β-D-Glycosyl-phenyl

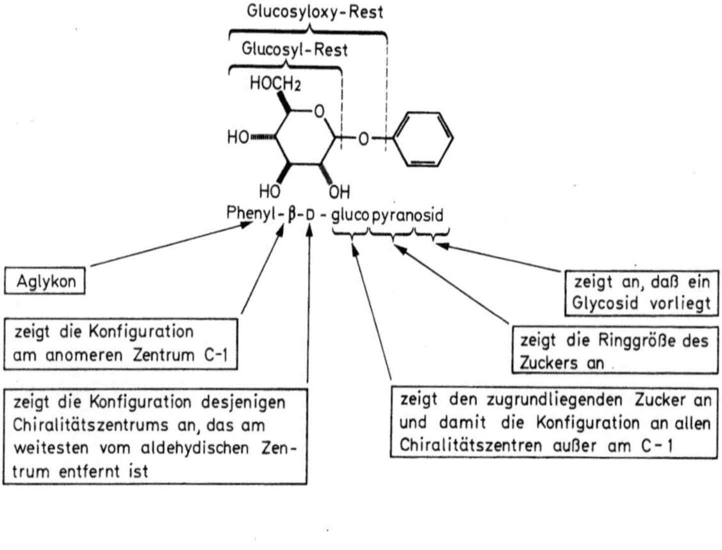

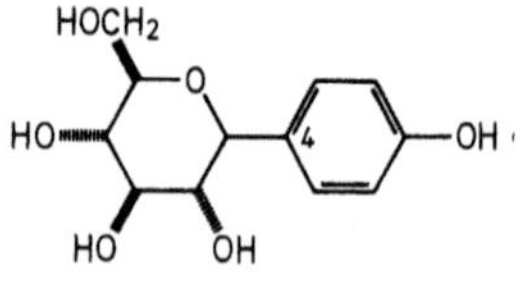

Abb. 4.2.1–2. Zur Nomenklatur der Glykoside. Bei Aglyka, die außer C, H und O auch N oder S im Molekül enthalten, wird zusätzlich gekennzeichnet, ob ein O-glucosid, ein N-Glucosid oder ein S-Glucosid vorliegt

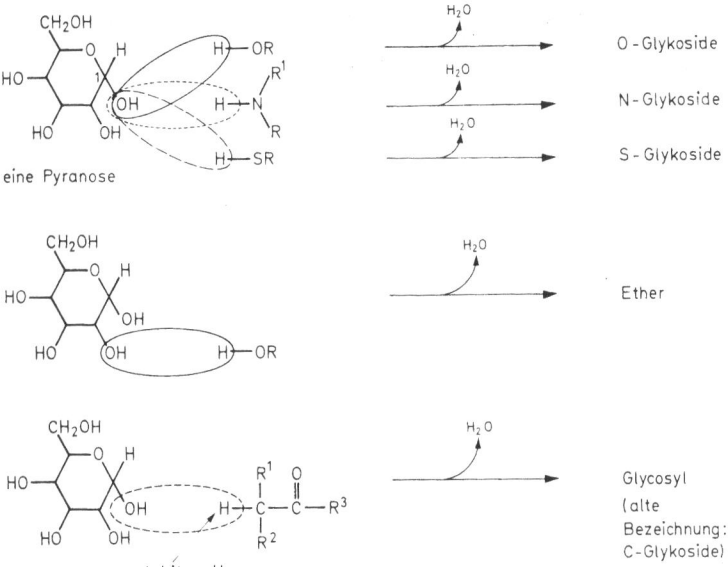

Abb. 4.2.1–3. Verschiedene Möglichkeiten, wie ein Zucker mit einem Nicht-Zucker verknüpft sein kann. Nur die O-, N- und S-Glykoside sind als „echte" Acetale mittels schwachen Säuren sowie Enzymen in Zucker- und Aglykon-Komponente spaltbar. Die Etherbindung erfordert zur Aufspaltung drastische Methoden (z. B. Alkalispaltung). Auch Glycosylverbindungen, die man früher als C-Glykoside bezeichnete, sind sehr widerstandsfähig gegen Säuren und Enzyme: durch Oxidationsmittel wie Na_2O_2 und $FeCl_3$ wird ihr Zuckeranteil zerstört oder mit verkürzter Kette abgespalten (z. B. aus Barbaloin [1,8-Dihydroxy-3-hydroxymethyl-10-β-D-glucopyranosyl-anthron] → Arabinose)

sog. Phosphoglucomutasereaktion (im Zuge der Glykolyse) oder beim phosphorolytischen Abbau von Glykogen oder Stärke. Die Verbindung kann als die Muttersubstanz aller anderen Glykoside gelten, da alle übrigen Glykoside durch Transglykosidierungsreaktionen aus dem 1-Phosphat gebildet werden. In der Regel ist jedoch am Aufbau der so vielfältigen Glykoside das **Glucose-1-phosphat** nicht unmittelbar beteiligt, sondern nur mittelbar, und zwar nach Übertragung eines Nucleotidrestes (Abb. 4.2.2–2). Auf der Stufe der Nucleosiddiphosphatzucker erfolgt zudem die Abwandlung des D-Glucosemoleküls in epimere Zucker, Aminozucker, Desoxyzucker, Uronsäuren u. a. m. (s. dazu das Unterkap. 4.1), so daß nicht allein Glucose-nucleosiddiphosphat, sondern die Nucleosiddiphosphate (NPP) zahlreicher Glucose-Umwandlungsprodukte (wie die der Galaktose, Mannose, Idose, Iduronsäure, Mannu-

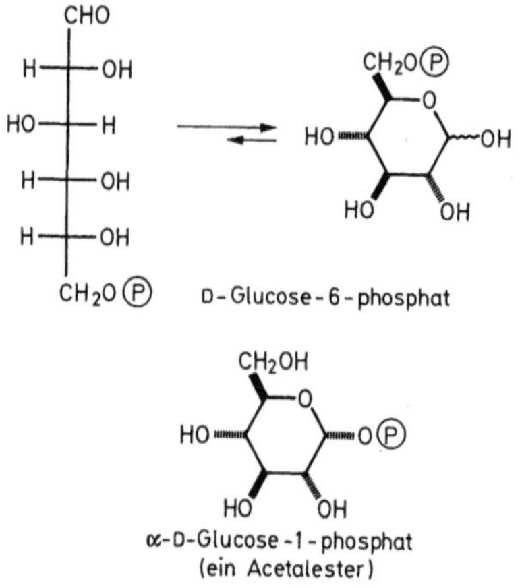

```
     CHO
H ──┼── OH
HO ──┼── H           ⇌    [D-Glucose-6-phosphat structure]
H ──┼── OH
H ──┼── OH
    CH₂O─Ⓟ        D-Glucose-6-phosphat
```

α-D-Glucose-1-phosphat
(ein Acetalester)

Abb. 4.2.2–1. Sämtliche in der lebenden Natur vorkommenden glykosidischen Bindungen lassen sich auf α-D-Glucose-1-phosphat zurückführen, auf eine Verbindung, die im chemischen Sinne zwar ein Ester, dennoch biochemisch gleichsam das „Ur-Glykosid" darstellt. Glucose-1-phosphat ist entweder direkt oder (in der Regel) über die Nucleotidzucker biosynthetischer Vorläufer sowohl der Holoside als auch der Heteroside. Während im Falle des mit α-D-Glucose-1-phosphat isomeren 6-Phosphat die Hemiacetalform mit der offenkettigen Form noch im Gleichgewicht steht – wenn auch bereits weitgehend zur Ringform hin verschoben –, wird durch das Verschließen der freien acetalischen OH durch Phosphat die Ringform stabilisiert. Das gilt für alle Heteroside und Holoside, in denen folglich die Ringform stabil ist

ronsäure, Galakturonsäure, Arabinose, Ribose u. a. m.) zur Transglykosidierung bereitstehen (Abb. 4.2.2–3).

Die Bildung einer Glykosidbindung läßt sich nunmehr ganz allgemein formulieren:

NPP-Zucker + R-OH → R-O-Zucker + NPP

Die Enzyme, welche für diese Transglykosidierung verantwortlich sind, werden vollständig benannt, indem man kennzeichnet (*a*) den NPP-Zucker, (*b*) den Glykosylacceptor und (*c*) die Transferase durch vorangestellten Namen des übertragenen Glykosyls. Beispiel: Das Enzym, welches einen Glucosylrest von UDP-Glucose auf Fructose-6-phosphat überträgt, wird gekennzeichnet als *UDP-Glucose: Fructose-6-phosphat-2-β-Glucosyl-Transferase*. Meist begnügt man sich mit mehr oder weniger vereinfachen Namen. So spricht man im vorliegenden Falle auch von der *Saccharosephosphat-Synthetase*.

Die oben angeführte Reaktionsgleichung für die Transglykosidierungsreaktion gilt im Prinzip auch für die Biosynthese von Polysacchariden.

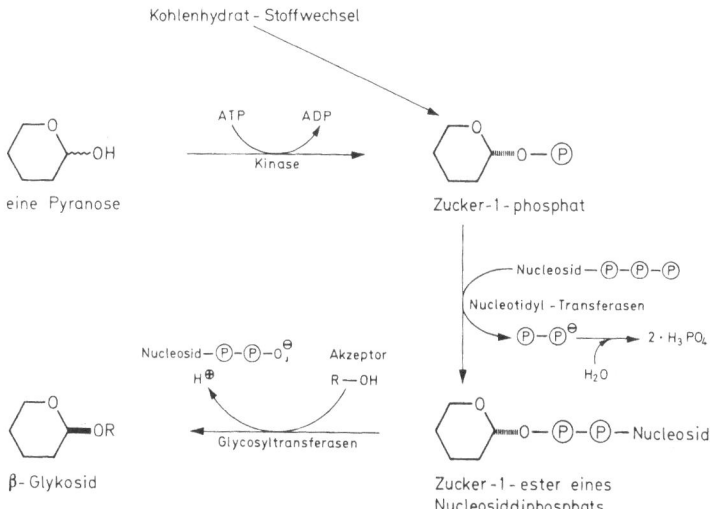

Abb. 4.2.2–2. Bildung der glykosidischen Bindung. Neue glykosidische Bindungen werden durch Übertragung des Glycosylrestes aus Nucleotidzuckern mittels Glycosyltransferasen geknüpft. Die Reaktion verläuft unter Inversion (α-Zucker → β-Glykosid). Die Nucleotidzucker ihrerseits entstehen durch enzymatisch katalysierten Transfer eines Nucleotids unter Abspaltung von Diphosphat auf den 1-Phosphatester des Zuckers. Bei dieser Reaktion bleibt die Konfiguration erhalten. Als Nucleotidyl-Donatoren fungieren besonders häufig ATP und UTP

Eine Variation ist allerdings dadurch gegeben, daß Polysaccharide sich in der Regel nicht vom Monomer beginnend und zum Di- und Trimer fortschreitend aufbauen, daß sie vielmehr an ein Startermolekül (engl. „primer") sich ankondensieren. Die allgemeine Reaktionsgleichung für die Polysaccharid-Biosynthese lautet dann:

Startermolekül + NPP-Zucker ⇌ Startermolekül-O-Zucker + NPP

Ein klassisches Beispiel für diesen Reaktionstyp ist die Knüpfung der 1,4-α-glykosidischen Bindungen bei der Synthese von Amylose und Amylopektin. Die Stärke-Synthetase (*ADP-Glucose: 1,4-α-Glucan-4-α-Glucosyl-Transferase*) katalysiert die Übertragung eines Glucosylrestes von ADP-Glucose auf das nicht-reduzierende Ende eines Startermoleküls unter Knüpfung einer 1,4-α-glucosidischen Bindung. Als Startermolekül kann ein niedermolekulares oder hochmolekulares 1,4-α-Glucan fungieren. Experimentelle Untersuchungen über die Amylose-Synthese in vitro mit gereinigtem Enzym zeigten, daß ohne Zugabe eines Startermoleküls die Polymerisations-Reaktion nicht in Gang

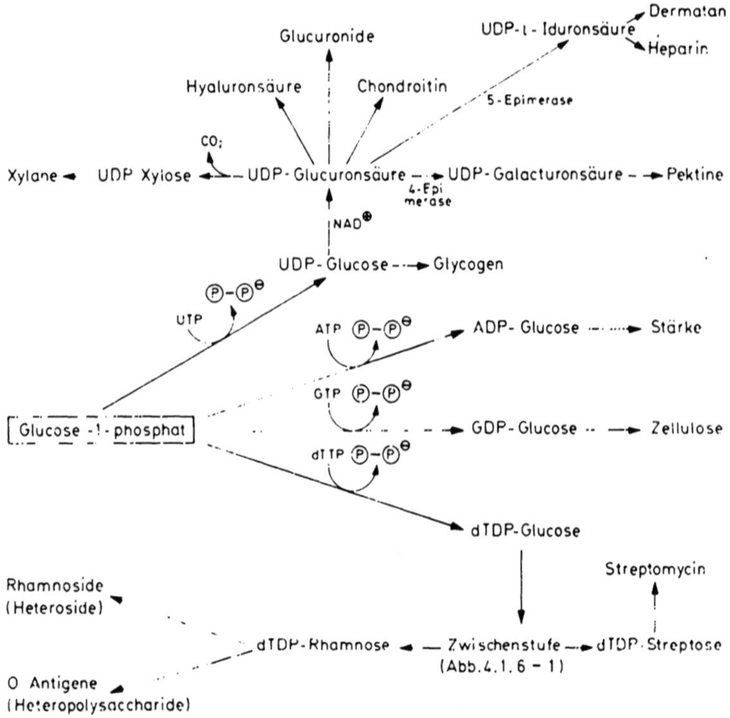

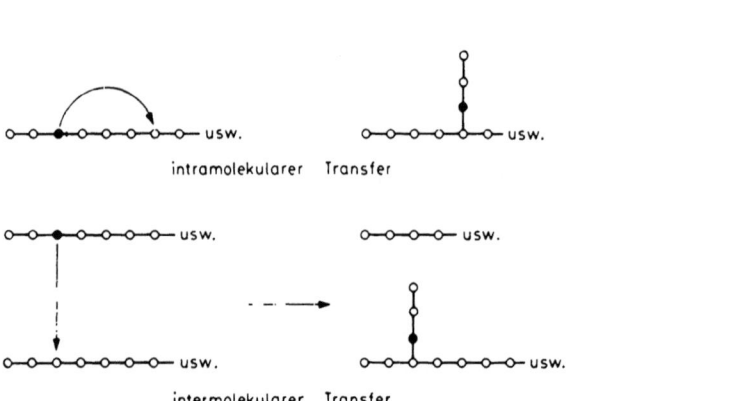

Abb. 4.2.2–3. Glucose-1-phosphat als Muttersubstanz verschiedener Nucleosiddiphosphat-Zucker, die als Glykosylüberträger fungieren. Abkürzungen: U = Uridin, A = Adenin, G = Guanin, dT = Desoxythymidin, DP = Diphosphat, TP = Triphosphat, PP$^\ominus$ = Diphosphat-Anion

Abb. 4.2.2–4. Prinzip der Wirkungsweise des Verzweigungssystems

kommt. Auch zeigte sich, daß nur ADP-Glucose als Glucosyldonator zur Stärkesynthese geeignet ist; hingegen kann bei der Biosynthese des Glycogens im tierischen Organismus nur UDP-Glucose verwertet werden.

Amylopektin unterscheidet sich von der Amylose dadurch, daß der lineare, aus 1,4-α-verknüpften Glucosemolekülen aufgebaute Hauptstrang in bestimmten Abständen, nach jeweils 8 bis 9 Glucoseeinheiten, 1,6-α-glykosidisch angeheftete Seitenketten trägt, die aus 15 bis 25 Glucosemolekülen bestehen. Diese Verzweigung wird durch ein eigenes Enzym, das Amylopektin-Verzweigungsenzym (Q-Enzym), katalysiert. Die Wirkung dieses Enzyms besteht darin, oligomere Fragmente aus dem Hauptstrang abzutrennen und an einer anderen Stelle des gleichen Stranges (intramolekularer Transfer) oder eines Nachbarstranges (intermolekularer Transfer) mittels 1,6-α-Bindung neu anzuknüpfen. Der systematische Name für dieses Enzym lautet dementsprechend: *1,4-α-Glucan: 1,4-α-Glucan-6-α-Glucanosyl-Transferase*.

5 Über den Shikimat-Weg gebildete Phenylpropan-Körper

5.1 Biosynthese von Phenylalanin und Tyrosin

5.1.1 Pflanzenreich

Die verschiedenen lebenden Organismen zeigen eine ausgesprochene Differenzierung in ihrer Fähigkeit, Aminosäuren aufzubauen, welche als Bausteine der Proteine für alle Organismen gleichermaßen lebenswichtig sind. Die meisten Mikroorganismen und wohl alle grünen Pflanzen sind in der Lage, alle 20 proteinogenen Aminosäuren selbst zu synthetisieren; hingegen ist den tierischen Organismen diese Fähigkeit im Verlaufe der Evolution teilweise verloren gegangen (s. dazu auch das folgende Kap. 5.1.2). Zu den Aminosäuren nun, zu deren *de-novo*-Synthese nur die Pflanze befähigt ist, gehören die Aminosäuren, die durch einen aromatischen Ring gekennzeichnet sind. Es handelt sich um die Aminosäuren L-Phenylalanin, L-Tyrosin und L-Tryptophan. Diese drei Aminosäuren werden in der grünen Pflanze und in Mikroorganismen im

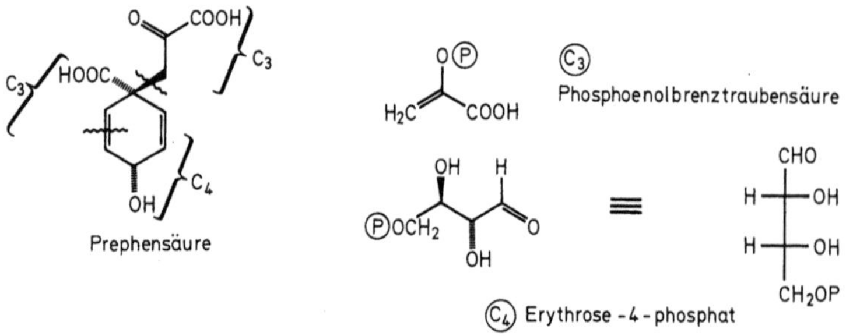

Abb. 5.1.1–1. Prephensäure, eine hydroaromatische Säure stellt den Knotenpunkt im Stoffwechsel fast sämtlicher Naturstoffe dar, die einen aromatischen Ring im Molekül enthalten. Zu den Ausnahmen gehören die Polyketid-Aromaten und die sehr seltenen Mevalonat-Aromaten (Estrogene des Säugetierorganismus, Thymol und Carvacrol bei grünen Pflanzen). Prephensäure ist aus 10 Kohlenstoffatomen aufgebaut; im Molekül stecken 2 Moleküle der Brenztraubensäure und 1 Molekül eines C_4-Zuckers, der Erythrose

Zuge eines komplizierten Biosyntheseprozesses gebildet, der als **Shikimatweg** in der Literatur bekannt ist. Dementsprechend werden die vielen Stoffwechselprodukte, die sich von Intermediärprodukten des Shikimatweges ableiten, als Shikimate bezeichnet. Der Name selbst leitet sich von der Shikimisäure her, einer Cyclohexansäure, die seit langem als Inhaltsstoff der sog. Shikimifrüchte von *Illicium religiosum,* einem in Japan heimischen Bäume (shikimi-no-ki), bekannt ist.

Die folgende Betrachtung beschränkt sich zunächst auf die beiden Aminosäuren Phenylalanin und Tyrosin (= *p*-Hydroxyphenylalanin). Das Kohlenstoffgerüst besteht aus einem aromatischen Ring mit einer C_3-*n*-Propionsäure-Kette. Die C_3-Kette stammt von der Brenztraubensäure (= Pyruvat); die sechs Kohlenstoffatome des Ringes kommen von einem zweiten Molekül Pyruvat und von einem C_4-Zucker (der Erythrose), wobei im Zuge der Biosynthese ein C-Atom als Carboxyl eliminiert wird.

Phenylbrenztraubensäure und p-Hydroxyphenylbrenztraubensäure entstehen beide auf direktem Wege aus der Prephensäure (Abb. 5.1.1–4). Transaminierung führt zu Phenylalanin und Tyrosin. In pflanzlichen Organismen entsteht folglich Tyrosin nicht durch *para*-Hydroxylierung von Phenylalanin bzw. von Phenylpyruvat.

Phenylalanin und Tyrosin bilden Knotenpunkte für eine große Zahl sekundärer Pflanzenstoffe. Nach Eliminierung der Aminogruppe durch Phenylalaninammoniumlyase bilden sich die Zimtsäuren und ihre Deri-

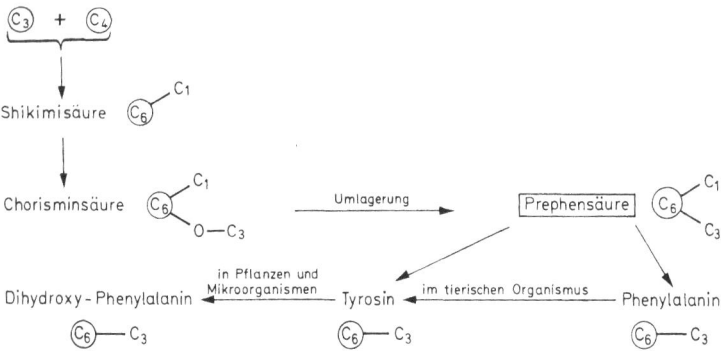

Abb. 5.1.1–2. Orientierungsschema zu den Biosynthesen der drei aromatischen Aminosäuren Phenylalanin, Tyrosin und Dihydroxyphenylalanin. Nur Mikroorganismen und grüne Pflanzen können Aromaten dieses Typus aufbauen. Allerdings ist der tierische Organismus in der Lage, Phenylalanin zu Tyrosin zu hydroxylieren. Pflanzliche Organismen wiederum sind imstande, Tyrosin in Dihydroxyphenylalanin (DOPA) zu überführen. DOPA gehört nicht zu den proteinogenen Aminosäuren, d. h. es existiert kein Basentriplett zu ihrer Biosynthese im genetischen Code

D – Glucose, Pentose-Phosphat-Zyklus, Glycolyse

Phosphoenolpyruvat (1)

Erythrose-4-Phosphat (3)

Synthetase (Aldolase)

3-Desoxy-2-oxo-araboheptonsäure-7-phosphat (4)

5-Dehydroshikimisäure (7) 5-Dehydrochinasäure (6)

Cyclo-Aldolase

5-Dehydroshikimisäure (7) ← H_2O ← 5-Dehydrochinasäure (6)

NADP–H, H$^\oplus$ / NADP$^\oplus$

Shikimisäure (8) → ATP, ADP → Shikimisäure-5-Phosphat (9) → Phosphoenolpyruvat (1) → 3-Enolpyruvylshikimisäure-5-Phosphat (10)

Chorisminsäure (11)

118

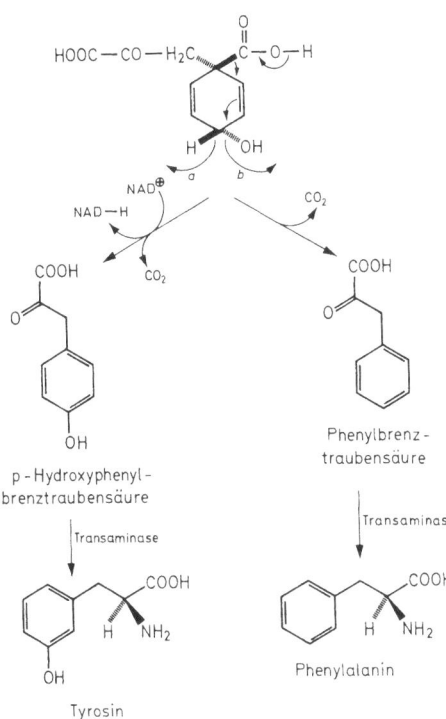

Abb. 5.1.1–4. Reduktive (unter Abzug eines Hydrid-Ions erfolgende) Decarboxylierung führt zur p-Hydroxyphenylbrenztraubensäure, der unmittelbaren Vorstufe von Tyrosin. Analog führt einfache CO_2-Eliminierung über Phenylbrenztraubensäure zu Phenylalanin

◀ **Abb. 5.1.1–3.** Erythrosephosphat (**3**) und Phosphoenolpyruvat (**1**) kondensieren unter dem Einfluß einer Synthetase zur C_7-Verbindung **4**. Diese formal an eine Aldoladdition erinnernde Reaktion ist bis jetzt ihrem Reaktionsmechanismus nach unverständlich. Detailstudien mit ^{18}O-markiertem O in **1** zeigten, daß dieses ^{18}O mit dem Phosphat-Anion eliminiert wird und nicht als 2-Oxo-Sauerstoff im C_7-Zucker (**4**) auftaucht. Aus diesem Grunde wurde im obigen Schema die Addition als über das Hydrolyseprodukt des Phosphenolpyruvates **2** ablaufend formuliert. Die Zyklisierungsreaktion **5** → **6** stellt ebenfalls eine Aldolreaktion dar. Sie ist NAD-H abhängig, was ebenfalls vom Mechanismus her nicht ohne weiteres einsichtig ist; man nimmt an, daß die Eliminierung von Phosphat durch die intermediäre Dehydrierung der 5-OH zum 5-Oxo-Derivat erleichtert wird. Die Phosphorylierung von **8** durch eine Kinase (**8** → **9**) bereitet eine spätere Eliminationsreaktion (**10** → **11**) vor. Kondensation von **9** mit Phosphenolpyruvat (**1**) führt die spätere C_3-Seitenkette der aromatischen Aminosäuren in die hydroaromatische Vorstufe ein (**9** + **1** → **10**)

vate, zu denen u. a. die Cumarine, die Lignane, die Lignine und die Flavonoide zu rechnen sind. Tyrosin wiederum kann zu Dihydroxyphenylalanin (= L-Dopa) hydroxyliert werden; beide Aminosäuren sind nach Desaminierung (mittels entsprechender Ammoniumlyasen) und/ oder Decarboxylierung Bauelemente der Melanine, Betalaine und vieler Alkaloide.

5.1.2 Säugetierorganismus

Die Fähigkeit, aromatische Aminosäuren zu synthetisieren, ging einem frühen Vorläufer der Tiere im Laufe der Evolution vor Millionen von Jahren verloren. Man nimmt an, daß die Verlustmutation zum Fehlen desjenigen Enzyms führte, das die Kondensation von Phosphoenolpyruvat und Erythrose-4-phosphat bewirkt. Vermutlich verschaffte diese Verlustmutation den betroffenen tierischen Organismen einen Selektionsvorteil: die Aminosäuren wurden mit der zugeführten Pflanzennahrung ohnedies in reichlichem Maße angeboten, so daß die Energie zur körpereigenen Aromatenbiosynthese gewinnbringender verwendet werden konnte.

Von den beiden Aminosäuren Phenylalanin und Tyrosin ist nur das Phenylalanin, nicht jedoch das Tyrosin, essentiell, wenn man unter einer **„essentiellen Aminosäure"** eine Aminosäure verstehen will, die unbedingt von außen mit der Nahrung dem Organismus zuzuführen ist. Nach einer anderen Auffassung versteht man unter essentiellen Aminosäuren alle diejenigen lebenswichtigen Aminosäuren, deren *de-novo*-Biosynthese durch die tierische Zelle nicht möglich ist. Da Tyrosin offensichtlich unter diese Definition fällt, ist sie im Grunde auch zu den essentiellen Aminosäuren zu zählen. Wenn dennoch von den beiden Aminosäuren dem tierischen Organismus nur Phenylalanin, nicht aber Tyrosin zugeführt werden muß, so ist das letztlich ein Beweis dafür, daß Tyrosin durch Hydroxylierungen aus Phenylalanin gebildet werden kann (s. dazu Abb. 5.2–1).

5.2 Aus Phenylalanin/Tyrosin gebildete N-haltige Stoffe

Phenylalanin und p-Hydroxyphenylalanin (= Tyrosin) gehören zu den proteinogenen Aminosäuren, sehr im Gegensatz zum Dihydroxyphenylalanin (= Dopa), das nicht in Proteine eingebaut wird. Dafür ist aber L-Dopa sowohl im tierischen als auch im pflanzlichen Organismus Bauelement einer sehr großen Anzahl unterschiedlichster Naturstoffe, so daß die Abkömmlinge des Phenylalanins bzw. Tyrosins vergleichsweise zurücktreten.

In tierischen Organismen sind an Tyrosinderivaten vorab die Schilddrüsenhormone zu erwähnen: das Thyroxin und das Trijodthyronin. Sodann aber gehören hierher die Catecholamine Noradrenalin und Adrenalin, deren Biosynthese vom Tyrosin ausgeht. Die Tyrosinhydroxylase katalysiert die Hydroxylierung von Tyrosin zu Dopa. Im nächsten Schritt wird durch die Dopa-Decarboxylase Dopa zu Dihydroxyphenylethylamin (= Dopamin) decarboxyliert; das Amin wird durch eine β-Hydroxylase zu **Noradrenalin** hydroxyliert und mittels einer N-Methyltransferase zu **Adrenalin** methyliert. Die Methylgruppe stammt von S-Adenosylmethionin.

Vom Dopa geht auch die Melaninbildung aus; die **Melanine** sind dunkle Pigmente, die, an Protein gebunden, im gesamten Tier- und Pflanzenreich weit verbreitet vorkommen. Bei Mensch und Säugetier wird die Pigmentierung von Haut, Haar und Augen fast ausschließlich durch Melanine bestimmt. Leberflecke

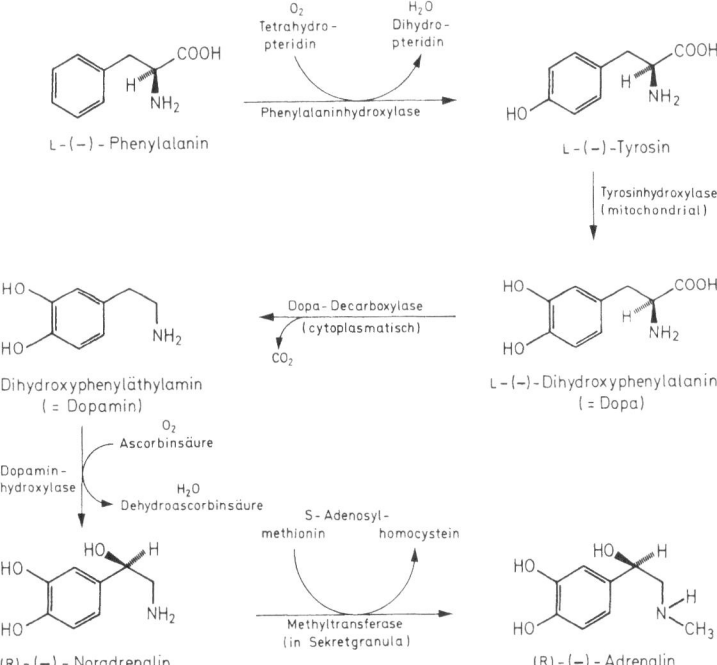

Abb. 5.2.–1. Adrenalin wird neben Noradrenalin im Säugetierorganismus durch das Nebennierenmark und durch die synaptischen Endknöpfe der adrenergen Neuronen gebildet. Die eigentliche Biosynthese der beiden Catecholamine geht vom Tyrosin aus. Die zur Biosynthese erforderlichen Enzyme befinden sich in verschiedenen Kompartimenten der Zelle, so daß die Zwischenprodukte zusätzliche Transportschritte durchlaufen

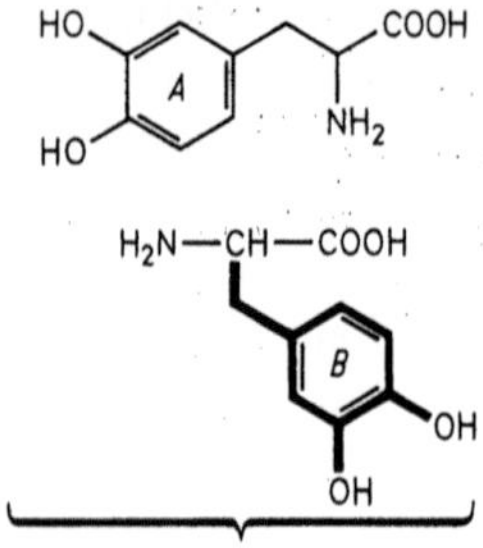

2 × Tyrosin

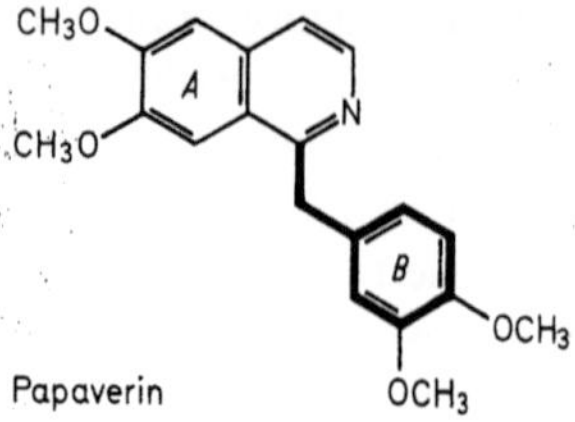

Papaverin

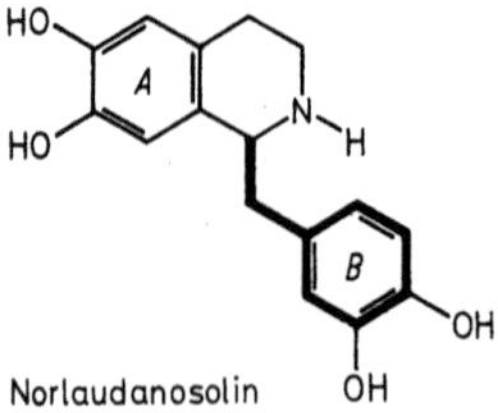

Norlaudanosolin

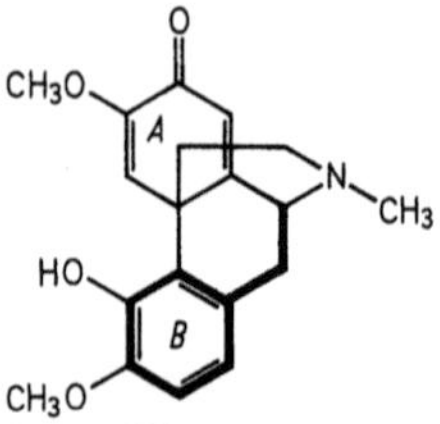

Salutaridin
(Biosynthesevorstufe des Morphins)

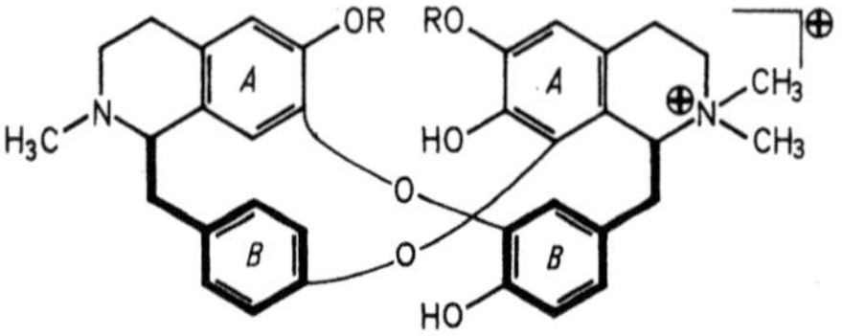

Tubocurarin, R = CH₃

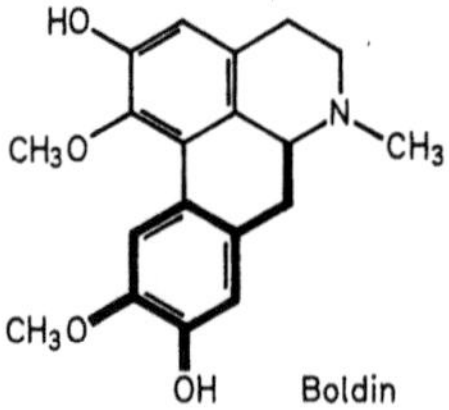

Boldin

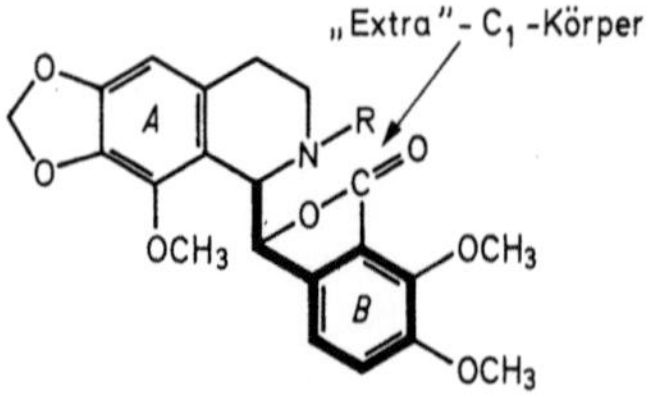

Noscapin (Narcotin), R = CH₃
"Extra"- C_1-Körper

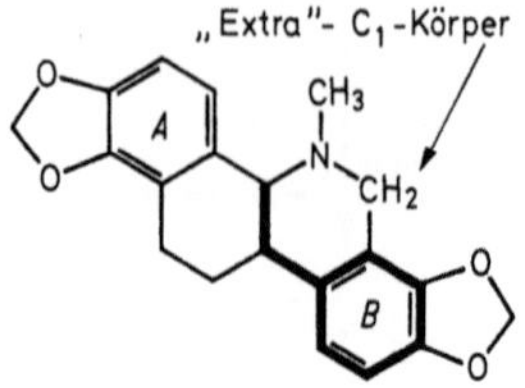

Chelidonin
Man beachte: das N-Atom vom Tyraminteil gehört biogenetisch nicht zum Ring B

"Extra"- C_1-Körper

und Sommersprossen kommen durch besonders hohe Melaninanreicherung zustande. Sonnenlicht führt zu vermehrter Pigmentbildung; zugleich fungiert das Pigment als Schutz gegenüber schädigender UV-Strahlung. Melanine kommen sodann auch in bestimmten bösartigen Geschwülsten (den Melanosarkomen) vor. Auch bei höheren Pflanzen finden sich Melanine. Auf deren Bildung ist es u. a. zurückzuführen, daß die Hülsen vieler Fabales (z. B. der Sennesschoten oder der Feldbohne) oder auch die Laubblätter (Ginsterarten) im Herbst sich braunschwarz färben.

Die Melaninbildung setzt mit der Oxidation des Dopa zum entsprechenden Orthochinon ein, das sich leicht in ein Dihydroxyindolderivat umlagert. Die Indolzwischenstufe wird erneut zu einem Orthochinon (= Dopachrom) dehydriert. Die eigentlichen Pigmente bilden sich durch Polymerisation von Orthochinonen.

In höheren Pflanzen ist Dopa vor allem aber Baustein zahlreicher **Alkaloide** (s. auch Unterkap. „Chemotaxonomie", insbes. Abb. 11.1.2–1). Zu den Alkaloiden, die Tyrosin als Bauelement enthalten, gehören u. a. die Alkaloide vom:
Benzylisochinolintyp (z. B. Papaverin, Reticulin),
Phtalidisochinolintyp (z. B. Noscapin),
Bisbenzylisochinolintyp (z. B. Tubocurarin),
Aporphintyp (z. B. Boldin),
Morphinantyp (z. B. Morphin, Codein, Thebain),
Benzophenanthridintyp (z. B. Chelidonin).

Einen besonderen Alkaloidtyp mit zugleich Farbstoffcharakter bilden die **Betalaine,** gelb bis rot-violette Pflanzenfarbstoffe, die fast ausschließlich in der Ordnung des Caryophyllales vorkommen und dort die Anthocyane „ersetzen". Auch bei Pilzen kommen Betalaine vor, so als orangerote Pigmente des Fliegenpilzes (Muscaaurine). Zum Aufbau der Betalaine s. Abb. 11.2.2–4 (Chemotaxonomie).

◀ **Abb. 5.2–2.** Biogenetischer Aufbau einiger Alkaloidtypen, die zur Phenylalanin/Tyrosin-Familie gehören. Die eine Aminosäurekomponente (mit Ring A) wird formal als Dopamin eingebaut, die zweite (mit Ring B) als C_6-C_2-Körper d. i. als Dihydroxy-phenylacetaldehyd-Äquivalent. Biosynthetische Vorstufe von Dihydroxy-phenylacetaldehyd ist die durch oxidative Desaminierung aus Tyrosin entstehende Dihydroxyphenyl-brenztraubensäure. Experimentelle Ergebnisse sprechen dafür, daß Kondensation (Einbau) und Decarboxylierung der C_6-C_3-Vorstufe zum C_6-C_2-Baustein eng miteinander gekoppelt sind. Wie in allen Naturstoffklassen, so können auch die Alkaloide der Dopa-Familie stärker oxidativ abgewandelt werden, was zu Umlagerungen führt (Beispiel: Morphin, Noscapin, Chelidonin)

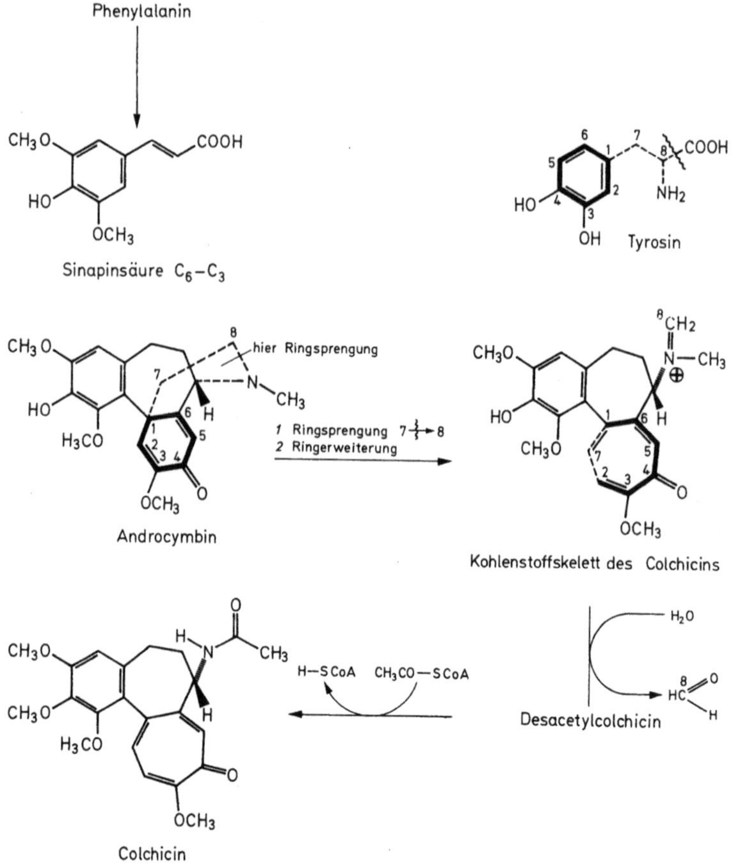

Abb. 5.2–3. Der biosynthetische Aufbau des Colchicins wird verständlicher, wenn man ihn mit dem Aufbau des Androcymbins, einem Begleitkaloid in *Colchicum autumnale* vergleicht. Man erkennt im Androcymbin als Bauelemente den C_6-C_3-Körper und das bereits modifizierte Tyrosin. (Das Substitutionsmuster bleibe dabei außer Betracht). Der Tropolonring des Colchicins entstand, wie man aus Experimenten mit radioaktiv markierten Prekursoren weiß, dadurch, daß ein Kohlenstoffatom der C_3-Kette in den sechsgliedrigen Ring unter Ringerweiterung einbezogen wurde. Dadurch bricht die C_2-Brücke zwischen Ring und N-Atom

5.3 Aus Phenylalanin/Tyrosin und einem anderen Baustein gebildete N-haltige Stoffe

In diese Gruppe mit heterogenem Aufbau gehören als pharmazeutisch interessierende Gruppe die Alkaloide der Brechwurzel. **Emetin** und **Cephaelin** sind aus zwei Molekülen Dihydroxyphenylethylamin aufgebaut,

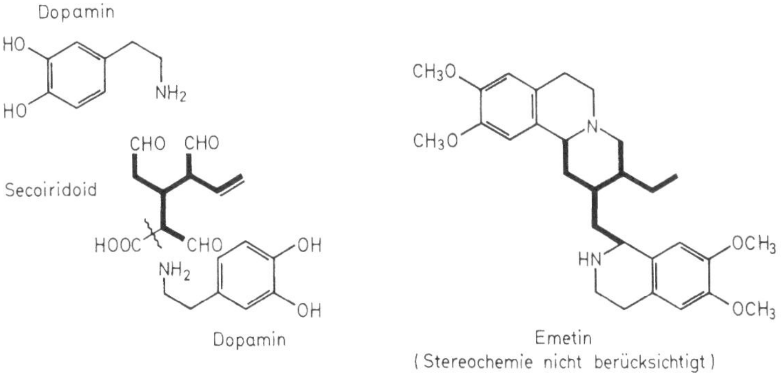

Abb. 5.3–1. Biosynthetisches Aufbauprinzip des Emetins und verwandter Ipecacuanha-Alkaloide. Ein C_9-Secoiridoid, das durch Decarboxylierung an der angegebenen Stelle aus einem C_{10}-Secoiridoid entsteht, kondensiert mit 2 Molekülen Dihydroxyphenylethylamin (aus Dopa). Zur Biosynthese des Secoiridoidbausteines siehe Abb. 1.3.2–4

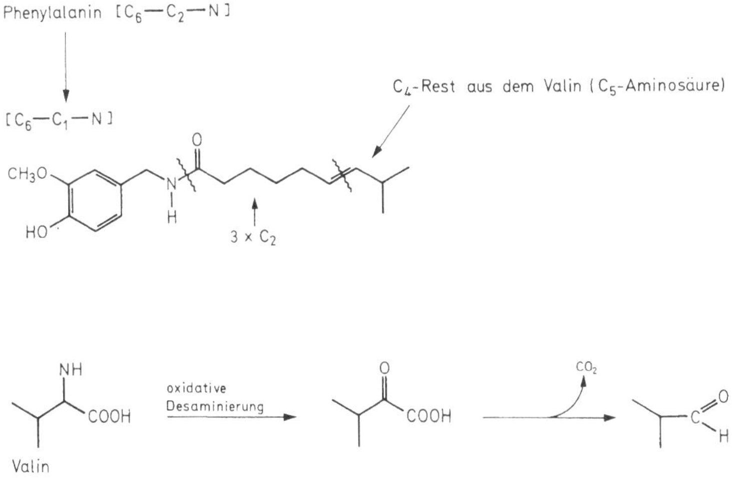

Abb. 5.3–2. Biosynthetischer Aufbau des Capsaicins. Man sieht es dem fertigen Molekül nicht an, aus welchen Prekursoren es gebildet wird. Aus Tracer-Experimenten weiß man, daß der C_6-C_1-Teil sowie das N-Atom aus Phenylalanin stammt. Über das Schicksal des zweiten C-Atoms der für Phenylalanin/Tyrosin/Dopa typischen C_2-Brücke weiß man nichts. Unerwartet ist ferner, daß das verzweigte C_4-Ende der Fettsäurekette aus Valin stammen soll. Über den Mechanismus der Bildung des C_4-Bausteines selbst sowie über die Verknüpfungsreaktion sind Einzelheiten nicht bekannt. Die in der Abb. wiedergegebene Bildung eines C_4-Aldehyds hat hypothetischen Charakter

die als Nicht-Aminkomponente einen monoterpenoiden C_9-Körper (C_9-Secoiridoid, s. auch Abb. 1.3.2–4) enthalten.
Im **Capsaicin** ist nicht mehr das intakte Amin eingebaut. Aus Markierungsexperimenten weiß man, daß der Stickstoff aus Phenylalanin stammt.

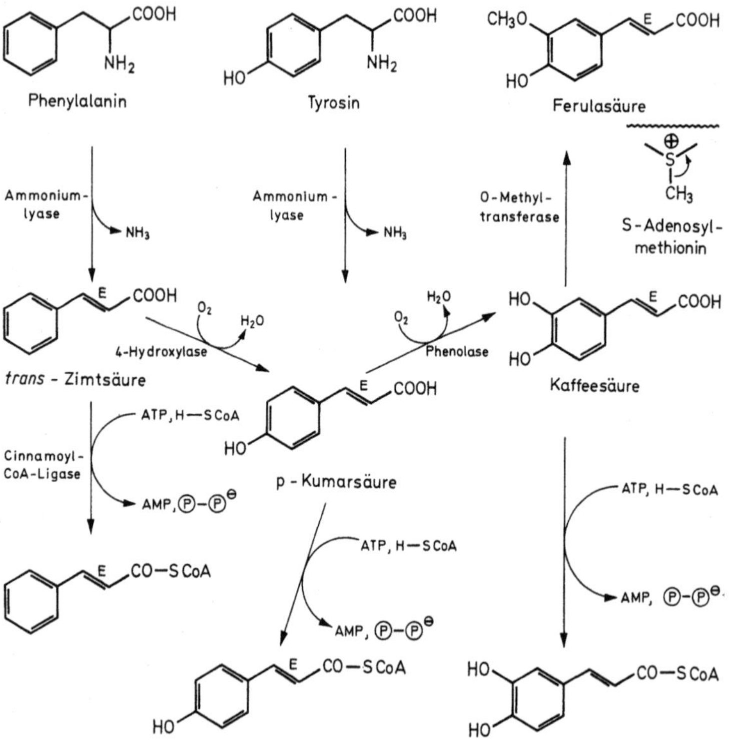

Abb. 5.4–1. Unter dem Einfluß sog. Ammonium-Lyasen entstehen, wie experimentell bewiesen wurde, aus L-Phenylalanin *trans*(E)-Zimtsäure und aus Tyrosin entsprechend *trans*(E)-*p*-Kumarsäure. Letztere Säure ist auch durch direkte Hydroxylierung der Zimtsäure zugänglich. *p*-Kumarsäure wiederum kann durch eine Phenolase weiter zu Kaffeesäure hydroxyliert werden. Es wiederholt sich somit auf der Ebene der Zimtsäuren die Hydroxylierungsfolge, wie sie auch für die Aminosäuren selbst typisch ist (Abb. 5.1.1–2). Die drei aufgeführten Zimtsäuren sind die biosynthetisch einfachsten Vertreter der C_6-C_3-Körper oder Phenylpropane. Sekundäre Veränderungen der Säuren erfolgen in der Regel erst nach Aktivierung, indem sie an H-SCoA gebunden werden

5.4 Aus Phenylalanin/Tyrosin gebildete N-freie Stoffe

Bei der in dieser Gruppe zusammengefaßten Naturstoffgruppe handelt es sich um phenolische Pflanzeninhaltsstoffe, die in ihrem Substitutionsmuster meist noch ihre Herkunft aus den aromatischen Aminosäuren Phenylalanin, Tyrosin und Dopa erkennen lassen. Zusätzlich kann eine weitere Hyroxylgruppe eingeführt werden, und zwar entweder in Orthostellung zur C_3-Anheftungsstelle – dieser Weg führt zu den Cumarinen – oder in Orthostellung zur bereits vorhandenen 4-Hydroxygruppe, so daß vicinal trisubstituierte Phenole entstehen.

Die biosynthetisch den Aminosäuren am nächsten stehenden Phenole sind die **Zimtsäuren,** Prototypen zugleich der ganzen Naturstoffgruppe der Phenylpropane. Schlüsselreaktion ist die Eliminierung von NH_3 aus Phenylalanin/Tyrosin unter Bildung von Zimtsäure/p-Cumarsäure, eine Reaktion, die durch das Enzym *Phenylalanin-Ammoniak-Lyase* katalysiert wird. Die dem Dopa korrespondierende Zimtsäure heißt wegen ihres Vorkommens im Kaffee Kaffeesäure; sie entsteht durch Hydroxylierung der p-Cumarsäure. Die Zimtsäuren kommen in Pflanzen nur zum geringen Teil in freier Form vor, bevorzugt als Glykoside oder als Ester. Eine spezielle Variation der Esterbildung ist die zwischen den Hydroxygruppen von aromatischen oder hydroaromatischen Säuren einerseits und dem Carboxyl einer zweiten Säure andererseits; man be-

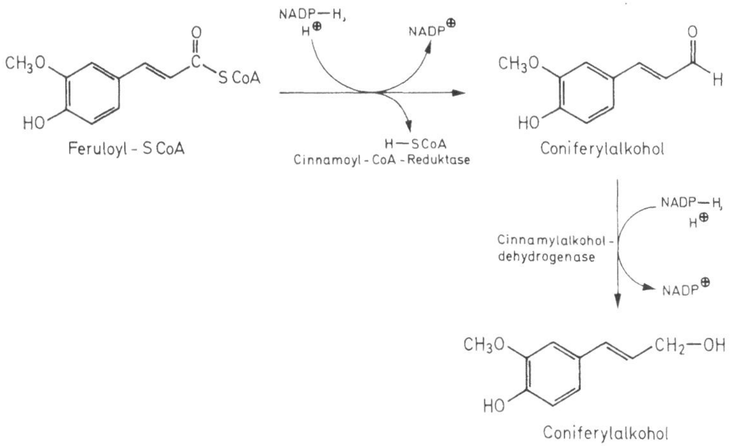

Abb. 5.4–2. Die Zimtsäuren können zu den entsprechenden Aldehyden und Alkoholen reduziert werden. Der Coniferylalkohol hat besondere Bedeutung als Baustein des in Nadelhölzern vorkommenden Lignins. In monomerer Form finden sich einige Aldehyde (z. B. der Zimtaldehyd) und Alkohole als Bestandteile ätherischer Öle

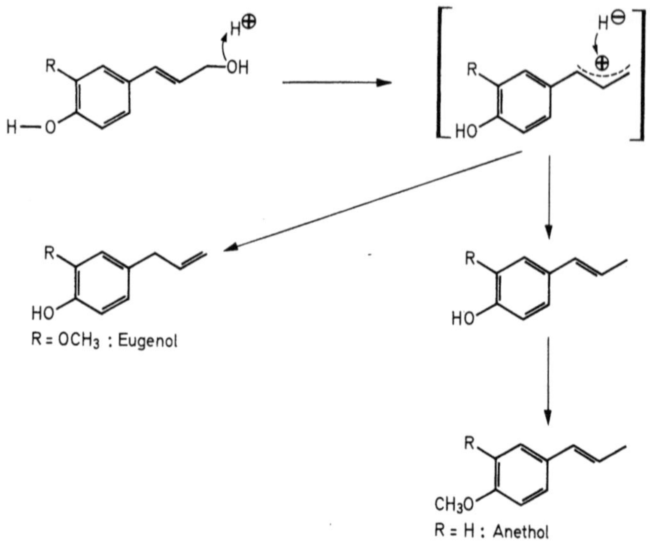

Abb. 5.4–3. Bildung von Allyl- und Propenyl-phenolen. Zimtalkohole werden bei höheren Pflanzen weiter zu Alkenderivaten reduziert. Bisher ist nichts, weder über den Reaktionsmechanismus noch über die an der Reduktion beteiligten Enzyme, bekannt. Von Zimtalkoholderivaten mit einer Sauerstoff-Funktion paraständig zur Anhaftungsstelle kommen bevorzugt Alkenderivate in der Natur vor. Eine Elektronendonatorgruppe in dieser Stellung würde eine kationoide Zwischenstufe begünstigen, die nach Hydrid-Anlagerung zu beiden Isomer-Typen, d. h. sowohl zu Propenyl- als auch zu Allyl-Phenolen führen kann. Wenn in der lebenden Zelle die Reaktion nach einem vergleichbaren Mechanismus ablaufen würde, so wäre das Auftreten einmal beider Isomerietypen erklärlich und zudem das seltene Auftreten dieser Phenylpropane mit substituiertem Benzolring

zeichnet sie als **Depside.** Sehr verbreitet ist die Chlorogensäure, ein Depsid aus Kaffee- und Chinasäure. Die Zimtsäuren können schließlich stufenweise reduziert werden: zu Aldehyden, zu Alkoholen und Allyl- oder Propenylbenzolderivaten. Das wohl verbreitetste Reduktionsprodukt einer Zimtsäure ist der **Coniferylalkohol** (4-Hydroxy-3-methoxy-zimtalkohol), die Muttersubstanz der Lignane und des Coniferen-Lignins.

Zimtsäuren unterliegen analog wie die Fettsäuren der β-Oxidation: es entstehen die jeweiligen C_6-C_1-Säuren, aus Zimtsäure beispielsweise Benzoesäure. Durch oxidative Decarboxylierung bauen bestimmte Pflanzenarten C_6-C_1-Säuren zu aromatischen Verbindungen ohne Seitenkettensubstitution ab (z. B. *p*-Hydroxybenzoesäure → Hydrochinon).

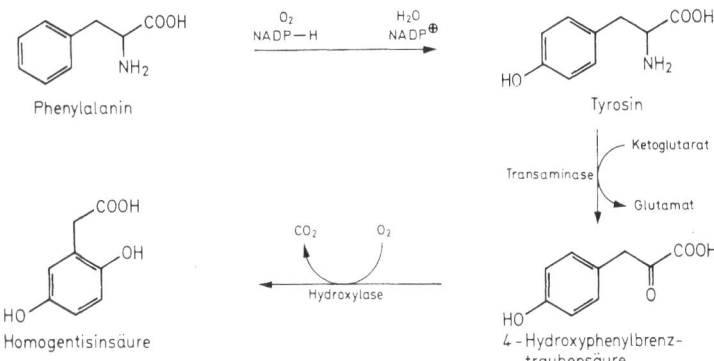

Abb. 5.4–4. Abbau von Phenylalanin und Tyrosin in tierischen Organismen sowie in Mikroorganismen. Die Decarboxylierung der α-Ketocarbonsäure verläuft unter gleichzeitiger Hydroxylierung. Zusätzlich ist diese „oxidative Decarboxylierung" mit einer *1,2*-Verschiebung des Acetatrestes verbunden

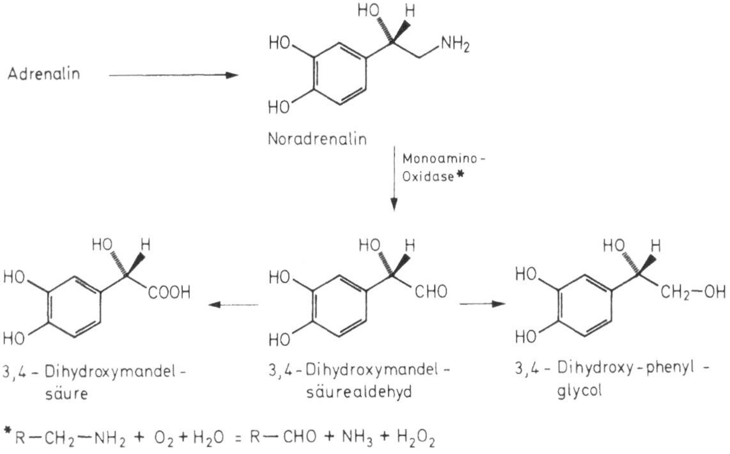

*R—CH$_2$—NH$_2$ + O$_2$ + H$_2$O = R—CHO + NH$_3$ + H$_2$O$_2$

Abb. 5.4–5. Der Abbau von Adrenalin und Nor-Adrenalin führt über C$_6$-C$_2$-Verbindungen. Hauptabbauort ist die Leber

Auch C$_6$-C$_2$-Körper kommen vor, und zwar sowohl im Tierreich als auch bei Pflanzen. Mensch und Säugetier bauen Tyrosin über **Homogentisinsäure** (2,5-Dihydroxy-phenylessigsäure) ab, der wohl physiologisch wichtigsten C$_6$-C$_2$-Säure: Tyrosin wird durch Transaminierung mit α-Ketoglutarsäure zunächst in *para*-Hydroxyphenylbrenztraubensäure überführt, die durch die *p*-Hydroxyphenylpyruvat-hydroxylase zur Homogentisinsäure oxidiert. Die Hydroxylierung erfolgt in *para*-Stellung

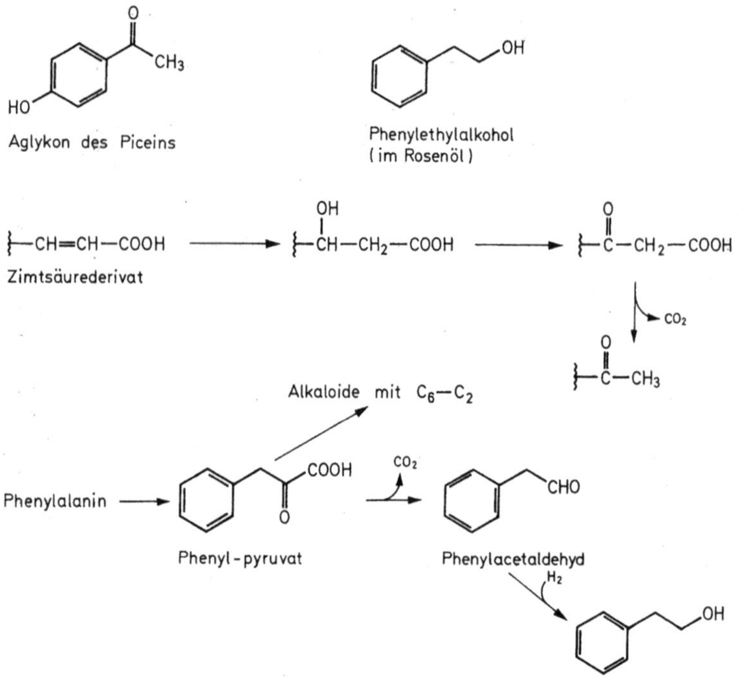

Aglykon des Piceins

Phenylethylalkohol (im Rosenöl)

$\}-CH=CH-COOH \longrightarrow \}-\underset{|}{CH}(OH)-CH_2-COOH \longrightarrow \}-\underset{\|}{C}(O)-CH_2-COOH$

Zimtsäurederivat

$\downarrow CO_2$

$\}-\underset{\|}{C}(O)-CH_3$

Alkaloide mit C_6-C_2

Phenylalanin $\longrightarrow$ Phenyl-pyruvat $\xrightarrow{CO_2}$ Phenylacetaldehyd $\xrightarrow{H_2}$

Abb. 5.4–6. Auch in höheren Pflanzen kommen C_6-C_2-Körper vor. Die seltenen Acetophenone vom Typus des Piceins entstehen wahrscheinlich durch eine Reaktionsfolge, die zunächst der β-Oxidation gleicht. Diese wird jedoch nicht durch eine thioklastische Abspaltung von Acetat abgeschlossen, vielmehr kommt es zur Decarboxylierung der intermediär gebildeten β-Ketocarbonsäure. Zu einer anderen Biosynthesereihe gehört der Phenylethylalkohol, ein wertvoller Bestandteil des Rosenöls. Hier kommt es zur Kettenverkürzung durch α-Decarboxylierung

zur bereits vorhandenen phenolischen Gruppe, die aber zunächst durch den Pyruvatrest belegt ist; daher ist der Übergang in das Hydrochinonderivat mit einer Verschiebung der Seitenkette gekoppelt. Diese Pyruvatseitenkette wird zugleich modifiziert, indem die α-Ketocarbonsäure CO_2 verliert und der intermediär entstehende Aldehyd zur Carbonsäure dehydriert. Bei einer als Alkaptanurie genannten Stoffwechselkrankheit wird vermehrt Homogentisinsäure im Harn ausgeschieden, da diesem Kranken dasjenige Enzym fehlt, welches die Homogentisinsäure unter Aufspaltung des aromatischen Ringes weiter abbaut. Die klinisch harmlose Erkrankung geht mit einer Ablagerung von dunkel gefärbten Oxidationsprodukten der Homogentisinsäure einher.

Bei höheren Pflanzen finden sich „unmaskierte" C_6-C_2-Körper selten. Wenn man nach pharmazeutisch interessierenden Beispielen sucht, so

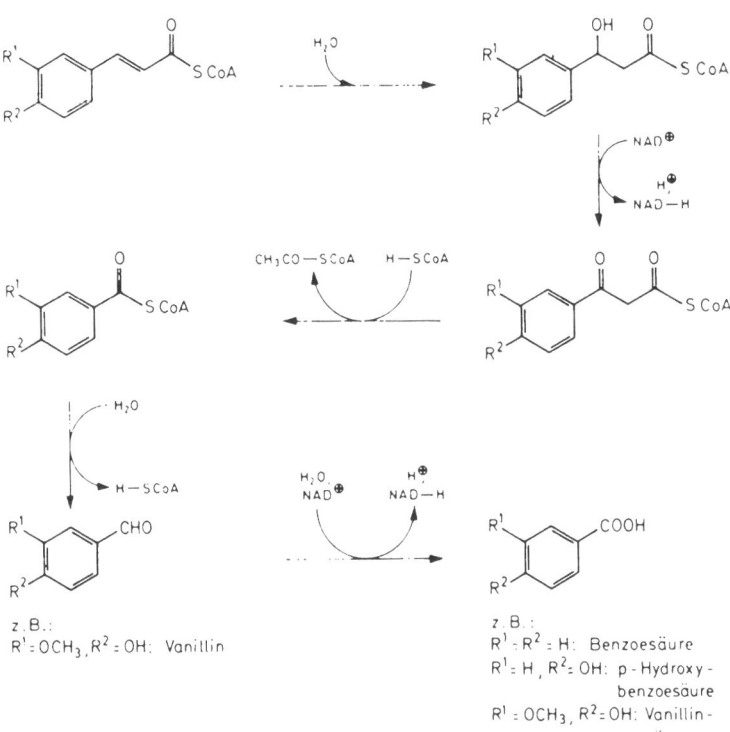

z.B.:
$R^1 = OCH_3, R^2 = OH$: Vanillin

z.B.:
$R^1 = R^2 = H$: Benzoesäure
$R^1 = H, R^2 = OH$: p-Hydroxy-benzoesäure
$R^1 = OCH_3, R^2 = OH$: Vanillinsäure

Abb. 5.4–7. C_6-C_1-Verbindungen vom Typus des Vanillins und der Benzoesäure entstehen aus Zimtsäuren in einem der β-Oxidation der Fettsäuren vergleichbaren Prozeß. Daneben gibt es aber einen zweiten, direkten Weg zu C_6-C_1-Säuren, der nicht über Phenylalanin/Tyrosin führt, sondern früher abzweigt (s. Kapitel 5.6)

ließe sich ein Reduktionsprodukt der Phenylessigsäure, der Phenylethylalkohol (β-Phenylethanol) nennen, eine Komponente im wertvollen Rosenöl. In Alkaloidmoleküle eingebaut, finden sich C_6-C_2-Körper bei den zahlreichen Alkaloiden der Phenylalanin/Tyrosin-Familie (s. oben 5.2). Biosynthesevorstufe ist die aus Dopa durch Transaminierung gebildete Dihydroxyphenylbrenztraubensäure, die unter Decarboxylierung als Dihydroxyphenylacetaldehyd in die Alkaloide eingebaut wird.

Bei Mikroorganismen kommt sowohl die Phenylessigsäure als auch deren p-Hydroxyderivat vor; man braucht nur an die Penicillin-bildenden *Penicillium*-Arten zu denken bzw. an die beiden natürlichen Penicilline G und X.

Cumarine. Die Cumarine weisen dasselbe Kohlenstoffgerüst auf wie die Zimtsäuren; sie sind Lactone der o-Hydroxyzimtsäuren. Vom Molekül

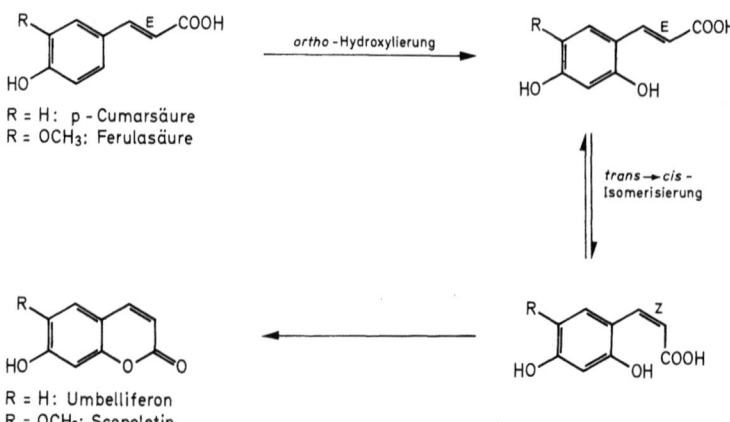

R = H: p-Cumarsäure
R = OCH$_3$: Ferulasäure

R = H: Umbelliferon
R = OCH$_3$: Scopoletin

Abb. 5.4–8. Die Biosynthese der Cumarine ist noch nicht in allen Einzelheiten geklärt. Gefunden und charakterisiert wurde eine Hydroxylase, welche den aromatischen Ring in *ortho*-Position (bezogen auf die Anhaftungsstelle der C$_3$-Seitenkette) zu hydroxylieren imstande ist. Um den Laktonring schließen zu können, muß die Doppelbindung in der Z-Konfiguration vorliegen. Es scheint, als würde die Isomerisierung durch UV-Licht induziert

her wird man eine nahe biogenetische Verwandtschaft vermuten, die auch durch *in vivo*-Versuche wahrscheinlich gemacht werden konnte. Ungeklärt ist allerdings der genaue Reaktionsmechanismus, der von der Zimtsäure zu den Cumarinen führt. Die natürlichen Zimtsäurederivate sind, die Stereochemie der Doppelbindung betreffend, *trans*-Zimtsäuren: bei den Cumarinen dagegen liegen *cis*-Zimtsäuren vor. Die Bildung der Cumarine aus Zimtsäuren erfordert sodann eine Hydroxylierung in *ortho*-Stellung, bezogen auf den C$_3$-Seitenrest. Da orthoständig hydroxylierte Phenylpropane in der Natur kaum vorkommen, so muß man wohl annehmen, daß *cis-trans*-Umlagerungen (Isomerisierung) und *ortho*-Hydroxylierung miteinander gekoppelte Reaktionen sind. Neuere Arbeiten lassen es als möglich erscheinen, daß die orthohydroxylierte Zwischenstufe nicht wirklich durchlaufen wird; die Zimtsäuren könnten auch über freie-Radikal-Formen, entstanden durch die Einwirkung Peroxidase-ähnlicher Enzyme, direkt zu den Cumarinen zyklisiert werden.

Lignane. Lignane sind aromatische Verbindungen, deren Kohlenstoffgrundgerüst aus 18 C-Atomen besteht, wobei 12 auf die beiden Benzolringe entfallen. Die Benzolringe weisen ein Substitutionsmuster auf, wie wir es von den Zimtsäuren her gewohnt sind. Es liegt daher nahe, die Lignane als dimere Phenylpropane aufzufassen. Auffallend dabei ist, daß die Verknüpfung der beiden C$_9$-Körper zum dimeren C$_{18}$-Körper

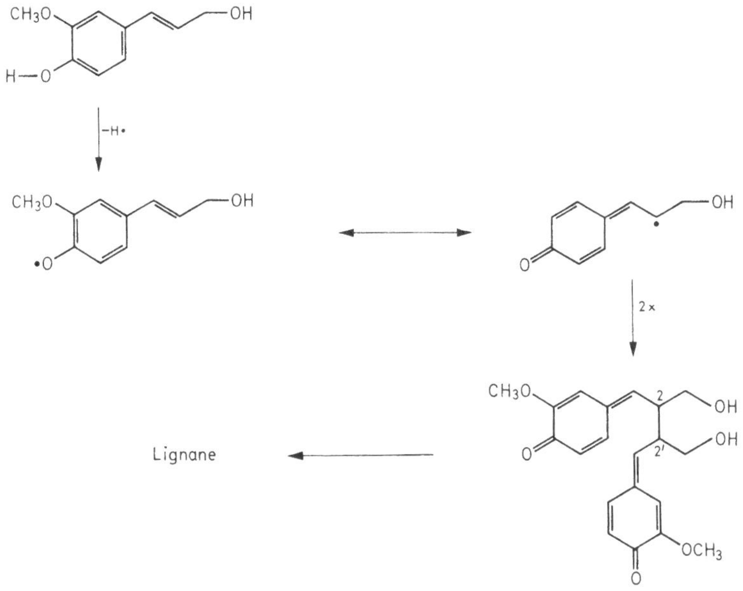

Abb. 5.4–9. Lignane sind dimere Phenylpropankörper. Der Grundkörper der Reihe leitet sich vom Coniferylalkohol durch radikalische (dehydrierende) Dimerisierung ab. Es werden primär zunächst die beiden mittleren C-Atome der Seitenkette (2 → 2′) durch Radikalkopplung dimerisiert. Weitere C-C-Verknüpfungen sind möglich. Die funktionellen Gruppen der Seitenketten können ebenfalls miteinander reagieren (s. Abb. 5.4–10)

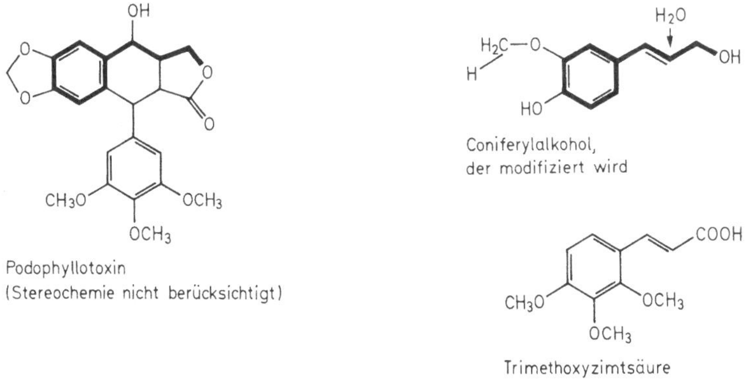

Podophyllotoxin
(Stereochemie nicht berücksichtigt)

Coniferylalkohol,
der modifiziert wird

Trimethoxyzimtsäure

Abb. 5.4–10. Im Podophyllotoxin stellt der Coniferylalkohol den einen Phenylpropanbaustein; allerdings ist der Alkohol leicht modifiziert, indem die *o*-Hydroxy-methoxy-Gruppe zur Methylendioxygruppe dehydriert ist und die Doppelbindung hydratisiert vorliegt. Bei dem zweiten Phenylpropanbaustein handelt es sich um Trimethoxy-zimtsäure. Die Substituenten an den beiden Enden – Carboxyl und Hydroxymethyl – zyklisieren unter H_2O-Austritt zum Lakton

bei allen Lignanen über das mittlere C-Atom (das β-C-Atom) der Seitenkette erfolgt. Außer durch das Substitutionsmuster der aromatischen Kerne, das ganz analog variiert wie das der Zimtsäuren, ist die Variation innerhalb der Lignanreihe gegeben durch *(1)* Ausbildung oder Fehlen des Tetrahydronaphtalin-(= Tetralin-)ringsystems und *(2)* durch den Oxydationsgrad der beiden endständigen C-Atome der C_3-Kette mit den entsprechenden Möglichkeiten zur Bildung sauerstoffhaltiger Heterozyklen.

Die Lignanbildung ist eine in der Regel wohl dehydrierende Dimerisation. Der exakte Biosynthesemechanismus ist bisher unbekannt.

5.5 Aus Phenylalanin/Tyrosin und einem anderen Baustein gebildete N-freie Stoffe

a) Der einfachste Fall, mit den Zimtsäuren weitere N-freie Bausteine zu verknüpfen, besteht in der Verlängerung der C_3-Acrylsäurekette durch Kondensation mit 1 oder mehreren C_2-Bausteinen (*via* Malonyl-SCoA).

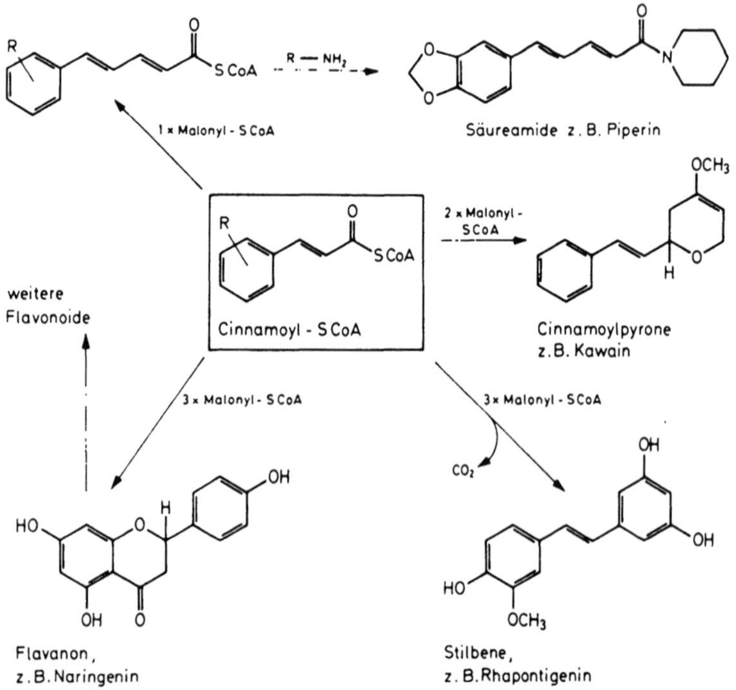

Abb. 5.5–1. Aufbau einiger Pflanzenstoffe, die durch Kettenverlängerung aus Cinnamoyl-SCoA-Derivaten entstehen

p-Hydroxyphenylalanin, Dopa } → → → p-Cumarsäure, Kaffeesäure } an H—S CoA gebunden

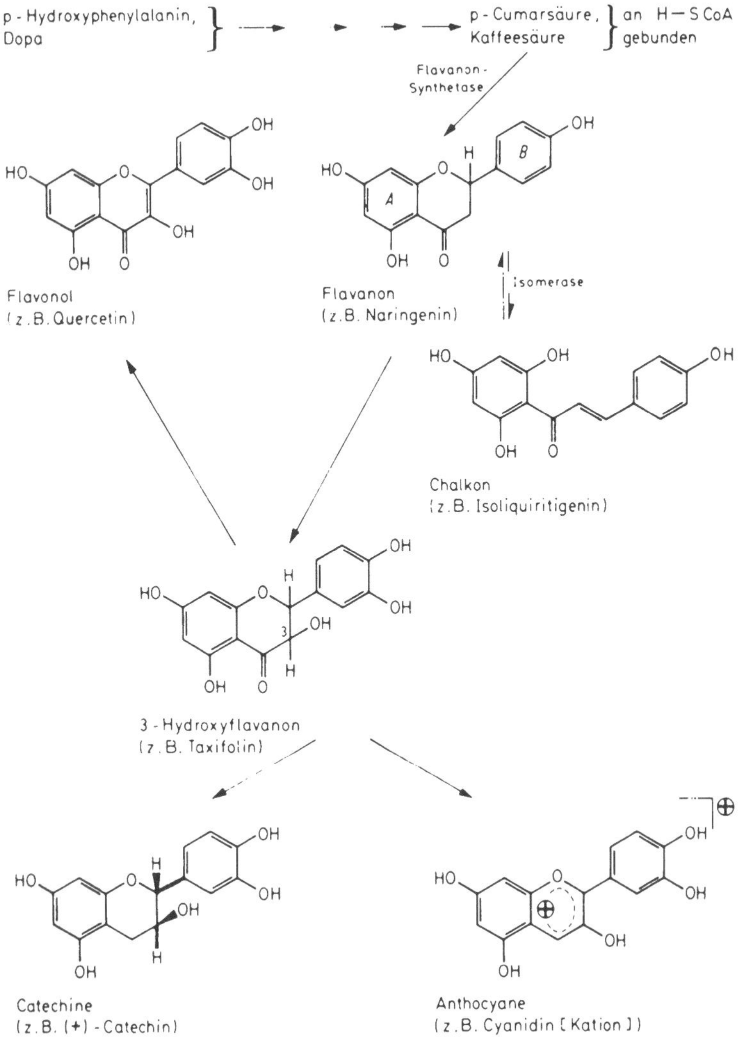

Flavanon-Synthetase

Flavonol
(z.B. Quercetin)

Flavanon
(z.B. Naringenin)

↕ Isomerase

Chalkon
(z.B. Isoliquiritigenin)

3-Hydroxyflavanon
(z.B. Taxifolin)

Catechine
(z.B. (+)-Catechin)

Anthocyane
(z.B. Cyanidin [Kation])

Abb. 5.5–2. Man erkennt am Molekülaufbau der verschiedenen Flavone ihre biosynthetische Herkunft. Der Ring A verrät durch seine (in der Regel) meta-ständigen O-Funktionen seine Herkunft aus drei Azetaten; der Ring B zeigt im typischen Fall noch das Substitutionsmuster einer der aromatischen Aminosäuren Dopa, p-Hydroxyphenylalanin oder, (seltener) des Phenylalanins. Markierungs-experimente sprechen dafür, daß das offenkettige Chalkon das primär faßbare Stoffwechselprodukt, gleichsam die Muttersubstanz, der gesamten Flavonoide wäre. Neue Untersuchungen mit gereinigten Enzymen (H. GRIESEBACH u. Mitarb., 1975) führten jedoch zu der Schlußfolgerung, daß in der Flavanon-Synthetase das Schlüsselenzym der gesamten Flavonoidbiosynthese vorliegt.

Dazu müssen die *trans*-Zimtsäuren durch Überführung in die entsprechenden *trans*-Cinnamoyl-SCoA-Verbindungen aktiviert werden: sie fungieren als Startersubstanz für die Kondensation mit Malonyl-SCoA, ganz in Analogie zur Verlängerung von Fettsäureketten. Die intermediär gebildeten β-Ketosäuren können sich in unterschiedlicher Weise zyklisieren (Abb. 5.5–1). Zunächst einmal ist die Bildung von Lactonen möglich, wofür das **Kawain** als Beispiel dienen kann. Zur Bildung rein carbozyklischer Ringe kommt es entweder durch aldolartige Verknüpfungen (Beispiel: Stilbene [Rhapontigenin]) oder durch Claisen-Kondensation (Beispiel: Flavonoide [Naringenin]).

Die **Flavonoide** (= Flavonderivate) bilden die bei den höheren Pflanzen am weitesten verbreitete Gruppe von Phenolen; sie kommen in mannigfachster Ausgestaltung vor (Abb. 5.5–2). Ihren Namen (vom lat. flavus = gelb) verdanken sie dem Umstande, daß zahlreiche Vertreter (die Flavonole [z. B. Quercetin]) gelb gefärbt sind; doch sind viele Flavonoide bekannt, die farblos sind (wie die Flavanone und die Catechine), und andere, die rote bis blau-violette Färbung aufweisen wie die Cyanidine. Dem biosynthetischen Aufbau nach handelt es sich um Zimtsäureabkömmlinge mit drei ankondensierten Acetatbausteinen, genauer um C_{15}-Verbindungen mit zwei aromatischen Ringen, die über eine C_3-Brücke miteinander verknüpft sind (C_6-C_3-C_6). In der Regel sind zwei C-Atome der Kette Teil eines heterozyklischen Ringsystems vom Ben-

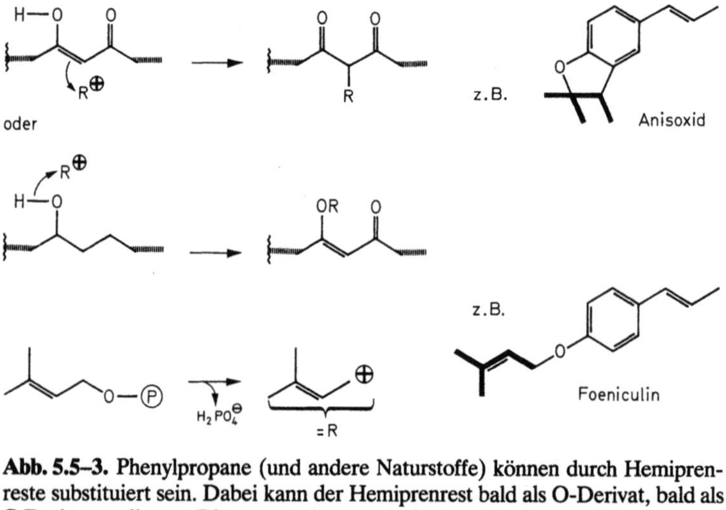

Abb. 5.5–3. Phenylpropane (und andere Naturstoffe) können durch Hemiprenreste substituiert sein. Dabei kann der Hemiprenrest bald als O-Derivat, bald als C-Derivat vorliegen. Dieses gemeinsame Auftreten von O- und C-Isoprenylierungen wird verständlich, wenn man einen Mechanismus postuliert, welcher der bekannten Enolalkylierung der organischen Chemie äquivalent ist

zochromantyp (Catechine), Benzochromontyp (Flavone, Flavonole) oder Benzochromanontyp (Flavanone, 3-Hydroxyflavanone).

b) Eine weitere, in höheren Pflanzen verwirklichte Verknüpfung von Zimtsäurederivaten mit N-freien Substituenten besteht in deren Substitution durch Hemiprenreste (Abb. 5.5–4). Der Isopropylsubstituent kann Teil eines heterozyklischen Ringsystems werden, so in den Furano- und in den Pyranocumarinen.

Substitution durch längere Terpenketten finden sich in den **Plastochinonen** und den **Tocopherolen** (Abb. 5.5–5).

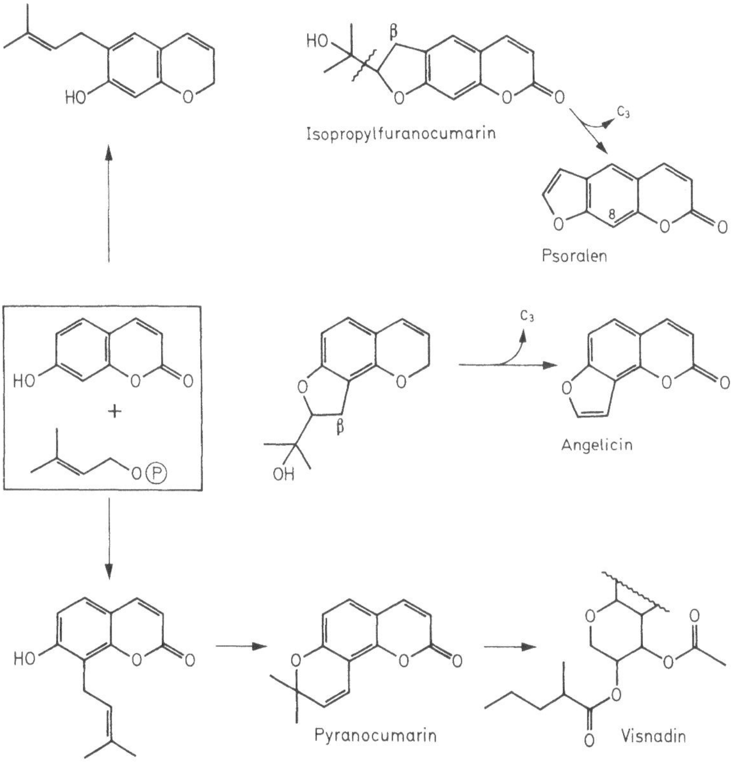

Abb. 5.5–4. Durch C-Isoprenylierung des aromatischen Ringes der Cumarine entstehen zwei Typen von Isoproylfuranocumarinen und von Furanocumarinen. Die Furanocumarine sind sekundäre Umwandlungsprodukte der Isopropylfuranocumarine, wie sich aus Markierungsexperimenten schließen ließ. Zum Mechanismus der C_3-Abspaltung fehlen noch immer experimentelle Belege. Man nimmt an, daß das C_3-Bruchstück als Aceton nach Art einer rückläufigen Aldolreaktion verloren geht; dies würde eine Carbonylfunktion β-ständig zu einer tertiären OH-Gruppe oder aber ein Carbonium-Ion in derselben Position voraussetzen

Abb. 5.5–5. Die Ubichinone einschließlich der Plastochinone unterscheiden sich wesentlich von den Tocopherolen dadurch, daß die Isopren-Seitenkette bei den Tocopherolen abgesättigt ist. Im grundsätzlichen Aufbau zeigen Ubichinone und Tocopherole Übereinstimmung, indem sie „gemischtes Bauprinzip" aufweisen und zwar aus Bauelementen dreierlei Herkunft sich zusammensetzen: aus einem Shikimatbaustein (in Form eines aromatischen Ringes C_6-C_0 oder des Benzochinons), aus einer Isoprenseitenkette variierender Kettenlänge und aus Methylgruppen aus dem C_1-Pool. Bei Bakterien wird der Benzolring direkt aus Chorisminsäure über p-Hydroxybenzoesäure synthetisiert, bei höheren Pflanzen und im Säugetierorganismus auf dem Umwege über die Aminosäure Tyrosin. In diesem Falle entstammt eine der Methylgruppen (im Schema durch ein * gekennzeichnet) nicht dem C_1-Pool, sondern – wie durch Markierungsexperimente belegt werden konnte – aus den Pyruvatsubstituenten der Chorisminsäure

5.6 Aus Zwischenprodukten des Shikimat-Weges gebildete Stoffe

In den Abschnitten 5.4 und 5.5 wurde gezeigt, daß N-freie aromatische Verbindungen aus den Stickstoff im Molekül enthaltenden Aminosäuren entstehen. Dies mag als ein Umweg der Biosynthese erscheinen, wenn man in Betracht zieht, daß zur Biosynthese der aromatischen Aminosäuren N-freie hydroaromatische Vorstufen durchlaufen werden. Tatsächlich gibt es auch Naturstoffe der Aromatenreihe, die sich von

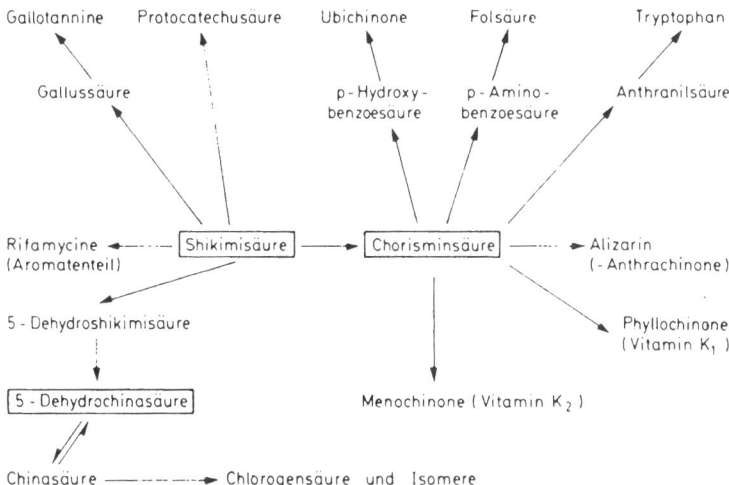

Abb. 5.6–1. Übersicht über aromatische Naturstoffe, die nicht aus Phenylalanin/Tyrosin gebildet werden, die vielmehr direkte Zwischenprodukte des Shikimat-Weges darstellen

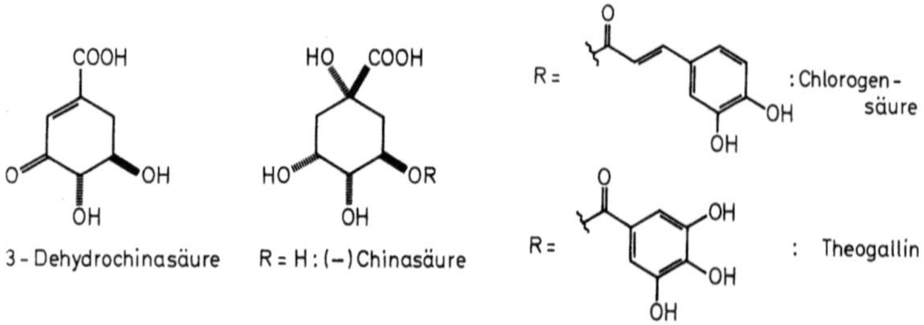

3-Dehydrochinasäure   R = H : (−)Chinasäure

R = (caffeoyl group) : Chlorogensäure

R = (galloyl group) : Theogallin

Abb. 5.6–2. 3-Dehydrochinasäure ist ein echtes Zwischenprodukt des Shikimatstoffwechsels (s. Abb. 5.1.1–3). Die mit dieser Säure tautomere (-)-Chinasäure hingegen ist normalerweise kein Stoffwechselprodukt, weder der Mikroorganismen noch der grünen Pflanzen. Es ist ein Sekundärprodukt, das bei höheren Pflanzen sowohl in freier Form als auch verestert weit verbreitet vorkommt. Als Beispiel für einen Ester sei die in den Kaffeebohnen reichlich vorkommende Chlorogensäure erwähnt. Im Tee (Camellia sinensis) kommt der entsprechende Gallussäureester vor

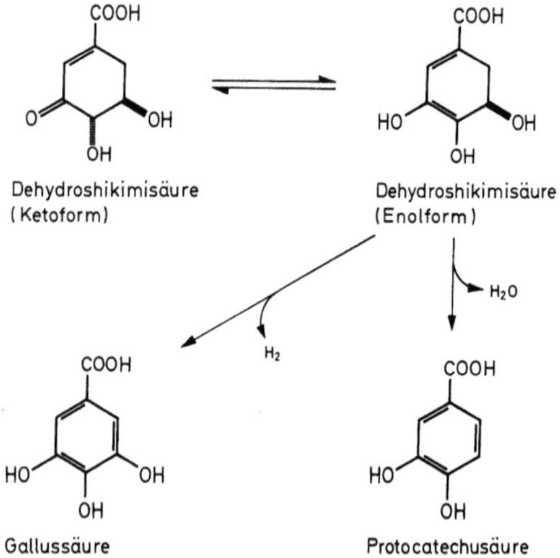

Dehydroshikimisäure (Ketoform) ⇌ Dehydroshikimisäure (Enolform)

→ H_2
→ H_2O

Gallussäure   Protocatechusäure

Abb. 5.6–3. Biosynthese der Protocatechu- und der Gallussäure. Gallussäure kommt nur selten in freier Form vor, meist gebunden an Chinasäure und vor allem an Zucker (Glucose) vor. Gemische derartiger Zucker-Gallussäureester sind als hydrolysierbare Gerbstoffe (= Tannine) bekannt

---

Abb. 5.6–4. Biosynthesen, die von Chorisminsäure ausgehen. Nach Markierungsexperimenten stammen von den zehn Kohlenstoffatomen des Naphtochinongerüstes sieben (d. i. C_6-C_1) aus der Shikimisäure und die drei übrigen aus dem C_5-Kohlenstoffskelett des Glutamins. Die Einzelheiten der Biosynthese sind unklar. Man nimmt an, daß zunächst die an Thiamindiphosphat gebundene α-Ketoglutarsäure nach Decarboxylierung als aktiver Succinaldehyd nucleophil die Chorisminsäure substituiert (Die Decarboxylierung hätte damit ihr Analagon in der Bildung von aktivem Acetaldehyd aus Pyruvat und im Acetyltransfer von Hydroxyethyl-thiamindiphosphat auf Liponsäure). Elimination von Enolpyruvat bzw. Pyruvat – und darin liegt der Grund, eher Chorismat als Shikimat als Präkursor zu postulieren – führt zur Succinylbenzoesäure. Der weitere Weg zu den Phyllochinonen und den Menachinonen gleicht weitgehend der Ubichinonbiosynthese (Abb. 5.5–5)

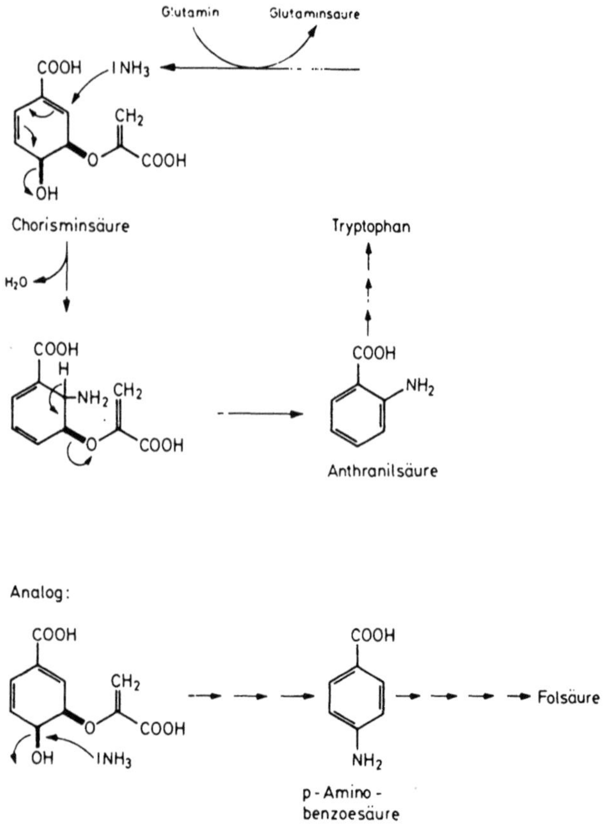

Abb. 5.6–5. Experimentell gesichert ist, daß Chorisminsäure und Glutamin Präkursoren sowohl der Anthranilsäure als auch der p-Aminobenzoesäure darstellen. Wiederum fehlen die Beweise für den Reaktionsmechanismus. So stellt man sich u. a. vor, daß zunächst ein Amid der Chorisminsäure gebildet wird, das dann sekundär die NH_2-Gruppe auf den Benzolring unter Eliminierung eines Hydroxyls überträgt. Das bizyklische Zwischenprodukt würde in einem weiteren Schritt Pyruvat eliminieren. Wahrscheinlicher erscheint es (mit D. E. METZLER, Biochemistry, Academic Press 1977) anzunehmen, daß eine Untereinheit der Anthranilat-Synthetase an Glutamin bindet und intermediär NH_3 hydrolytisch freisetzt, das unter Elimination von Hydroxyl (*1.* Schritt) und von Pyruvat (*2.* Schritt) Anthranilsäure liefert. Die Biosynthese der mit Anthranilsäure isomeren p-Aminobenzoesäure würde dann dem gleichen Mechanismus folgen, nur mit dem Unterschied, daß Verdrängung des Hydroxyls und nucleophile Addition von NH_3 am selben Kohlenstoffatom sich abspielen

Durchgangsstufen der Phenylalanin/Tyrosin-Biosynthese ableiten. Die wichtigsten Verzweigungsstellen dieser Aromatenbiosynthese sind Shikimisäure und Chorisminsäure. Die Abb. 5.6–1 bringt eine Übersicht über diese Gruppe von Aromaten, die nicht über Phenylalanin/Tyrosin gebildet werden, sondern aus Shikimisäure oder Chorisminsäure direkt. Von einer Vorstufe der Shikimisäure leitet sich die (−)-**Chinasäure** ab (Abb. 5.6–2), die bei höheren Pflanzen vor allem mit Kaffeesäure verestert (= Chlorogensäure) vorkommt. Von Sekundärstoffen, die sich direkt von der Shikimisäure ableiten, kommt die **Gallussäure** bei höheren Pflanzen weit verbreitet vor. Sie ist Bauelement der hydrolysierbaren Gerbstoffe.

Chorisminsäure ist Bauelement in Naturstoffen, die sich vom Naphtochinon ableiten (Abb. 5.6–4). Sodann spielt sie eine wichtige Rolle auch als Vorstufe der **Anthranilsäure** und der *p*-**Aminobenzoesäure** (Abb. 5.6–5). Von der Anthranilsäure zweigt ein Biosyntheseweg ab, der zur Aminosäure Tryptophan führt. *p*-Aminobenzoesäure ist Bauelement der **Folsäure** und ihrer Derivate.

6 Aus Tryptophan gebildete Stoffe

6.1 Allgemeines

Tryptophan gehört zu den proteinogenen Aminosäuren, doch sind zu ihrer Biosynthese nur pflanzliche Organismen befähigt; für den Säugetierorganismus stellt sie eine essentielle Aminosäure dar (zur Biosynthese: Abb. 6.1–1).

Vom Tryptophan leiten sich viele Metaboliten ab. Stoffwechselphysiologisch wichtig ist die **Nicotinsäure** (Abb. 6.1–2), in der das Indolgerüst weitgehend modifiziert ist. In diesem Zusammenhange sei erinnert, daß nur einige Organismengruppen Nicotinsäure durch oxidativen Abbau von Tryptophan bilden; grüne Pflanzen und Bakterien sind zur *de-novo-*

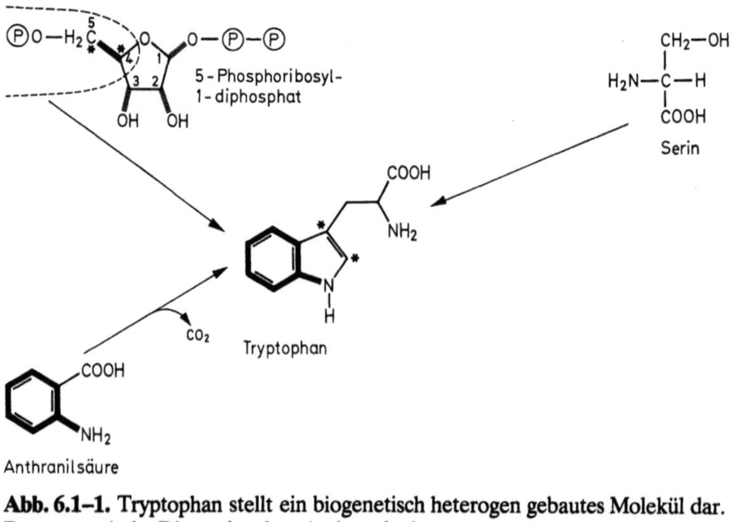

Abb. 6.1–1. Tryptophan stellt ein biogenetisch heterogen gebautes Molekül dar. Der aromatische Ring nebst dem Aminosubstituenten stammt von der Anthranilsäure; die Seitenkette vom Serin; die zwei verbleibenden Kohlenstoffatome des Indols aus der Ribose, die im Zuge des biosynthetischen Aufbaues von Tryptophan einen C_3-Körper (Glycerinaldehyd) verliert

Biosynthese aus Glycerin und Asparaginsäure befähigt (Abb. 6.1–3). Engere Verwandtschaft zur Aminosäure lassen das Tryptamin, das Serotonin, das 4-Hydroxytryptamin und das Melatonin erkennen.

Tryptamin, das aus Tryptophan durch Decarboxylierung entsteht, wirkt stimulierend auf die glatte Muskulatur von Blutgefäßen, Uterus und ZNS. **Serotonin** (5-Hydroxytryptamin) kommt im ZNS vor, vor allem aber gespeichert in den Mastzellen und den Thrombozyten, bei deren Zerfall es freigesetzt wird. Es scheint am Auslösen des Entzündungsschmerzes beteiligt zu sein. Interessanterweise findet es sich auch als Komponente tierischer Gifte, so in den von Hornissen, Wespen und Skorpionen. **Melatonin** = N-Acetyl-5-methoxytryptamin ist das Hormon der Zirbeldrüse; es wird in diesem endokrinen Organ des ZNS aus Serotonin synthetisiert (Serotonin → N-Acetylserotonin → O-Methyl-N-acetylserotonin [Melatonin]). Die spezifische O-Methyltransferase läßt sich nur in der Epiphyse nachweisen. Bei Amphibien reguliert Melatonin als Gegenspieler des Melanotropins die Pigmentbildung. Es synchronisiert sodann die sexuelle Aktivität mit den Umweltbedingungen.

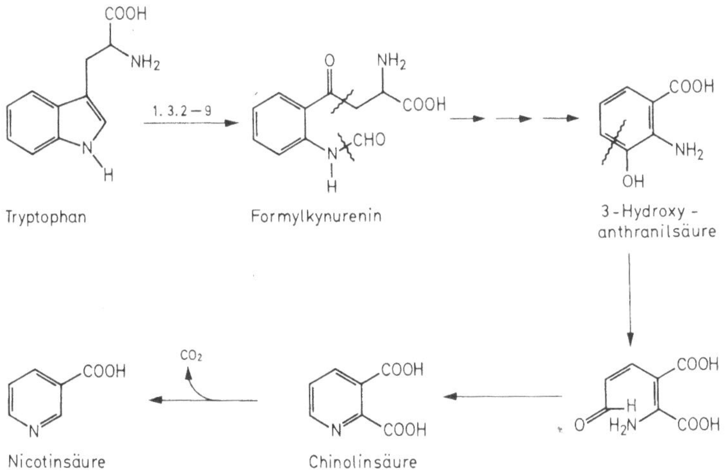

Abb. 6.1–2. Biosynthese von Nicotinsäure. Bei Tieren und den meisten Pilzen entsteht sie durch oxidativen Abbau von Tryptophan. Eine Tryptophanoxygenase öffnet zunächst den Pyrrolring unter Bildung von N-Formylkynurenin. Nach hydrolytischer Abspaltung von Ameisensäure wird das sich bildende Kynurenin hydroxyliert (durch die Kynurenin-3-hydroxylase) und im Anschluß daran die Seitenkette als Alanin (durch die Kynureninase) unter Bildung von 3-Hydroxyanthranilsäure abgespalten. Deren Benzolring wird durch eine Dioxygenase (s. Abb. 1.3.2–10) geöffnet. Das Zwischenprodukt, die 2-Acroleyl-3-Aminofumarsäure, zyklisiert spontan (d. h. nicht-enzymatisch), und zwar unter Einbeziehung des Aminostickstoffs

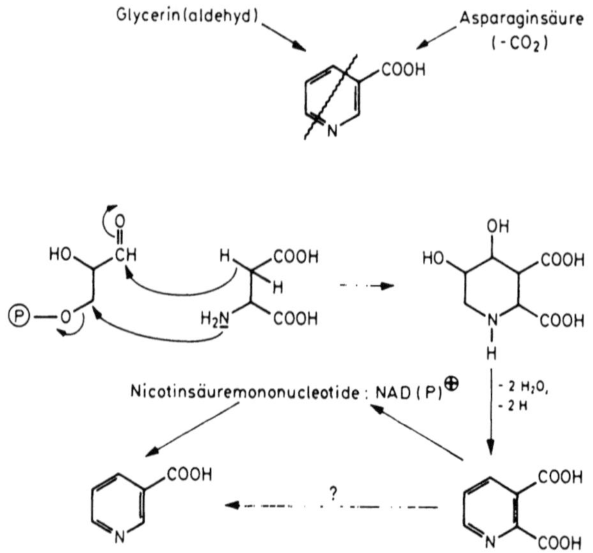

Abb. 6.1–3. Bei grünen Pflanzen und bei Bakterien bilden sich Nicotinsäurenucleotide (NAD$^{\oplus}$ und NADP$^{\ominus}$) aus einem Glycerinderivat und Asparaginsäure. Einzelheiten der Biosynthese sind nicht bekannt. Eine plausible Biosynthesesequenz ist die nach T. A. Geissman und D. H. G. Crout, Freeman, Cooper u. Co – Verlag, 1969 in der Abb. wiedergegebene

Auch bei Säugetieren dürfte es in der Fortpflanzung eine Rolle spielen. Im tierischen Organismus kommen außer den genannten biogenen Aminen eine Reihe von Abbauprodukten des Tryptophans vor. Im Harn sind verschiedene Indolderivate nachweisbar, und zwar mengenmäßig vorherrschend das 5-Hydroxyindolylacetat, das beim Abbau des Serotonins entsteht. In den Faezes finden sich als Tryptophan-Abbauprodukte Indol und 3-Methylindol (= **Skatol**).

Auch in vielen Pflanzenstoffen findet sich das Ringgerüst des Indols. Als Wuchsstoffe z. B. fungiert die **3-Indolylessigsäure,** die aus Tryptophan durch drei relativ unspezifische Enzyme (eine Transaminase, eine α-Ketocarbonsäuredecarboxylase und eine Aldehyddehydrogenase) gebildet wird: Tryptophan → Indolbrenztraubensäure → Indolylacetaldehyd → Indolylessigsäure. Auch **Serotonin** kommt in Pflanzen vor, z. B. in so alltäglichen Nahrungsmitteln wie in Bananen, Tomaten und Walnüssen. Angereichert findet sich Serotonin ferner in den Brennhaaren der Brennessel *(Urtica urens)* und in den Haaren von *Mucuna pruriens,* einer indischen Hülsenfrucht, die durch intensive Juckreizwirkung be-

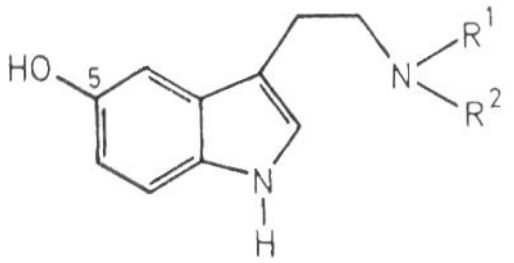

R¹ = R² = H : Serotonin
R¹ = R² = CH₃ : Bufotenin

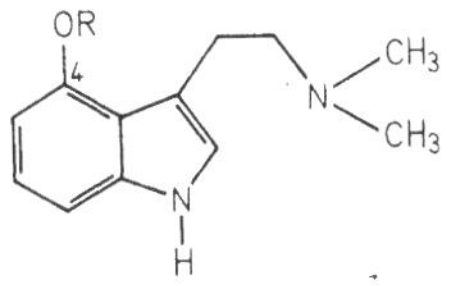

R = H : Psilocin
R = PO₃H: Psilocybin

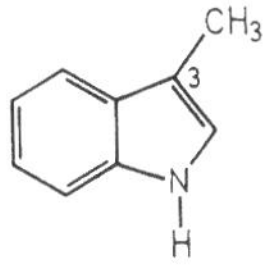

Skatol

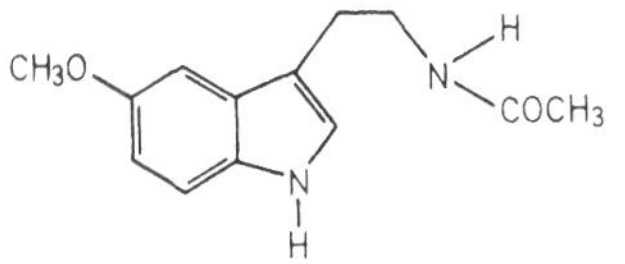

Melatonin
(N-Acetyl-5-methoxytryptamin)

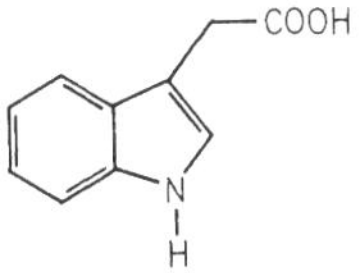

Indolylessigsäure

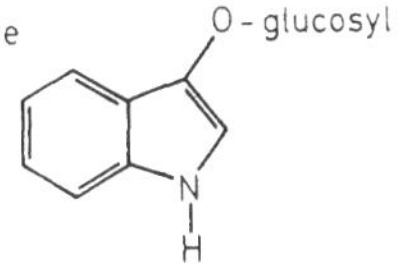

Indikan

Abb. 6.1–4. Einfache Abbauprodukte der Aminosäure Tryptophan. Einige, wie Serotonin, Psilocybin und Melatonin, enthalten im Molekül noch die Aminoethanol-Seitenkette, andere, wie Indolylessigsäure oder Skatol enthalten kein N-Atom mehr im Seitenrest

kannt ist. Das N,N-Dimethyl-serotonin (= **Bufotenin**) hat psychotrope Eigenschaften: in Mengen von etwa 1 Prozent findet es sich in den Samen von *Piptatenia peregrina,* einer tropischen Mimosaceae. In Form einer Art von „Nasalspray" – aus Bambusröhrchen oder Röhrenknochen ließ man sich das Pulver in die Nase blasen – verwendeten bestimmte Indianerstämme Südamerikas die Droge zu halluzinogenen Inhalationen.

Einige Pilzarten hydroxylieren Tryptamin anstatt in der Position C-5 in der Position C-4, wodurch nicht Serotonin, sondern 4-Hydroxytryptamin entsteht, die Muttersubstanz der psychotropen Prinzipien des mexikanischen Rauschpilzes Teonanacatl *(Psilocybe mexicana).* Es handelt sich um das Psilocin (4-Hydroxy-N,N-dimethyltryptamin) und um **Psilocybin** (4-Phosphoryloxy-N,N-dimethyltryptamin).

6.2 Aus Tryptophan und anderen Bausteinen gebildete Stoffe

Hier ist zunächst die **Lysergsäure** zu nennen, in der ein Hemiterpen mit Tryptamin kombiniert ist (Abb. 6.2–1). Als einfaches (−)-Lysergsäureamid kommt sie in der sog. mexikanischen Zauberdroge, den Samen von *Rivea corymbosa* (Familie: *Convolvulaceae*), vor. Das Amid hat starke halluzinogene Eigenschaften. Zu den Derivaten der Lysergsäure gehören vor allem aber die **Mutterkornalkaloide.**

Denkt man sich das Molekül des Tryptamins mit einem monoterpenoiden Secoiridoid verknüpft, so gelangt man zu der umfangreichen Gruppe der **Indolalkaloide** (Abb. 6.2–2 und 6.2–3).

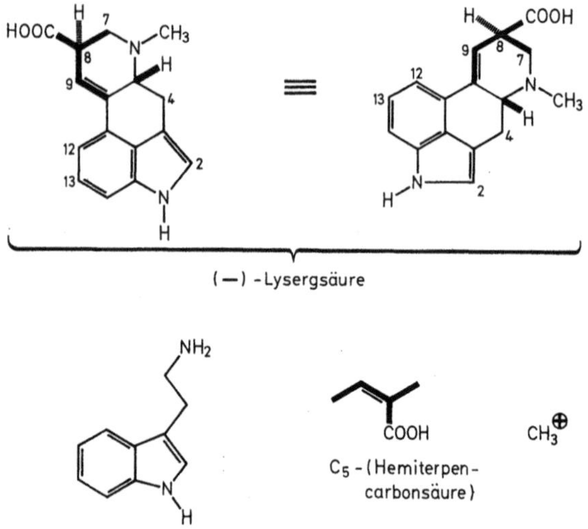

(−)-Lysergsäure

C_5 -(Hemiterpencarbonsäure)

Abb. 6.2–1. Zwei von mehreren Möglichkeiten, die Formel der Lysergsäure wiederzugeben. Die Aminokomponente des Alkaloids bildet das Tryptamin, die Nicht-Aminkomponente ein Hemiterpen. Eines der beiden N-Atome ist methyliert

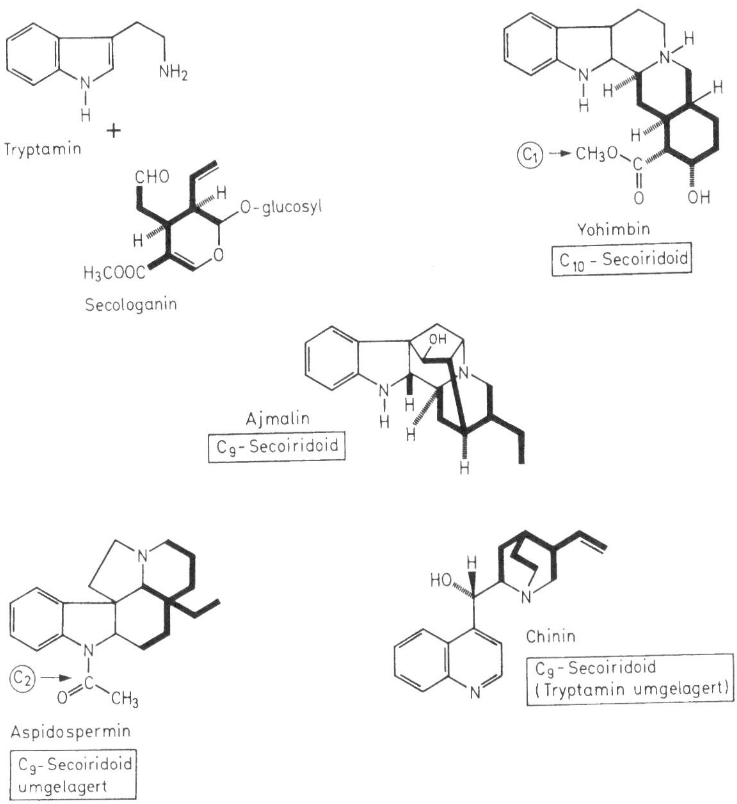

Abb. 6.2–2. Beispiele für die Mannigfaltigkeit im Aufbau der Indolalkaloide. Bauelemente sind in jedem Falle Tryptamin und ein Secoiridoid. Im einfachsten Falle (z. B. im Yohimbin) ist im Alkaloid noch das vollständige Kohlenstoffgerüst des Secologanins zu erkennen. Vielfach (z. B. im Ajmalin) fehlt ein Carboxyl (= C_9-Iridoid). Nicht zuletzt kommt die Mannigfaltigkeit der Indolalkaloide durch die sehr unterschiedliche Verknüpfung der mit funktionellen Gruppen beladenen Iridoidverzweigungen zustande; ferner auch durch die Umlagerung des Iridoidgerüstes selbst. Im Aspidospermin ist der Stickstoff des Indolgerüstes acetyliert. Dieser C_2-Baustein kann Teil des Ringsystems werden wie die folgende Abb. 6.2–3 zeigt

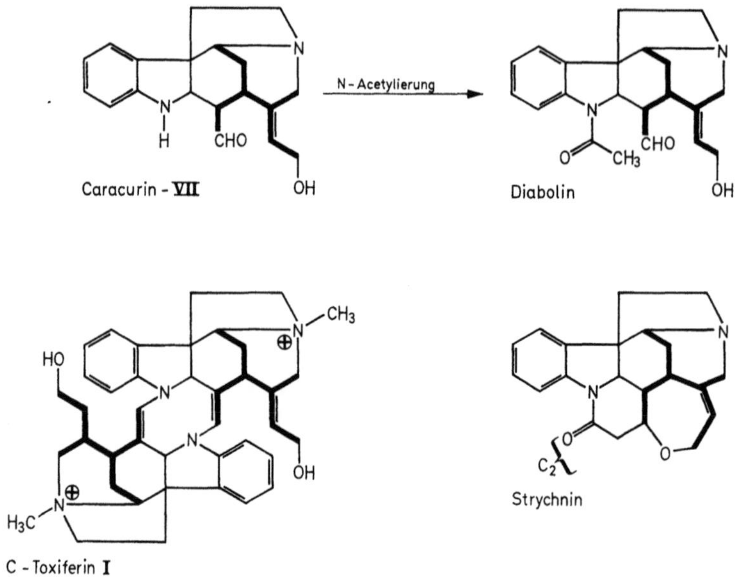

Caracurin - **VII**

Diabolin

N-Acetylierung

C - Toxiferin **I**

Strychnin

Abb. 6.2–3. Aufbau von Strychnin und C-Toxiferin I. Deren Aufbau wird verständlicher, wenn man sich zunächst den des Caracurin, eines ebenfalls in Strychnos-Arten vorkommenden Alkaloids, klar macht. Caracurin stellt eine Variante der Yohimbin/Ajmalins dar mit Tryptamin als N-Baustein und einem C_9-Secoiridoid als Nicht-Aminkomponente. Dimerisierung dieses Moleküls durch Verknüpfung jeweils des Indol-N des einen Moleküls mit der Aldehydgruppe des zweiten – vermutlich über intermediäre Bildung der Aldimine (Schiff-Basen) – liefert das Kohlenstoffgerüst des C-Toxiferin I. Zusätzlich sind die beiden anderen, nicht zum Indolkern gehörenden N-Atome durch Methylierung quarternisiert. Mit dem Vorkommen von quartärem Stickstoff hängt die Curarewirksamkeit des Moleküls zusammen.

Wird im Caracurin ein Acetylrest auf das Indolyl-N übertragen, so hat man das Diabolin, ein Nebenalkaloid aus *Strychnos nux vomica* vor sich. Dieser C_2-Baustein wird beim Strychnin (in formaler Analogie zu einer Aldoladdition) in das Ringsystem einbezogen

7 Aus den aliphatischen Aminosäuren Ornithin, Lysin und Glycin gebildete Stoffe

7.1 Biosynthese von Ornithin und seinen Derivaten

Ornithin (L-α,δ-Diaminovaleriansäure) gehört zu den nicht-proteinogenen Aminosäuren in dem Sinne, daß für ihre direkte Biosynthese im genetischen Code kein Basentriplett bereit liegt. Es besagt dies nicht, daß nicht auch Ornithin als Komponente von Proteinen gefunden werden kann. So kennt man beispielsweise ein Blutplasmaprotein, das bei einem Molekulargewicht von etwa 67000 nicht weniger als 43 Ornithinreste enthält. Es hat die Funktion, Harnstoff zu binden; man vermutet, daß der Verlust der Fähigkeit, Ornithin zum Aufbau dieses Urat-bindenden Proteins zu synthetisieren, mit der Pathogenese der Gicht in Zusammenhang steht.

Als nicht-proteinogene Aminosäure wird Ornithin folglich im Zuge sekundärer Reaktionen aus anderen Aminosäuren gebildet. Der Struktur-

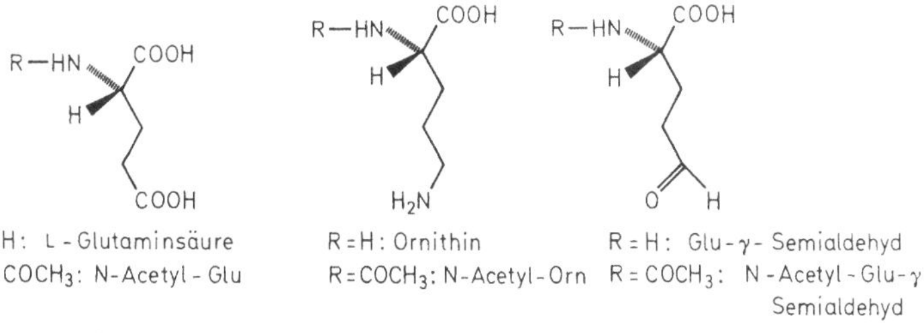

R=H: L-Glutaminsäure
R=COCH$_3$: N-Acetyl-Glu

R=H: Ornithin
R=COCH$_3$: N-Acetyl-Orn

R=H: Glu-γ-Semialdehyd
R=COCH$_3$: N-Acetyl-Glu-γ-Semialdehyd

Abb. 7.1–1. Vergleicht man den Aufbau der nicht-proteinogenen Aminosäure Ornithin mit dem Aufbau der proteinogenen Glutaminsäure, so ist formal eine Carboxylfunktion der Glu in Orn durch eine Aminogruppe ersetzt. Als Zwischenstufe der Biosynthese wird Glutaminsäure-γ-Semialdehyd durchlaufen. Diese Zwischenstufe neigt zur spontanen Zyklisierung, was der Grund dafür sein dürfte, daß die Biosynthese nicht auf der Stufe der α-Aminosäurederivate abläuft, sondern auf der Stufe der N-Acetylderivate. Aus dem Aldehyd entsteht Ornithin durch eine Transaminierungsreaktion. Es bleibt zu erwähnen, daß die Reaktion der Carbonsäure zum Aldehyd erst nach Phosphorylierung der Carboxylgruppe mittels ATP (zum gemischten Säureanhydrid) erfolgt

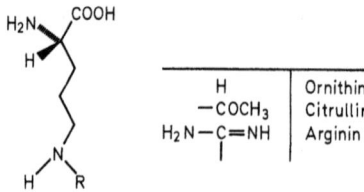

H	Ornithin
—COCH₃	Citrullin
H₂N—C=NH	Arginin

Abb. 7.1–2. Citrullin und Arginin stellen N-substituierte Derivate des Ornithins dar. Citrullin, eine nichtproteinogene Aminosäure, enthält den Carbamylrest als Substituenten. Es wird in der Leber aus Carbamylphosphat und Ornithin durch die Ornithincarbamyl-transferase gebildet. Die Substitution der Carbonyl- durch die Iminogruppe – d. h. die Biosynthese von Arginin aus Citrullin – ist in den Abb. 7.1-3 und –4 wiedergegeben. Der neu einzuführende Stickstoff stammt von der Aminogruppe der Asparaginsäure

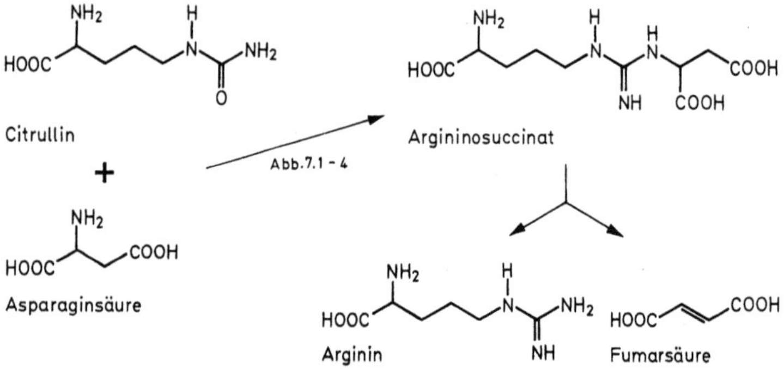

Abb. 7.1–3. Überführung des Citrullins in Arginin. Citrullin kondensiert in Gegenwart von ATP intermediär zu Argininsuccinat (zu dieser Reaktion siehe die nächste Abb. 7.1–4), das in Arginin und Fumarsäure gespalten wird

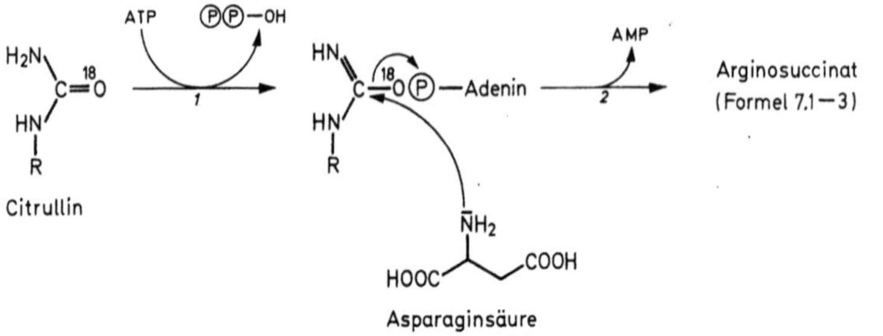

Abb. 7.1–4. Der entscheidende Schritt in der Überführung einer Ureidogruppe, wie sie im Citrullin vorkommt, in eine Guanidinogruppe, wie sie für Arginin typisch ist. Experimentell gesichert ist, daß die Argininosuccinat-Synthetase-Reaktion ($1 + 2$) durch ATP aktiviert wird. Aufgrund von Markierungsexperimenten weiß man, daß der Ureidosauerstoff im AMP auftaucht. Die Tautomerisierung einer Amino- zu einer Imino-gruppe ist notwendigerweise mit der Knüpfung der Phosphatesterbindung verbunden

vergleich mit anderen Aminosäuren legt nahe, daß ein enger biogenetischer Zusammenhang zur Glutaminsäure bestehen dürfte, die ebenfalls auf einer C_5-Kohlenstoffkette sich aufbaut (Abb. 7.1–1). Besonders erwähnenswert an dieser Biosynthesesequenz von der Glutaminsäure zum Ornithin ist das folgende: *(1)* es erfolgt die Reduktion der Carboxylgruppe zum Aldehyd nach deren Phosphorylierung zum gemischten Anhydrid; *(2)* an der Transaminierung beteiligt sich die Aldehydgruppe, ein seltener Fall, da in der Regel das Carbonyl von α-Ketocarbonsäuren involviert ist, und *(3)* es wird Acetyl als eine Art „Schutzgruppe" einge-

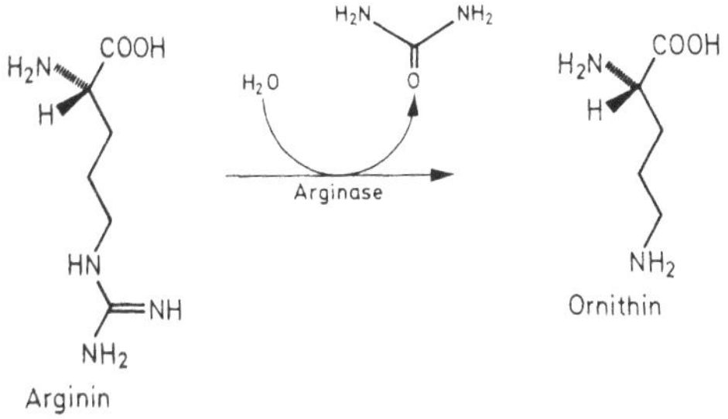

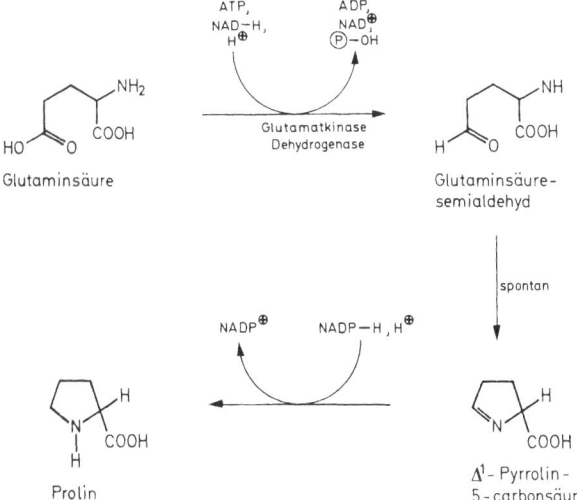

Abb. 7.1–5. Die Arginase hydrolysiert Arginin zu Ornithin und Harnstoff. Es handelt sich um eine Teilreaktion des sog. Harnstoffzyklus: Ornithin kann unter Einbau von Carbamyl (aus Carbamylphosphat) über Citrullin in Arginin rückverwandelt werden (Citrullin → Arginin: Abb. 7.1–3)

Abb. 7.1–6. Biosynthese von Prolin (Stereochemie nicht berücksichtigt). Alle fünf Kohlenstoffatome sowie das N-Atom im Prolin entstammen der Glutaminsäure

führt, um zu verhindern, daß die Reaktion eine unerwünschte Richtung (Zyklisierung der Semialdehydzwischenstufe) nimmt. Man entnimmt der Abb. 7.1–6, daß dieser Semialdehyd nach Entacetylierung die entsprechende Schiff-Base Δ^1-Pyrrolin-5-carbonsäure bildet, die unter dem Einfluß eines NADP-abhängigen Enzyms zu Prolin reduziert.

Ornithin ist ein Zwischenprodukt (und ein Katalysator) des **Harnstoffzyklus,** eines Stoffwechselkreislaufs, über den Harnstoff aus CO_2 und NH_3 in einem endergonischen Prozeß gebildet wird. Zwar ist Harnstoff ein Stoffwechselendprodukt; die energieverbrauchende Synthese erfolgt bei den sog. urotelischen Lebewesen deshalb, weil das von den Aminosäuren abgespaltene Ammoniak eine äußerst toxische Substanz dar-

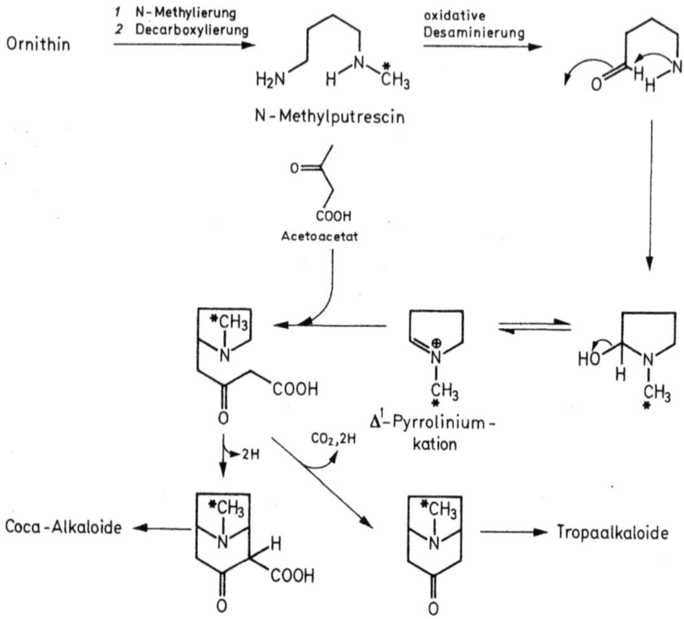

Abb. 7.1.–7. Die Coca- und Tropaalkaloide der *Solanaceae* (Typus: Hyoscyamin) enthalten das bizyklische Ringsystem des Tropinons. Aus Markierungsexperimenten ist bekannt, daß Glutaminsäure und Prolin den Pyrrolidinteil aufbauen. Da sich N-Methylputrescin unter Beibehaltung der N-Methylgruppe (im Reaktionsschema durch einen Stern gekennzeichnet) in Hyoscyamin einbauen läßt, so vermutet man in diesem Diamin eine physiologische Zwischenstufe. Die Kohlenstoffatome des Piperidinteils entstammen dem Acetat-Stoffwechsel. Einzelheiten der Biosynthese sind nicht näher bekannt; auch die beteiligten Enzyme konnten bisher nicht näher charakterisiert werden. Dementsprechend ist das Reaktionsschema hypothetischer Natur

stellt; NH_3 wird deshalb umgehend zum Aufbau N-haltiger Stoffe verbraucht. Es kann an dieser Stelle der Harnstoffzyklus nicht in Einzelheiten besprochen werden; erwähnt sei lediglich eine Teilreaktion, bei der Ornithin gebildet wird: durch hydrolytische Abspaltung der Guanidingruppe zerfällt Arginin unter Einfluß der Arginase in Ornithin und Harnstoff (Abb. 7.1–5).

Von der Aminosäuregruppe Glutaminsäure-Ornithin-Prolin leitet sich eine Reihe von sekundären Pflanzenstoffen ab, die als Drogeninhaltsstoffe pharmazeutisches Interesse beanspruchen. Dazu zählen die **Solanaceen-Alkaloide** und die Alkaloide aus *Erythroxylon coca* (s. Abb. 7.1–7) sowie die **Nicotiana-Alkaloide** (s. Abb. 7.1–8).

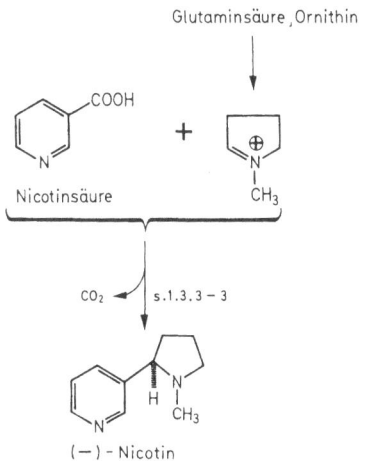

Abb. 7.1.–8. Aufbau von Nicotin. Der Pyrridinteil stammt von der Nicotinsäure (6.1–3), die sich am Kohlenstoffatom C-3 unter Abspaltung der Carboxylgruppe mit einem Pyrrolinderivat kondensiert

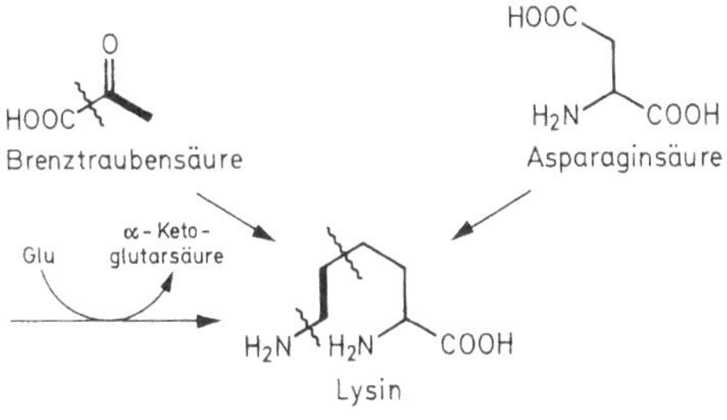

Abb. 7.2–1. Lysin, eine Diaminocarbonsäure, enthält sechs Kohlenstoffatome. Vier dieser Kohlenstoffatome, zugleich mit der α-Aminogruppe, entstammen der Asparaginsäure; zwei weitere C-Atome dem Pyruvat (Brenztraubensäure), das im Zuge der Biosynthese decarboxyliert wird, somit formal als Acetaldehyd eingebaut wird; die zweite Aminogruppe in ε-Stellung entstammt der Glutaminsäure

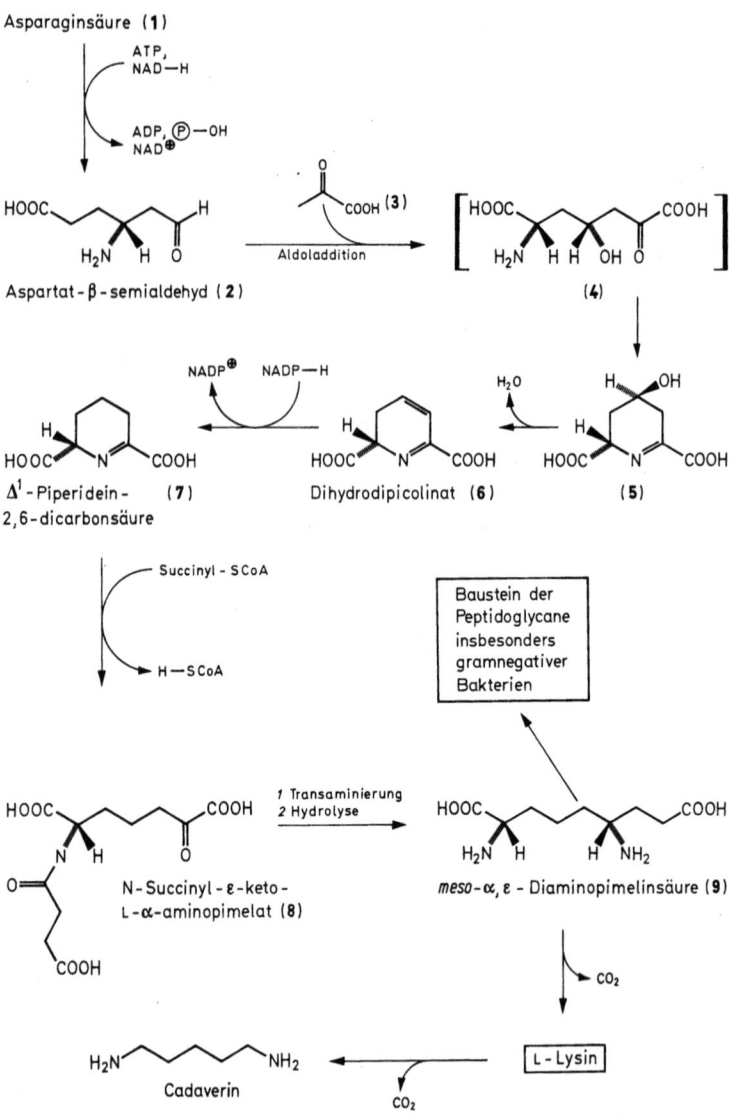

Abb. 7.2–2. Die Biosynthese von Lysin wird eingeleitet durch Hydrierung der endständigen Carboxylgruppe der Asparaginsäure (1) zur Aldehydfunktion. Diese Reduktion entspricht derjenigen von 3-Phosphoglycerinsäure zu 3-Phosphoglycerinaldehyd und erfordert analog eine Aktivierung (d. h. Phosphorylierung durch eine Aspartatkinase). Das Reaktionsprodukt, der Aspartat-Semialdehyd (2) tritt durch Aldoladdition mit Pyruvat (3) zu einer C_7-Dicarbonsäure (4) zusammen, die spontan zyklisiert (4 → 5). Nach Dehydratisierung (5 → 6) wird die neu gebildete Doppelbindung hydriert (6 → 7). Die nunmehr sich anschlie-

7.2 Biosynthese von Lysin und seinen Derivaten

Die Diaminocarbonsäure **Lysin** läßt sich formal als Homo-Ornithin auffassen. Es handelt sich um eine für den Menschen essentielle Aminosäure, die in erster Linie mit pflanzlichen Nahrungsmitteln aus Getreide

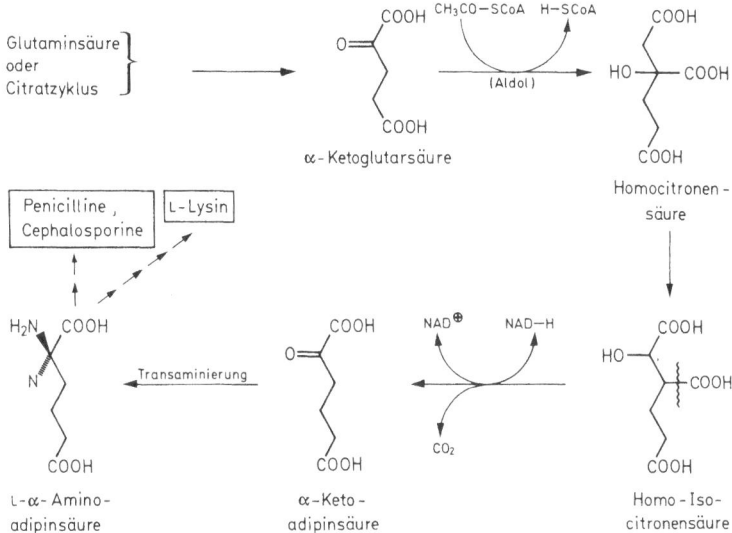

Abb. 7.2–3. In Pilzen existiert ein zweiter Weg der Lysinbiosynthese, der von α-Ketoglutarsäure ausgeht und über α-Aminoadipinsäure führt (Aminoadipinsäureweg). Diese C$_6$-Aminodicarbonsäure ist wichtig als Tripeptidvorstufe der Penicilline und Cephalosporine (Abb. 8.1.2–3). Die Reaktionsfolge von der Aminoadipinsäure ab ist nicht formelmäßig wiedergegeben. In Worten: die ε-Carboxylgruppe wird phosphoryliert und zum Semialdehyd reduziert; anschließend wird auf den Aldehydrest eine Aminogruppe übertragen. Dieser Amino-Transfer ist allerdings keine einfache Transaminierung; vielmehr tritt die Carbonylfunktion des Semialdehyds mit der α-Aminogruppe der Glutarsäure in Reaktion (intermediäre Bildung von Sacharopin), um in einer Folgereaktion als α-Ketoglutarsäure wieder abgespalten zu werden

---

ßende N-Succinylierung (**7 → 8**) dient offenbar allein dem Zwecke, das Gleichgewicht der zyklischen Verbindung (**7**) zu Gunsten einer offenkettigen (**8**) zu verschieben. Nach Einführung einer weiteren NH$_2$-Gruppe durch Transaminierung wird die Bernsteinsäure hydrolytisch wieder abgespalten (**8 → 9**). Damit ist ein wichtiges Zwischenglied, die Diaminopimelinsäure (**9**) erreicht, von der der im Schema wiedergegebene Weg der Lysinbiosynthese seine Bezeichnung Diaminopimelinsäure-Weg herleitet. Die Säure **9** selbst wird in die Peptidoglykane von Bakterienzellwänden eingebaut. Durch Decarboxylierung, bei der Pyridoxalphosphat als Cofaktor benötigt wird, entsteht L-Lysin (**9 → Lysin**). Durch weitere Decarboxylierung bildet sich aus Lysin das Cadaverin, das Vorstufe für die Biosynthese einiger Alkaloide ist

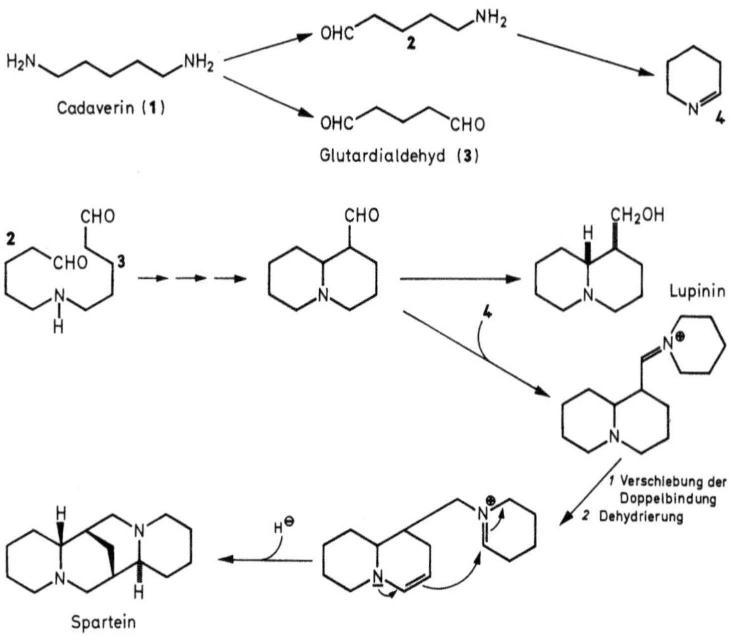

Abb. 7.2–4. Am Aufbau des Lupinins beteiligen sich zwei, am Aufbau des Sparteins drei Moleküle Lysin bzw. Cadaverin. Einzelheiten der Biosynthese sind nicht bekannt. Das Reaktionsschema ist rein hypothetisch; es will zeigen, daß man formal das kondensierte Ringsystem des Sparteins durch die bekannten Reaktionen der Azomethinbildung (1.3.3–2) und der aldolartigen Verknüpfung zweier Iminostrukturen (1.3.3–3) verständlich machen kann

zugeführt wird. Zur Biosynthese wurden im Verlaufe der Evolution zwei verschiedene Wege gefunden: der eine Weg, der als Aminoadipinsäureweg bekannt ist, ist für Pilze typisch. In Bakterien und höheren Pflanzen verläuft die Biosynthese nach dem Reaktionsschema der Abbildungen 7.2–1 und 7.2–2; in Pilzen gemäß Abb. 7.2–3.

Durch enzymatische Decarboxylierung von Lysin entsteht das **Cadaverin,** ein Diamin, das seinen Namen dem Umstand verdankt, daß es am Leichengeruch (auch am Fäkaliengeruch) beteiligt ist. Cadaverin ist Vorstufe einer Reihe von Alkaloiden, so von **Lupinin** und **Spartein** (Abb. 7.2–4) sowie von **Anabasin** (Abb. 7.2–5).

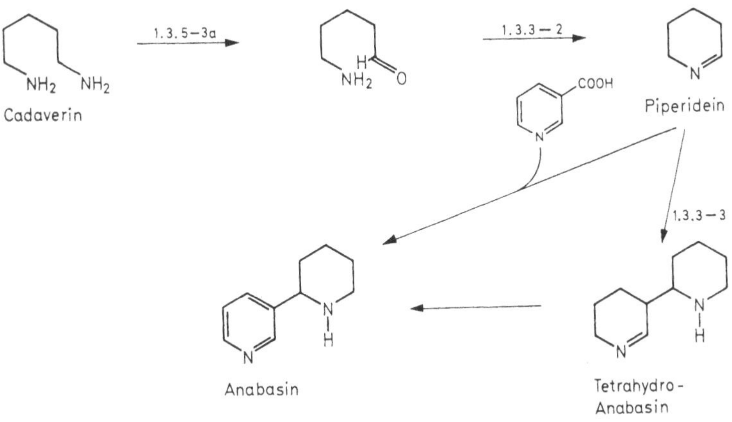

Abb. 7.2–5. Aufbau von Anabasin. Der Pyridanteil kann von Nicotinsäure stammen. Von gleicher Wahrscheinlichkeit ist die Bildung durch Dehydrierung von Tetrahydro-Anabasin, einem Alkaloid, das ebenfalls im Tabak vorkommt

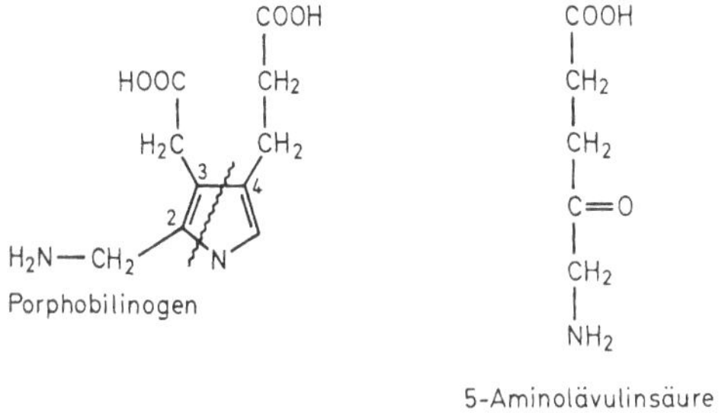

Abb. 7.3–1. Grundbaustein aller Porphyrine (d. s. zyklische Tetrapyrrole) ist das Porphobilinogen, an dessen Aufbau 2 Moleküle 5-Aminolävulinsäure sich beteiligen

7.3 Biosynthese von Glycin und von Glycin ausgehenden Stoffen

Glycin: Aufbau und Bedeutung im Stoffwechsel

Glycin, auch Glycocoll bezeichnet, ist die einfachste proteinogene Aminosäure. Der chemischen Konstitution nach handelt es sich um die α-Aminoessigsäure. Somit liegt kein achirales Molekül vor: und zwar ist Glycin die einzige proteinogene Aminosäure, die optisch inaktiv ist. Zur Biosynthese von Glycin sind Mikroorganismen, grüne Pflanzen und tierische Organismen gleichermaßen befähigt; allerdings differieren die Biosynthesewege, die beschritten werden. Bei Vertebraten wird (in der

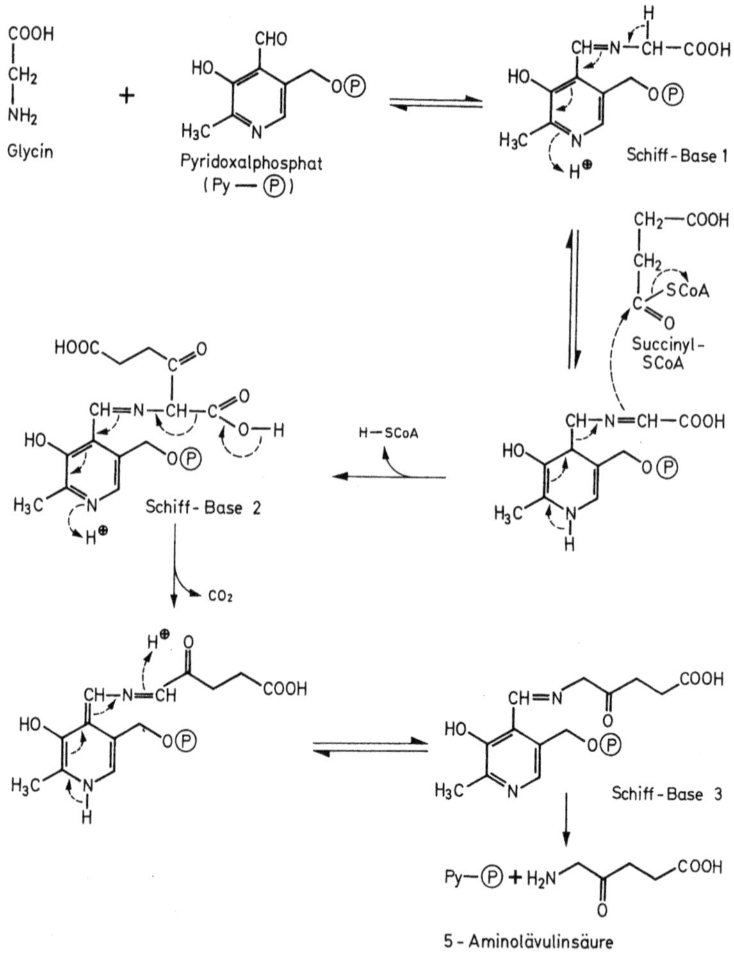

Abb. 7.3–2. Biosynthese von 5-Aminolävulinsäure aus Glycin und Bernsteinsäure-SCoA (Succinyl-SCoA) unter Verlust eines Moleküls CO_2. Diese Biosynthese ist Pyridoxalphosphat (Py-P)-abhängig. Py-P übernimmt Glycin unter Bildung der entsprechenden Schiffbase **1**, die in bekannter Weise (siehe dazu in den Lehrbüchern der Biochemie die Mechanismen der Pyridoxalphosphatkatalyse) mit der chinonoiden Form tautomer ist. Diese chinonoide Zwischenstufe reagiert mit Succinyl-SCoA als Acyldonator nach Art einer Esterkondensation. Die Schiffbase **2** verliert CO_2 nach dem bekannten Mechanismus der Py-P-katalysierten Decarboxylierung von α-Aminosäuren. Hydrolyse der Schiffbasen **3** liefert die 5-Aminolävulinsäure (= δ-Aminolävulinsäure). (Nach Z. ZAMAN et al., zit. in D. E. METZLER, Biochemistry, Academic Press, New York 1977 S. 451)

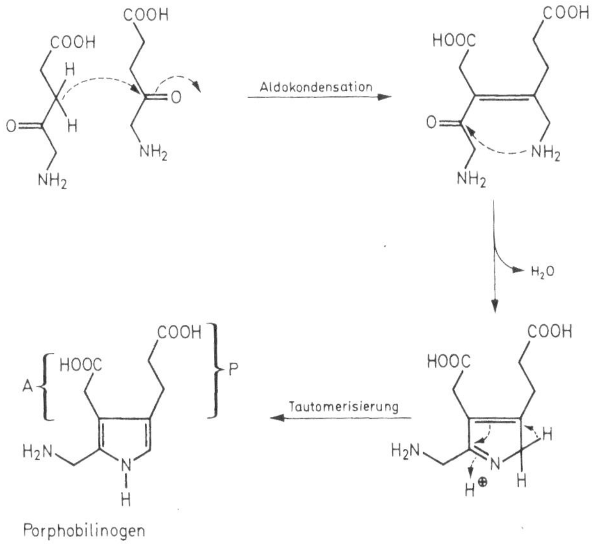

Abb. 7.3–3. Die Umwandlung von zwei Molekülen 5-Aminolävulinsäure zu Porphobilinogen vollzieht sich in mehreren Schritten, deren erster eine Aldolkondensation darstellt, gefolgt von einer Dehydratisierungsreaktion (Abkürzungen: P = Propionsäurerest; A = Essigsäurerest [Acetat])

Leber) Glycin aus Kohlendioxid und Ammoniak mit Hilfe der Glycin-Synthetase (ein Pyridoxalenzym) gebildet. Ein weiterer für den Tierkörper wichtiger Biosyntheseweg ist die Bildung aus der Aminosäure Serin, die ihrerseits aus den C_3-Säuren des Kohlenhydratabbaues hervorgeht. Bei grünen Pflanzen ist Glyoxylat ein relativ frühes Photosyntheseprodukt, eine C_2-Verbindung, die durch Transaminierung Glycin liefert.
Die Glycinbiosynthese bildet einen wichtigen Knotenpunkt des Gesamtstoffwechsels. Es ist u. a. Biosynthesevorstufe von Sarkosin, Kreatin und Colamin; es wird in Glutathion eingebaut und vor allem auch in die Purine. Das α-C-Atom und der Aminostickstoff werden zum Aufbau der Porphyrine herangezogen; damit ist Glycin auch Bauelement der Porphyrine und der Corrinoide, von Verbindungen, ohne die keine lebende Zelle auskommt.

Biosynthese der Porphyrine

Grundkörper der ganzen Reihe ist das Porphinskelett, ein symmetrischplanares Molekül, das aus vier Pyrrolringen gebildet wird, die jeweils über Methinbrücken miteinander verbunden sind. Die Stickstoffatome der Pyrrole, zusammen mit den benachbarten α-C-Atomen C-2 und C-

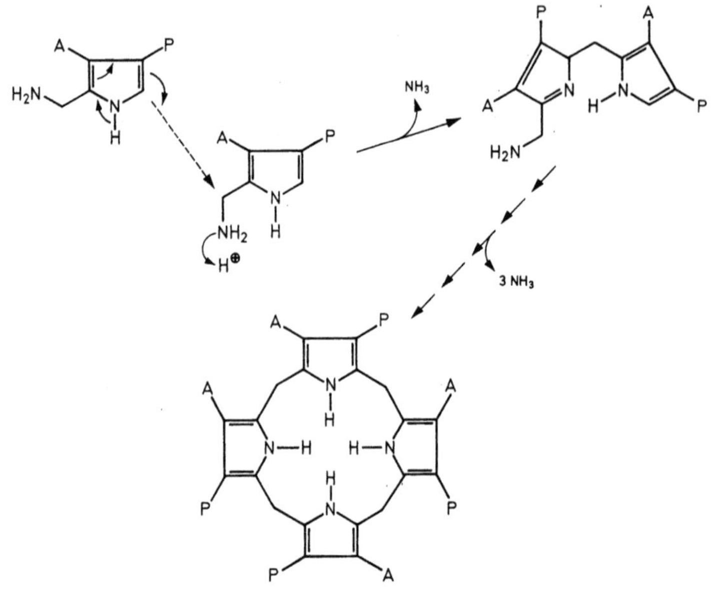

Uroporphyrinogen III

Abb. 7.3–4. Unter dem katalytischen Einfluß zweier Enzyme, der Porphobilinogen-desaminase und der Uroporphyrinogen III-Cosynthetase, kondensieren vier Moleküle Porphobilinogen zum zyklischen Tetrapyrrol mit dem Grundgerüst des Uroporphyrinogen III. Es sind vier Isomere I bis IV denkbar, die sich durch die Stellung der Essigsäurereste (Abkürzung: A) und der Propionsäurereste (Abkürzung: P) unterscheiden. Die natürlichen Porphyrine leiten sich vom Typ III ab, d. h. sie werden alle über Typ III als Zwischenstufe gebildet. Der Typ III gehört zu den unsymmetrischen Typen. Symmetrische Typen sind im Gegensatz dazu durch eine regelmäßige Folge von E- und P-Substituenten gekennzeichnet. Warum die Bildung der unsymmetrischen Typen bevorzugt wird, ist nicht bekannt

5, bilden mit den Methin-Kohlenstoff-Atomen auf diese Weise einen 16-gliedrigen makrozyklischen Ring, in dessen Zentrum sehr leicht ein Metall-Ion eingebaut werden kann. Und zwar bilden sich äußerst stabile Metallkomplexe vom Chelattyp, da der eine Metall-Ligand mehr als eine Koordinationsstelle besetzt. Magnesium(II)-Ionen in den Chlorophyllen z. B. binden an zwei Pyrrol-N-Atome kovalent und an zwei weitere koodinativ. Bestimmte Metall-Ionen wie das Eisen(II) in den Hämen oder Kobalt (III) im Vitamin B_{12} können mehr als vier Valenzen betätigen; sie sind hexavalent, wobei dann zwei Bindungsrichtungen senkrecht zur Ebene des Porphyringerüstes zeigen. Durch diese weiteren, aus der Ebene „herausragenden" Valenzen können die Metallpor-

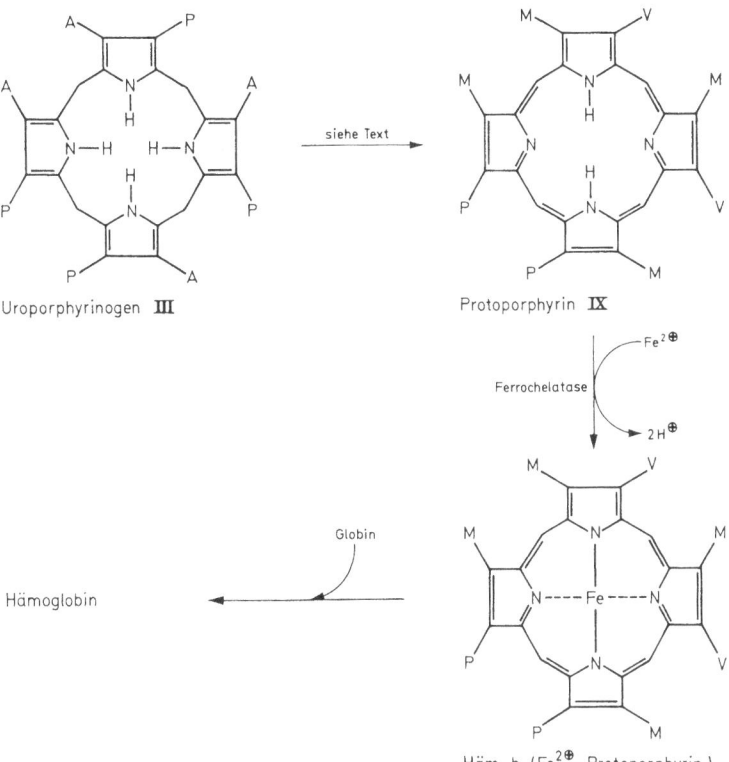

Abb. 7.3–5. Hämbiosynthese aus Uroporphyrinogen III. Zunächst werden alle vier Acetatreste (Abkürzung: A) des Uroporphyrinogens zu Methylgruppen (Abkürzung: M) decarboxyliert. Sodann werden zwei der ingesamt vier Propionsäurereste (P) zu Vinylgruppen (-CH=CH$_2$; Abkürzung: V) dehydriert und decarboxyliert. Die Dehydrierung durch Abgabe von 6 H auf einen Akzeptor führt zur Ausbildung eines durchkonjugierten Systems mit vier Methinbrücken; die Verbindung wird farbig. Der Mechanismus zur Einführung der Doppelbindungen scheint eng mit dem Einbau von Fe$^{2\oplus}$-Ionen (unter Absättigung von 2 Haupt- und 2 Nebenvalenzen) in den Porphyrinring verknüpft zu sein; doch sind Details nicht bekannt

phyrine sich an ganz bestimmte Stellen von Proteinen anlagern, z. B. an ganz bestimmte Histidinkomponenten innerhalb der Proteinkette (so in den Hämen). Auf diese Weise kommt es zu einer räumlich-geordneten Beziehung zwischen Protein und Porphyrin, was für ihre Funktion wesentlich ist (Abb. 7.3-7). So mannigfaltig im Einzelnen auch der Aufbau der natürlichen Porphyrine ist, so verschiedenartig ihre Funktion sein mag – O$_2$-Transport bei den Hämen, Elektronentransport in den At-

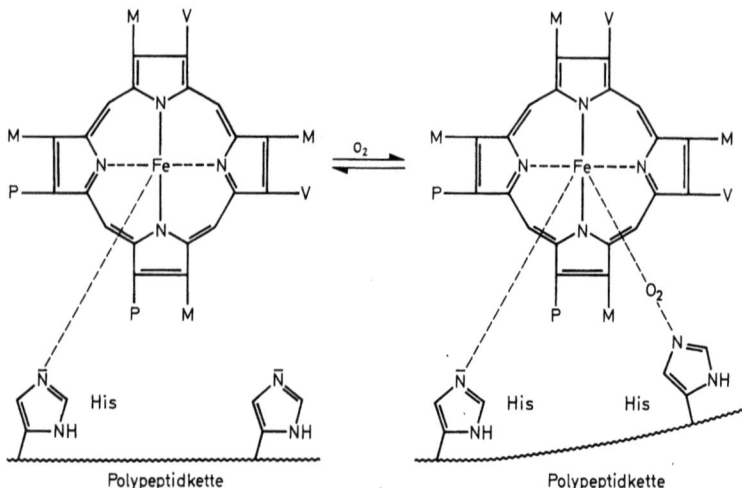

Abb. 7.3–6. Globin wird koordinativ über den Imidazolstickstoff eines Histidins an das $Fe^{2\oplus}$-Zentralatom des Häm-Moleküls gebunden. Damit sind fünf von insgesamt sechs Valenzen (2 Haupt-, 4 Nebenvalenzen) des $Fe^{2\oplus}$-Ions abgesättigt, nachdem bereits vier Koordinationsstellen durch die N-Atome des Porphyrinringes belegt sind. Im (Desoxy)-Hämoglobin ist die sechste Koordinationsstelle frei; sie wird im Oxyhämoglobin durch O_2 besetzt. Bei der Anlagerung des molekularen Sauerstoffs an das Eisen wird über den Sauerstoff eine weitere, indirekte Bindung an einen zweiten Histidinrest des Globins ermöglicht. Die Bindung von Sauerstoff an das Eisen bewirkt eine Reihe von räumlichen Veränderungen im Teilmolekül (Viertelmolekül), die sich dem Grundmolekül mitteilt (im Formelbild durch die „Krümmung" symbolisiert). Das Hämoglobinmolekül besteht aus vier der oben dargestellten Einheiten

mungsfermenten, Photosyntheseleistung der Chlorophylle – und so weit verbreitet sie in der Natur auch vorkommen: Sie werden ausnahmslos alle aus ein- und derselben Muttersubstanz, dem Porphobilinogen, aufgebaut. Mit der Darstellung der Biosynthese dieser Schlüsselsubstanz hat daher die Betrachtung zu beginnen.

Porphobilinogen ist chemisch gesehen ein trisubstituiertes Pyrrolderivat (Abb. 7.3–1): an C-2 sitzt eine Aminomethylgruppe, an C-3 ein Essigsäurerest (Abkürzung: A) und an C-4 ein Propionsäurerest (Abkürzung: P). Bereits diese Schlüsselsubstanz zeigt damit die typische Substitution des Pyrrolringes, wie sie in den Porphyrinen wiederkehrt, teils unverändert, teils modifiziert (insbesondere durch CO_2-Abspaltung). Die Betrachtung des Porphyrinogen-Moleküls läßt erkennen, daß es aus zwei gleichen Hälften aufgebaut ist: aus zwei Molekülen 5-Aminolävulinsäure (häufig auch als δ-Aminolävulinsäure bezeichnet). Auch expe-

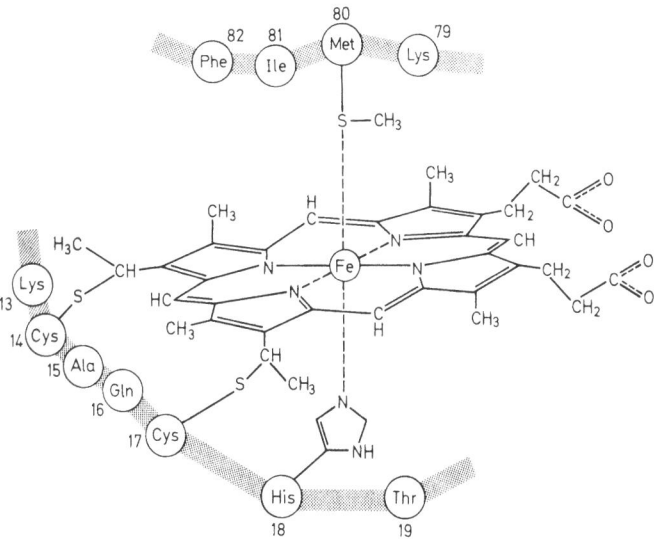

Abb. 7.3–7. Das Cytochrom c, ein Teilenzym der Atmungskette, enthält gleich dem Hämoglobin Eisen-Protoporphyrin (Häm b) als prosthetische Gruppe. Proteinkomponente – es handelt sich um ein vergleichsweise niedermolekulares Protein (M ~ 13000) – und Bindungsweise des Porphyrinteils an das Protein sind hingegen sehr unterschiedlich. Die Abbildung zeigt einmal, daß zwei der Vinylgruppen über Thioätherbrücken kovalent an das Protein geknüpft sind; sodann, daß das Eisen koordinativ an das Schwefelatom eines Methionins und das N-Atom eines Histidins gebunden ist. In Verbindung mit der Tertiärstruktur des Proteins, das mit der Kette aus 104 Aminosäuren den Porphyrinteil gleichsam einwickelt, kommt auf diese Weise das Eisen-Ion so versteckt im Protein-Inneren zu liegen, daß weder Sauerstoff noch CO oder Cyanid angelagert werden können. Die Funktion des Cytochroms beruht auf seinem Valenzwechsel zwischen dem $Fe^{2\oplus}$- und dem $Fe^{3\oplus}$-Zustand. Es wird diskutiert, daß der Elektronenfluß von und zum zentralen Eisen-Ion über das Schwefelatom des Methionins erfolgt

rimentell ist gesichert, daß diese Säure als Intermediärprodukt auftritt (Abb. 7.3–3). 5-Aminolävulinsäure selbst entsteht durch Kondensation von Succinat (Bernsteinsäure) und Glycin unter gleichzeitiger Decarboxylierung des Glycins (Abb. 7.3–2).

Porphobilinogen ist unmittelbare Vorstufe von **Uroporphyrinogen III** (Abb. 7.3–4). Unter dem Einfluß einer Deaminase und der Uroporphyrinogensynthetase I kondensieren zunächst zwei Moleküle Porphobilinogen unter Ammoniakabspaltung zu einem C_1-überbrückten Dipyrrolkörper. Man erkennt, daß die Methinbrücken der fertigen Porphyrine von dem Aminomethylsubstituenten des Porphobilinogens stammen. Fortsetzung dieser Kondensationsreaktion führt – katalysiert durch die

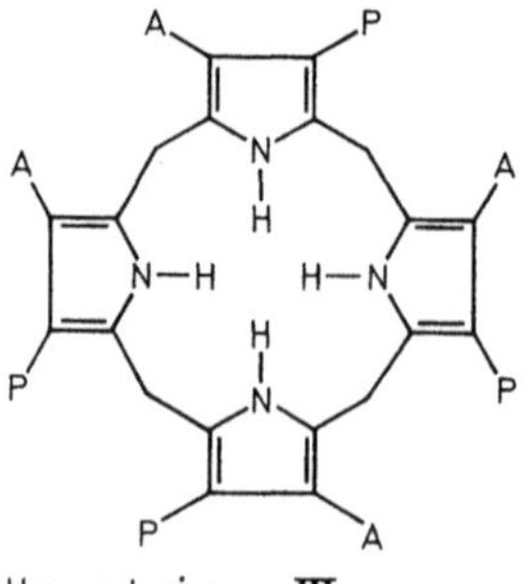

Uroporphyrinogen III

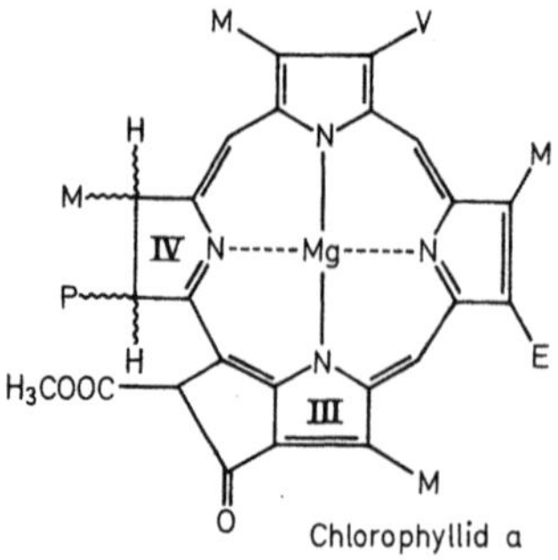

Chlorophyllid a

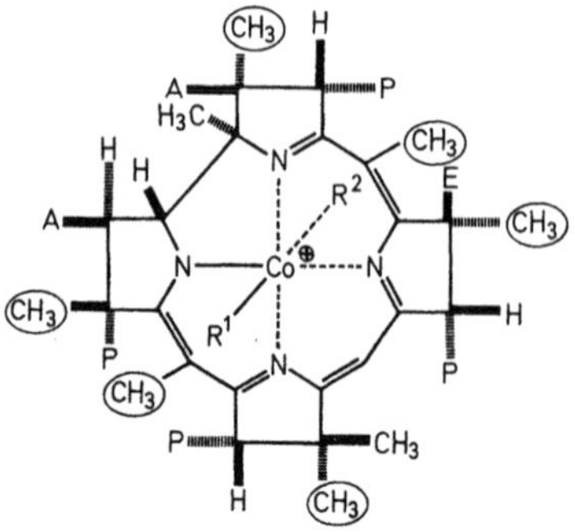

Kohlenstoffgerüst der Cobalamine mit
Kobalt (III) - Ion als Zentralatom

Abb. 7.3–8. Auch das Tetrapyrrolinringsystem der Chlorophylle (Beispiel: Chlorophyllid a) und das der Cyanocobalamine wird vom Uroporphyrinogen III aus biosynthetisiert. Der Vergleich des Molekülaufbaues zeigt, daß Chlorophyllid a dem Uroporphyrinogen noch vergleichsweise nahe steht. Unterschiedlich ist der Hydrierungsgrad. Auch Seitengruppen sind modifiziert: Acetat (A) erscheint als Methyl (M), und Propionyl (P) ist decarboxyliert und dehydriert zu Vinyl (V); einer der Propionylreste des Uroporphyrinogens ist im Chlorophyllid Teil eines bizyklischen Ringsystems geworden.

Die Cobalamine sind demgegenüber stärker modifiziert. Vor allem ist das symmetrische Prinzip der vier über eine C_1-Brücke jeweils verknüpften Pyrrolringe nicht durchgehalten: Zwei Pyrrolringe sind direkt miteinander verbunden, wobei die C_1-Brücke der Uroporphyrinogen-Vorstufe im Corrinringsystem als Extra-Methylgruppe vorliegt (in der Abb. durch einen Pfeil → gekennzeichnet). Durch dieses Merkmal unterscheidet sich das Corrin- wesentlich von dem Porphyrin-Ringsystem. Ein weiteres Kennzeichen der Cobalamine ist das Auftreten von sechs Methylgruppen, die sämtlich als C-Methylgruppen erscheinen (in der Abb. durch einen Kreis gekennzeichnet); sie stammen aus Methionin als Methylgruppendonator-Molekülen. Was die Seitenketten anbelangt, so entsprechen sie in Anordnung und Struktur dem Uroporphyrinogen III; allerdings liegen Acetat- und Propionatreste nicht frei, sondern als Säureamide vor. Als Zentralatom fungiert dreiwertiges Kobalt; doch werden in den Cobalaminen nur zwei Hauptva-

Uroporphyrinogensynthetase III – zum Uroporphyrinogen III. Das Suffix der römischen Ziffer III weist auf eine ganz bestimmte Stellungsisomerie bezüglich der Substituenten Acetyl (A) und Propionat (P). Vielleicht erwartet man die reguläre Folge AP-AP-AP-AP. Dem ist allerdings nicht so; vielmehr liegt eine „leicht" unsymmetrische Sequenz AP-AP-AP-PA vor. Ein Uroporphyrin, das diese Substitutenfolge aufweist, wird (wie erwähnt) durch das Symbol III gekennzeichnet (Abkürzung: U-III). Von ihm leiten sich alle stoffwechselphysiologisch wichtigen Porphyrine ab. Bis heute vermag man nicht anzugeben, ob die Bevorzugung dieser Sequenz mit der Funktion der Porphyrine in irgendeinem Zusammenhange steht.

Die Abb. 7.3–5 verfolgt, von dem Intermediärprodukt U-III ausgehend, die weitere biosynthetische Umwandlung zum **Häm b.** Die Modifikation besteht in der Umwandlung der Acetatsubstituenten durch CO_2-Abspaltung in Methylsubstituenten (A → M). Zwei Propionsäurereste decarboxylieren ebenfalls nach (vermutlich vorhergehender) Dehydrierung (P → V). Über den Mechanismus dieser Reaktionen und Art der beteiligten Enzyme liegen anscheinend noch keine Untersuchungen vor.

Chlorophyll a. Unmittelbare Biosynthesevorstufe der Chlorophylle ist Protoporphyrin IX (Abb. 7.3–5). Wahrscheinlich besteht der nächste Schritt im Einbau von $Mg^{2\oplus}$, eine Reaktion, die nicht spontan abläuft, sondern katalysiert wird. Als nächstes wird der Propionsäurerest an Ring III (Abb. 7.3–8) mit Methanol verestert und in β-Stellung (bezüglich Carboxymethyl) zum Carbonyl oxidiert, eine Voraussetzung, um den Cyclopentanonring aufzubauen. Eine Vinylgruppe (V) wird zur Ethylgruppe (E) hydriert. Damit ist das Molekül des sog. Protochlorophyllid a aufgebaut. Chlorophyllid a stellt das im Ring IV partiell abgesättigte Dihydro-protochlorophyllid a dar. Veresterung des Propionats (P) an Ring IV mit Phytol (wahrscheinlich über Phytyl-diphosphat) führt schließlich zum Chlorophyll a.

Corrinoide. Sie unterscheiden sich im Aufbau ihres Grundgerüstes von den Porphyrinen dadurch, daß zwei der Pyrrolringe nicht über eine C_1-Brücke, sondern direkt (über die α-C-Atome) miteinander verknüpft sind. Sodann liegt ein bedeutend verkürztes Konjugationssystem vor;

---

lenzen betätigt, und zwar die eine mit dem Pyrrol-N des Corrinsystems, die andere variabel im Cyanocobalamin (R^1 = CN), im Hydroxycobalamin (R^1 = OH), im Methylcobalamin (R^1 = CH_3) und im 5β-Desoxyadenosylcobalamin (R^1 = 5β-Desoxyadenosylrest [die CH_2OH-Gruppe des Riboseteils liegt als CH_2-Co-Bindung vor]). Dreiwertiges Kobalt ist koordinativ sechswertig. In den Cobalaminen werden drei Nebenvalenzen durch Pyrrolringe des Corrinsystems, die vierte durch ein Benzimidazol-N abgesättigt. Man beachte: ein Teil der Pyrrole liegt zum Pyrrolin reduziert vor durch die partielle Absättigung wird der Makroring etwas aus der Ebene herausgedrückt. In den **Cobalaminen** (Vitamin B_{12}) ist Kobalt (III)-Ion als Zentralatom eingebaut.

Es sei daran erinnert, daß nichtkomplexe Kobalt(III)-Salze sehr labil sind, daß hingegen Kobalt(III)-Komplexverbindungen, wie sie auch in den Cobalaminen vorliegen, sehr stabil sind. Im Gegensatz dazu haben komplexe Kobalt(II)-Verbindungen ein großes Bestreben, sich zu Kobalt(III)-Verbindungen zu oxidieren. Die Verhältnisse liegen hier gerade umgekehrt als bei den Eisen-Verbindungen. Welcher Zusammenhang zwischen Stabilität der Komplexe und den physiologischen Funktionen besteht, ist unklar. Cobalamine spielen eine Rolle *(1)* bei der Bildung von Desoxyribose aus D-Ribose, *(2)* bei der Biosynthese von Methionin aus Homocystein und N-Methyltetrahydrofolsäure, eine Reaktion, bei der der Valenzwechsel des Kobalt-Ions eine besondere Rolle spielt (Näheres siehe in Lehrbüchern der Biochemie).

8 Biosynthese von Stoffen, die aus mehr als einer Aminosäure aufgebaut sind

8.1 Peptide

8.1.1 Allgemeines zur Biosynthese von Peptiden, die nicht aus Proteinen stammen

Peptide sind aus zwei oder mehreren Aminosäuren aufgebaute Verbindungen, deren monomere Bausteine durch die Peptidbindung – formal eine Säureamidbindung – kovalent verknüpft sind. Nach der Anzahl der in einem Peptid miteinander verknüpften Aminosäuren unterscheidet man Oligopeptide und Polypeptide, wobei die Grenze zwischen beiden Gruppen bei einer Peptidlänge von 10 Aminosäuren liegt. Die Grenze zwischen Polypeptiden und Proteinen ist fließend: im allgemeinen spricht man bei Molekülen ab einem Molekulargewicht von 10 000, die dann etwa 100 Aminosäuren enthalten, von einem Protein. Innerhalb der Gruppe der Oligopeptide unterteilt man weiter unter Angabe der Zahl der im Oligopeptid verknüpften Aminosäuren: man spricht von Di-, Tri-, bis Nonapeptiden. Homöomere Peptide bestehen ausschließlich aus Aminosäuren; heteromere Peptide enthalten neben Aminosäuren weitere Bauelemente wie Hydroxyfettsäuren, Fettsäuren oder Zucker, wobei der Nichtaminosäure-Teil mit dem Peptidteil terminal verknüpft oder innerhalb der Kette liegend angeordnet sein kann. Auch die homöomeren Peptide müssen nicht ausschließlich Peptidbindungen enthalten (homodet-homöomer sein), sondern können daneben andere Bindungsarten wie Ester-, Disulfid- oder Thioetherbindungen enthalten (d. h. heterodet-homöomeren Aufbau zeigen). Peptide können sodann linear, verzweigt oder zyklisch aufgebaut sein.

Beim Aufbau der Peptide bedient sich die Natur dreier unterschiedlicher Biosyntheseprinzipien: *(1)* Aufbau nach dem klassischen Proteinbiosynthesemechanismus an Ribosomen; *(2)* durch proteolytisch-enzymatischen Abbau aus inaktiven, an Ribosomen synthetisierten Präkursoren (Partialhydrolyse von Proteinen); *(3)* durch enzymgesteuerten Aufbau – mittels Synthetasen – ohne Beteiligung von Ribosomen, m-RNA oder t-RNA (s. hierzu 8.1.3).
Peptide, die an Ribosomen synthetisiert werden, setzen sich ausschließlich aus Aminosäuren zusammen, die der L-Konfiguration angehören. Biosynthesen nach *(3)* hingegen verlaufen auch unter Einbeziehung von D-Aminosäuren. Diese „unnatürlichen Aminosäuren" werden in diesen

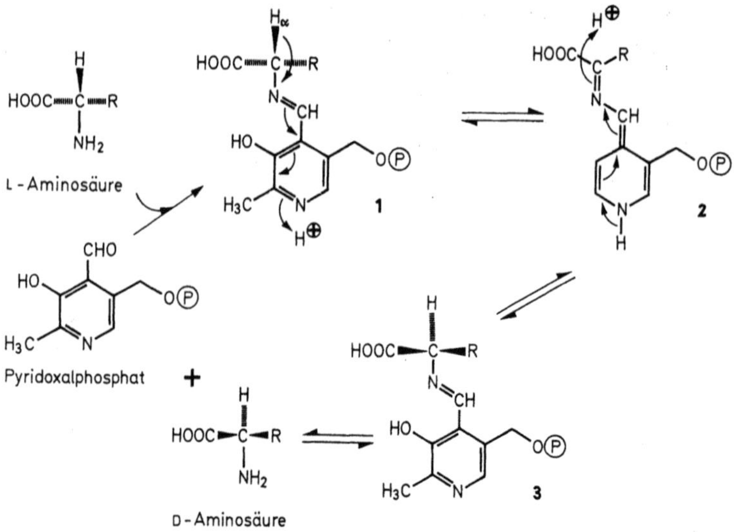

Abb. 8.1.1–1. Es gibt eine Reihe von Aminosäure-Racemasen, die Pyridoxalphosphat als Cofaktor benötigen (z. B. L-Alanin → D-Alanin). Man stellt sich vor, daß diese Wirkung des Pyridoxalphosphats auf der intermediären Bildung der mit der Schiffbase **1** tautomeren chinoiden Form **2** beruht. Die Bildung des Aldimins **1** ist bekanntlich die erste Stufe der durch Pyridoxalphosphat katalysierten Transaminierung (Bildung von Pyridoxamin und einer α-Ketosäure). Daß im Zuge der Racemisierung von Aminosäuren ein Proton verloren geht (Hα der Formel **1**) wurde durch den Austausch mit dem Lösungsmittel D_2O bewiesen

Fällen nicht *ab initio* biosynthetisiert, vielmehr erfolgt ihre Biosynthese stets über die L-Form, d. h. die D-Aminosäuren entstehen durch Racemisierung der entsprechenden L-Formen. Zwar sind die involvierten Racemisierungsmechanismen nicht in allen Einzelheiten geklärt, doch bestehen experimentell fundierte Vorstellungen zum Grundsätzlichen der Aminosäure-Racemisierung. Zunächst einmal gilt (s. auch Epimerisierung in der Zuckerreihe 4.1.1), daß die Konfigurationsumkehr unter intermediärer Aufhebung des Chiralitätszentrums erfolgt; darüber hinaus aber scheint kein einheitlicher Mechanismus auf alle Fälle von Aminosäure-Racemisierungen zuzutreffen. Bisher sind zwei Typen charakterisiert: der Typus der Pyridoxalphosphat-abhängigen Reaktionen und der Typus der Thioester-bedingten Racemisierung.

Racemasen, die Pyridoxal als Coenzym benötigen, dürften einem Mechanismus folgen, der in den ersten Reaktionsstufen der Pyridoxal-katalysierten Transaminierung gleicht (Abb. 8.1.1–1). Die Transaminase-Reaktion kann nicht in voller Ausführlichkeit dargestellt werden, weshalb auf entsprechende Lehrbücher der Biochemie verwiesen sei. Erinnert sei lediglich daran, daß sich aus der Aminosäure und dem Pyridoxalphosphat ein Aldimin (SCHIFFsche Base) bildet und daß – bedingt durch die elektronenanziehende Wirkung des Pyridin-Stickstoffs – Substituenten am α-C-Atom der Aminosäure eliminiert werden können. Das zum Verständnis der Racemisierung wichtige Zwischenprodukt entsteht durch Eliminierung des Protons (in Abb. 8.1.1–1 als H_α gekennzeichnet) unter Bildung eines chinoidartigen Ketimins mit ebener Konfiguration des α-C. Umkehr dieser Reaktion, unter Anlagerung eines Protons von der dem austretenden Proton entgegengesetzten Seite her, führt zur Konfigurationsumkehr.

Die Thioester-bedingte Racemisierung scheint, so weit man bisher weiß, auf die aromatischen Aminosäuren beschränkt zu sein. Jedenfalls besteht die Initialreaktion der Gramicidin-Biosynthese (s. auch 8.1.3) in der Aktivierung und gleichzeitigen Racemisierung von Phenylalanin. Da die Aktivierung in der Überführung der Aminosäure in eine Thioesterbindung besteht, liegt es nahe, an die Methyl-malonyl-SCoA-racemase zu denken, welche im Zuge des Fettsäureabbaues (der β-Oxidation) das Methylmalonyl-SCoA über die plenare Enolform als Zwischenstufe racemisiert (F. LYNEN et. al., Bioch. Zeitschr. 342, 256 1965). In Abb. 8.1.3–2 ist die Racemisierung des Phenylalanins in Analogie zu dieser gut studierten Reaktion formuliert.

Der Einbau von Aminosäuren mit D-Konfiguration in Peptide, die nicht aus Proteinen stammen, ist zwar die wichtigste Strukturvariation, durch die sie sich von ribosomal synthetisierten Peptiden unterscheiden. Daneben kommen in dieser Gruppe weitere Strukturvariationen vor. Beispielsweise kann an der Peptidbindung – sofern Aminodicarbonsäuren beteiligt sind – anstelle der α-Carboxylgruppe die γ- oder ε-Carboxylgruppe beteiligt sein (z. B. im Glutathion, einem Tripeptid [γ-Glutamylcysteinglycin]); oder es kann wie im Carnosin (β-Alanylhistidin) eine β-Aminosäure am Aufbau teilnehmen. Möglicherweise schützen diese Strukturvariationen bestimmte Peptide vor dem Angriff von Proteasen. Besonders zutreffen dürfte dies für die Kapselproteine bestimmter Mikroorganismen. Vom Milzbranderreger *(Bacillus anthracis)* sind nur Stämme virulent, die eine aus einem Polypeptid aufgebaute Kapsel aufweisen. Das Kapselantigen setzt sich aus D-Glutaminsäuremolekülen zusammen, die durch γ-Peptidbindungen – im Gegensatz zu den α-Peptidbindungen in Proteinen – zu Makromolekülen polymerisieren; es werden Molekulargewichte bis zu M = 250 000 erreicht.

8.1.2 Peptid-Antibiotika inkl. β-Lactam-Antibiotika

Bei den **Peptidantibiotika** sind alle Gruppen von Peptiden – lineare, homodet-zyklische und heterodet-zyklische – vertreten. Die therapeutisch wichtigen Vertreter gehören zur homodet-zyklischen Reihe. Es handelt sich um Gramicidin S, um die Tyrocidine und um Kanamycin, die nur α-Peptidbindungen im Molekül aufweisen; sodann um die Bacitracine und die Polymyxine, die neben α- auch ω-Peptidbindungen besitzen.

Wie mehrfach erwähnt, werden die Peptid-Antibiotika nicht nach dem Prinzip der ribosomalen Proteinsynthese gebildet. Am eingehendsten untersucht ist die Biosynthese von Gramicidin S. Es handelt sich um ein zyklisches Dekapeptid, das aus zwei identischen Pentapeptid-Sequenzen besteht:

D-Phe → L-Pro → L-Val → L-Orn → L-Leu

L-Leu ← L-Orn ← L-Val ← L-Pro ← D-Phe

Die beiden Pentapeptidhälften werden zunächst separat synthetisiert; erst zum Abschluß werden zwei Hälften, und zwar durch Verknüpfung der entgegengesetzten Enden, zum zyklischen Dekapeptid verknüpft. Die Pentapeptid-Bausteine wiederum werden an einem Multienzym-Komplex in geordneter Sequenz aufgebaut: die Aminosäurensequenz ist durch die Reihenfolge der einzelnen Enzyme am Multienzymkomplex der Gramicidin-Synthetase gegeben, die offenbar spezifisch für die Aminosäuren sind, die sie übertragen. Die Gramicidin-Synthetase führt eine wohlgeordnete Folge von insgesamt 19 Reaktionsschritten durch. Darin inbegriffen sind die Aktivierungsschritte für die einzelnen Aminosäuren: sie werden über ein gemischtes Anhydrid des AMP (Aminosäuren + ATP → Acyl-AMP + Diphosphat) auf die Thiogruppe eines Enzyms übertragen; und zwar handelt es sich um die SH-Gruppe des Pantetheinphosphats. Die Gramicidin-Synthetase kann gut mit der Fettsäure-Synthetase verglichen werden, in deren Zentrum angeordnet man sich den „beweglichen Pantethein-Arm" des Acyl-Carrier-Proteins als Träger der zentralen SH-Gruppe vorstellt. Auch die Gramicidin-Synthetase (und zwar das sog. Enzym I) enthält, wie gesagt, Pantethein als prothetische Gruppe. Der Kondensationsprozeß besteht darin, die wachsende Peptidkette aus ihrer Thioesterverbindung zu lösen und auf die am Multienzymkomplex räumlich benachbarte Aminosäure – diese liegt ebenfalls als Thioester mit Pantethein vor – zu übertragen.

Dieses hier beschriebene Schema der Biosynthese von Peptid-Antibiotika trifft, soweit bisher untersucht, auf alle Peptid-Antibiotika zu. Wesentlich weniger gut ist man hingegen über die Biosynthese der **Lactam-Antibiotika** unterrichtet. Man weiß, daß Mikroorganismen, die Penicilline oder Cephalosporine zu bilden vermögen, zugleich geringe Mengen eines Tripeptides synthetisieren, und zwar das δ-(α-Aminoadipyl)-cystein-valin. Das Tripeptid hat LLD-Konfiguration. Da die Mikroorganismen das Tripeptid aus δ-(L-α-Aminoadipyl)-L-cystein und L-Valin aufbauen, erfolgt die Konfigurationsumkehr des Valins offensichtlich auf der noch offenkettigen Tripeptidstufe und steht nicht mit der Zyklisierung im Zusammenhange, zumal die LLL-Tripeptidstufe – wenn angeboten – nicht in das Penicillinmolekül inkorporiert wird. Den Mechanismus der Ringschluß-Reaktionen aufzuklären – zum β-Lactam und zum Thiazolidin (in den Penicillinen) bzw. zum Dihydrothiazin (in den Cephalosporinen) – ist bisher nicht gelungen, so viel experimentelle Bemühungen auch darauf gesetzt worden sind. Auffallend ist sodann, daß erst nach Ausbildung des bizyklischen Ringsystems das α-C-Atom der α-Aminoadipinsäure Konfigurationsumkehr erleidet. Diese Konfigurationsumkehr entspricht den Biosynthesesequenzen: Isopenicillin N → Penicillin N und Isocephalosporin → Cephalosporin C. Obwohl somit in den beiden Molekülen des Penicillin N und des Cephalosporin C das Tripeptid mit DLD-Konfiguration eingebaut vorliegt, wird ein derartiges Peptid, wenn es als offenkettige Vorstufe den Mikroorganismen angeboten wird, nicht zu den Lactamderivaten zyklisiert.

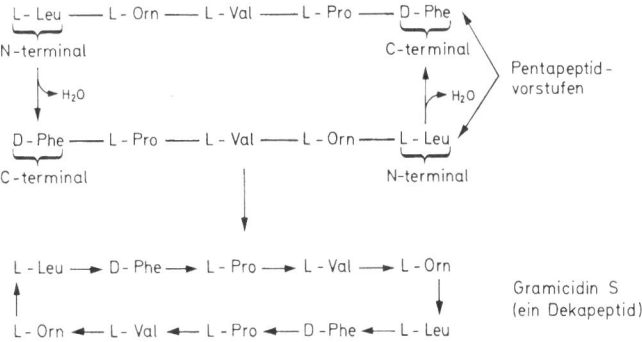

Abb. 8.1.2–1. Die Biosynthese der Peptidantibiotika vom Typus der Gramicidine und der Tyrocidine wird eingeleitet, indem die Aminosäuren zunächst durch Reaktion mit ATP aktiviert und anschließend auf, dem aktiven Bezirk angehörende, SH-Gruppen (in Cysteinresten) einer Synthetase übertragen werden. Im Falle des Gramicidins durch *Bacillus brevis* wird die Biosynthese durch die Aktivierung von L-Phenylalanin eingeleitet, das dabei zugleich Racemisierung zum Thioester-gebundenen D-Phenylalanin erleidet (s. Abb. 8.1.2–2)

Die natürlich vorkommenden **Penicilline** wie Penicillin G (Benzylpenicillin), Penicillin F (2-Pentenylpenicillin) oder Penicillin K (n-Heptylpenicillin) werden sämtlich über Isopenicillin N als Zwischenstufe biosynthetisiert, aus der sie durch Austausch des α-Aminoadipinsäurerestes durch die entsprechenden Säuren entstehen.

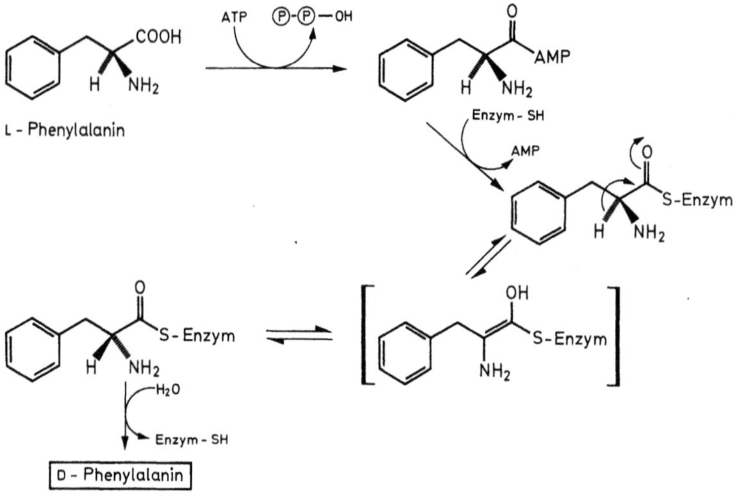

Abb. 8.1.2–2. Die Biosynthese der Pentapeptid-Vorstufe, die zum Gramicidin S führt (siehe die vorhergehende Abbildung), nimmt vom unnatürlichen D-Phenylalanin ihren Ausgang, das jedoch aus dem natürlichen L-Phenylalanin entsteht. Da die Racemisierung Thioester-abhängig ist, liegt es nahe, als Zwischenstufe die tautomere Enolform mit achiralem Zentrum zu postulieren

8.1.3 Peptidalkaloide

Die Grenze zwischen Peptidantibiotika und Peptidalkaloiden läßt sich nicht scharf ziehen. Für die Einordnung in die eine oder die andere Gruppe sind oft nicht Gründe des Aufbaues maßgebend, sondern Tradition, unterschiedliches Vorkommen und unterschiedliche Wirkungen. Peptidalkaloide wurden bisher bei höheren Pflanzen vor allem in Arten aus der Familie der *Rhamnaceen* gefunden: das in *Ceanothus*-Arten vorkommende Integerrin beispielsweise besteht aus den Aminosäuren Tryptophan, N-Dimethyl-valin und Phenylserin neben p-Hydroxytyrylamin als Aminkomponente. Pharmazeutisches Interesse besitzen die Rhamnaceenalkaloide jedoch nicht, sehr zum Unterschied von einer anderen Gruppe von Peptidalkaloiden, den Mutterkorn-Alkaloiden

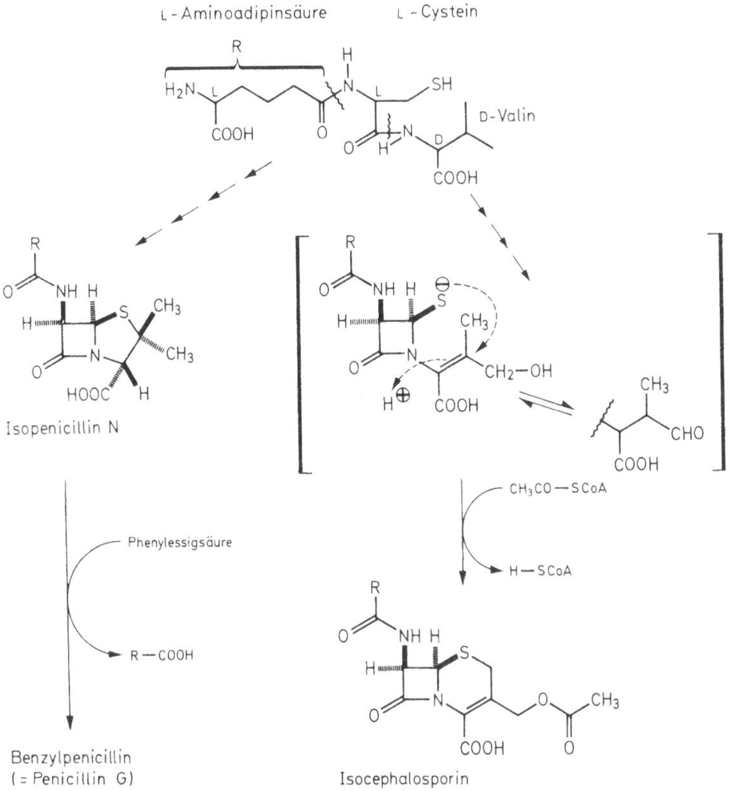

Abb. 8.1.2–3. Biosynthetischer Aufbau von Benzylpenicillin und Cephalosporin C. Gemeinsame Vorstufe der Antibiotika vom Typus der Penicilline und der Cephalosporine ist ein Tripeptid aus L-α-Aminoadipinsäure (siehe hierzu auch Abb. 7.2–3), L-Cystein und D-Valin. Die Iso-Zwischenstufen (Isopenicillin N und Isocephalosporin C) enthalten noch die α-Aminoadipinsäure mit L-Konfiguration. Durch Austausch des α-Aminoadipinsäurerestes gegen andere Säuren werden die natürlichen Penicilline gebildet. Durch Konfigurationsumkehr am α-C-Atom der α-Aminoadipinsäure entsteht aus dem zunächst gebildeten Isocephalosporin C das Cephalosporin C; und analog aus Isopenicillin N das Penicillin N

vom Typus der **Ergotamin-Ergotoxin-Gruppe.** Vom Standpunkt der Biosynthese bietet ihre Biosynthese im Vergleich mit der Biosynthese der Peptidantibiotika nichts grundsätzlich Neues. Eingebaut finden sich in dem zyklischen Tripeptidanteil außer dem L-Prolin zwei variable Aminosäuren mit der natürlichen L-Konfiguration; es können sich beteiligen L-Leucin, L-Valin, L-Phenylalanin oder L-Alanin. Die Verknüpfung mit der Carboxylgruppe der Lysergsäure übernehmen entweder

Alanin (Ergotamintyp) oder Valin (Ergotoxintyp). Alanin bzw. Valin werden Teil des trizyklischen Peptidsystems erst dadurch, daß sie in α-Stellung zunächst hydroxyliert werden.

Die Peptid-Verknüpfungs- und Zyklisierungs-Reaktionen dürften an einem Multienkomplex ablaufen, weil die freien Zwischenstufen der Biosynthese bisher nicht aufgefunden wurden. Allerdings fehlen auch für den Ablauf an einem Multienkomplex experimentelle Beweise.

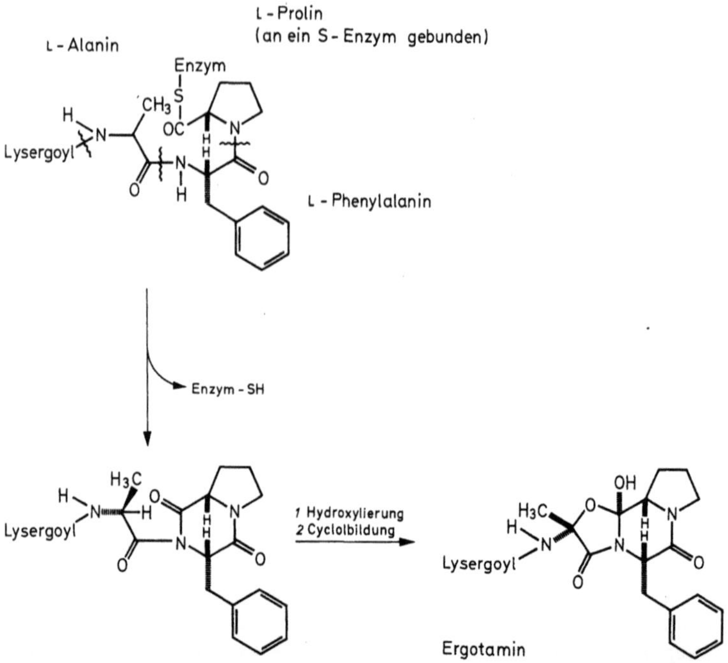

Abb. 8.1.3–1. Aufbau des zyklischen Tripeptid-Anteils des Secale-Alkaloids Ergotamin aus L-Prolin, L-Alanin und L-Phenylalanin. Da bisher Zwischenstufen der Biosynthese nicht isoliert wurden, nimmt man an, daß sich die gesamte Biosynthese an einem Multienzymkomplex abspielt. Einzelheiten der Biosynthese sind nicht bekannt. So weiß man nicht, ob die Lysergsäure oder ob Prolin die Startersubstanz darstellt. Sodann ist der Mechanismus der Hydroxylierung unklar, durch den die mit der Lysergsäure verknüpfte Aminosäure (im vorliegenden Beispiel Alanin) hydroxyliert wird

Herkunft, Gewinnung und Analytik
von Drogen und biogenen Wirkstoffen

9 Züchtung und Kultivierung von Mikroorganismen, die zur Wirk- und Hilfsstoffproduktion herangezogen werden

Einleitung

Mit dem Namen **Mikroorganismen** belegt man eine Gruppe von meist einzelligen Lebewesen (Protisten), die sich infolge ihrer Kleinheit nur mit mikroskopischen Verfahren ihrer morphologischen Gestalt nach erkennen lassen. Wirkungen dieser Organismengruppe sind hingegen seit Urzeiten bekannt, so die Herstellung alkoholischer Getränke, von Essig, von Sauermilch und Käse, oder die Verwendung von Sauerteig zum Brotbacken. Die Mehrzahl der Tausenden von Mikroorganismen-Arten ist C-heterotroph und daher zum Abbau und „Umbau" organischer Substanzen eingerichtet. Die Biotechnologie ist teils an Produkten des partiellen Abbaues und des Umbaues (an anabolen und katabolen Metaboliten) interessiert, teils an den Enzymen, die diese Metabolisierung ermöglichen. Anders als der Biologe, der gleichsam wertungsfrei die Lebenserscheinungen von Mikroorganismen studiert, ist der Biotechnologe an einer Mikroorganismenart nur dann interessiert, wenn es gelingt – sei es durch Zufall oder in einem systematischen Screening –, ein dem Menschen nützliches Produkt oder eine nützliche Reaktion zu finden. An die Primärentdeckung schließen sich verschiedene Entwicklungsarbeiten wie Isolierung und Identifizierung der betreffenden Species, Stamm-Verbesserung und Optimierung der Produktionsverfahren. In der folgenden Darstellung wird die Mehrzahl der Beispiele dem Gebiete der Antibiotikaherstellung entnommen werden.

Vermehrung der Mikroorganismen

Alle für Medizin und Pharmazie wichtigen Mikroorganismen sind C-heterotroph. Natürliche Lebensweise und damit Ansprüche an die Substrate, die sie verwerten, sind von Art zu Art sehr unterschiedlich. Es gibt keine organische Verbindung – sei es Cellulose, Lignin, Erdöl oder fettes Öl –, die nicht von irgendeinem Organismus abgebaut werden könnte. Einige Arten sind sehr anpassungsfähig und verwerten eine große Zahl unterschiedlicher C-Quellen, andere wiederum – man denke an die Saccharomyces-Arten – sind Spezialisten. Im allgemeinen neigen Saprophyten weniger zur Spezialisierung als die an die parasitische Lebensweise angepaßten Parasiten. Will man Mikroorganismen kultivieren und vermehren, so kommt es darauf an, entweder die Umweltbedingungen ihrer natürlichen biologischen Nische möglichst eng zu imitieren oder einen Stamm an die künstlichen Fermentierbedingungen zu adaptieren. Daß dies nicht immer vollkommen gelingt, zeigt der Fall von *Claviceps purpurea*, der in saprophytischer Kultur keine Ergopeptolidalkaloide bildet.

Das Wachstum der Mikroorganismen gibt sich in flüssigen Substraten durch Trübung zu erkennen; oder es bildet sich ein Bodensatz oder eine Haut auf der Oberfläche. Auf festen Nährböden bilden sich Mikroorganismenhaufen, die man Kolonien nennt. Wenn unter bestimmten Kautelen (hinreichend verdünnen!) gearbeitet wird, entspricht eine Kolonie einem einzelnen Keim des Impfmaterials. Das Aussehen der Kolonien (gewölbt oder flach, glänzend oder matt, Farbe, Innenstruktur) ist für die jeweilige Art charakteristisch und wird u. a. zu diagnostischen Zwecken herangezogen.

Um die Abhängigkeit des Wachstums von bestimmten inneren und äußeren Faktoren zu untersuchen, wählt man hauptsächlich die flüssige Kultur. Die einfachste Methode zur quantitativen Ermittlung des Wachstums von Mikroorganismen, die sich wie die Bakterien durch Teilung oder wie die Hefen durch Sprossung vermehren, ist die photometrische Trübungsmessung; aufwendiger ist die Auszählung der Zellzahl unter dem Mikroskop. Bei Pilzzellen mit Hyphenbildung und/oder Mycelbildung eignet sich besser die quantitative Wägung des Myceltrockengewichtes. Doch sind auch Viskositätsmessung ein geeigneter Parameter, um bei Pilzen den Verlauf des Wachstums zu verfolgen. Beim Terminus „Wachstum" denkt man primär an autokatalytische Prozesse wie DNA-Replikation und an die Bildung der dazu nötigen Nucleinsäuren und Enzymproteine, sodann aber auch an die Synthese von Assimilaten und deren Speicherung (auch Mycel kann reicher an Fett und damit „dicker" werden). Der Ausdruck **Biomasse** umfaßt beide Vorgänge, so daß mit der Wägung des Myceltrockengewichtes zugleich die Biomasse ermittelt wird. Wenn erforderlich, können natürlich die beiden Teilparameter auch getrennt bestimmt werden, indem man den Gehalt an DNA, an Proteinen oder an bestimmten Assimilaten mißt.

Phasen der Vermehrung. Die folgenden Betrachtungen gelten nur für flüssige Kulturen von Mikroorganismen, nicht für Oberflächenkulturen auf festen Nährböden. Trägt man die Zellzahl (bei Bakterien und Hefen) bzw. die Biomasse (bei Pilzen) in Abhängigkeit von der Zeit in ein Koordinatensystem ein, so beobachtet man vier Phasen: Nach der

Beimpfung ist für eine gewisse Zeit kein Wachstum festzustellen. Offenbar müssen sich die Mikroorganismen zunächst an das neue Milieu anpassen. Die Dauer dieser **Latenz- oder Anpassungsphase** (auch **Lag-Phase** genannt) variiert je nach Mikroorganismenart, Zustand der eingeimpften Zellen und Zusammensetzung der Nährlösung. Nachdem Größenzunahme der Zellen einsetzt und die Zellteilung beginnt, ist damit die **Phase des exponentiellen Wachstums** eröffnet, die dadurch charakterisiert ist, daß der Logarithmus der Zellzahl (bzw. der Biomasse in Gewichtseinheiten) linear mit der Zeit zunimmt. Sobald ein Bestandteil der Nährlösung sich erschöpft oder sobald hemmende Stoffwechselprodukte (z. B. Ethanol bei der Alkoholgärung) auftreten, verlangsamt sich das Wachstum (**Verzögerungsphase**), um gegen Null abzusinken (**stationäre Phase**). Die stationäre Phase dauert solange, als genau so viel Zellen durch Teilung neu hinzukommen wie alte absterben. In der letzten Phase, der **Absterbephase**, überwiegt die Zahl der absterbenden Keime die der neu entstehenden.

Wachstumsphase	Wachstumsgeschwindigkeit (Zunahme der Zellzahl bzw. der Biomasse pro Zeit)
Latenz- oder Anpassungsphase (= Lagphase)	Null
Beschleunigungsphase	ansteigend
Exponentielle Phase (= Logphase)	konstant
Verzögerungsphase	abfallend
Stationäre Phase	Null
Absterbephase	sinkend (Tod)

Wenn wegen fehlenden Nährstoffangebotes oder infolge anderer ungünstiger Umweltbedingungen die vegetativen Formen ihr Wachstum verlangsamen, setzt bei vielen Ascomyceten die Abschnürung von Konidiosporen ein. Sporulation und Wachstum – im Sinne von Vermehrung der Myzel-Biomasse – schließen sich weitgehend aus. Oder anders: die Bedingungen für Myzelwachstum und Sporulation sind unterschiedlich. Es ist dies insofern von Bedeutung, als im Zuge der Penicillinproduktion zunächst günstige Sporulationsbedingungen zur Gewinnung größerer Impfmaterialmengen geboten werden müssen; die Bedingungen der Myzelvermehrung in den Hauptfermentern sind davon verschieden.
Während bei Pilzen die verschiedenen Sporenformen der Vermehrung dienen, sind die Sporen bestimmter Bakterien *(Bacillus, Clostridium)* ausgesprochene Dauerformen, die der Erhaltung der Art bei ungünstigen äußeren Verhältnissen dienen. Innerhalb einer Bakterienzelle entwickelt sich nur eine einzige Spore.

Dem Verlauf der Wachstumskurve läßt sich entnehmen, daß eine Mikroorganismen-Kultur, wenn sie einmal in das Exponentialstadium gelangt ist, mehr oder weniger rasch „altert". Damit ist eine Schwierigkeit aufgezeigt, welche mit den sog. kontinuierlichen Fermentationsverfahren verbunden ist. Man muß dafür sorgen, die Nährstoffe (besonders die N-haltigen) so knapp zu bemessen, daß das Wachstums knapp unterhalb der exponentiellen Phase bleibt. Technisch spielen kontinuierliche Verfahren bisher keine Rolle.

Die *exponentielle Phase des Wachstums*. Diese Phase des Wachstums ist für einen bestimmten Mikroorganismusstamm unter gegebenen äußeren Bedingungen wie O_2-Spannung, Temperatur, Zusammensetzung der Nährlösung und pH, eine charakteristische Größe, die als spezifische **Wachstumsrate** bezeichnet wird und für die das Symbol μ zu verwenden üblich ist.

Wenn sich Organismen, die aus Einzelzellen bestehen, vermehren, so geschieht das nach einem Exponentialgesetz. Auf ein Exponentialgesetz stößt man in Physik und Biophysik immer dann, wenn bei Linearität der unabhängigen Variablen (hier der Zeit t [h]) die davon abhängige Größe (hier x = Zahl der Zellen oder Biomasse in g) eine geometrische Reihe bildet (Beispiel: Radioaktives Zerfallsgesetz). Dies ist hier offensichtlich der Fall; denn man sieht leicht, daß für die Verdoppelung der Biomasse (bzw. Zellzahl) die jeweils gleiche Zeit benötigt wird. Die Gleichung für ein Exponentialgesetz lautet

$$X = X_O \cdot e^{\mu t}$$

Im vorliegenden Falle bedeuten x_o die Zellzahl (bzw. Biomasse [g]) zur Zeit t_o und x entsprechend nach der Zeit t. Daraus ergibt sich für die Verdoppelung der Zellzahl bzw. Biomasse (ganz analog zur Halbwertszeit beim radioaktiven Zerfallsgesetz) der Ausdruck:

$$\mu[h^{-1}] = \frac{0.693}{t[h]}$$

Für einige Pilz-Arten wurden μ-Werte unter Optimalbedingungen (d. h. μ_{max}-Werte) bestimmt: so für *Aspergillus niger* $0.20\,h^{-1}$, für *Penicillium chrysogenum* $0.12\,h^{-1}$ und für *Neurospora sitophila* $0.40\,h^{-1}$. Dies entspricht Verdoppelungszeiten von 3.46 h, 5.23 h und 1.74 h. Bei Bakterien, bei denen die Verdoppelung der Zellzahl einer Generationszeit äquivalent ist, beträgt sie bei *Escherichia coli* etwa 20 Minuten, bei *Mycobacterium tuberculosis* 18 h.

Wachstumsphasen und Produktbildung. Die Fähigkeit von Mikroorganismen, sich unter künstlichen Bedingungen rasch zu vermehren, ist eine der wichtigsten Voraussetzungen ihrer technisch-industriellen Ausnutzung. Nur in sehr seltenen Fällen (z. B. im Fall der Bäckerhefe) ist man an der Biomasse selbst interessiert, meist an einem Stoffwechselprodukt. Die Wirtschaftlichkeit eines industriellen Verfahrens steigt natürlich mit der Ausbeute an gewünschtem Endprodukt pro eingesetztem Nährstoffangebot. Dabei zeigten nähere Untersuchungen zweierlei:
Einmal sind diejenigen inneren (genetischen) und äußeren (Nährlösung; pH, T etc.) Faktoren, welche ein Optimum an Biomasse erbringen, nicht identisch mit den Bedingungen, die eine maximale Stoffproduktion begünstigen. Beispiel: starke Belüftung regt Hefezellen zu einem beschleunigten Wachstum an, während die Ethanolbildung weitgehend unterdrückt wird („PASTEUR-Effekt"). Oder: Glukose ist eine optimale C-Quelle zur Myzelvermehrung bei *Penicillium chrysogenum,* jedoch hemmt sie die Penizillinbildung – und im übrigen auch die vieler anderer Antibiotika. Sodann aber zeigte sich, daß die Produktbildung nicht parallel zur Bildung von Biomasse verlaufen muß. Nach der Art des Phasenverlaufs der Produktbildung im Vergleich mit dem der Wachstumskurve unterscheidet man zwei Haupt-Fermentationstypen.
Typ I: Das gewünschte Produkt ist ein unmittelbares Stoffwechselprodukt des *primären* Energiestoffwechsels: in diesem Fall verlaufen die Kurven der Produktsynthese und des Wachstums annähernd parallel, d. h. das Stadium der maximalen Zellzahl ist zugleich das Stadium maximaler Produktbildung. Beispiel: Ethanolbildung durch Hefe unter *anaeroben* Bedingungen oder Oxidation von Glukose zu Glukonsäure.
Typ II: Es werden komplexe Moleküle aus einfachen Molekülen aufgebaut unter Bildung von Stoffen, die keine Funktion im Primärstoffwechsel zu erfüllen haben und die nur in ganz bestimmten Gruppen (Taxa) von Mikroorganismen vorkommen. M. a. W. es handelt sich um die Biosynthese von **Sekundärstoffen** (s. dazu auch 1.1. Seite 5). Die Penicillin- und die Streptomycinbildung sind typische Beispiele für diesen Fermentationstyp. Für ihn ist typisch, daß phasenverschoben zum Höhepunkt der Zellvermehrung und Primärassimilatenbildung die Produktbildung ihr Maximum erst bei Verlangsamung (Verzögerungsphase) und nach Abschluß des Wachstums (stationäre Phase) erreicht.
Screening. Beim Screening handelt es sich darum, Mikroorganismen zu finden, die in der Lage sind, bei saprophytischer Kultur Stoffwechselprodukte mit bestimmten Eigenschaften zu bilden. Manchmal geht es darum, einige wenige Populationen bestimmter Stämme auf Produktbildung zu prüfen (z. B. *Claviceps purpurea-* oder *C. paspali*-Populationen auf Alkaloidführung). In anderen Fällen werden weltweit Materialpro-

ben auf Mikroorganismen hin untersucht, die beliebigen Taxa zugehören können, sofern sie nur eine bestimmte biologische Aktivität – beispielsweise antibiotische Wirkung – zeigen.

Die Versuchsanordnung beim Screening muß der jeweiligen Fragestellung angepaßt sein. So kann man dem Nährmedium bestimmte Substrate zusetzen und aufgrund der erfolgten Metabolisierung auf Vorkommen bestimmter Enzyme Rückschlüsse ziehen (Screening auf Vorkommen von Enzymen). Das Antibiotikum-Screening beginnt im typischen Fall mit Sammeln von unterschiedlichsten Proben aus Boden, Wasser und Staub. Jede dieser Proben enthält eine größere Zahl verschiedener Mikroorganismenarten, die zunächst getrennt kultiviert werden müssen. Dazu wird eine Aufschlemmung der Probe in Wasser stark verdünnt auf große Agarplatten ausgegossen (,,Fangplatten"). Es bilden sich Kolonien verschiedenster Stämme. Die antibiotikabildenden Stämme geben sich durch einen Hemmhof rund um die Kolonie zu erkennen, nachdem man Testorganismen über die Platte gesprüht und erneut bebrütet hat. Von den Fangplatten werden die Stämme, um die sich Hemmhöfe gebildet haben, abgeimpft. Die isolierten Kolonien können im Strichtest (Abb. 9–1) oder im Verdünnungstest (Abb. 9–2) näher untersucht werden. Die Kultur kann auch extrahiert werden, um beispielsweise im Zylindertest untersucht zu werden. Der Zylindertest ist ein *Agardiffusionstest (Hemmhoftest),* der auch in anderen Varianten – als *Lochtest* und als *(Filter-)Blättchentest* – viel verwendet wird. An-

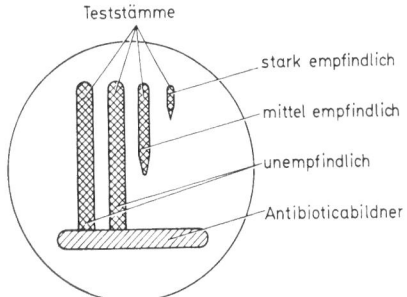

Abb. 9–1. 1. *Strichtest* zum Nachweis von Antibiotikabildnern (Aus H. J. REHM, Einführung in die industrielle Mikrobiologie, HTB, 84, S. 47, Springer, Berlin Heidelberg New York, 1971). Der auf Antibiotikumbildung zu prüfende Mikroorganismenstamm wird im Strich auf ein festes Nährmedium aufgebracht. Senkrecht dazu beimpft man die Platte mit verschiedenen Testorganismen. Bei Ausscheidung von Antibiotika durch den zu prüfenden Stamm werden die Testorganismen je nach Empfindlichkeit in ihrem Wachstum gehemmt, was daran zu erkennen ist, daß sie in unterschiedlichen Abständen vom Teststrich ihre Entwicklung einstellen

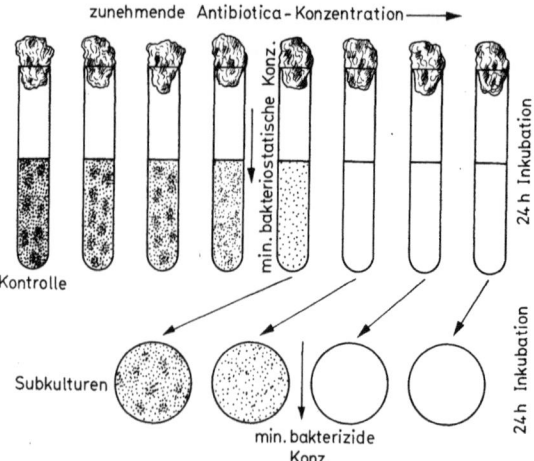

Abb. 9–2. Im Verdünnungsreihentest untersucht man das Wachstum der Testkeime bei fallenden Konzentrationen des Antibiotikums in einem *flüssigen* Nährboden. Die Auswertung erfolgt entweder visuell oder optisch mittels eines Turbidimeters. Als *minimale Hemmkonzentration* (MHK in µg/ml) wird die letzte noch hemmende bakteriostatische Konzentration angegeben (H. Zähner, 1965)

stelle der Testzylinder (s. Abb. 9–3), die aufgesetzt werden, stanzt man beim Lochtest Löcher aus dem Agar heraus, in die dann die Testlösung eingefüllt wird. Noch einfacher ist der *Blättchentest*. Kleine Filterpapierscheibchen, etwa vom Durchmesser der Stanzlöcher, werden mit der prüfenden Lösung imprägniert und auf die beimpften Agarplatten gelegt. In allen drei Testanordnungen diffundiert der Hemmstoff radial in das umliegende Agargel; bei Erscheinen der ersten Kolonien von Testbakterien (nach etwa 12 bis 24 Stunden) beobachtet man Hemmhöfe. Die am Rande des Hemmhofes vorhandenen Antibiotikumkonzentrationen entsprechen der minimalhemmenden Konzentration (zu diesem Terminus, s. Abb. 9–2).

Die Stammverbesserung (Züchtungsziele). Mit dem Nachweis eines Antibiotikums, mit der Isolierung und botanischen Identifizierung des betreffenden Mikroorganismus und mit der klinischen Prüfung von Versuchsmengen an Tier und Mensch ist nur ein Teilgebiet der Antibiotikumforschung abgedeckt. In der Regel produzieren die in der Natur vorkommenden Wildstämme den Wirkstoff in geringen Mengen, so daß eine großtechnische Darstellung außerordentlich aufwendig wäre. Die Stammverbesserung zielt in erster Linie auf Erhöhung der Ausbeute an Wirkstoff; sie erstrebt die Züchtung sog. „Hochleistungsstämme". Der

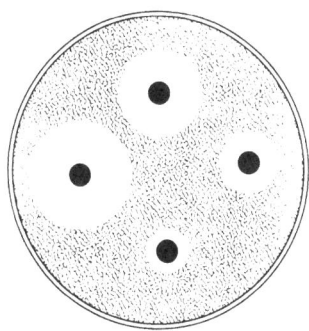

Abb. 9–3. *Zylindertest* zum Nachweis einer Antibiotikumhaltigen-Lösung (Aus H. ZÄHNER: Biologie der Antibiotika, S. 23, Springer, Berlin Heidelberg New York 1965). Dieser Test dient zur Prüfung von Extrakten oder Testfraktionen (z. B. im Zuge der Isolierung) auf Gehalt an Antibiotika. Agarnährmedium wird mit dem Teststamm beimpft. An vier Stellen (schwarz gekennzeichnet) schmilzt man kleine Testzylinder [ohne Boden] ein. Zwischen Zylinderende und Boden der Petrischale muß sich jedoch noch eine Agarschicht befinden. In jeden Testzylinder bringt man eine zu prüfende Antibiotikumlösung (0,1 ml) und bebrütet sodann die Platte zur Entwicklung der Testkeime. Je nach Antibiotikum-Konzentration bilden sich Hemmhöfe wechselnden Durchmessers

zur technischen Produktion herangezogene Stamm, der „Produktionsstamm", muß sich darüber hinaus auch zur Großproduktion eignen.
Merke: Die beiden Bezeichnungen *„Hochleistungsstamm"* und *„Produktionsstamm"* sind keine präzise zu definierende Begriffe der Biologie. Ein Hochleistungsstamm unterscheidet sich vom Ausgangsstamm (Wildstamm) dadurch, daß er ein ökonomisch interessierendes Produkt in höheren Ausbeuten synthetisiert. Ein Produktionsstamm ist, anders als der Wildstamm, im Hinblick auf die Verhältnisse großtechnischer Fermentationsverfahren hin selektioniert und an diese Bedingungen adaptiert.

Wenn von Stammverbesserung gesprochen wird, so hat der Ausdruck einen Sinn nur vom wirtschaftlichen Gesichtspunt aus: dem der Möglichkeit einer verbesserten Verwertung durch den Menschen. Vom biologischen Gesichtspunkt aus verschwendet ein „Hochleistungsstamm" mehr Nährstoffe und mehr Energie, um ein für ihn nicht-essentielles Produkt zu synthetisieren, als dazu, DNA, Proteine und andere Makromoleküle aufzubauen, die seiner Vermehrung dienen. Man darf annehmen, daß die „Hochleistungsstämme" in der freien Natur rasch eliminiert würden.

Die Methoden, derer man sich zur Züchtung von „Hochleistungs- bzw. Produktionsstämmen" bedient, sind **Mutation** und **Selektion.** Demgegenüber spielt in der Praxis die *Rekombinationszüchtung* keine Rolle.

Mutationen treten aus bisher unbekannten Gründen spontan auf; in einer Bakterienpopulation entfällt auf 10^7 bis 10^9 Zellen eine mutierte Zelle. Sie betreffen die sprunghafte Änderung morphologischer und/ oder physiologischer Merkmale: bei Bakterien z. B. Verlust der Beweglichkeit, den Verlust von Rezeptoren für einen bestimmten Bakteriophagen oder den Ausfall einer biosynthetischen Leistung (Mangelmutante). Die Mutationsrate kann künstlich durch chemische Substanzen wie salpetrige Säure oder Nitrosoguanidin (durch sog. Mutagene) oder durch Einwirkenlassen energiereicher Strahlen stark erhöht werden. Die Mehrzahl der künstlich induzierten Mutanten sind Letalmutanten. Die meisten der nicht-letalen Mutationen wiederum führen zu kaum erkennbaren Veränderungen: nur in ganz seltenen Fällen gelingt es, einen Einzelorganismus herauszusondern, der in seinen Eigenschaften (z. B. höhere Antibiotikabildung) dem Wildstamm überlegen ist. Der historische Fall des *Penicillium chrysogenum* stellt, was die Ausbeuteerhöhung an Wirkstoff anbelangt, einen Glücksfall dar. Den Ausgangspunkt bildete der Flemingsche Stamm, der nur wenige Einheiten Penicillin pro ml bildete; die heute erreichbaren Ausbeuten erzielen Werte um 20 000 E/ml.

Mutation und Selektion sind bis heute die ausschlaggebenden Methoden zur Stammverbesserung geblieben. Bei Hefen erlangten allerdings auch neue Heferassen praktische Bedeutung, die durch Hybridisierung (Rekombinationszüchtung) erzeugt wurden. Mittels eines Mikromanipulators wurden haploide Sporen isoliert und nach der Keimung zur Kopulation gebracht. *Penicillium-* (und *Aspergillus-*)-Arten bilden ein (haploides) Heterokaryon; in einigen wenigen Zellen verschmelzen haploide Keime zu diploiden Kernen, die sich weiter vermehren und nur gelegentlich zur Haploidie zurückkehren. Da diese Haploidisierung nicht den Regelmäßigkeiten der Reduktionsteilung folgt, spricht man von einem parameiotischen System und von *Parasexualität.* Da es auch bei einem parasexuellen Zyklus zu Verschmelzung, Neukombination und Segregation von Erbgut kommt, besteht grundsätzlich die Möglichkeit, bei Stämmen innerhalb der Gattung *Penicillium* auch Rekombinationszüchtungen durchzuführen.

Die Erhöhung der Ausbeute an Wirkstoffen ist nicht das einzige Merkmal, auf das hin genetisch uneinheitliche Populationen selektioniert werden. Ein anderes, industriell sehr wichtiges Beispiel für künstliche Selektion ist die Erzielung von *phagenresistenten Zellen*. In einem Medium, das Phagen enthält, können sich nur phagenresistente Zellen entwickeln. Kulturen, die auf einem derartig infizierten Milieu angehen, haben die gewünschte Eigenschaft. Von Bedeutung ist dieses Züchtungsziel bei der Verwendung von *Streptomyzeten* zur Gewinnung von Antibiotika.

Auch bei Pilzen gibt es außer der Ausbeuteerhöhung noch andere Eigenschaften eines Produktionsstammes, die dazu beitragen, die Wirtschaftlichkeit des Verfahrens zu verbessern. Diese Eigenschaften, auf die hin selektioniert wird, können den technischen Ablauf vor und während der Fermentation, oder auch erst nach Ablauf des eigentlichen Fermentationsprozesses, beeinflussen. *Vor der Fermentation:* ehe Myzelmaterial im Fermenter vermehrt wird, kommt es darauf an, das dazu notwendige Impfmaterial zur Verfügung zu haben. Der zur Produktion vorgesehene Stamm soll daher die Eigenschaft aufweisen, zur Erzielung möglichst hoher Impfmaterialmengen gut zu sporulieren. *Während der Fermentation:* es können sich Stämme dadurch voneinander unterscheiden, bis zu welchem Grade, und welches Nährmaterial ausgenutzt wird. Erwünscht ist sodann, daß der Stamm möglichst geringe Mengen an schaumbildenden Stoffen bildet. Die Schaumbildung, die durch Belüftung und Bewegung des Substrates in Gegenwart von oberflächenaktiven Stoffwechselprodukten hervorgerufen wird, muß ansonsten durch Zusatz chemischer Stoffe (seltener) oder auf mechanischem Wege (laufende Abtrennung durch Zentrifugieren) unterdrückt werden. *Nach der Fermentation:* eine unterschiedliche Morphologie der Hyphenbildung kann die Filtrationseigenschaften des Ansatzes und damit die Produktionskosten unterschiedlich beeinflussen. Es können Begleitstoffe fehlen oder vorhanden sein, welche die Isolierung des Wirkstoffes erschweren. So gelang es, eine Mutante von *P. chrysogenum* zu finden, welche kein Chrysogenin – ein die Aufarbeitung erschwerendes gelbes Pigment – mehr bildet.

Adaption. Mikroorganismen sind imstande, sich an bestimmte Substrate und Milieubedingungen zu gewöhnen. Die Adaption an Rohstoffe, die durch Preis, verfügbare Menge oder günstige Anlieferung hervorstechen, ist nicht selten eine Voraussetzung für die Wirtschaftlichkeit einer Fermentation. „Echte" Adaption liegt dann vor, wenn als Antwort auf eine Änderung des Substratangebotes ein bestimmter Mikroorganismenstamm Enzyme (sog. adaptative Enzyme) synthetisiert, deren Biosynthese zuvor unterdrückt war. In praxi ist nicht immer bekannt, ob es sich bei einer Gewöhnung an ein vorgegebenes Milieu um eine echte Adaptation handelt oder ob nicht viel eher Selektion vorliegt.

Konstanthaltung der Eigenschaften. Wenn es gelungen ist, einen geeigneten Produktionsstamm zu züchten, so liegt in der Folge das Problem darin, dessen genetisches und adaptives Potential zu erhalten: der Stamm soll nicht degenerieren. *Degeneration* ist gleich wie Stammverbesserung ein mehrdeutiger Ausdruck. Wenn ein Produktionsstamm im Verlaufe der Weiterzüchtung einige seiner für die Produktion wertvollen Eigenschaften verliert, so kann dieses „Degenerieren" durchaus mit einer Zunahme seiner Vitalität im natürlichen Lebensraum verbunden sein. Im biologischen Sinne ist Degenerieren verbunden mit Abnahme seiner Fähigkeit zu Wachstum und Sporulation.

Stammhaltung. Damit bezeichnet man Verfahren, die dem Ziele dienen, nicht bloß die Produktionsstämme vor dem Absterben zu bewahren, sondern auch die herausgezüchteten physiologischen Qualitäten unverändert zu erhalten. Wie erinnerlich, bediente man sich zur Züchtung von Hochleistungs- und Produktionsstämmen der Phänomene Mutation und Selektion. Eben diese beiden Phänomene wirken bei der Stammhaltung einer Konstanthaltung der Eigenschaften entgegen: die Vermeidung unerwünschter Selektionen und Mutationen aber ist eine der wichtigsten Voraussetzungen für eine erfolgreiche Beherrschung mikrobiologisch-technischer Prozesse. Die Gefahr der Veränderung steigt mit der Zahl der zur Lebenderhaltung einer Kultur erforderlichen Überimpfungen, insbesondere dann, wenn dabei kleine Impfmengen auf schlechte Nährsubstrate übertragen werden. Um Veränderungen möglichst niedrig zu halten, bewahrt man Mikroorganismen unter Bedingungen auf, unter denen sie ihre Lebenserscheinungen weitgehend reduzieren, d. h. man legt Dauerkulturen, vor allem aber Konserven an. Für manche Bakterien genügt Aufbewahren in Agarkulturen, die mit Paraffinöl überschichtet werden. Sporenbildende Bakterien und Aktinomyzeten konserviert man in der (sterilen trockenen) Erd- oder Sandkultur. Besonders wichtig ist jedoch die Methode der Gefriertrocknung (Lyophilisation). Die Mikroorganismen werden dazu in eiweißhaltigen Lösungen aufgeschwemmt, in Ampullen abgefüllt und gefriergetrocknet. Nach dem Trocknen werden die Ampullen mit einem indifferenten Gas gefüllt und zugeschmolzen. Bei Bedarf werden die Ampullen geöffnet, der Inhalt in Nährlösung überführt und zum Beimpfen verwendet.

Die Stammhaltung spielt nicht bloß bei der fermentativen Produktgewinnung eine Rolle, sie ist von essentieller Bedeutung auch bei der Herstellung von bakteriellen Lebendvakzinen[1].

---

1 Analoges gilt für virale Lebendimpfstoffe (über Saatvirussystem: s. Seite 322), bei denen die Arzneibücher selbst die Zahl der Passagen vorschreiben.

10 Gewinnung pharmazeutisch verwendeter Stoffe mit Hilfe von Mikroorganismen

1. Herstellung und Sterilisation des Substrates

Die Kulturbedingungen von Mikroorganismen sind mannigfaltig, ähnlich wie deren jeweilige Lebensgewohnheiten in ihrer natürlichen Umwelt. Sollen bestimmte Mikroorganismen fabrikmäßig in großem Maßstabe kultiviert werden, so müssen zunächst ihre Stoffwechseleigentümlichkeiten erforscht werden, um die näheren Kulturbedingungen danach ausrichten zu können. Das betrifft zunächst das Angebot an Substraten und an Sauerstoff, sodann pH-Werte und Temperatur.

Eine Reihe von Mikroorganismen braucht zur Entwicklung nur ein Angebot an organisch gebundenem Kohlenstoff in Form etwa von Zucker, Stärke oder Glycerin. Andere sind jedoch anspruchsvoller; sie bedürfen zusätzlich noch organisch gebundenen Stickstoffes, bestimmter Proteine oder Aminosäuren. Gerade bezüglich des N-Bedarfs herrscht große Spezialisierung: Es gibt Organismen, die anorganischen Nitrat-, Nitrit- oder Ammoniumstickstoff verwerten, andere, die Proteine abbauen und andere, die nur Amino-Stickstoff aus Aminosäuren ganz bestimmter Konfiguration verwerten können. Unterschiedlich ist ferner der Bedarf an Mineralsalzen, an Spurenelementen wie Kupfer und Zink und an Vitaminen. Unterschiedlich ist ferner der Sauerstoffbedarf. Die Mikroorganismen sind entweder Anaerobier, oder sie leben aerob. Alle derzeit zur Antibiotikaproduktion technisch verwendeten Organismen gehören in die Gruppe der aeroben Mikroorganismen; zur Aufrechterhaltung ihrer Stoffwechselfunktionen bedarf es des Zutritts von Luftsauerstoff.

Substrate zur **technischen Mikroorganismenzucht** sind zunächst einmal **Glukose, Laktose** und **Saccharose.** Glukose wird von vielen Mikroorganismen sehr rasch verwertet, weshalb es oft im Anfangsstadium der Fermentation angeboten wird, um in späteren Stadien durch Disaccharide ersetzt zu werden. Laktose wird dabei in Form von *Molkepulver* zugesetzt, ein Produkt, das überdies noch etwa 4 Prozent Stickstoff enthält. Saccharose wird als brauner Zucker (Rohzucker) angeboten; oft genügt bloße *Melasse,* die Mutterlauge der Saccharosekristallisation, die neben Rohzucker noch andere organische Nichtzuckerstoffe ($\sim$ 18%), Mineralsalze ($\sim$ 10%) und N-haltige Verbindungen enthält. Als Kohlenstoffquelle kommt sodann Stärke oder stärkehaltiges Material in Frage. Viel verwendet in der industriellen Mikrobiologie wird *Maisquellwasser* („Cornsteep-Lösung"), ein Nebenprodukt bei der Stärkegewinnung aus Mais. Maisquellwasser ist komplex zusammengesetzt: N-haltige Verbindungen kommen vor, aus denen die Mikroorganismen ihren Bedarf an wichtigen Aminosäuren decken können, und zugleich eine Reihe von Kohlenhydraten neben Milchsäure und Mineralstoffen. Zu den komplexen Substraten gehört sodann das *Sojabohnenmehl,* d. i. der Rückstand der Sojabohnen, nachdem Fette und Lecithine extrahiert wurden. Schließlich werden noch eine ganze Reihe von technischen Abfallprodukten zu industriellen Fermentationen herangezogen. Abfälle der Citrus-Industrie, Hefeextrakte, Topinamburhydrolysate und Baumwollsamenmehl. Zahlreiche Mikroorganismen sind zur Oxidation von Kohlenwasserstoffen in der Lage und lassen sich daher auf Erdöl kultivieren.

Zahlreiche Mikroorganismen sind für einige Vitamine (Wuchsstoffe) heterotroph, weshalb entsprechende Präparationen wie Hefeextrakt, Fleischextrakte, Myzelrückstände, Reisschalen oder Weizenkeimlinge zugesetzt werden müssen.

An Mineralstoffquellen werden den Nährlösungen je nach individuellem Bedarf der betreffenden Mikroorganismen Salze des Natriums, Kaliums, Magnesiums, Eisens und Calziums (neben Spurenelementen) zugesetzt. In bestimmten Fällen der Antibiotikumgewinnung wird die Antibiotikabildung durch Zugabe oder auch durch Entzug bestimmter Substanzen beeinflußt. Der Zusatz sog. Präkursoren bewirkt bei der Penicillin-Fermentation je nach Zusatz eine bevorzugte Bildung von Penicillin V (zusetzen von Phenoxyessigsäure). Im Falle der Tetracycline läßt sich die Bildung von Chlortetracyclin unterdrücken und in Richtung einer bevorzugten Tetracyclinbildung lenken, indem man dem Nährmedium Chlor-Ionen entzieht (durch Zusatz von Ag-Salzen; Einwirkung von Ionenaustauschern, Zusatz bestimmter Inhibitoren [Bromide, Thiocyanate]).

Die fertig gemischte Nährlösung muß zur Vermeidung von Fremdinfektionen *sterilisiert* werden.

Zusätzlich zum Nährstoffangebot sind weitere wichtige Faktoren bei Fermentationen: der pH-Verlauf, die Fermentationstemperatur und der Sauerstoffbedarf.

Der pH-Verlauf. Der zu Beginn einer Fermentation herrschende pH-Wert kann sich in Abhängigkeit vom Nährstoffverbrauch ändern. Zukkerverbrauch erniedrigt den pH durch CO_2-Abgabe, Peptid- und Aminosäureverbrauch erhöht ihn infolge Bildung von NH_3 oder von Aminen.

Ganz allgemein ist der pH-Wert einer Nährlösung für die Entwicklung von Mikroorganismen sehr wichtig. Pilze, Hefen und Milchsäurebakterien wachsen besser in saurem Bereich, während viele Bakterien schwach basische Bereiche vorziehen. Bei ein- und demselben Organismenstamm kann die Art der bevorzugt gebildeten Stoffwechselprodukte vom pH-Wert der Nährlösung abhängen: So bildet *Aspergillus niger* bei pH-Werten zwischen 2.0 und 3.5 bevorzugt Citrat, in schwach saurem Milieu Glukonsäure und im neutralen Gebiet Oxalsäure.

Der Sauerstoffbedarf. Bei anaeroben Fermentationen (man bezeichnet sie auch als Gärungen) muß vielfach der anfänglich vorhandene Sauerstoff durch Einleiten von N_2 oder CO_2 verdrängt werden. Bei Oxidationen (dazu gehören u. a. die Antibiotika-Fermentationen) muß hingegen für ständige Durchlüftung der Ansätze gesorgt werden. Um Fremdinfektionen des Ansatzes zu vermeiden, muß die Luftzufuhr steril erfolgen. Bei Submersfermentationen muß ferner durch ständiges Rühren für ein gleichmäßiges O_2-Angebot gesorgt werden, wobei Schaumbildung sich als sehr störend erweist.

2. Fermentationsverfahren

Fermentationen können nach Oberflächen- oder nach Submersverfahren durchgeführt werden. Beide Verfahren lassen sich diskontinuierlich oder als kontinuierliche Fermentation durchführen.

Bei *Oberflächenverfahren* werden die Mikroorganismen auf der Oberfläche seichter Nährlösungsschichten oder auf halbfesten Nährböden (z. B. auf Weizenkleie) gezüchtet. Das Substrat braucht weder belüftet noch bewegt (gerührt) zu werden; der notwendige Sauerstoff wird dem über dem Myzel bzw. der Bakterienhaut stehenden Luftraum entnommen. Je nach Größe der Ansätze kultiviert man in Flaschen (sog. Roux-Flaschen [Milchflaschen]), auf Schalen oder Pfannen. Eine technische Großvariante ist das sog. Gärtassenverfahren, das z. B. zur Gewinnung von Tyrothricin eingesetzt wird. Eine *Gärtasse* ist eine Art große Schale. Zahlreiche dieser Schalen werden platzsparend in einer besonderen Fermentationsapparatur, dem Gärtassenbehälter untergebracht.

Bei den *Submersverfahren* werden je nach Größe der Ansätze die Mikroorganismen in Schüttelkolben oder in Tieftanks gezüchtet, wobei die Kulturen zur Versorgung mit Sauerstoff entweder geschüttelt oder belüftet werden müssen. Das Fassungsvermögen der zur Penicillinproduktion dienenden Submersfermentationstanks kann mehr als 200 000 Liter betragen.

Bei den *diskontinuierlichen Verfahren*, z. B. beim Submersverfahren in den Tieftanks, wird nach einer bestimmten Zeit die Fermentation unterbrochen, der Inhalt entleert und aufgearbeitet; der Behälter steht alsbald für einen neuen Ansatz zur Verfügung. Anders als bei diesem schubweisen Vorgehen lassen sich die Submersverfahren, aber auch einige Oberflächenverfahren, technisch so gestalten, daß sie über längere Zeiträume hinweg ununterbrochen, d. h. kontinuierlich geführt werden. *Semikontinuierlich* arbeitet man dann, wenn ein Teil der fermentierten Lösung im Tank verbleibt und mit neuer Nährlösung aufgefüllt wird. Wenn man in einem Fermenter dem fermentierenden Substrat in dem Maße fermentierte Lösung abzieht wie man neue Nährlösung zusetzt, so liegt ein *vollkontinuierliches* Verfahren vor. Die kontinuierliche Fermentation hat sich in der Bierbrauerei und zur Gewinnung von Hefemasse gut bewährt. Eine kontinuierliche Antibiotika-Produktion vermochte sich hingegen bisher nicht durchzusetzen.

3. Die Produktgewinnung

Der im Zuge der Fermentation gebildete Wirkstoff muß zunächst angereichert werden, was die erste Voraussetzung zu seiner Reindarstellung ist. Das Anreicherungsverfahren richtet sich in erster Linie danach, ob der Wirkstoff vom Mikroorganismus extrazellulär in die Nährlösung ausgeschieden wird oder ob die Hauptmenge des erwünschten Produktes erst nach Zerstörung der Zellstruktur frei wird. Nachdem Zellmasse und flüssige Phase durch Zentrifugieren oder Filtrieren getrennt wurden, verarbeitet man im zuerst genannten Falle der extrazellulären Ausscheidung des Produktes das Filtrat auf und verwirft Bakterien- oder Myzelmasse; im zweiten Falle dient der feste Rückstand als Ausgangsmaterial der Wirkstoffisolierung. Im wesentlichen existieren die folgenden Verarbeitungsmöglichkeiten:

1. Extrahieren der Kulturlösung mit einem mit Wasser nicht mischbaren Lösungsmittel;
2. Ausfällen des Wirkstoffes;
3. Adsorption des Wirkstoffes an feste Adsorbentien (wie Aktivkohle, Ionenaustauscher);
4. Extraktion des Myzels mit einem Lösungsmittel, das möglichst selektiv den Wirkstoff ohne viel Begleitstoffe herauslöst;
5. Bei flüchtigen Produkten (z. B. Ethanol, Aceton) Anreicherung durch Destillation.

Besondere Methoden werden herangezogen, wenn es sich um die Gewinnung polymerer Mikroorganismen-Bestandteile handelt. Zur Isolierung von Lipopolysacchariden, die als Antigene (Impfstoffe) und Pyrogene medizinische Bedeutung haben, wurde das folgende Verfahren ausgearbeitet (nach O. WESTPHAL u.

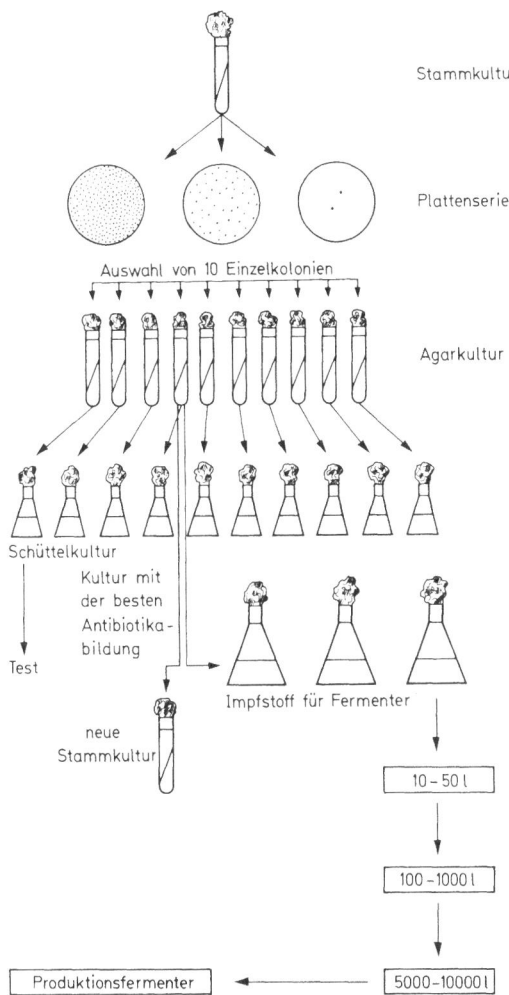

Abb. 10–1. Anzucht einer Impfkultur für den Produktionsfermenter (Aus H.-J. REHM, Einführung in die industrielle Mikrobiologie, Springer-Verlag [HTB] 1971, S. 61). Ausgehend von einer Stamm- oder Lyophilkultur wird das sporenhaltige Material zunächst auf festem Agarnährboden bebrütet. Innerhalb von ein bis zwei Tagen kommen die Sporen zum Treiben und bilden ein reichliches Myzelgeflecht, das im Verlaufe weiterer Tage neues Sporenmaterial bildet. Eine erhebliche Sporenvermehrung tritt nach Überimpfen in Erlenmeyerkolben ein. Die so erhaltenen Sporensuspensionen werden bei 25 °C geschüttelt und vermehren sich dabei erneut erheblich. Nach Überimpfen in größere Gefäße wird die Submerskultur eingeleitet, wobei es nunmehr auf rasches Myzelwachstum ankommt. Es werden immer größere Volumina beimpft, bis schließlich der eigentliche Produktionsfermenter mit einer ausreichenden Myzelmasse beimpft werden kann

O. LÜDERITZ, 1954): Die Bakterienzellen werden zunächst durch Schütteln mit kleinen Glaskugeln zertrümmert. Sodann trennt man mechanisch Membranen vom Plasma. Die Membranfraktion wird mit einem zweiphasigen Gemisch Phenol-Wasser extrahiert, wobei Proteine in die Phenolphase und Lipopolysaccharide in die Wasserphase gehen. Aus der wässerigen Phase fällt man die Lipopolysaccharide z. B. mit Ethanol aus und trocknet die so erhältliche Präparation (bevorzugt durch Lyophilisation).

4. Beispiele für Produkte, die mittels Mikroorganismen gewonnen werden

4A. Produkte des Primärstoffwechsels

Essigsäure entsteht im Stoffwechsel verschiedener *Acetobacter*-Arten durch Oxidation von Ethanol entsprechend der Summenformel:

$$CH_3CH_2OH + O_2 \rightarrow CH_3COOH + H_2O + 118 \, \text{kcal}$$

Die Herstellung von Speiseessig aus alkoholischen Getränken ist seit urdenklichen Zeiten bekannt. Das technisch modernste Verfahren ist ein semikontinuierliches Submersverfahren, das mit *Acetobacter suboxidans* arbeitet. Sobald der Ethanol im Tieftank weitgehend aufoxidiert ist, wird eine Ausstoßautomatik in Gang gesetzt, die etwa 60 Prozent des Ansatzes abzieht und den Rest mit neuer ethanolhaltiger Maische auffüllt.

L-Sorbose ist ein Zwischenprodukt im Zuge der Herstellung von Ascorbinsäure. Die Ketose wird durch regiospezifische Dehydrierung von *Acetobacter*-Arten (Abb. 10–2) dargestellt.

Bildung von Ethanol durch Hefen. Die Alkohol-Gärung durch *Saccharomyces cerevisiae* verläuft unter anaeroben Bedingungen. Durch Hefe vergärungsfähig sind Glukose, Fruktose, Galaktose, Saccharose und Maltose. Die zuletzt genannten drei Zucker können in D-Glukose bzw.

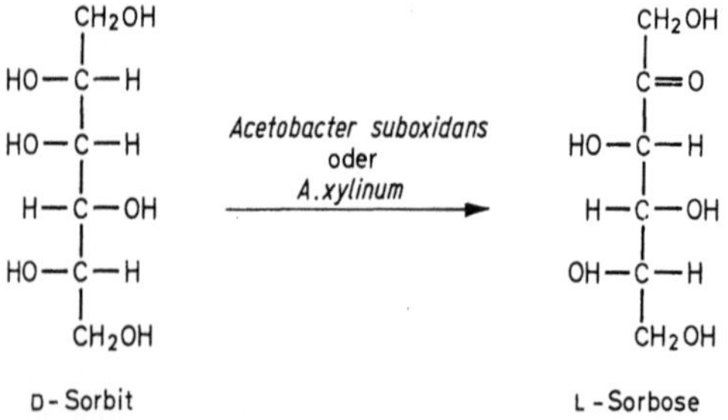

Abb. 10–2. *Acetobacter*-Arten dehydrieren Sorbit zu L-Sorbose. Offensichtlich greift das Dehydrierungsenzym regiospezifisch das Substrat ausschließlich immer an der gleichen Stelle an und läßt die übrigen fünf Hydroxygruppen unverändert

D-Fruktose übergeführt werden, welche Ausgangsprodukte der zu Ethanol führenden Reaktionskette sind. Dabei folgt die Reaktion der Glykolyse bis zur Brenztraubensäure, aus der nach dem Schema der Abb. 10–3 Ethanol entsteht. Molekularer Sauerstoff unterdrückt die Bildung von Ethanol. Die Hefe schaltet auf oxidativen Abbau um, der infolge höherer ATP-Ausbeute wesentlich ökonomischer ist; zugleich wird das Zellwachstum erheblich gefördert.

Milchsäure-Gärung wird durch *Lactobacillus*-Arten hervorgerufen. Zur technischen Gewinnung von „Gärungsmilchsäure" kommen vor allem *L. delbrückii* und *L. leichmannii* in Frage. Glukose wird durch die glykolytische Reaktionsfolge bis zum Pyruvat abgebaut; das Pyruvat wird durch D-(−)-Lactatdehydrogenase zu D-(−)-Milchsäure hydriert. Als Rohstoffe zur Milchsäuregärung nimmt man teils stärkehaltige Produkte, die zuvor verzuckert werden, oder Molke dank ihres Gehaltes an Lactat.

Milchsäuregärungen spielen seit altersher eine Rolle bei der Herstellung einer Reihe von Lebensmitteln. So sind *Lactobacillus*-Arten, insbesondere *L. bulgaricus* und *L. thermophilus,* bei der Herstellung von Milchprodukten wie Sauermilch, Yoghurt und Kefir involviert. Das Ausgangsprodukt Milch enthält 4 bis 6 Prozent Lactose, d. i. O-β-D-Galactopyranosyl-(1→4)-β-D-glucopyranose. Auch im Zuge der Herstellung bestimmter Käsesorten bauen *L.*-Arten, darunter *L. casei,* Lactat ab, wobei die sich bildende Milchsäure anderen Arten der Bakterienflora als Kohlenstoffquelle dient und weiter verändert wird („Käsereifung").

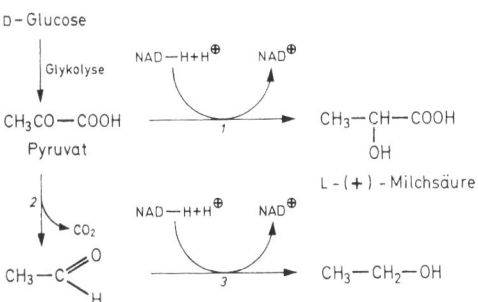

Abb. 10–3. Die Alkoholgärung durch *Saccharomyces cerevisiae* aus D-Glukose, desgleichen die Milchsäuregärung durch *Lactobacillus*-Arten, folgt bis zum Pyruvat der Glykolyse-Reaktionskette. Eine L-(+)-Lactatdehydrogenase ① führt zu L-(+)-Milchsäure. Im Falle der Ethanolbildung wird Pyruvat in einer Thiaminphosphat-abhängigen Reaktion decarboxyliert ② und im Anschluß daran wird der Aldehyd zum Alkohol hydriert

Propionibacterium und *Escherichia coli*. Die Propionsäurebakterien verwerten Glukose, Fruktose, Saccharose, aber auch Milchsäure, und bilden – ausgehend vom Pyruvat als Schlüsselsubstanz – in Reaktionen, die einer teilweisen Umkehr des Tricarbonsäurezyklus entsprechen (Pyruvat → Oxalacetat → Malat → Fumarat → Succinat → Succinyl-SCoA → Methylmalonyl-SCoA → Propanoyl-SCoA → Propionat), Propionsäure. Bei der erwähnten Käsereifung ist diese Säure eine wichtige geschmackgebende Komponente. Das im Zuge der Propionsäuregärung entstehende CO_2 bewirkt in „Emmentaler-Käse-Sorten" die Lochbildung.

Escherichia coli, ein im menschlichen Darm symbiontisch lebendes Bakterium, baut unter aeroben Bedingungen Hexosen zu verschiedenen Gärungsprodukten, hauptsächlich Carbonsäuren (Bernsteinsäure, Milchsäure, Essigsäure und Ameisensäure), ab. Einseitige kohlenhydratreiche Ernährung führt daher zu Übersäuerung des Darmes.

Zitronensäure gehört, der mengenmäßigen Produktion nach beurteilt, zu den wichtigsten auf mikrobiologischem Wege gewonnenen Produkten. Durchgeführt wird die Fermentation mit *Aspergillus niger*, und zwar hauptsächlich nach dem Oberflächenverfahren. Zuckerrübenmelasse ist das am meisten verwendete Ausgangsprodukt. In einem Zeitraum von 7 bis 11 Tagen werden bei einer Fermentationstemperatur von 25 bis 30° C und bei Einhaltung von pH-Werten zwischen 2.0 bis 2.2 mindestens 60 Prozent des angebotenen Zuckers zu Zitronensäure umgesetzt. Außer vom pH hängt die Ausbeute von einer Reihe weiterer Faktoren ab. So müssen Eisen- und Mangan-Ionen sorgfältig aus dem Ansatz eliminiert werden, was mittels Ionenaustausch geschieht. Zink- und Kupfer-Ionen hingegen erhöhen die Ausbeuten. Die molekularbiochemischen Gründe für diese empirisch gefundenen Faktoren der Citratbildung sind nicht geklärt: in erster Linie denkt man an Hemmwirkungen derjenigen Enzyme des Tricarbonsäurezyklus, welche im Zyklus nach der Citratbildung eingreifen.

Zur Gewinnung der gebildeten Zitronensäure aus dem Fermentationsansatz bedient man sich der Eigenschaft, daß das Calziumcitrat besonders in der Hitze in Wasser schwer löslich ist. Dementsprechend wird die Säure als Ca-Citrat gefällt und das Salz nach dem Abfiltrieren durch Schwefelsäure zerlegt. Die Lösung der Zitronensäure wird von Nebenprodukten durch Behandeln mit Aktivkohle befreit. Beim Eingengen kristallisiert die Säure aus.

D-**Glutaminsäure** gewinnt man mittels *Corynebacterium glutamicum* im Submersverfahren. Angeboten wird in der Nährlösung Glukose als C-Quelle, Harnstoff als N-Quelle und Biotin als Wuchsstoff. Die Ausbeute, bezogen auf die eingesetzte Glukose, beträgt etwa 60 Prozent. Glutaminsäure bildet sich aus α-Ketoglutarat und Ammoniak durch reduktive Aminierung. α-Ketoglutarat seinerseits ist, wie im übrigen das Citrat auch, ein Zwischenprodukt des Tricarbonsäurezyklus.

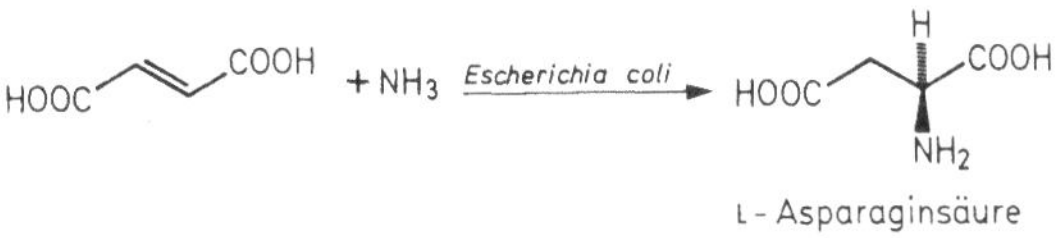

$$HOOC-CH=CH-COOH + NH_3 \xrightarrow{\text{Escherichia coli}} HOOC-\underset{NH_2}{\overset{H}{\underset{|}{\overset{|}{C}}}}-CH_2-COOH$$

L-Asparaginsäure

Abb. 10–4. Asymmetrische Addition von Ammoniak durch Aspartase aus *Escherichia coli* führt zu optisch reiner L-Asparaginsäure. Das Verfahren wird technisch mittels „immobilisierter" Mikroorganismen durchgeführt. Dazu werden *E. coli*-Zellen im Gitter eines Polyacrylamidgels eingeschlossen; Adsorbens samt Mikroorganismen wird zur Füllung von Chromatographiesäulen verwendet, die mit den Lösungen (Fumarat und Ammoniumsalzen) beschickt werden. Man arbeitet im kontinuierlichen Durchlauf. Die Mikroorganismen haben dabei eine Lebensdauer mit einer Halbwertzeit von etwa 4 Monaten

L-**Asparaginsäure** gewinnt man mittels Stämmen von *Escherichia coli*, die auf hohen Gehalt an Aspartase gezüchtet wurden (Abb. 10–4).

Enzyme aus Mikroorganismen spielen in erster Linie in der Lebensmittelindustrie und in der Technik (z. B. bei der Waschmittelherstellung, in der Textilindustrie) eine Rolle. *Bacillus subtilis*-Stämme, in Submersverfahren gezüchtet, führen zu Protease- und Amylaseprodukten, die Temperaturen über 50° C vertragen. Speziell die Lipasen und Proteasen sind Bestandteil von Waschmitteln, da sie die Fette und Proteine in verschmutzter Wäsche abbauen.

Auch die medizinische Verwendung von Enzymen mikrobieller Herkunft ist vielseitig. Die folgenden Enzyme werden näher besprochen: α) in der Substitutionstherapie verwendete Pilzenzyme, β) Streptokinase, γ) Glucoseoxidase und δ) Asparaginase.

α) In der Substitutionstherapie verwendete Pilzenzyme. Zahlreiche Pilze z. B. der Gattungen *Aspergillus* und *Penicillium* ernähren sich in der freien Natur von hochmolekularen Substraten: von Fetten, Kohlenhydraten und Eiweiß. Polymere Nährstoffe können nicht in die Zelle hineindiffundieren; der Pilz muß Enzyme nach außen abscheiden, um das Substrat zunächst zu resorbierbaren Monomeren abzubauen. In dieser Hinsicht bestehen Ähnlichkeiten zu den Verdauungsenzymen höherer Tiere, die ebenfalls die hochmolekularen Bestandteile erst resorbierbar machen.

Das erste in der Therapie verwendete Enzympräparat mikrobiologischer Herkunft war die sog. TAKA-Diastase. Das Enzym wurde durch Extraktion der auf Kleie gezogenen Oberflächenkulturen von *Aspergillus oryzae* gewonnen und zeigte vorwiegend Amylase-Aktivität.

Die heute als Substitutionstherapeutika verwendeten Enzympräparate werden von Ascomyzeten der *Aspergillus*-Gruppe produziert, so von *A. niger*, *A. oryzae* und *A. foetidus*. Wie sich bei den verschiedenen

Stämmen das Enzymspektrum zusammensetzt, und von welchen Kulturbedingungen es abhängig ist, darüber liegen wenig Publikationen vor. Es können in die Kulturlösung ausgeschieden werden: Amylasen, Amyloglucosidasen, Pektinasen, Proteasen, Cellulasen, Hemicellulasen, Lipasen und Glucose-Oxidase. Nach wie vor spielen bei der Enzymgewinnung neben der Submerskultur auch Oberflächenverfahren eine Rolle. Um beispielsweise aus *A. niger* die auch im sauren Bereich stabilen Proteasen zu erhalten, muß der Pilz in Oberflächenkultur gezogen werden. Ganz offensichtlich haben Zusammensetzung von Nährlösung und Art der angebotenen Nährsubstrate großen Einfluß auf die Zusammensetzung des Enzymspektrums.

Technisch wird das Oberflächenverfahren wie folgt durchgeführt: Kleie oder geschrotetes Getreide wird mit einer N-haltigen Nährlösung durchfeuchtet und in etwa 4 cm dicker Schicht auf Pfannen (flache Bleche mit hochgebogenen Rändern) geschichtet. Die Pfannen sind perforiert, so daß Luft in das Substrat eindringen kann. Nach dem Beimpfen werden die Bleche in Brutöfen mit Belüftungseinrichtung eingeschoben.

Die für die Substitutionstherapie verwendeten Enzympräparate unterwirft man keiner komplizierten Reinigungs- und Isolierungsprozedur. Im Falle von Submerskultur filtriert man die Lösung ab; im Falle von Oberflächenkultur extrahiert man das feste Nährsubstrat mit Wasser. Meist ist es ausreichend, die Extrakte unter Schonung der Enzymaktivitäten einzuengen, wozu heute meist die Sprühtrocknung herangezogen wird. Zwar ist es möglich, mit den in der Enzymchemie üblichen Methoden des fraktionierten Aussalzens und der Adsorptionschromatographie bestimmte Einzelfermente abzutrennen, doch ist im allgemeinen dieses Verfahren der Fermentisolierung unnötig, stellen doch auch die körpereigenen Verdauungssäfte Fermentgemische dar.

Als Substitutionstherapeutika sollten die aus Pilzen hergestellten Fermentpräparate lediglich Enzyme enthalten, die Kohlenhydrate, Fette oder Eiweiße spalten. Vielfach werden die schon früher erwähnten Cellulasen und Hemicellulasen nicht eigens abgetrennt, im Gegenteil, es wird angegeben, es werde auf diese Weise ein zusätzlich erwünschter, über das reine Substituieren hinausgehender Effekt erzielt: durch Abbau von Zellwandbestandteilen werde einer übermäßigen Gasentwicklung nach reichlicher Aufnahme stark cellulosehaltiger Nahrung entgegengewirkt, d. h. Verdauungsstörungen mit einhergehender übermäßiger Gasentwicklung beseitigt.

β) **Streptokinase** ist ein Enzym, das von bestimmten Streptokokken (der Gruppe A, G sowie Human C) gebildet wird, und das dem Fibrinolysin vergleichbare Eigenschaften hat. Die Streptokinase ist fähig, geronnenes Menschenblut (Fibrin) aufzulösen. Dementsprechend wird es in der Therapie i. v. zur Behandlung von massiver Lungenembolie und tiefsitzender Venenthrombosis angewendet. Auf sorgfältigste Reindarstellung des Enzyms aus der Kulturflüssigkeit ist wegen der Gefahr immunologisch-allergischer Reaktionen Gewicht zu legen. Die Präparate sind entsprechend teuer. „Ihre Sicherheit auf Wirksamkeit ist noch nicht völlig gewährleistet" (F. H. MEYERS, E. JAWETZ und A. GOLDFIEN, Medical Pharmacology, 6. Aufl., Lange Medical Public. 1978, S. 180).

γ) **Glucoseoxidase** ist ein Beispiel für ein Enzym, das in der Medizin für analytisch-diagnostische Zwecke, zum Nachweis von D-Glucose in biologischem Material, verwendet wird. Die internationale Bezeichnung für das Enzym lautet: β-D-Glucose: Sauerstoff-Oxidoreduktase (EC 1.1.3.4; Abkürzung GOD). GOD katalysiert die folgende Reaktion:

$$\text{D-Glucose} + H_2O + O_2 \xrightarrow{\text{GOD}} \text{Gluconat} + H_2O_2$$

In Verbindung mit Peroxidase und einem Wasserstoffdonator (z. B. o-Dianisidin) wird GOD zur qualitativen und quantitativen Glucosebestimmung verwendet:

$$H_2O_2 + DH_2^1 \xrightarrow{\text{Peroxidase}} 2H_2O + D^1$$

Das sich bildende Produkt D^1 ist braun und läßt sich gut photometrisch (bei $\lambda = 436$ nm) erfassen.

Ausgangsmaterialien zur GOD-Herstellung sind die Kulturflüssigkeiten von *Aspergillus niger* oder *Penicillium notatum*. Das Enzym wird unter Beachtung des isoelektrischen Punktes bei pH = 4.2 ausgesalzen. Es kommt in unterschiedlichem Reinheitsgrad als lyophilisiertes oder normal getrocknetes Pulver in den Handel. Dabei sind die verschiedenen Reinheitsgrade (I bis IV) jeweils durch die spezifischen Aktivitäten bestimmt.

δ) **Asparaginase** (L-Asparagin-amidohydrolase, E. C. 3.5.1.1) katalysiert die Reaktion:

$$\text{L-Asparagin} + H_2O \xrightarrow{\text{Asparaginase}} \text{L-Asparaginsäure} + NH_3$$

Das Enzym wird in zahlreichen Mikroorganismen gefunden, aber auch in tierischem Gewebe und bei höheren Pflanzen. Technisches Ausgangsmaterial sind Submers-Kulturen von *Escherichia coli*. Es kommen zwei Isoenzyme (EC-1 und EC-2) vor. Für therapeutische Zwecke wird EC-

---

[1] DH_2 steht im vorliegenden Falle für *o*-Dianisidin; D für ein Dehydrierungsprodukt unbekannter Konstitution.

2-Asparaginase in kristalliner Form verwendet. Intravenös (!) appliziert senkt es rasch den Asparagin-Blutspiegel, wodurch leukämische Zellen – die einen hohen Bedarf an Asparagin haben – in ihrer Vermehrung gehemmt werden. Bei längerer Anwendung ist das Auftreten anaphylaktisch-allergischer Reaktionen wahrscheinlich. Als (tetrameres) Protein mit einem Molekulargewicht von etwa 133 000 kommen ihm antigene Eigenschaften zu (über Antigene s. Spezieller Teil 28.4).

4B. Produkte des Sekundärstoffwechsels

Dextrane sind Polysaccharide, die durch bakteriellen Aufbau aus D-Glucose entstehen. Je nach Bakterienart und Stamm sind die gebildeten Dextrane etwas unterschiedlich. Die heute zur Herstellung von medizinisch verwendeten Dextranpräparaten herangezogenen Arten sind *Leuconostoc mesenterioides* und *L. dextranicum*.

Leuconostoc mesenterioides ist ein gefürchteter Schädling bei der Rohrzuckerherstellung; bisweilen bilden sich in den Ansätzen fadenziehende, visköse, gelatinierende Massen, welche die Filter verstopfen und zu erniedrigten Ausbeuten an Rohrzucker führen. Man nannte den Vorgang ursprünglich Schleimgärung. *L.*-Arten können auch auf anderen zuckerhaltigen Lösungen (z. B. im Wein, in Sirupen) auftreten.

Dextrane haben im typischen Falle ein Molekulargewicht von etwa 10^7. Die Hauptkette besteht aus $\alpha,1 \to 6$-verknüpften Glucosemolekülen. Jeweils nach etwa 20 Glucose-Bausteinen liegt eine Verzweigung. Die Verzweigungsstellen zeigen $\alpha,1 \to 2$- oder $\alpha,1 \to 3$- oder $\alpha,1 \to 4$-Bindungen.

Zur Gewinnung der genuinen Dextrane arbeitet man in Submersverfahren. Das Nährsubstrat enthält neben Saccharose noch Maismaischwasser („Corn-steep-Lösung") und anorganische Salze. Aus dem Ansatz trennt man die Dextrane durch Ausfällen mittels Methanol ab. Die so erhältlichen hochmolekularen Dextrane müssen, um für medizinische Zwecke geeignet zu sein, gelenkt zu kleineren Bruchstücken hydrolysiert werden. Dazu löst man die Fällungsprodukte erneut in Wasser und erhitzt nach Zusatz verdünnter Salzsäurelösung. Es gelingt dabei, Bruchstücke zu erhalten, mit deren Hilfe sich Lösungen herstellen lassen, deren kolloidosmotischer Druck jenem des Blutes entspricht. Gereinigte und sterilisierte Lösungen solcher Produkte sind als *„Blutflüssigkeits-Ersatzmittel"* im Handel. Das Molekulargewicht dieser Dextrane sollte 75 000 nicht wesentlich übersteigen, weil sonst die Ausscheidung aus dem Organismus sehr erschwert oder gar verunmöglicht ist und weil sich unerwünschte Antigenreaktionen einstellen können.

Reinigung und Isolierung von Antibiotika. Die Antibiotika sind chemisch eine sehr heterogene Gruppe von Stoffen (s. Spezieller Teil,

Kap. 29), so daß ihre Reindarstellung nicht einheitlich ist; das Verfahren muß jeweils den chemischen Eigenschaften, insbesondere der Polarität und der Stabilität des Moleküls, angepaßt werden.

α) Filtration mit anschließender Extraktion und Fällung. Nach Beendigung der Fermentation werden zunächst Myzel (bzw. Bakterienmasse) und Kulturlösung in Filterpressen getrennt. Wenn verhältnismäßig geringe Mikroorganismenmengen (bei vielen Bakterien) anfallen, sind auch Zentrifugen anwendbar.

In einer Reihe von Fällen (z. B. bei den Penicillinen) läßt sich das Antibiotikum durch Extraktion der wässerigen Phase mittels organischer Lösungsmittel anreichern. Penicillin G und V extrahiert man mittels Butylacetat, nachdem das Kulturfiltrat sauer (pH 2.0 bis 2.5) gestellt wurde, im kontinuierlichen Gegenstromverfahren. Aus der organischen Phase wird das Penicillin sodann in Form eines schwerlöslichen Salzes ausgefällt (z. B. mit N-Ethylpiperidin). Die Fällungsprodukte sind in trockener Form stabil und können bis zur Weiterverarbeitung zu therapeutisch gewünschten Endprodukten gelagert werden.

β) Filtration und Direktfällung. Auf Spezialfälle beschränkt ist die Direktfällung aus dem Kulturfiltrat. Sie ist nur in solchen Fällen rentabel, in denen der Gehalt an Antibiotikum so hoch geschraubt werden konnte, daß man auf die nach der Fällung in Lösung verbleibenden Antibiotikumanteile verzichten kann. Beispielsweise läßt sich Tetracyclin durch Einstellen des pH-Wertes auf den isoelektrischen Punkt (pH 4.8) ausfällen; auch 5-Hydroxytetracyclin kann, und zwar mittels langkettiger quarternärer Ammoniumsalze in Form von Komplexverbindungen, direkt aus dem Filtrat niedergeschlagen werden.

γ) Filtration mit anschließender Extraktion aus dem Filterkuchen. Wenn das Antibiotikum nicht in das Kulturfiltrat ausgeschieden wird, sondern intrazellulär verbleibt, so wird der Filterkuchen mit einem Lösungsmittel extrahiert; der Extrakt wird entsprechend weiter verarbeitet.

Ein Beispiel für diese Art des Vorgehens ist die Aufarbeitung von *Penicillium griseofulvum* auf Griseofulvin. Das abfiltrierte Myzel wird getrocknet und zur Entfernung von Fetten, welche die spätere Kristallisation stören, kontinuierlich mit Petroläther extrahiert. Das Griseofulvin wird sodann mittels Methylenchlorid oder mittels Aceton dem Myzel entzogen, durch adsorptive Filtration über Aluminiumoxid gereinigt und fraktioniert kristallisiert.

δ) Adsorptionsverfahren. Bedingt durch die Anwesenheit von Schleimstoffen erweist sich die Trennung in Zellmasse und Kulturflüssigkeit als technisch außerordentlich aufwendig. Bei Antibiotika mit basischen Gruppen (vom Typ des Streptomycins, Kanamicins und Neomicins) gelingt es, durch direkten Zusatz eines Kationenaustauschers die Basen zu binden. Aus dem Adsorptionsmittel werden sie mittels Pufferlösungen eluiert und nach Konzentrierung bestimmter organischer Basen (Monoamine) ausgefällt.

Herstellung von β-Carotin (Provitamin A). β-Carotin kommt in der belebten Natur weit verbreitet vor, vor allem in Karotten, Spinat, Milch und Butter. Auch viele Mikroorganismen synthetisieren die Verbindung, von denen bestimmte Stämme von *Blakeslea trispora* als Bildner für technische Verwertung geeignet sind. Die Produktion wird in Submersverfahren durchgeführt mit einem ziemlich komplex zusammengesetzten Nährstoffangebot (Sojabohnenrückstände, Citrussirup und Hydrolysate aus Getreidestärke [C-Quelle], div. anorganische Salze und Thiamin). Das β-Carotin wird nicht in die Kulturlösung ausgeschieden, sondern bleibt im Myzel. Die Myzelien werden daher getrocknet; als sehr lipophile Verbindung kann dann das Carotin mittels Petroläther extrahiert werden. Der Extrakt wird säulenchromatographisch (adsorptionschromatographisch) fraktioniert, die β-carotinhaltigen Fraktionen werden gesammelt und das β-Carotin nach Volumenreduktion zur Kristallisation gebracht.

Gewinnung von Lysergsäure. Ausgangsmaterial zur Gewinnung von Mutterkornalkaloiden sind üblicherweise die Sklerotien von *Claviceps purpurea,* einem parasitisch auf Blüten von Gramineen lebenden Pilz (s. hierzu Spezieller Teil, Kap. 2.3). Da die Sklerotien nur einmal im Jahr geerntet werden können, da die Ausbeute stark vom Wetter abhängt und da die Gewinnung nicht im gleichen Maße automatisierbar ist, wie es Fermentationsverfahren sind, bemüht man sich seit langem um die sog. *saprophytische Kultur* des Mutterkorns. Bisher ist es nicht gelungen, Stämme zu finden, welche die Tripeptidalkaloide (Typus: Ergotamin) in technisch interessanten Ausbeuten synthetisieren. Dagegen wurden Submersverfahren entwickelt, mit denen sich einfache Derivate der *S*-Lysergsäure gewinnen lassen. Selektionierte, aus Italien stammende Herkünfte von *Claviceps paspali* bilden *S*-Lysergsäuremethylcarbinol (5 mg/ml Kulturlösung), eine Verbindung, die nach Hydrolyse zu *S*- und *R*-Lysergsäure partialsynthetisch weiterverarbeitet wird, z. B. zu 1-Methyl-*S*-Lysergsäure-butanolamid, einem u. a. zur Migräneprophylaxe verwendeten Arzneistoff. Auf Neuguinea fand man *C. paspali*-Stämme, welche 6-Methyl-ergol-8-en-8-carbonsäure bilden, deren Doppelbindung leicht partialsynthetisch in die Δ^9-Position (d. i. in Konjugation zum aromatischen Ring) verschoben werden kann unter Bildung von *R*- und *S*-Lysergsäure.

Die *Claviceps paspali*-Fermentation dauert 8 bis 10 Tage, da die Lysergsäurekonzentration in einem verhältnismäßig späten Stadium der My-

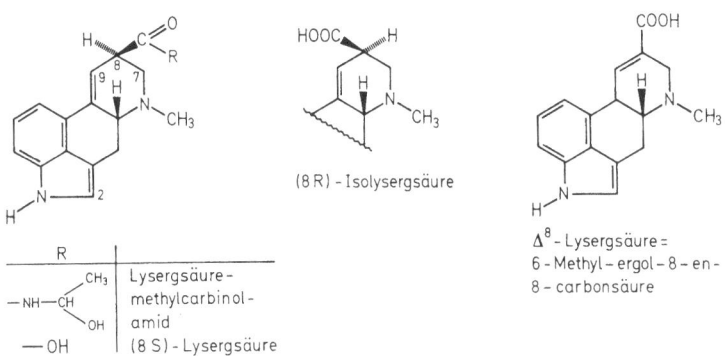

Abb. 10–5. Selektion von in Italien vorkommenden *Claviceps paspali* führte zu Stämmen, die sich in industriellem Maßstab submers kultivieren lassen: sie bilden s-Lysergsäuremethylcarbinolamid, das zur D-Lysergsäure hydrolysiert und zur partialsynthetischen Herstellung von Derivaten – vorzugsweise des Butanolamids (Methysergid S) – herangezogen wird. Ein in Neu-Guinea entdeckter *C. paspali*-Stamm bildet submersgezüchtet Δ^8-Lysergsäure, die sich zu *R*- und *S*-Lysergsäure isomerisieren läßt

zel-Entwicklung ihr Maximum erreicht. Mannit wird als Haupt-C-Quelle angeboten und Ammoniumsuccinat als N-Quelle (Succinat hat sich – ohne daß die Gründe dafür bekannt sind – als die Alkaloidbildung stark fördernder Substratzusatz erwiesen). Phosphat- und Magnesium-Ionen und schließlich Spurenelemente (aus dem Brunnenwasser) vervollständigen das Nährstoffangebot. Die Isolierung der Lysergsäurederivate aus der Kulturflüssigkeit folgt den bekannten Prinzipien der Isolierung basischer Inhaltsstoffe: das Filtrat wird basisch gestellt und mit organischen Lösungsmitteln nach dem Gegenstromprinzip extrahiert.
Auch die Stammhaltung bietet nichts prinzipiell Neues. Myzelfragmente oder Sporensuspensionen der Fermentationsansätze werden mit Glycerin versetzt und steril unter Stickstoff in Glasampullen eingeschmolzen.
Vitamin B_{12}. Die pharmazeutisch relevanten Tatsachen zur Chemie- und Biochemie des Vitamins B_{12} und anderer Cobalamine wurde bereits im Kapitel 7 (s. Seite 167) zusammengestellt. Im vorliegenden Zusammenhange ist es wichtig, an folgendes zu erinnern:
1. Das Vitamin B_{12} hat einen porphyrinähnlichen Aufbau mit dreiwertigem Cobalt als Zentralatom; ein Koordinationszentrum des Cobalts ist durch Bindung an 5,6-Dimethylbenzimidazol betätigt.
Somit ist es nicht überraschend, daß Cobaltsalze, 5,6-Dimethylbenzimidazol und Porphobilinogen gute Präkursoren-Eigenschaften bei der industriellen Fermentation zeigen.

2. Im Aufbau des Vitamin B_{12} ist sodann ein Aminopropanol-Baustein beteiligt, der biogenetisch aus der Aminosäure Threonin stammt. Auch L-Threonin besitzt daher eine gute Präkursor-Qualität.
3. Das Vitamin B_{12}, welches die Ph. Eur. unter den Bezeichnungen Cyanocobalamin und Vitamin-B_{12}-Cyanokomplex beschreibt, ist nicht eigentlich ein Naturstoff, sondern ein Kunstprodukt, das aus Adenosylcobalamin (und weiteren Begleit-Cobalaminen) durch Liganden-Austausch mit Cyanid entsteht. Die Überführung der genuin in den Mikroorganismen vorliegenden Cobalamine in die Cyanokomplexe erleichtert die Isolierung und Kristallisation in Form eines einheitlichen Produktes.

Unter den Mikroorganismen gibt es viele Arten, sowohl unter den Bakterien als auch unter den niederen Pilzen, welche Vitamin B_{12} bilden. Zur industriellen Produktion eignen sich vor allem auf hohen Gehalt selektionierte Mutanten von *Streptomyces olivaceus*. Die Fermentation erfolgt im Submersverfahren. Das Vitamin ist eine intrazellulär gespeicherte Substanz, die nicht in nennenswerter Menge in das Kulturfiltrat ausgeschieden wird. Dementsprechend wird die Nährlösung verworfen, und es werden die Myzelien weiter verarbeitet. Als ziemlich polare Substanz läßt sich B_{12} gut mittels polarer Lösungsmittel wie Methanol extrahieren.

4C. Mikrobiologische Umwandlungen

a) Vorbemerkungen. Die Mehrzahl der Mikroorganismen, sieht man von den Algen ab, sind heterotroph: Es gibt kaum eine organische Verbindung, die nicht für irgend-einen Pilz oder ein Bakterium angreifbar ist. Was dabei auffällt, ist die vielfältigste Spezialisierung. Die gewöhnliche Hefe beispielsweise greift nur Hexosen bestimmter Konfiguration an, viele Schimmelpilze wiederum sind Kosmopoliten, die auf einer Unzahl von Substraten gedeihen und sich den mannigfachsten Nährbedingungen anpassen. Es ist klar: ein Organismus, der auf einem bestimmten Substrat lebt, muß in der Lage sein, das Substrat enzymatisch abzubauen. Da es chemisch unterschiedlichst gebaute Substrate gibt, so muß es im Bereich der heterotrophen Mikroorganismen auch die unterschiedlichsten Enzymsysteme geben. Es scheint sonach nur eine Sache systematischen Suchens, ein Enzym zu finden, das eine vorgegebene chemische Reaktion zu katalysieren vermag. Die Enzyme übernehmen gewissermaßen die Rolle eines chemischen Reagenses, allerdings mit dem gerade erwünschten Unterschied, daß sie sich durch eine hohe Spezifität auszeichnen:
1. durch *Reaktionsspezifität*, indem ein Enzym einen einzigen Reaktionstyp katalysiert,
2. durch *Regiospezifität*, indem ein Enzym auch bei gemäß (1) vorgegebenem Reaktionstyp das Substratmolekül nur an einer ganz bestimmten Stelle angreift (Beispiele: Abb. 10–2 und Abb. 10–8).
3. durch *Stereospezifität*, indem ein Enzym bei Vorliegen eines razemischen Substrates ganz oder bevorzugt nur das eine der beiden Enantiomeren umsetzt.

Oder: wenn durch die Enzymreaktion sich ein Chiralitätszentrum neu bilden kann, dann entsteht ein optisch aktives Produkt aus nur einem der beiden Enantiomeren (Beispiel: Abb. 10–4).

Wenn Mikroorganismen als Reagenzien den rein chemischen Umsetzungen gegenüber die geschilderten Vorzüge haben, dann muß man sich fragen, warum mikrobiologische Umwandlungen dennoch auf eine vergleichsweise kleine Zahl von speziellen Umsetzungen beschränkt bleiben. Die wichtigsten Gründe dafür sind die folgenden: Ein großer Nachteil besteht in der Aufarbeitung der Ansätze bzw. in der Isolierung der Produkte. Vielfach sind die umzuwandelnden Substrate nicht oder nur sehr wenig in Wasser löslich; die Umsetzung muß aber in wässerigen Milieu – denn dies gehört zu den Lebensbedingungen der Mikroorganismen – durchgeführt werden. Das bedeutet, daß man in hoher Substratverdünnung arbeiten muß mit entsprechend hohem Aufwand, nach Umwandlung das Produkt zu isolieren. Die geringeren Ausbeuten bei rein chemischen Umsetzungen werden so oft mehr als ausgeglichen durch die aufwendigere Produktisolierung. Die ökonomische Anwendung von Umsetzungen mittels Mikroorganismen-Suspensionen kann sodann durch zu kleine Umsatzraten limitiert sein, wenn entweder das angebotene Substrat von der Mikroorganismenzelle sehr langsam aufgenommen oder das Umsetzungsprodukt sehr langsam wieder an das Medium abgegeben wird. Aus diesen Gründen unternimmt man neuerdings große Anstrengungen, die Enzyme selbst aus den Mikroorganismen abzutrennen und nach deren Fixierung an künstliche Membranen mittels Adsorption oder durch Einschließen in eine Matrix – man spricht dann von *immobilisierten Enzymen* – die Enzyme selbst für die Stoffumwandlungen zu verwenden. Die Immobilisierung der Enzyme ist aus mehreren Gründen notwendig: Vor allem sind native Enzyme wesentlich labiler und verlieren rasch an Aktivität; sodann lassen sich besser kontinuierliche Verfahren unter mehrfacher Benutzung der Enzyme ausarbeiten.

b) Beispiele für mikrobiologische Umwandlungen. N-Glykosidierung von Purinen und Pyrimidinen ist von Interesse zur Herstellung von *Nucleosiden* aus den chemisch-synthetisch leicht zugänglichen N-Heterozyklen. Im Falle des gut studierten *Bacillus subtilis* handelt es sich um keine einfache Transglykosidierungsreaktion. Angeboten im Fermentationsmedium wird als C-Quelle D-Glucose, die offenbar zunächst in D-Ribose bzw. in Ribose-1-phosphat umgewandelt werden muß (Abb. 10–6).

Um eine Übertragungsreaktion handelt es sich bei der mikrobiologischen Partialsynthese von 5-Fluor-2'-desoxy-uridin mit Hilfe von Enzymen aus *Streptococcus faecalis*.

```
                    Thymidin    Thymin
5-Fluor-uracil  ─────────────────────────→  5-Fluor-2'-desoxy-uridin
                    Streptococcus faecalis
```

Die Verbindung ist ein Beispiel für eine Nucleosid-analoge Substanz. „Unnatürliche" Nucleoside haben Bedeutung als Antimetaboliten in der Chemotherapie von Virusinfektionen und des Krebses.

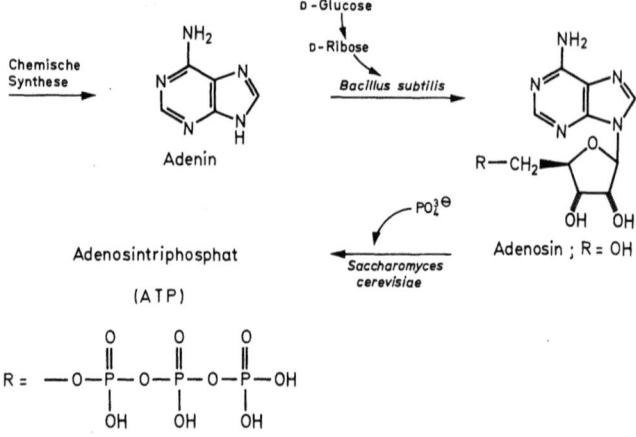

Abb. 10–6. ATP läßt sich technisch durch Phosphorylierung von Adenosin mittels autolysierter Bierhefe herstellen. Auch N-Glykosidierung (Adenin → Adenosin) mittels Mikroorganismen ist im Prinzip möglich, wenn auch technisch von geringem Interesse

Hydrolysen. Für diesen Reaktionstyp bietet Acylase aus *Escherichia coli* ein pharmazeutisch wichtiges Beispiel (Abb. 10–7). Es betrifft die selektive Hydrolyse der Amidbindung in der Seitenkette der Penicilline. Zur Isolierung des Reaktionsproduktes Aminopenicillansäure werden die suspendierten Bakterienzellen abzentrifugiert und nach Sauerstellen des Filtrates die Phenylessigsäure abgetrennt. Nach schonender Einengung (z. B. im Dünnschichtverdampfer) und Einstellen des pH-Wertes auf den isoelektrischen Punkt der Aminopenicillansäure kristallisiert das Produkt aus.

Aber nicht allein die Spaltung wird industriell mittels mikrobieller Acylasen durchgeführt, sondern auch reversibel – aufbauend die N-Acylierung. Ausgehend von 6-Aminopenicillansäure und Phenylglycinester wird D-(-)-Aminobenzylpenicillan (Ampicillin) hergestellt, indem eine Mutante von *Pseudomonas melangenum* zu dieser Umsetzung herangezogen wird.

Hydroxylierungsreaktionen. Dieser Reaktionstyp ist seiner industriellen Bedeutung wegen besonders gut untersucht, so im Zusammenhang mit dem Bestreben, aus leicht zugänglichen Ausgangsmaterialien, in denen das Steroidgerüst vorgebildet ist, Arzneimittel mit Cortisonwirkung zu synthetisieren (Abb. 10–8). Es zeigte sich, daß eine β-ständige OH-Gruppe in Position C-11 des Steroidgerüstes essentiell für die antiphlogistische Wirkung des Moleküls ist. Auf chemisch-präparativem Wege läßt sich eine Hydroxylierung in dieser nicht-aktivierten Position nur in mehreren Reaktionsschritten auf Umwegen bewerkstelligen. Die di-

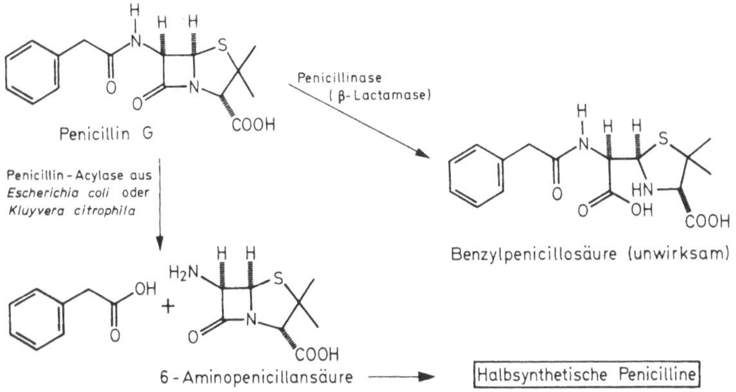

Abb. 10–7. Mittels einer in *Escherichia coli* und in einigen anderen Bakterienarten vorkommenden Acylase läßt sich selektiv die Säureamidbindung der Seitenkette hydrolysieren, ohne daß dabei zugleich die Säureamidbindung des β-Lactonringes geöffnet würde. Die 6-Aminopenicillansäure ist ein wichtiges Ausgangsprodukt zur Herstellung halbsynthetischer Penicilline mit verbesserten therapeutischen Eigenschaften. Eines davon, das Ampicillin, wird durch mikrobiologische Acylierung mittels *Pseudomonas melanogenum* hergestellt

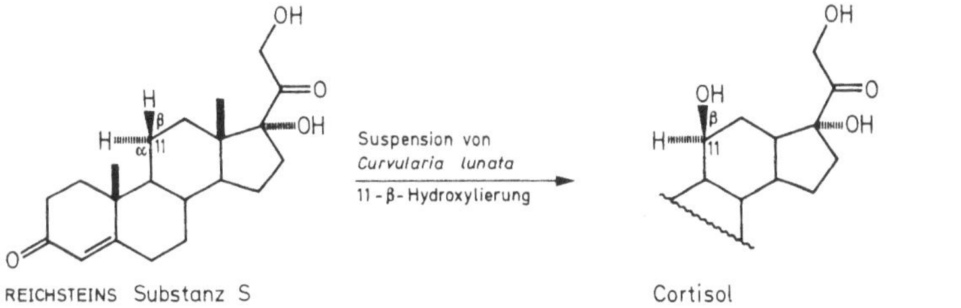

Abb. 10–8. Zahlreiche leicht zugängliche Rohstoffe (Diosgenin, Solasodin, Sitosterin u. a. m.) lassen sich chemisch beispielsweise zu Reichsteins Substanz S abbauen. Der für die Gewinnung antiphlogistisch wirksamer Steroide entscheidende Schritt ist die regioselektive und stereospezifische Hydroxylierung in der nicht aktivierten 11-Position des Steroidmoleküls. Dies gelingt mittels zahlreicher Mikroorganismen (Bakterien sowohl [*Streptomyces*-Arten] als auch Pilzen [*Rhizopus*-Arten])

rekte Hydroxylierung, und zwar sowohl regioselektiv als auch stereospezifisch, läßt sich mit zahlreichen Mikroorganismen durchführen, darunter mit *Streptomyces*- und *Curvularia*-Arten; für industrielle Verfahren eigenen sich besonders *Cunnighamella blakesleeana* und *Rhizopus nigricans*.

Auch die Hydroxylierung von **aromatischen Verbindungen** ist von industrieller Bedeutung. Es handelt sich um die Herstellung von 3,4-

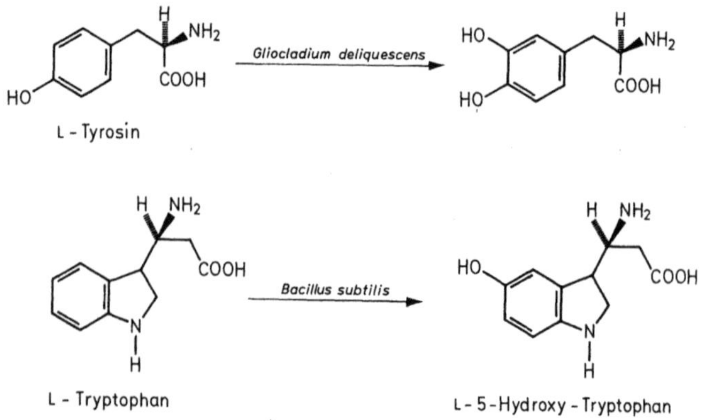

L-Tyrosin →(*Gliocladium deliquescens*) [L-DOPA structure]

L-Tryptophan →(*Bacillus subtilis*) L-5-Hydroxy-Tryptophan

Abb. 10–9. L-3,4-Dihydroxyphenylalanin (= L-DOPA) wird in großem Umfange als Arzneimittel zur Behandlung von Parkinsonismus benötigt. Die Aminosäure kommt natürlicherweise vor – z. B. in Bohnen (von *Vicia faba*) – doch gewinnt man sie technisch durch mikrobiologische Hydroxylierung von L-Tyrosin, das seinerseits aus Eiweißhydrolysaten zugänglich ist. Viele Mikroorganismen sind imstande, die Reaktion durchzuführen wie u. a. *Aspergillus ochraceus, Penicillium duclauxi* und *Gliocladium deliquescens*. Analog gewinnt man 5-Hydroxytyptophan durch mikrobiologische Hydroxylierung von Tryptophan mittels *Bacillus subtilis*

Dihydroxyphenylalanin (L-DOPA) und von 5-Hydroxy-tryptamin (Abb. 10–9).

Synthese von (1 R, 2 S)-Ephedrin. Setzt man wachsender Bierhefe Benzaldehyd zu, dann läßt sich aus dem Reaktionsgemisch das optisch aktive Keton (R)-1-Phenyl-1-hydroxy-2-propanon isolieren. Das Verfahren wird technisch angewandt: Die mikrobiologische Einführung des ersten Chiralitätszentrum ermöglicht es, bei der Einführung eines zweiten Chiralitätszentrums die unterschiedliche Bildungsgeschwindigkeit der beiden möglichen Diastereomeren auszunutzen und auf rein chemischem Wege das mit dem natürlichen Ephedrin identische (1R, 2S)-Ephedrin zu synthetisieren (Abb. 10–10). Diese Darstellungsmethode von Ephedrin ist seit dem Jahre 1934 bekannt und kann damit als das älteste Präkursor-Verfahren – gelenkte Biosynthese durch Zusatz bestimmter Stoffe – gelten. *Zur Reaktion selbst:* Abbau der D-Glukose führt zu „aktivem Acetaldehyd", der bekanntlich zu Acetat dehydriert und oxidativ im Tricarbonsäurezyklus abgebaut wird. In einer Nebenreaktion addieren sich jedoch zwei Moleküle Acetaldehyd zu Acetoin CH_3-CO-CH(OH)-CH_3. Setzt man in diesem Stadium Benzaldehyd zu, so bildet sich anstelle des rein „aliphatischen Benzoins" das gemischte Benzoin (1-Phenyl-1-hydroxy-2-propanon).

4D. Mikroorganismen selbst als Arzneimittel

a) Präparate bei gestörter Darmflora. Die normale Darmflora setzt sich aus etwa hundert verschiedenen Keimarten zusammen. In den oberen Darmabschnitten dominieren Laktobakterien und Enterokokken, in den unteren anaerob lebende Mikroorganismen wie *Escherichia coli, Clostridium perfringens* u. a. m. Als Folge von falscher Ernährung und als unerwünschte Nebenwirkung chemotherapeutischer Arzneimittel kann die Zusammensetzung der Normalflora erheblich verändert sein, was entsprechende Störungen (Dyspepsien, Diarrhöen, Enteritis, Enterokolitis) zur Folge hat. Durch eine Substitutionstherapie mit lebenden Darmsymbionten hofft man, eine Normalisierung der Flora fördern zu können. Am längsten bekannt sind Präparate mit Milchsäurebildnern (Laktobakterien), vor allem mit *Lactobacillus acidophilus*. Die eubakterielle Dünndarmflora bildet durch die Besiedelung mit Laktobakterien eine physiologische Barriere gegen eine Ansiedlung fremder Keime und einem Aszendieren der Coli-Flora: man hofft daher, durch die Zufuhr von Präparaten mit Laktobazillen diese natürliche Barriere zu verstärken.

Die Anzucht von *L. acidophilus* erfolgt auf Milch. Die Bakterienkörper werden abgeschleudert und getrocknet.

Wie bereits erwähnt, besteht eine Nebenwirkung der oralen Chemotherapie (insbes. mittels Breitbandantibiotika) darin, daß gegenüber dem Chemotherapeutikum empfindliche Keime der Intestinalflora zurückgedrängt werden zu Gunsten von resistenten Keimen (*Pseudomonas, Enterobacter,* Hefen). Es liegt daher nahe, gegenüber Chemotherapeutika resistente Stämme zur Substitutionstherapie heranzuziehen.

b) Hefen und Hefegewinnung. Hefen werden in erster Linie als Treibmittel zur Bereitung von Brot und zur Herstellung alkoholischer Getränke wie Bier und Wein verwendet. Es gibt die unterschiedlichsten Kulturformen; die Wildform von *Saccharomyces cerevisiae* selbst ist nicht mehr bekannt. Gegenüber der industriellen Bedeutung von Hefen tritt die medizinische Verwendung stark zurück. Als *Faex medicinalis* war früher eine schonend bei 40°C getrocknete, daher noch gärfähige Bierhefe offizinell. Die heute auf dem Arzneimittelmarkt befindlichen Hefe-Therapeutika dürften dieser Arzneibuchhefe entsprechen.

Man unterscheidet zwei Sorten von Bierhefen: die zur Herstellung von obergärigem und die zur Herstellung von untergärigem Bier. Bei obergärigen Bieren (den Weißbieren) verläuft die Gärung rasch und stürmisch bei Temperaturen zwischen 12 und 25° unter Aufsteigen der Hefen an die Oberfläche der Gärbottiche. Untergärige Biere entstehen in langsamer Gärung bei Temperaturen zwischen 4 und 10° unter Abschei-

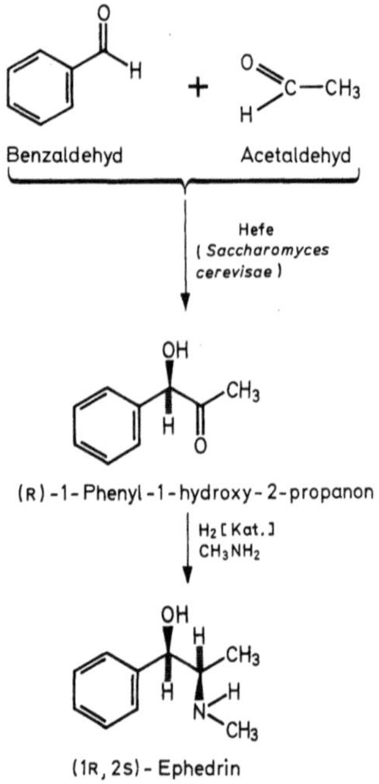

Benzaldehyd + Acetaldehyd

Hefe
(*Saccharomyces cerevisae*)

(R)-1-Phenyl-1-hydroxy-2-propanon

H_2 [Kat.]
CH_3NH_2

(1R, 2S)-Ephedrin

Abb. 10–10. Synthese von (1R, 2S)-Ephedrin. Gärende Hefe d. i. Hefe in Anwesenheit von D-Glukose bildet aus zugesetztem Benzaldehyd optisch aktives (R)-1-Phenyl-1-hydroxy-2-propan. Die zweite Komponente dieser mikrobiologischen Acetoin-Addition, der Acetaldehyd, stammt von der Hefe selbst und wird offenbar aus dem Glykolyseprodukt Pyruvat gebildet. Das mikrobiologisch eingeführte Chiralitätszentrum (1R) determiniert den sterischen Verlauf der nachfolgenden, rein chemischen Umsetzungen, die zu (1R, 2S)-Ephedrin führen

dung der Hefe als Bodensatz. Die Bäckerhefe ist ein bestimmter Stamm von *S. cerevisiae*, der als Nebenerzeugnis in den Brennereien anfällt; Bierhefe im engen Sinne, d. h. die aus der Brauerei stammende Hefe, eignet sich nicht für Backzwecke. Heute erzeugt man in zunehmendem Maße Hefe industriell als Hauptprodukt, und zwar nach dem sog. „Luftverfahren". Vergärfähiges Material, wie verzuckerte Getreide- oder Kartoffelmaische, versetzt man mit Branntweinhefe und leitet dann einen kräftigen Luftstrom durch; durch den Luftsauerstoff wird die Alkoholbildung gehemmt, das Wachstum und die Vermehrung der Hefe selbst aber stark begünstigt. Im geeigneten Zeitpunkt wird die Umsetzung unterbrochen und die leicht gelbliche, krümlige Hefemasse abzentrifugiert. Als Back-, Luft- oder Preßhefe wird sie in den Handel gebracht.

Chemische Zusammensetzung der Hefe. *Saccharomyces cerevisiae* enthält je nach Sorte wechselnde Mengen (6–17%) Gesamtkohlenhydrate, die sich differenzieren lassen in Kohlenhydrate der Hefezellwand und des Zellinhaltes. Die Zellwände bestehen aus dem sog. Hefeglucan, β-glykosidisch verknüpften D-Glukosemolekülen mit der im Pflanzenreich sonst ungewöhnlichen 1,3-Verknüpfung der Glucosebausteine, und zwar so, daß Pyranoseketten vom Molekulargewicht von etwa 6500 entstehen. Die sonst üblichen Strukturelemente pflanzlicher Zellwände wie Cellulose, Hemicellulose, Lignine und Pektine fehlen der Hefe. Als Zellinhaltsstoff fehlt der Hefe ein weiteres ubiquitäres Kohlenhydrat, die Stärke, die hier durch das Hefeglykogen ersetzt ist, ein aus α-1,4-verknüpften D-Glucoseeinheiten aufgebautes Kohlenhydrat, das große Ähnlichkeit mit dem tierischen Glykogen aufweist. Eine äußerliche Ähnlichkeit besteht schon darin, daß auch das Hefeglykogen mit Jod keine Violett-, sondern die für tierisches Glykogen charakteristische Rotbraunfärbung gibt.

Neben Kohlenhydraten enthält dann Hefe wie jede lebende Zelle als mengenmäßig vorherrschende Bestandteile noch Eiweiße und Fette. Bei der Bierhefe besteht mehr als 50% der Trockensubstanz allein aus Eiweiß, weshalb Hefe in Form von Hefeextrakt oder Hefeflocken als Nahrungsmittel (Fleischersatz) in Notzeiten viel verwendet wird. Nucleinsäuren, Fermente und Vitamine sind weitere Hefe-Inhaltsstoffe.

11 Chemotaxonomie

11.1 Allgemeines

11.1.1 Begriffe

Die Taxonomie allgemein ist ein Fachgebiet der Biologie, das sich mit den Verwandtschaftsbeziehungen der Lebewesen und ihrer Ordnung in einem hierarchischen System befaßt. Sie bedient sich hierzu einer Stufenfolge systematischer Kategorien (= Taxa), deren wichtigste Art, Gattung, Familie, Ordnung, Überordnung, Klasse, Unterabteilung und Abteilung sind. Grundlage der Taxonomie ist die Homologieforschung, deren Ziel es ist, die auf gemeinsamer Abstammung bestehenden Ähnlichkeiten (**Homologien**) von Konvergenzen (**Analogien**) zu unterscheiden. Morphologische Merkmale und paläontologische Befunde werden in erster Linie zur Aufklärung von Verwandtschaftverhältnissen herangezogen; doch verwendet die Taxonomie zunehmend auch biochemische Merkmale. Die **vergleichende Biochemie** ist heute dank der sog. Hybridisierungstechnik in der Lage, Sequenzhomologien der DNA verschiedener Organismenarten zu ermitteln. Die Experimente ergaben, daß die Hybridisierungstendenz von DNA-Proben aus zwei verschiedenen Arten von Organismen um so größer ist, je näher sich die beiden Species in taxonomischer Hinsicht stehen (Näheres z. B. bei A. L. LEHNINGER, Biochemie, 2. Aufl. Verlag Chemie, Weinheim/Bergstr. S. 723). Desgleichen erhält man über Verwandtschaftsbeziehungen von Organismen Informationen durch die Analyse von Aminosäuresequenzen homologer Proteine (Beispiel s. 11.1.2). Artspezifische Variationen von Proteinen können auch mittels immunologischer Techniken (Präcipitin-Reaktion, Agar-Diffusions-Technik) erfaßt werden: Man bezeichnet diesen Zweig der Taxonomie als **Serotaxonomie.**

Auch Ähnlichkeiten und Unterschiede im Vorkommen und in der Bildung sekundärer Naturstoffe können in den Dienst der Taxonomie gestellt werden. Dieses Teilgebiet der Taxonomie, das sich mit dem Verteilungsmuster von Naturstoffen über die Taxa befaßt, heißt **Chemota-**

xonomie. Die Phytochemie ist ein Teilgebiet der Pflanzenbiochemie und befaßt sich überwiegend mit Sekundärstoffen. Als **Vergleichende Phytochemie** beschränkt sie sich nicht auf die Identifizierung, Isolierung und Strukturaufklärung von Pflanzenstoffen; sie untersucht zusätzlich die Verteilung der Pflanzeninhaltsstoffe über das Pflanzensystem. Die Ausdrücke **Chemotaxonomie** und **Vergleichende Phytochemie** werden oft gleichsinnig gebraucht.

Merkmal im taxonomischen und genetischen Sinne ist eine Gen-gesteuerte, morphologische, physiologische oder biochemische Eigenschaft, die als Ergebnis von Genwirkketten ausgebildet wird. In der Chemotaxonomie versteht man unter einem **chemischen** Merkmal dementsprechend sinngemäß das genetisch fixierte Vorkommen eines Sekundärstoffes, der taxonomisch gewichtet wird. Primär dienen Merkmale dazu, ein bestimmtes Studienobjekt zu beschreiben und es von anderen Objekten abzugrenzen; Merkmale ermöglichen damit zugleich die Wiedererkennung (Identifizierung) eines Objektes. Von der Pflanzensystematik her ist gut bekannt, daß zur Beschreibung und zur Identifizierung einer Pflanze es nicht ausreicht, ein morphologisches **Einzelmerkmal** zu beachten; vielmehr bedarf es einer ganzen **Merkmalskombination.** Vergleichbares gilt für die Chemotaxonomie. Die Merkmalskombination eines sog. Fingerprintchromatogramms ist als Hilfsmittel der Identifizierung zuverlässiger als der **Nachweis** von Vorkommen **eines Einzelstoffes.**

11.1.2 Pflanzeninhaltsstoffe als taxonomische Merkmale

Die für die Lebenserscheinungen essentiellen Stoffe, wozu beispielsweise viele Enzymproteine wie die des *Cytochrom* c zählen, finden sich in allen lebenden Zellen. Ausgedehnte Untersuchungen haben gezeigt, daß ein jedes dieser homologen Proteine artspezifische Variationen in der **Aminosäuresequenz** aufweist; dabei besteht jedes Protein aus einem invarianten Teil, der in allen Arten identisch ist, und aus einem variablen Teil, dessen Sequenz von Art zu Art mehr oder weniger starke Abweichungen aufweist. Der absolut invariante Teil ist offensichtlich für die Funktion des Moleküls wesentlich; jede im Verlauf der Evolution eingetretene Mutation in diesem Teil des Moleküls bedeutete eine Letalmutation. Der variable Teil wiederum ist geradezu ein Ausdruck der Mutationsfähigkeit im Verlaufe der Evolution. Dabei entspricht die Anzahl der unterschiedlichen Aminosäuren annähernd den phylogenetischen Unterschieden zwischen den Arten. Um ein Beispiel zu bringen: Man hat, und zwar unter Einbeziehung des gesamten Tierreiches, einen ganzen phylogenetischen Stammbaum erstellen können, der die Evolution in den Cytochrom c – Molekülen zur Darstellung bringt (Atlas of Protein Sequences and Structure, Vol. 5, National Biomedical Research Foundation, Washington, D. C. 1972 (M. O. DAYHOFF et al., Herausgeber)). 20 Aminosäuren unterscheiden so weit auseinander liegende Arten wie *Gingko biloba* und *Cucurbita maxima;* zwei Aminosäuren sind unterschiedlich im Cytochrom c aus *Abutilon theophrasti* und *Gossypium barbadense* (beide *Malvaceae*); identische Zusammensetzung weisen *Brassica napus* und *Brassica oleracea* auf.

Für **sekundäre Pflanzenstoffe** ist es kennzeichnend, daß sie nicht in allen Pflanzenarten vorkommen, sondern in ihrer Verbreitung auf ganz bestimmte Taxa beschränkt sind, woraus man herleitet, daß sie – evolutiv betrachtet – Zufallsprodukte darstellen. Die Zahl der Taxa, in der sekundäre Pflanzenstoffe vorkommen, ist sehr unterschiedlich. Der Häufigkeit des Vorkommens nach kann ein bestimmter Pflanzenstoff auftreten:

a) in einer einzigen Art (z. B. *Ricinin*),

b) in mehreren Arten derselben Gattung (z. B. (-) - Thebain in *Papaver somniferum* und *Papaver bracteatum*),

c) in einer oder in mehreren Gattungen einer Familie,

d) in einer Familie oder in mehreren verwandten Familien,

e) in zwei bis vielen nicht verwandten Pflanzenfamilien,

f) in höheren Taxa des Pflanzenreiches (Ordnungen, Klassen, Abteilungen; s. 11.2).

Nur in wenigen Fällen kennt man die Verbreitung eines Pflanzenstoffes wirklich exakt; meist muß man sich mit ungefähren Angaben begnügen: der Stoff kann weit verbreitet sein, er kann sporadisch (= erratisch) auftreten, und er kann in seinem Vorkommen auf bestimmte Taxa beschränkt sein.

Ein charakteristisches Beispiel für ein sporadisches Vorkommen bietet die Verteilung von Coffein über das Pflanzenreich; Coffein kommt in jeweils nur einigen wenigen Arten aus den Familien der *Rubiaceae, Sterculiaceae, Theaceae* und *Aquifoliaceae* vor.

Zwischen Verbreitungshäufigkeit und Biosynthese eines Stoffes bestehen gewisse Zusammenhänge, die K. PAECH in die **„Häufigkeitsregel"** gefaßt hat. Ordnet man biochemisch verwandte Stoffe in einer Biosynthesereihe an, so ergibt sich, daß Stoffe, die den Primärprodukten nahe stehen, weiter verbreitet sind als Stoffe, die am Ende der Reihe stehen. Eine Erklärungsmöglichkeit für die Häufigkeitsregel besteht in folgendem: Jeder Teilprozeß einer Umwandlung bedarf der Mitwirkung eines Enzyms; je mehr Schritte (Mutationen) in bestimmter Reihenfolge nötig sind, um einen sekundären Pflanzenstoff hervorzubringen, um so weniger wahrscheinlich wird es, daß sich diese Biosynthesekette in mehreren

Tab. 11.1.2–1. Verteilung der in Abbildung 11.1.2–1 in einer Biosynthesereihe angeordneten Alkaloide des Typus I, II, III und IV auf Pflanzenfamilien

Familien	Typen			
	I	II	III	IV
Annonaceae	+	+	−	−
Berberidaceae	+	+	+	−
Combretaceae	+	−	−	−
Convolvulaceae	−	+	−	−
Fumariaceae	−	+	+	−
Hernandiaceae	+	−	−	−
Lauraceae	+	+	−	−
Magnoliaceae	+	−	−	−
Menispermaceae	+	+	−	+
Monimiaceae	+	−	−	−
Nymphaeaceae	+	−	−	−
Papaveraceae	+	+	+	+
Ranunculaceae	+	+	+	−
Rhamnaceae	+	−	−	−
Rutaceae	+	+	+	−

Tab. 11.1.2–2. Dünnschichtchromatographische Unterscheidung von *Kap-* und *Curaçao-Aloe* nach Ph. Eur. durch vikariierendes Auftreten der Aloinoside und eines blau fluoreszierenden Leitstoffes unbekannter Konstitution

	Aloe barbadensis	Aloe capensis
Aloinosid A und B	−	+
Aloesin	+	+
Barbaloin	+	+
Leitstoff unbekannter Konstitution	+	−

phylogenetisch getrennt entstandenen Taxa in genau der gleichen Weise wiederholt. Die sinkende Verbreitungstendenz mit zunehmender Länge der Biosynthesekette zeigt Abb. 11.1.2–1 am Beispiel der vom Phenylalanin/Tyrosin/DOPA sich ableitenden Alkaloide.

Das Vorkommen oder auch Fehlen von Inhaltsstoffen, welche eine Species kennzeichnen (über Merkmale s. 11.1.1), dient in der Drogenanalytik als Hilfsmittel zur Reinheits- und Identitätsprüfung von Drogen. Aloeharz läßt sich identifizieren durch das Vorkommen von Barbaloin und den glykosidischen Aloinosiden A und B (s. auch 17.2.3). Die beiden wichtigen Handelssorten Kap- bzw. Curaçao-Aloe wiederum lassen sich durch das vikariierende Auftreten von Aloesin und einem blau

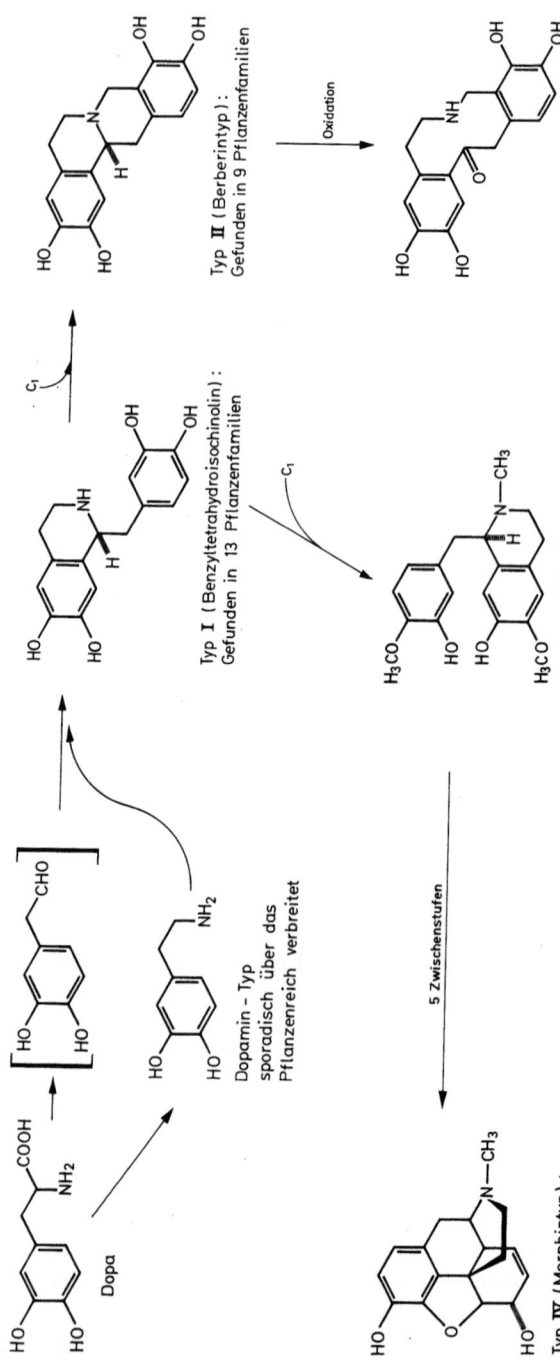

Abb. 11.1.2-1. Biosynthese und Verbreitungshäufigkeit am Beispiel der vom Phenylalanin bzw. DOPA sich ableitenden Alkaloide

Tab. 11.1.2–3. Identitäts- und Reinheitsprüfung von *Menthae piperitae* folium durch Nachweis des Vorkommens von Menthol und des Fehlens von Carvon und Pulegon nach Ph. Eur.

	Mentha piperita	Mentha pulegium oder crispa
Menthol	+	–
Carvon	–	+
Pulegon	–	+

fluoreszierenden Inhaltsstoff bisher unbekannter Konstitution unterscheiden (Tabelle 11.1.2–2). Für Pfefferminzblätter ist das Auftreten von Menthol und das Fehlen von Carvon und Pulegon charakteristisch (Tabelle 11.1.2–3).

11.1.3 Problematik bei der Verwendung chemischer Merkmale zur Erkennung natürlicher Pflanzenverwandtschaften

Unser natürliches Pflanzensystem in der heutigen Gliederung basiert wesentlich auf Ähnlichkeiten und Unterschieden morphologischer Merkmale. Die Interpretation morphologischer Merkmale, genauer: ihre taxonomische Wichtung, ist bis zu einem gewissen Grade willkürlich. Beispielsweise gibt es ein Pflanzensystem (System nach HUTCHINSON), welches dem Merkmal „baumartiger Habitus" großes Gewicht beimißt, während in anderen Systemen Holzgewächse und Kräuter ununterschieden in gleiche Taxa eingeordnet werden. Man hat es als einen Vorzug der chemotaxonomischen Methoden hingestellt, daß die Wichtung chemischer Merkmale objektivierbar sei. Diese Ansicht ist nicht richtig, da Fehlen oder Vorkommen eines Stoffes kein einfaches qualitatives Charakteristikum ist; es handelt sich vielmehr sehr oft um bloße quantitative Unterschiede, die dann ebenfalls einer subjektiven Wertung unterliegen. In praxi ist es undurchführbar, Tausende von Pflanzen zu analysieren, weshalb man sich mit einer groben Abstufung begnügen muß: Man spricht von **Hauptprodukten, Nebenprodukten** und **Spurenstoffen.** Inhaltsstoffe geringer Konzentration (Spurenstoffe) können je nach gewählter Methode nachgewiesen werden oder auch der Beobachtung entgehen. Der Beweis, daß ein bestimmter Stoff in einer Pflanze völlig fehlt und – zumindest intermediär oder in einem bestimmten Stadium der Ontogenese – nicht gebildet werden kann, ist schwer zu führen. Diesen Schwierigkeiten sucht man auszuweichen, indem nicht die Fähigkeit, einen bestimmten Stoff zu biosynthetisieren, als Merkmal gewertet wird, sondern die Fähigkeit, diesen Stoff in höheren Konzen-

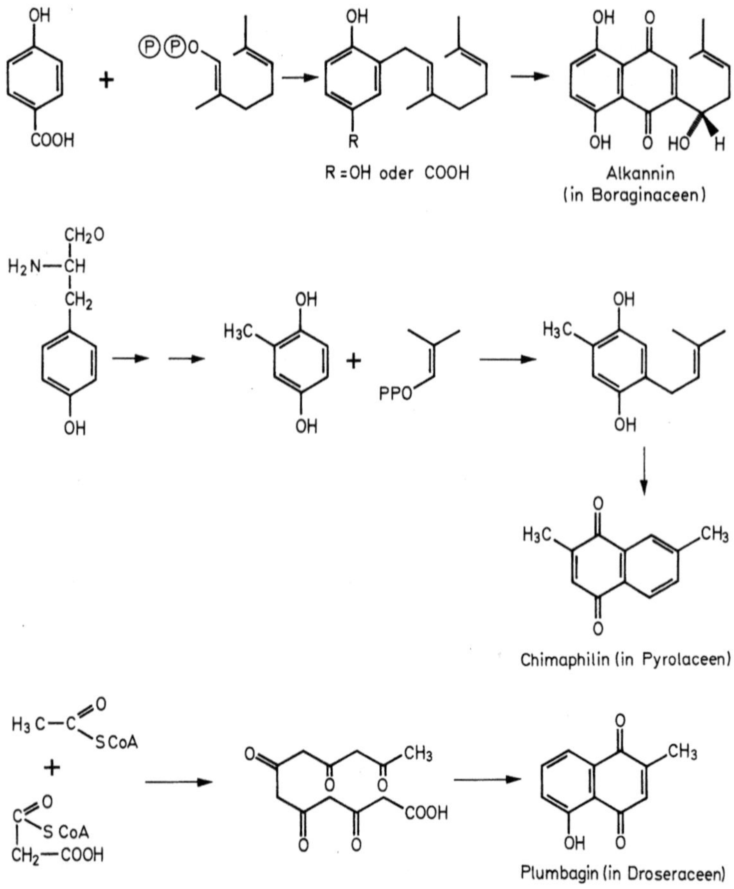

Abb. 11.1.3–1. Drei verschiedene Biosynthesewege, die in höheren Pflanzen zu Naphthochinonen führen (SCHMID und ZENK 1971, BOLKART und ZENK 1969, DURAND und ZENK 1974; entnommen aus: CZYGAN, Farbstoffe in Pflanzen, Fischer-Verlag Stuttgart 1975, S. 163)

trationen zu speichern: Nicht die **transitorische Bildung** während bestimmter Entwicklungsstadien, sondern die Fähigkeit der **Akkumulation** wird gewichtet. Beispielsweise haben sehr viele Pflanzenarten die Fähigkeit, Nikotin und verwandte Alkaloide in Spuren zu bilden, doch sind zu deren Speicherung nur einige wenige Gattungen imstande: *Nicotiana* und *Duboisia* unter den *Solanaceen* und *Eclipta* und *Zinnia* bei den *Asteraceen*. Ähnlich findet sich Eugenol in Spuren als Bestandteil vieler Algen, vieler Gymno- und Angiospermen; aber nur bei vergleichsweise wenigen Arten wird es gespeichert, und zwar entweder als lipophiles

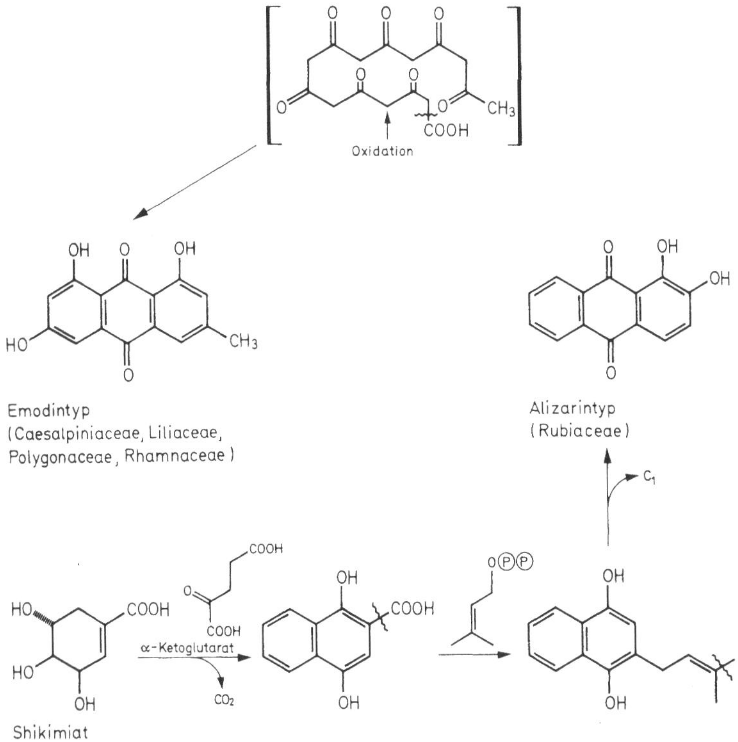

Abb. 11.1.3–2. Zwei verschiedene Bildungswege von Anthrachinonen

Phenol in freier Form in Ölzellen (Nelken, Zimt) oder als hydrophiles Glykosid (= Gein), abgelagert in den Vakuolen von *Geum*-Arten.

Eine weitere Schwierigkeit, chemische Merkmale zur Erkennung natürlicher Pflanzenverwandtschaften heranzuziehen, hat seine Ursache im Phänomen der **biochemischen Konvergenz:** Stoffe identischer Konstitution entstehen auf unterschiedlichen Biosyntheserouten. Eine statische Pflanzenanalyse, die einer Momentaufnahme gleicht, täuscht Homologie vor; erst der Vergleich der Bildungswege zeigt auf, daß Nicht-Homologie vorliegt. Ein bekanntes Beispiel dafür, daß die biochemischen Reaktionen, die zur Bildung eines Stoffes führen, nicht identisch sein müssen, ist das der Bildung von Nicotinsäure: Der eine Bildungsweg führt vom Tryptophan über Kynurenin, der andere besteht in der Kondensation von Glycerin und Asparaginsäure. Zu den Naphtochinonen führen allein in höheren Pflanzen vier und zu den Anthrachinonen zwei verschiedene Bildungswege (s. Abb. 11.1.3–1 und –2).

11.2 Verbreitung ausgewählter Stoffgruppen bei Pflanzen

11.2.1 Stoffgruppen als taxonomisches Merkmal für Abteilungen, Unterabteilungen, Klassen

Chlorophyll und **akzessorische Photosynthesepigmente** gehören naturgemäß zu den am weitesten verbreiteten Stoffen überhaupt. Zur Photosynthese sind neben eukaryontischen Organismen auch eine Vielzahl prokaryontischer befähigt. Über die Hälfte des gesamten Photosynthese-Umsatzes der Erdoberfläche wird von den Mikroorganismen des Phytoplanktons (*Diatomeen* und *Dinoflagellaten*) durchgeführt. Die photosynthetisch tätigen Organismen enthalten nicht alle dieselben Photosynthesepigmente. Bei den Prokaryonten zunächst gibt es zweierlei Photosysteme: Die photosynthetisch tätigen Bakterien enthalten Bacteriochlorophyll a oder b, dessen Redoxpotential nicht ausreicht, Sauerstoff zu erzeugen; erstmals bei den gleichfalls noch prokaryotischen Blaualgen findet sich Chlorophyll a und damit ein Photosystem mit Leistungen ähnlich denen der eukaryotischen Lebewesen, d. h. mit der Fähigkeit, Sauerstoff zu erzeugen. Alle Sauerstoff erzeugenden photosynthetisch aktiven Zellen enthalten zwei Arten von Chlorophyll, von denen die eine Sorte stets Chlorophyll a ist, während die zweite Sorte variiert (s. Tabelle 11.2.1–1).

Zu den akzessorischen Pigmenten gehören die Carotinoide und die Phycobiline. Die Phycobiline treten in Rot- und Blaualgen auf, nicht jedoch in höheren Pflanzen. Sie sind *in vivo* kovalent an Protein gebunden und heißen dann **Phycobiliproteine.**

Reservekohlenhydrate. Das typische Reservekohlenhydrat grüner Pflanzen ist die Stärke. Im Gegensatz zur transitorischen Stärke, die einem fortgesetzten Abbau und Abtransport unterliegt, wird die Reservestärke auf längere Zeit in den Speicherorganen (Rhizomen, Knollen, Zwiebeln) gespeichert. Bei den meisten niederen Pflanzen, namentlich den Pilzen, Bakterien und Blaualgen, denen Leucoblasten und Plastiden überhaupt fehlen, tritt als Speicherstoff das Glycogen auf. Das Glycogen der gesamten Organismen, chemisch eine Poly-α-1,4-glucose (= Poly-α-1,4-glucan) wird gleich dem der Säugetierorganismen aus UDP-Glucose phosphorylytisch gebildet; es wird im Cytoplasma abgelagert. Auch innerhalb der Abteilung der Samenpflanzen *(Spermatophyten)* gibt es bemerkenswerte Ausnahmen. Innerhalb der Unterklasse *Asteridae* tritt bei den *Asteraceae* und den *Campanulaceae* an die Stelle der Stärke das Inulin als Reservekohlenhydrat (Tabelle 11.2.1–2). Inulin gehört zur Gruppe der Fructane und ist β-1,2-glykosidisch aus etwa 20 bis 30 Fructofuranoseeinheiten aufgebaut, wobei wahrscheinlich Glucose das redu-

Tab. 11.2.1–1. Verteilung wichtiger Photosynthesepigmente über das Pflanzenreich (Strukturformeln s. Abb. 11.2.1–1)

Organismen	Chlorophylle		weitere akzessorische Pigmente
	Haupt-	akzessorische	
Mehrzellige grüne Pflanzen (Abteilung: Bryophyta, Pteridophyta, Spermatophyta)	Chl a	Chl b[1]	Carotinoide, insbes. β-Carotin
Algen (Abteilung: Phycophyta) mit den Klassen:			
Grünalgen (Chlorophyceae)	Chl a	Chl b	β-Carotin
Rotalgen (Rhodophyceae)	Chl a	Chl d	β-Carotin, Phycobiline
Braunalgen (Phaeophyceae)[2]	Chl a	Chl c	Carotinoide, insbes. Fucoxanthin
Kieselalgen (Chrysophyceae)[2]	Chl a	Chl c	
Blaualgen (Cyanophyceae)[2]	Chl a	–	Phycobiline
Purpurbakterien (Rhodobacteriales)[2]	Bchl a	–	Carotinoide (u. . Lycopin, Rhodopsin, Spirilloxanthin)

[1] Ausnahme *Neottia Nidus Avis (Orchidaceae)*
[2] Abteilung: *Schizophyta;* deren weitere Einteilung stützt sich auf ein künstliches System

zierende Ende der Kette abschließt. Bei den *Docaceae* (Klasse: *Liliatae;* Unterklasse: *Commelinidae*) kommen neben Vertretern mit Stärkespeicherung auch solche vor, die Fructosane speichern. Die Fructosane der *Poaceae* sind heterogen: Neben Vertretern vom Inulintyp (1,2-Bindung) finden sich Vertreter vom Phleintyp (2,6-Bindung).

Die Reservekohlenhydrate der vier wichtigsten Algenklassen ähneln teils jenen höherer Pflanzen, teils weichen sie sehr stark ab (Tabelle 11.2.1–3). Grünalgen bilden in Analogie zu höheren Pflanzen Stärke mit Ausnahme der *Dasycladales,* welche inulinartige Polyfructane synthetisieren. Die Rotalgen synthetisieren eine dem Amylopektin ähnliche Substanz („Florideenstärke"), die neben 1,4-α-Bindungen und den für Amylopektin üblichen 1,6-α-Verzweigungen möglicherweise auch 1,3-α-Bindungen enthalten. Die Reservekohlenhydrate der Kiesel- und der Braunalgen sind 1,3-β-Glucane, wobei bei den letzteren Mannitreste eingebaut sind.

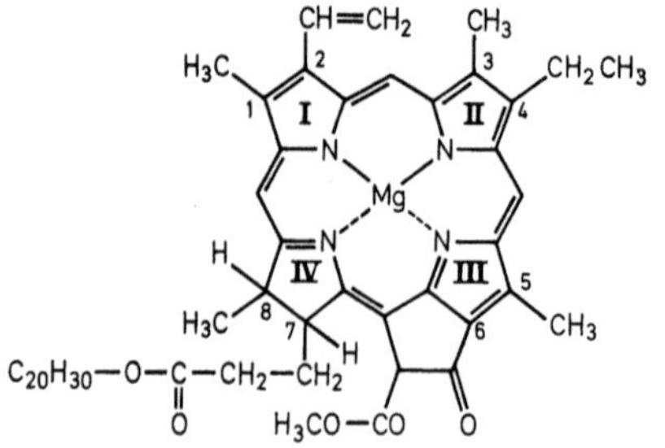

Photosynthesepigmente

Chlorophyll a	Formel
Chlorophyll b	anstelle von 3-CH_3 steht 3-CHO
Chlorophyll c	Gemisch zweier Chlorophylle (= Chlorofucin)
Chlorophyll d	anstelle von 2-Vinyl steht 2-CHO
Bacteriochlorophyll a	2-Acetyl-2-desvinyl-3,4-dihydrochlorophyll a

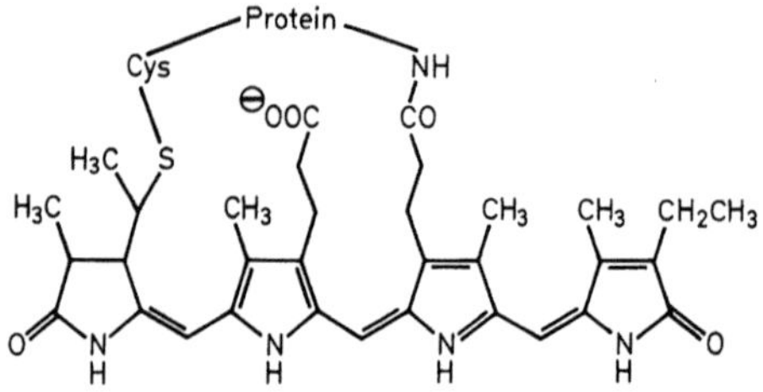

Blaues Photosynthesepigment als Beispiel eines Phycobiliproteids (Phycocyanobilin = chromophore Gruppe aus 4 Pyrrolringen, die über Methinbrücken miteinander verknüpft sind, im Aufbau an die Gallenfarbstoffe erinnernd).

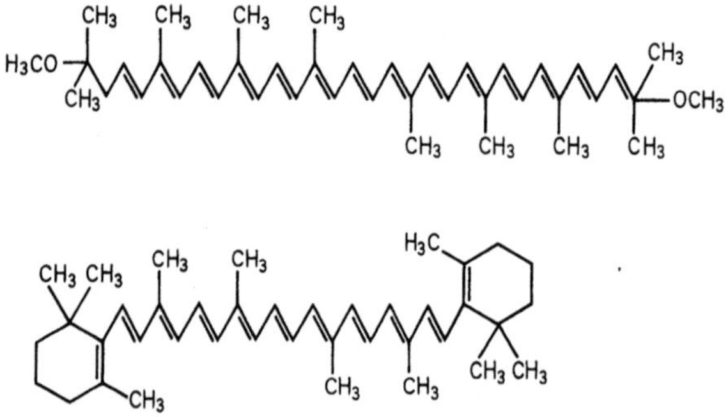

Strukturen des Spirilloxanthins und des β-Carotins

Abb. 11.2.1–1. Strukturformeln von Photosynthese- und akzessorischen Photosynthese-Pigmenten

Tab. 11.2.1–2. Die Unterklasse der Asteridae läßt sich in zwei Gruppen von Ordnungen gliedern (nach FROHNE-JENSEN, Systematik des Pflanzenreichs, Fischer: Stuttgart 1973)

	Asteridae (Unterklasse)	
	Ordnungsgruppe I[1]	Campanulales u. Asterales
Gynoeceum	meist oberständig	meist unterständig
Milchsaftröhren	selten	häufig
Iridoide	weit verbreitet	fehlend
Inulin	fehlend	verbreitet
Polyine	fehlend	häufig

[1] Gentianales, Dipsacales, Oleales, Tubiflorae

Tab. 11.2.1–3. Reservekohlenhydrate bei den vier wichtigsten Algenklassen

Grünalgen	Stärke; Ausnahme: bei Dasycladales inulinartige Polyfructane
Rotalgen	Stärke (als „Florideen"-Stärke)
Kieselalgen	1,3-β-D-Polyglucan (Chryso-laminarin)
Braunalgen	1,3-β-D-Polyglucan mit Mannitresten eingebaut (= Laminarin)

11.2.2 Stoffgruppen als taxonomisches Merkmal für Unterklassen, Überordnungen (Ordnungsgruppen), Ordnungen

Die natürlich vorkommenden **Alkine** bzw. **Acetylenderivate** (Abb. 11.2.2–1), auch (wenig treffend) als **Polyine** bezeichnet, leiten sich biogenetisch von ungesättigten Fettsäuren ab, indem deren cis-Alkenbindungen weiter dehydriert werden. Die den Fettsäuren noch nahe stehenden Acetylenderivate lassen noch die lineare aliphatische Kette der Ölsäure erkennen; die meisten aber zeigen stärkere sekundäre Abwandlungen, die einmal in einer Besetzung mit O-Funktionen und Kettenverkürzungen bestehen können, vor allem aber in mannigfachen Zyklisierungen an einem oder an beiden Enden der Kette zu endständigen aromatischen und/oder heterozyklischen Ringen. Polyine kommen sowohl bei niederen Pflanzen, und zwar bei den *Basidiomyceten,* als auch bei höheren Pflanzen vor. Bei den höheren Pflanzen wiederum finden sich die Schwerpunkte der Verbreitung bei den *Araliales* und bei den *Asterales.*

Iridoide (Abb. 11.2.2–2) sind in biosynthetischer Sicht Oxidationsprodukte von Monoterpenen. Von den typischen in Exkreträumen abgelagerten Monoterpenen unterscheiden sie sich einmal natürlich durch ihre stärkere Polarität und damit Wasserlöslichkeit; sodann ist für sie beson-

$$HO-CH_2-CH_2-CH_2-C\equiv C-C\equiv C-(CH=CH)_3-\overset{OH}{\overset{|}{C}}-CH_2-CH_2-CH_3$$

Cicutoxin (Vork.: *Cicuta virosa*)

$$H_3C-C\equiv C-C\equiv C-C\equiv C-CH-CH-COOH$$

Dehydromatricariasäure (Vork. *Asteraceae*)

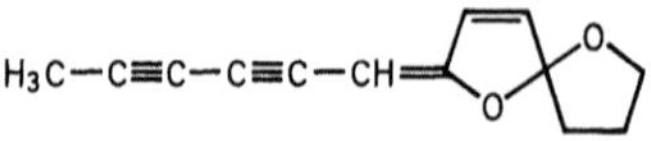

H3C—C≡C—C≡C—CH=
O
O

cis-En-in-dicycloether (Vork.: Kamillenblüten)

Abb. 11.2.2–1. Einige Vertreter mit Acetylenstruktur

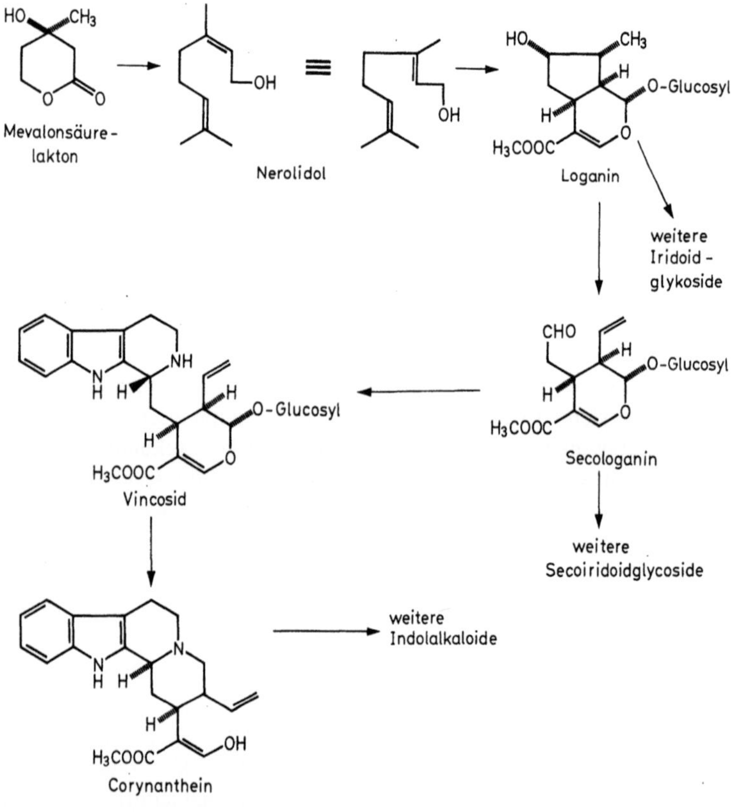

HO
CH3
O
O
Mevalonsäure-
lakton
OH
OH
Nerolidol
HO
CH3
H
O-Glucosyl
H
H3COOC
O
Loganin
weitere
Iridoid-
glykoside
NH
N
H
H
H
O-Glucosyl
H
H3COOC
O
Vincosid
CHO
H
O-Glucosyl
H
H3COOC
O
Secologanin
weitere
Secoiridoidglycoside
N
N
H
H
H
H3COOC
OH
Corynanthein
weitere
Indolalkaloide

Abb. 11.2.2–2. Haupttypen iridoider Verbindungen

ders charakteristisch, daß sie – bedingt durch die Reaktionsfreudigkeit der zahlreich vorhandenen O-Funktionen (alkoholische Gruppen, Epoxide, Carbonylfunktionen, Carboxylgruppen (oft in β-Stellung zu Carbonylen)) – in vielfältiger Weise sekundär abgewandelt sind: beispielsweise durch Ketalisierung, Lactonisierung, Decarboxylierung, Ringöffnungen (bei den Seco-Iridoiden) und Ringverknüpfungen. Vielleicht führen bei einigen Arten die oxidativen Veränderungen bis zum vollständigen Abbau zu niederen Carbonsäuren: Das Fehlen von Iridoiden wäre in diesen Fällen kein Indiz für mangelnde Synthesefähigkeit dieser Arten, sondern für die verstärkte Abbautätigkeit[1]. Bis jetzt kennen wir allerdings kein experimentell belegtes Beispiel für einen Abbau zu Fragmenten, denen ihre Monoterpenherkunft nicht mehr anzumerken ist. Bis jetzt wissen wir nur von drei im Verlaufe der Evolution herausgebildeten Erfindungen, die reaktionsfähigen Oxidationsprodukte abzufangen und in eine Speicherform zu überführen: Verknüpfung mit Aminosäuren (→ Indolalkaloide mit Secoiridoid als Baustein), Bindung an Zucker (→ Iridoidglykoside) und Veresterungen inclusive Lactonbildung (→ Valepotriate, Nepetalacton).

Schwerpunkte der Verbreitung von Iridoiden sind bestimmte Ordnungen bzw. Ordnungsgruppen aus den beiden Unterklassen der *Rosidae* und *Asteridae*. Bei den *Rosidae* handelt es sich um die *Saxifragales* (hier aber nur die Familie der *Hydrangeaceen*), die *Corneales, Celastrales* und *Ericales;* bei den *Asteridae* um die zur Ordnungsgruppe der *Lamianea* zusammengeschlossenen Ordnungen der *Gentianales, Dipsacales, Oleales* und *Tubiflorae* (letztere mit vielen Ausnahmen *[Solanaceae, Convolvulaceae, Boraginaceae]*).

Die Secoiridoidkomponente kann mit Tryptamin zu Indolalkaloiden zusammentreten, von denen man etwa 1100 verschiedene Vertreter kennt. Alle diese chemisch so variablen Alkaloide kommen nur in wenigen Familien aus den beiden Unterklassen der *Rosidae* und *Asteridae* (Tab. 11.2.2–1) vor.

Benzyltetrahydro-isochinolin-Alkaloide

Die Alkaloide dieses Typs entstehen gleich den Betalainen aus zwei Molekülen DOPA. Während aber bei den Betalainen beide Moleküle mit ihren N-Atom und dem Carboxyl im fertigen Molekül auftauchen, wird bei den Isochinolin-Alkaloiden das eine als Dopamin, das andere

---

[1] Das chemische Merkmal „Fehlen eines bestimmten Stoffes" hat somit unterschiedliche taxonomische Wertigkeit, woraus sich erneut die Problematik bei der Verwendung chemischer Merkmale zur Erkennung natürlicher Pflanzenverwandtschaften ergibt (s. 11.1.3).

Tab. 11.2.2–1 Familien, welche Indolalkaloide enthalten (Tryptamin als Amin- und Secoiridoid als Nichtamin-Komponente)

Rosidae	Asteridae
Alangiaceae[1]	Apocynaceae[3]
Nyssaceae[1]	Loganiaceae[3]
Icacinaceae[2]	Rubiaceae[3]

[1] Cornales, [2] Celastrales, [3] Gentianales

als 3,4,-Dihydroxyphenylacetaldehyd in das Alkaloid eingebaut (zur Biosynthese s. 5.2). Verbreitungsschwerpunkt der in zahlreiche Typen aufgegliederten Benzyltetrahydro-Isochinolin-Alkaloide ist die Unterklasse der *Magnoliidae* (früher *Polycarpicae*) mit den folgenden Ordnungen: *Magnoliales, Piperales, Aristolochiales.* Bei den *Piperaceen* sind entsprechende Alkaloide bisher nur in drei Arten *(Piper auritum, Piper sanctum* und *Piper methysticum)* in geringen Konzentrationen gefunden worden; bezeichnenderweise kommen sie dort als stark oxidierte Oxaporphinbasen vor, die als biosynthetische Vorstufen der in *Aristolochia*-Arten auftretenden Nitro-Säuren (Debilsäure und Aristolochiasäure) anzusehen sind. Es erscheint denkbar, daß die alkaloidfreien *Piper*-Arten zwar in bestimmten Entwicklungsstadien Alkaloide synthetisieren, dieselben aber nicht speichern, vielmehr rasch oxidativ abbauen. Wenn diese Annahme zutrifft – und die Spurenvorkommen in bisher drei Piper-Arten sprechen dafür –, dann wäre die Fähigkeit zur transitorischen Biosynthese das taxonomisch wertvolle Merkmal, weniger die Akkumulation (s. 11.1.3: Problematik der Chemotaxonomie).

Betalaine

Die Betalaine sind eine Gruppe von zellsaftlöslichen, stickstoffhaltigen Pflanzenfarbstoffen, die als chromophore Gruppe das 1,7-Diazaheptamethinium-System enthalten und damit natürliche Vertreter der Polymethin-Farbstoffe darstellen. Der bekannteste Vertreter ist das Betanin, der Farbstoff der Roten Rübe *(Beta vulgaris).* Betanin ist das 5-O-Glucosid des Betanidins, das biogenetisch aus 2 Molekülen Dihydroxyphenylalanin (DOPA) aufgebaut ist; der Betalanin-Teil entsteht oxidativ durch Extradiolspaltung.

Betalaine kommen bei höheren Pflanzen[2] ausschließlich bei bestimmten Familien der *Caryophyllales* (früher *Centrospermae;* Unterklasse: *Ca*-

---

2 Überraschend kommen Betalain-Farbstoffe bei den *Basidiomyceten* (Pigmente des Fliegenpilzes) vor.

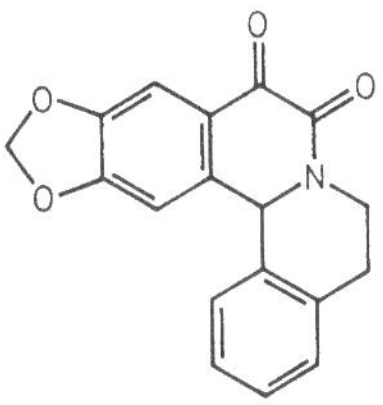

Cephoradion A
Vork.: in einigen *Piper*-Arten (*Piperaceen*) sowie in *Stephania cepharantha*

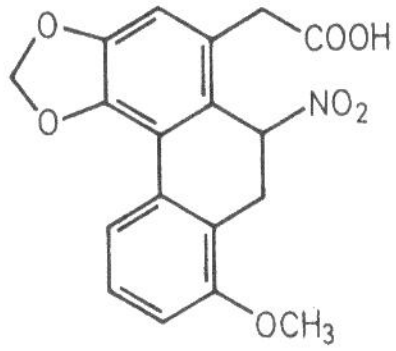

Debilsäure

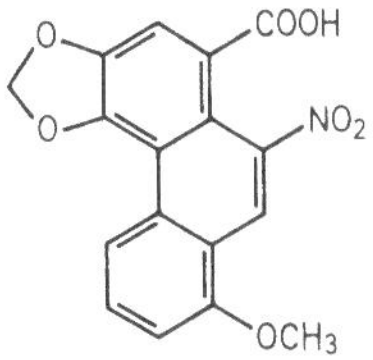

Aristolochiasäure

Vork.: in *Aristolochia*-Arten

Abb. 11.2.2–3. Oxidativ abgewandelte „1-Benzyl-isochinolin-Alkaloide"

ryophyllidae) vor. Pflanzenarten, welche Betalain-Farbstoffe führen, enthalten keine Anthocyanpigmente: Anthocyan- und Betalainbildung schließen sich wechselseitig aus. Allerdings kommen die mit den Anthocyanen biosynthetisch eng verwandten Flavone (Typus Quercetin) auch in den Betalain-Pflanzen vor.

Zur Ordnung der *Centrospermae (Caryophyllales)* zählen 12 Pflanzenfamilien; zehn dieser Familien sind chemotaxonomisch durch Betalain-Vorkommen charakterisiert; zwei Familien, und zwar die *Caryophyllaceen* und die *Molluginaceen* nehmen eine Sonderstellung ein, indem sie frei von Betalainen sind und Anthocyane produzieren. Auf Grund dieser Sachlage ist bereits vorgeschlagen worden, die *Caryophyllales* in zwei nahe verwandte Ordnungen aufzugliedern: in die *Chenopodiales* mit den zehn „Betalain-Familien" und in die anthocyanführenden *Caryophyllales*.

11.2.3 Stoffgruppen als taxonomisches Merkmal für Familien, Unterfamilien und sonstige Untergliederungen

Die *Apocynaceen* sind eine artenreiche (2000) Familie tropischer Holzpflanzen, zu denen zahlreiche Arzneipflanzen *(Rauwolfia-, Strophanthus-, Catharanthus-, Vinca*-Arten) gehören. Auf Grund morphologi-

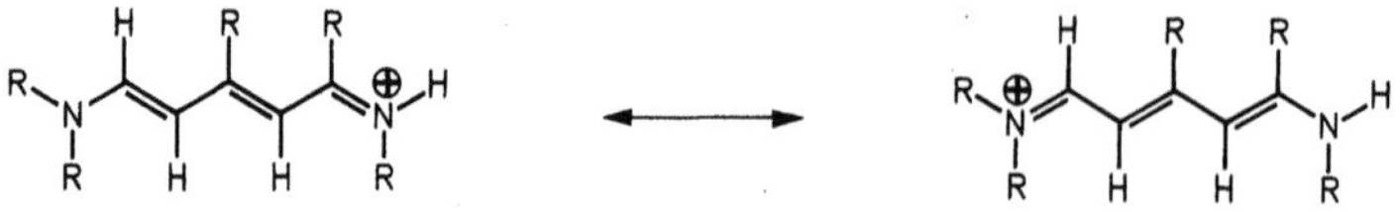

Betalain-Chromophor als pentasubstituiertes 1,7-Diazaheptamethin-System

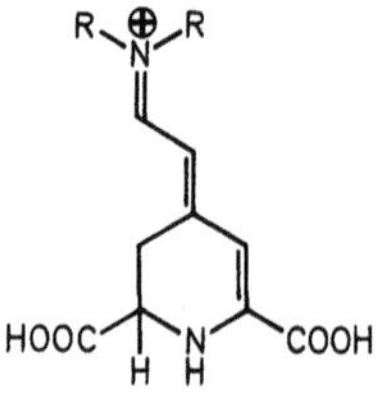

Betalain-Grundstruktur

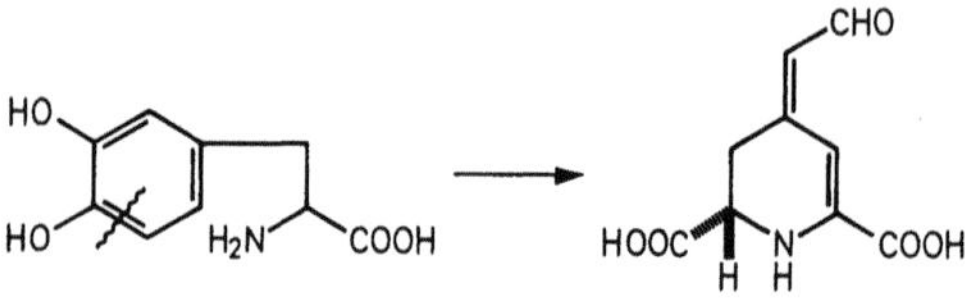

Betalamin entsteht biosynthetisch durch Extradiolspaltung aus L-DOPA

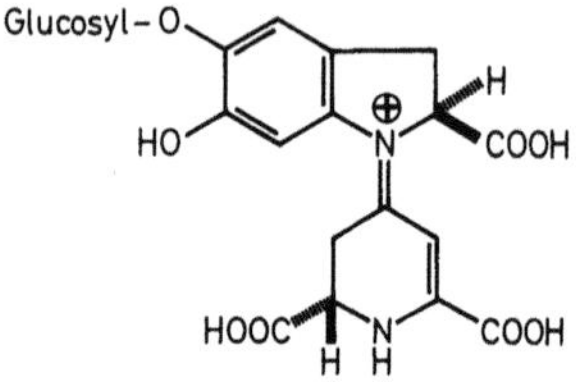

Betanin (ein Betalain)

Abb. 11.2.2–4. Struktur und Biosynthese der Betalaine

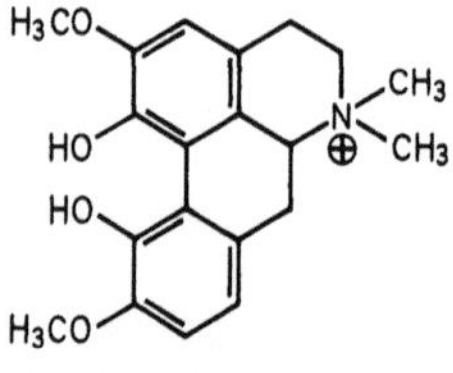

Magnaflorin

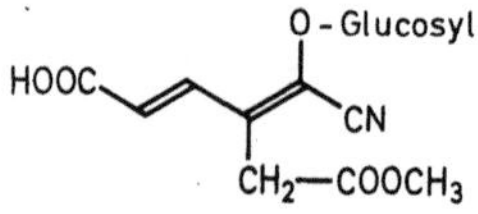

Cyanogenes Glykosid aus *Thalictrum*-Arten

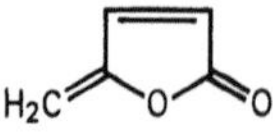

Proto-Anemorin

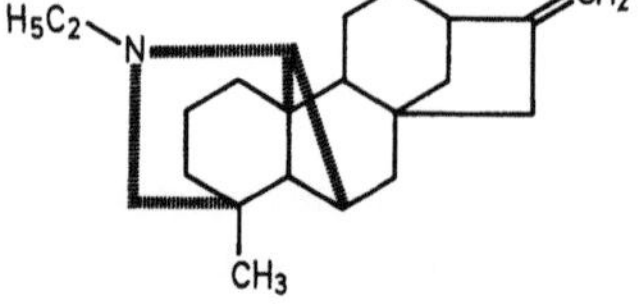

C-Gerüst der Diterpenalkaloide

Abb. 11.2.3–1. Charakteristische Inhaltsstoffe von *Ranunculaceen*. (Verteilung über die Triben der Familie s. Text)

Tab. 11.2.3–1. Verteilung ausgewählter Stoffgruppen auf die Unterfamilien der Liliaceae

Unterfamilie	Vertreter (Gattung)	Inhaltsstoffe				
		Steroid-Alkaloide	Steroid-Saponine	Herzwirksame Glykoside	Chelidon-säure	Weitere
Melanthioideae	Veratrum	+	+	–	+	–
Lilioideae	Tulipa, Lilium	+	+	–	–	–
Asparagoideae	Convallaria Ruscus	–	+	+	+	–
Scilloideae	Scilla, Urginea	–	+	+	+	–
Asphodeloideae	Aloe, Chlorophyllum	–	+	–	+	Aloin u. andere Anthraderivate
Allioideae	Allium	–	+	–	+	Alliin (Lauchöle)
Wurmbaeioideae	Colchicum	–	–	–	+	Colchicin und verwandte Alkaloide

scher Merkmale gliedert man die hierher gehörenden Arten in die drei Unterfamilien der *Plumerioideae, Cerberoideae* und *Echitoideae.* Indolalkaloide mit Seco-Iridoid-Bausteinen (Plumeran-Typ) kommen ausschließlich in vier der sieben Triben aus der Unterfamilie der Plumerioideae vor. Die *Ceberoideae* führen Monoterpen-Alkaloide vom Skytanthin-Typ, die *Echitoideae* Steroidalkaloide (Pregnanderivate mit N im Molekül). Iridoid-Alkaloide und Cardenolide treten in der Familie vikariierend auf, d. h. sie kommen in Vertretern der *Cerberoideae* und der *Echitoideae* vor. Arten aus der Unterfamilie der *Plumerioideae* können auch N-freie Iridoide enthalten, beispielsweise *Plumeria*-Arten das Plumierid, ein Iridoidglykosid, das zusätzlich zwei Acetatbausteine im Molekül enthält.

Die Familie der *Liliaceae* umfaßt etwa 3500 Arten, die nach morphologischen Gesichtspunkten in sieben Unterfamilien gegliedert werden. Die Tabelle 11.2.3–1 läßt erkennen, daß die jeweils mengenmäßig hervortretenden Inhaltsstoffe in einer gewissen Korrelation zur morphologischen Einteilung sich über die Unterfamilien verteilen. Steroide – als Alkaloide, Saponine oder herzwirksame Glykoside – kommen außer bei den *Wurmbaeoideae* in allen übrigen Unterfamilien vor. Chelidonsäure fehlt nur bei den *Lilioideae.* Die S-haltigen Lauchöle sind auf Gattungen der *Allioideae* beschränkt.

Die etwa 2000 Arten umfassende Familie der *Ranunculaceae* ist morphologisch nicht sehr einheitlich, was sich zum Teil auch in der Heterogenität charakteristischer Inhaltsstoffe widerspiegelt. Die Triben der *Hydrastideae, Thalictreae* und *Captideae* enthalten Benzylisochinolinalkaloide vom Aporphintyp (besonders Magniflorin), die *Thalitreae* außerdem cyanogene Glykoside. Sehr charakteristisch ist das Auftreten von Proto-Anemonin in den Triben der *Caltheae, Ranunculeae* und *Anemoneae*; außerhalb der Familie der Hahnenfußgewächse ist Proto-Anemonin bisher nicht gefunden worden. Diterpenalkaloide, das bekannteste von ihnen ist das Aconitin, finden sich isoliert in den Gattungen *Aconitum* und *Delphinium* der *Caltheae.*

12 Züchtung und Anbau von Arzneipflanzen

12.1 Biologische Grundlagen der Pflanzenzüchtung

12.1.1 Definitionen, Begriffe

Unter **Arzneipflanzen** versteht man solche Pflanzenarten, deren ober- oder unterirdische Teile aufgrund des Vorkommens bestimmter Inhaltsstoffe bei Erkrankungen des menschlichen oder tierischen Organismus eine lindernde oder heilende Wirkung ausüben und als Ausgangsmaterial zur Herstellung von Arzneimitteln dienen. Gleichbedeutend mit dem Terminus Arzneipflanze sind im täglichen Sprachgebrauch die Begriffe „**Heilpflanze**" und „**Medizinalpflanze**" üblich. Unter **Gewürzpflanzen** versteht man solche Pflanzenarten, deren ober- oder unterirdische Teile als Gewürze verwendet werden. Arznei- und Gewürzpflanzen gehören zusammen mit beispielsweise den der menschlichen Ernährung dienenden Pflanzen zu den **Nutzpflanzen.** Nutzpflanzen sind solche Pflanzenarten, die sowohl im Wildzustand menschlichen Zwecken dienen, als auch in verschiedenem Grade kultiviert werden. Die Nutzpflanzen – und damit auch die Arznei- und die Gewürzpflanzen – unterteilt man dementsprechend in Wildpflanzen und in Kulturpflanzen. **Wildpflanzen** haben die Fähigkeit, sich in der ungestörten Natur, ohne jegliche Unterstützung durch den Menschen oder seine Eingriffe, in dem gegebenen Biotyp am Leben zu erhalten und zu vermehren. **Kulturpflanzen** haben unter dem Schutze des Menschen – teilweise mit zunehmendem Verlust arterhaltender Merkmale – eine Anzahl solcher Eigenschaften gewonnen, die dem Menschen wichtig und nützlich erscheinen.
In taxonomischer Hinsicht gehört jede Wild- oder Kulturpflanze zu einer Reihe niederer und höherer Rangstufen (s. Tab. 12.1.1–1). Grundlegend für die Einordnung ist zunächst die Artzugehörigkeit. Für die Abgrenzung unterhalb der Art gibt es keine objektiven Kriterien; es bleibt dem subjektiven Ermessen des Systematikers überlassen, ob er morphologischen, genetischen, cytologischen oder den physiologischen Befunden – zu den letzteren können wir auch die chemischen Merkmale

Tab. 12.1.1–1. Die untere Rangstufenfolge im natürlichen System der Pflanzen

Deutsch	Lateinisch
Art	species
Unterart	subspecies
Convarietät (Hauptvarietät)	convarietas
Varietät	varietas
Untervarietät	subvarietas
Form	forma
Linie	linea
Klon	clone
Biotyp	biotypus

rechnen – stärkere Bedeutung beimißt, um geeignete Kriterien für die taxonomischen Gruppen (= Sippen) zu finden. Speziell für die Zuordnung zum Taxon **Form** spielen physiologische Merkmale oft die entscheidende Rolle; man spricht daher mitunter von physiologischen Formenkreisen. Innerhalb des Formenkreises gibt es die **Linie** als weiteres Taxon: Zu einer Linie gehören alle generativ entstandenen Nachkommen einer Pflanze, wobei es sich um eine **reine Linie** handelt, wenn alle Individuen zu ein und demselben Genotyp gehören, oder um eine **Population,** wenn von einer F_1-Pflanze ausgegangen wurde. Ein Klon entsteht durch vegetative Vermehrung einer Einzelpflanze. Der **Biotyp** schließlich repräsentiert das Einzelwesen der Sippe.

Für die Systematik und Nomenklatur der Kulturpflanzen ist eine besondere Regelung getroffen worden (Intern. Code 1961). Jeder Kulturpflanze ist in jedem Falle ein Name für die **drei Hauptstufen Gattung, Art und Sorte (cultivar)** zu geben. Der Sortenname soll amtlich registriert sein, womit sich rechtliche Konsequenzen im Handel verbinden. Der Terminus „Sorte" (= cultivar) ist auf Kulturpflanzen beschränkt und erscheint nicht als Taxon im natürlichen System der Wildpflanzen. Ungeachtet dieser Differenzierung lassen sich aber ansonsten Sorten mit den taxonomischen Gruppen im natürlichen System in Analogie setzen. Es kann sich bei einer Sorte um einen Klon oder eine Linie handeln; sehr häufig jedoch entspricht sie einem physiologischen Formenkreis (z. B. Sommer- und Winterformen beim Getreide).

Den Begriff **Rasse** wendet man sowohl bei Wildpflanzen als auch bei Kulturpflanzen an; er ist nicht präzise definiert und wird meist im Sinne einer geographischen Herkunft gebraucht, nämlich dann, wenn Formen unterschieden werden sollen, die aus Gebieten mit bestimmten ökologischen Bedingungen (Nischen) stammen, an die sie jeweils gut angepaßt sind. In Analogie dazu spricht man von **chemischen Rassen** dann, wenn intra-spezifische (innerartliche) Sippen sich in der Führung bestimmter Inhaltsstoffe unterscheiden und wenn zugleich diese chemische Differenzierung mit ökologischer und/oder geographischer Trennung dieser Sippen korreliert ist. Anstelle der Bezeichnung „chemische Rasse" scheint sich zunehmend der Terminus **„Chemodem"** einzubürgern. **Deme** allgemein sind taxonomisch-nomenklatorisch nicht berücksichtige Einheiten der experimentellen Systematik: Je nachdem, welche Art von Merkmalen ins Auge gefaßt wird, unterteilt man in **Topo-, Oeco-, Cyto-** und **Chemodeme**. Im Schrifttum wird der Begriff „chemische Rasse" nicht selten fälschlich auch zur Kennzeichnung lokaler, chemisch polymorpher Populationen verwendet. Züchterische Auslese chemischer Varianten aus willkürlichen Populationen führt zu **Chemovaren (= Chemokultivaren)**. Chemovar (mit Beifügung des relevanten chemischen Merkmals) ist dabei als Sortenbezeichnung aufzufassen und nur auf kultivierte Arzneipflanzen anwendbar.

12.1.2 Allgemeine Variabilität

Die intraspezifischen **Variabilitätserscheinungen** teilt man ihren Ursachen nach in genetisch bedingte (= erbliche Variabilität) und in modifikative (= nicht erbliche Variabilität) ein. Bei Arzneipflanzen interessiert in erster Linie die Variabilität chemischer Merkmale. Die Inhaltsstoffe können variieren: (1) in qualitativer Hinsicht, indem beispielsweise ein bestimmter Stoff fehlt oder vorhanden ist, oder indem anstelle des Stoffes A der Stoff B angetroffen wird (= vikariierendes Auftreten); (2) in quantitativer Hinsicht, indem das Verhältnis der Einzelkomponenten zueinander – das gegenseitige Mengenverhältnis – schwankt oder indem der absolute Gehalt unterschiedlich ist. Qualitative Merkmalsbildung ist im allgemeinen gengesteuert; die quantitative Differenzierung ist bei höheren Pflanzen modifikativ oder genetisch bedingt. Die Ursachenforschung für die quantitative Variationsbreite sieht sich methodischen Schwierigkeiten gegenüber, die darin bestehen, daß selbst innerhalb der Einzelindividuen der Wirkstoffgehalt ein stark fluktuierendes Merkmal darstellt. Es hängt dies damit zusammen, daß auch die Sekundärstoffe sich in einem Fließgleichgewicht befinden, d. h. einem ständigen Auf- und Abbau unterliegen. Auch Reihenuntersuchungen an Einzelpflanzen ergeben daher nur jeweils „Momentaufnahmen" eines individuell variablen Zustandes. Dieses Manko läßt sich, bis zu einem gewissen Grade wenigstens, dadurch ausgleichen, daß eine große Zahl von Einzelindividuen in jeweils gleichem Entwicklungsstadium untersucht werden.

Daß Arzneipflanzen, in verschiedenen Entwicklungsstadien geerntet, beachtliche Unterschiede in der chemischen Zusammensetzung aufweisen können, ist dem Praktiker bekannt. Bei *Eucalyptus globulus* ist der Cineolgehalt des ätherischen Öles in den ersten Monaten des Jahres am höchsten, erreicht in den Monaten Juni – Juli ein Minimum, um dann wiederum anzusteigen. Bei einer anderen *Eucalyptus*-Art, bei *Eu. cneorifolia* DC wurde beobachtet, daß mit zunehmendem Alter der Blätter immer mehr Phellandren und Cymol in die stärker oxydierten Terpene Phellandral und Cuminal umgewandelt werden.

Für die Pflanzenzüchtung von Bedeutung sind auch Erscheinungen der intraspezifischen Variabilität, insoweit sie genetisch fixiert sind. In der Natur begegnet uns die genetische Variation einmal in der Form des **Polymorphismus,** worunter man Variabilitätserscheinungen innerhalb von lokalen Populationen versteht, und sodann in der Form des **Polytypismus,** d. h. der geographischen oder ökologischen Rassenbildung. Wenn einzelne Weißkleepflanzen (*Trifolium regens* L.) eines Wegrandes oder eines subalpinen Rasens Blausäure freisetzen und andere Pflanzen keine Blausäure abgeben, dann sind die betreffenden Populationen hinsichtlich des Merkmals „Cyanogenese" polymorph (R. HEGNAUER, 1975). Ein Beispiel für chemischen Polytypismus liefert die Art *Duboisia myoporoides (Solanaceae),* deren Blätter das wichtigste Ausgangsmaterial zur kommerziellen Gewinnung von Tropanalkaloiden darstellen. Von der Art wurden vier Chemodeme gefunden mit jeweils unterschiedlicher geographischer Verbreitung (Abb. 12.1.2–1). Im heißen Klimabereich wird bevorzugt Scopolamin, im kühleren südlichen Bereich hingegen wird anstelle von Scopolamin Hyoscyamin als Hauptalkaloid akkumuliert. Daneben gibt es zwei weitere Chemodeme, die durch das Auftreten von Pyridinalkaloiden charakterisiert sind: den Nicotin-Dem Neukaledoniens und den Anabasin-Dem, der auf ein kleines Areal innerhalb Queenslands beschränkt vorkommt.

Weitere Beispiele für intraspezifische Variabilität

Fructus Foeniculi. Von der Art *Foeniculum vulgare* MILLER existieren mehrere Unterarten und Varietäten, die Früchte unterschiedlichen Ölgehaltes und unterschiedlicher Zusammensetzung liefern. *Foeniculum vulgare* MILL. *subspecies piperitum* COUTINHO, der Pfeffer- oder Eselsfenchel, wird in Italien als Gemüse angebaut und besitzt Früchte, die einen beißenden, pfefferartigen Geschmack aufweisen. *Foeniculum vulgare* MILL. var. *vulgare,* der wilde oder Bitterfenchel, liefert die offizinelle Droge und das offizinelle Fenchelöl. Typisch für diese Varietät ist der schwach bittere Geschmack, der durch einen gegenüber dem süßen Fenchel höheren Gehalt an Fenchon bedingt ist. *Foeniculum vulgare var. dulce,* der Gewürz- oder der süße Fenchel, wird besonders in Südfrankreich und in Mazedonien angebaut. Der gegen Null konvergie-

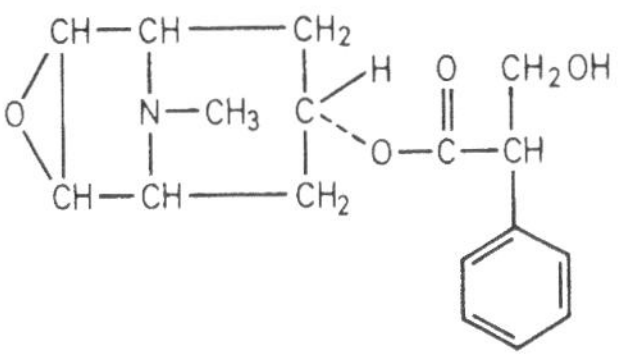

Scopolamin (VI)
(Hyoscyamin, Norhyoscyamin, Tigloidin, Valeroidin)
Nördlich von Gosford

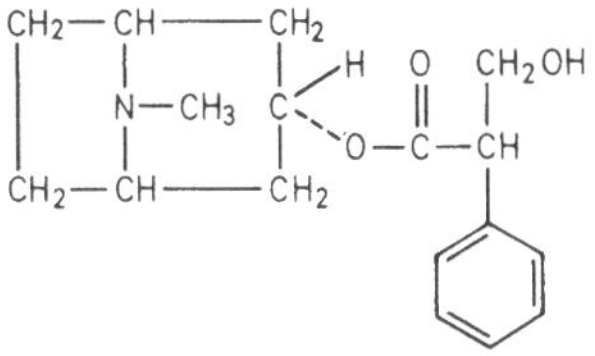

Hyoscyamin (V)
(Scopolamin, Tigloidin)
Südlich von Gosford

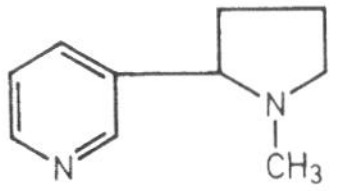

Nicotin (VII)
(Nornicotin, Hyoscyamin)
Neukaledonien

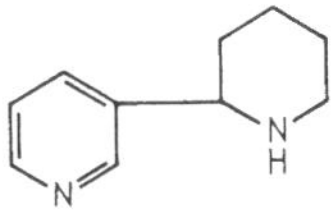

Anabasin (VIII)
(Nicotin, Isopelletierin, Hyoscyamin)
Acacia-Plateau, Queensland

Abb. 12.1.2–1. Chemodeme bei *Duboisia myoporoides* (D. GRÖGER, Chemische Rassen bei Alkaloidpflanzen, Planta medica *28*, 275 [1975])

rende Gehalt des Öles an Fenchon bei hohem Anetholanteil verleiht dieser Varietät den süßen Geschmack. Der quantitative Gehalt an ätherischem Öl ist vergleichsweise gering (etwa 20%) und erreicht nicht den Gehalt der var. *vulgare* (2,5–6%). Gelegentlich gelangt der sog. Indische Fenchel in den Handel, dessen Stammform die *var. panmorium* ist. Der durchschnittliche Ölgehalt beträgt etwa 0,7%, weshalb diese Herkünfte als geringwertig gelten.

Rheum palmatum. Der Medizinalrhabarber stammt von *Rheum palmatum* L., einer sehr vielgestaltigen Sammelart, über deren weitere taxonomische Aufgliederung Einigung bisher nicht erzielt wurde. Die genetische Vielfalt scheint sich auch im Spektrum der Wirkstoffe widerzuspiegeln; es gibt keine zweite Pflanzenart mit einer solchen Vielfalt an Anthracenderivaten wie *Rh. palmatum*, unterschiedlich nach Substitutionsmuster des Aglykons, Oxidationsgrad und Glykosidierung. Dennoch gelang es (VAN OS), vergleichsweise reine chemische Sippen zu züchten, die einmal durch die Stoffrelation Rhein/Chrysophanol und sodann durch den konstanten Erbgang für Gesamt-Anthrachinon-Gehalt (hoch bzw. niedrig) gekennzeichnet waren.

Digitalis lanata. *Digitalis lanata* zeigt in den Kulturen eine starke Variabilität der Blatt- und vor allem der Blütenmerkmale. Die chemische Analyse enthüllt, daß desgleichen große individuelle Schwankungen ein-

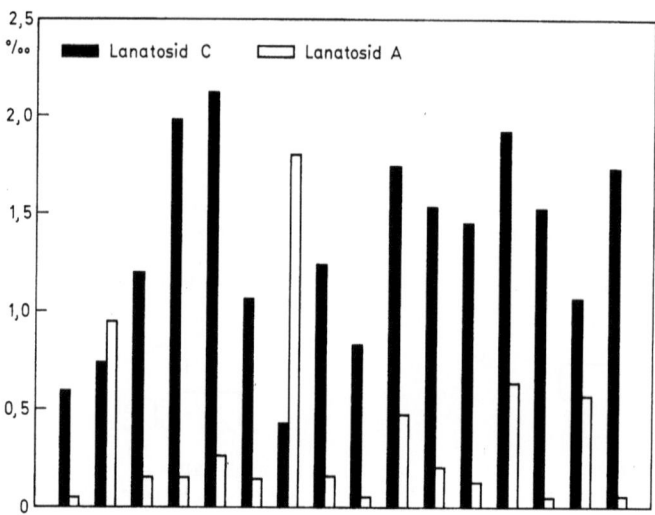

Abb. 12.1.2–2. Gehalt an Lantosid A und Lanatosid C in verschiedenen Individuen von *Digitalis lanata* (G. LIGETI, Die Vererbung des Glykosidgehalts in den Blättern bei Digitalis lanata EHRH. Die Pharmazie *14*, 162 (1959)

mal im Gesamtgehalt der Glykoside bestehen und daß sodann auch das Verhältnis der Lanatoside A und C zueinander sehr stark variieren (s. Abb. 12.1.2–2).

Eucalyptus dives liefert ein weiteres Beispiel für intraspezifische Differenzierung chemischer Merkmale. An einem bestimmten Standort in Australien fand man dicht nebeneinander zwei Gruppen von Bäumen, die äußerlich morphologisch keinerlei Unterschiede aufwiesen – offensichtlich also Individuen derselben Art darstellen –, durch den bloßen Geruch sich aber voneinander unterschieden. Die nähere Analyse ergab folgendes: Im Öl der einen Gruppe war bevorzugt Phellandren enthalten, im Öl der zweiten Gruppe hingegen Cineol. Nach diesen vorläufigen Befunden untersuchte man systematisch Bäume weiterer Standorte; zusammenfassend ergab sich, daß von *Eu. dives* insgesamt vier chemische Formen existieren. Der Grundtyp der Art, der sich am häufigsten vorfindet, ist dadurch gekennzeichnet, daß er kein Cineol enthält, dafür Piperiton neben wenig Phellandren; die Form A enthält ebenfalls kein Cineol, vielmehr überwiegend Phellandren. Die Formen B und C schließlich zeichnen sich vor den zuerst genannten dadurch aus, daß ihnen Phellandren fehlt (Abb. 12.1.2–3).

Es handelt sich bei diesem Beispiel offenbar um einen lokalen Polymorphismus chemischer Merkmale. Die Ursachen dieser lokalen Variation

Bestandteil	Form			
	Grundtyp	A	B	C
Piperiton	45–53%	5%	10–20%	<5%
Cineol	–	–	25–45%	68–75%
Phellandron	20–30%	60–80%	–	–

Abb. 12.1.2–3. Die chemischen Bestandteile der ätherischen Öle von *Eucalyptus dives* [PENFOLD u. MORRISON, J. Proc. Roy. Soc. N. S. Wales *61*, 54 (1927)]

sind nicht untersucht worden. Im allgemeinen beruht lokaler Polymorphismus entweder auf Mutation oder auf Hybridisation zwischen nahe verwandten Arten.

Acorus calamus enthält ätherisches Öl, dessen Zusammensetzung von der Polyploidiestufe abhängig ist. Der Kalmus ist eine auf fast der ganzen nördlichen Halbkugel der Erde verbreitete Pflanzenart. Die in Europa vorkommende triploide Form ist steril. In Nordamerika kommt eine fertile diploide und in Ostasien eine fertile tetraploide Form vor. Das ätherische Öl des Kalmusrhizoms kann als Hauptbestandteile Asaron, Eugenol und Iso-Eugenol nebst deren Methyläthern enthalten. Der europäische triploide Kalmus enthält etwa 30% *cis*- und *trans*-Asaron; einen nur wenig geringeren Gehalt an Asaronen weist tetraploider Kalmus auf, während im ätherischen Öl des diploiden Kalmus die Asarone entweder ganz fehlen oder höchstens in Spuren nachweisbar sind.

12.1.3 Künstlich erweiterte Variabilität

Die Möglichkeit, die Formenmannigfaltigkeit von Kulturpflanzen zu erweitern, beruht auf den folgenden Ergebnissen der Genetik:
1. Rekombinationen nach Kreuzungen verschiedener Formen in den Nachkommenschaften;
2. Genommutationen;
3. Chromosomen- und Genmutationen.

Ad 1) Rekombinationen. Werden homozygote Eltern (P), die sich in genisch bedingten Merkmalen unterscheiden, miteinander gekreuzt, so treten in den Nachkommenschaften nach den MENDEL**schen Gesetzen** neue Kombinationen dieser Erbmerkmale auf. Geht man von homozygoten Eltern aus, so sind die Bastarde der ersten Filialgeneration (F_1) genetisch einheitlich, und zwar heterozygot. Nach **Selbstung** oder **Geschwisterbefruchtung** der heterozygoten F_1-Pflanzen tritt in der zweiten Filialgeneration (F_2) eine gesetzmäßige Aufspaltung ein: in bestimmten Zahlenverhältnissen entstehen Pflanzen mit den Merkmalskombinationen der Kreuzungseltern (P) und **Neukombinationen** = **Rekombinationen**. Jedes Merkmalspaar (Allele eines Gens) unterliegen unabhängig dem Spaltungsgesetz, so daß sich bei den Eltern nicht vorhandene, neue Merkmalskombinationen ergeben. Die freie Kombination der Gene und Merkmale führt mit wachsender Zahl (n) genischer Unterschiede rasch zu großen Zahlen von **Genkombinationen** in der F_2 – Generation (4^n). Das Gesetz der freien Kombination der Gene und Merkmale gilt jedoch nicht uneingeschränkt: Es können Merkmale absolut oder partiell gekoppelt sein. Je nachdem, wie eng der Kopplungsgrad zwischen zwei partiell gekoppelten Genen ist, desto häufiger oder seltener erfolgt ein Kopplungsbruch durch „**crossing-over**" in der **Meiosis**. Damit läßt sich der Begriff Rekombination wie folgt definieren: Rekombination ist die Bildung neuer Genkombinationen aufgrund von Aufspaltungen (Mendelspaltung mit Neukombination) und durch crossing-over.

Die weiteren Folgegenerationen von Kreuzungen (F_3, F_4 usw.) unterscheiden sich in charakteristischer Weise, je nachdem, ob es sich um Selbst- oder um Fremdbefruchter handelt. Bei Selbstbestäubungen erfolgt in den Folgegenerationen so lange Abspaltungen, bis die Population nur noch aus Homozygoten der verschiedensten Genkombinationen besteht. In einer fremdbestäubenden Population bleibt (bei fehlendem Mutations- und Selektionsdruck) der Anteil der verschiedenen Homo- und Heterozygoten konstant.

Um ein Beispiel zu bringen: Innerhalb der Gattung *Coffea* sind beide Möglichkeiten verwirklicht. So sind sich *C. arabica* und *C. canephora* in der Blütenmorphologie ziemlich ähnlich, nicht jedoch bezüglich des Befruchtungssystems. *C. arabica* vermehrt sich durch Autogamie, während *C. canephora* (= *C. robusta*) ein obligater Fremdbefruchter ist. Dementsprechend spalten die Nachkommen von *C. canephora* hochgradig heterozygot auf; man trifft in Afrika eine große genetische Variabilität der Formen an. Von *C. arabica* hingegen existieren verschiedene homozygote Linien, die sich durch die Autogamie erhalten.

Durch Rekombinationszüchtung strebt die Züchtungspraxis an, bestimmte Eigenschaften, die der eine Elter nicht besitzt, von dem anderen einzulagern (s. auch 12.2.2). Die Kreuzungseltern können derselben Art angehören, doch sind oft gerade Art- und Gattungsbastardisierungen von Interesse, nämlich dann, wenn ein züchterisch wertvolles Merkmal innerhalb der einen Art nicht vertreten ist. Ob derartige Kreuzungen gelingen und ob die Bastarde fertil sind, hängt von der Homologie bzw. dem Ausmaß der Inhomologie ab: Nur zwischen homologen Chromosomen bzw. zwischen Chromosomensegmenten (d. s. Abschnitte mit gleicher linearer Aufeinanderfolge der Loci) kommt es während der Meiosis zur Paarung und zum crossing-over. Dementsprechend lassen sich drei Fälle unterscheiden: Vorliegen von **Homologie**, **Semihomologie** und **In-**

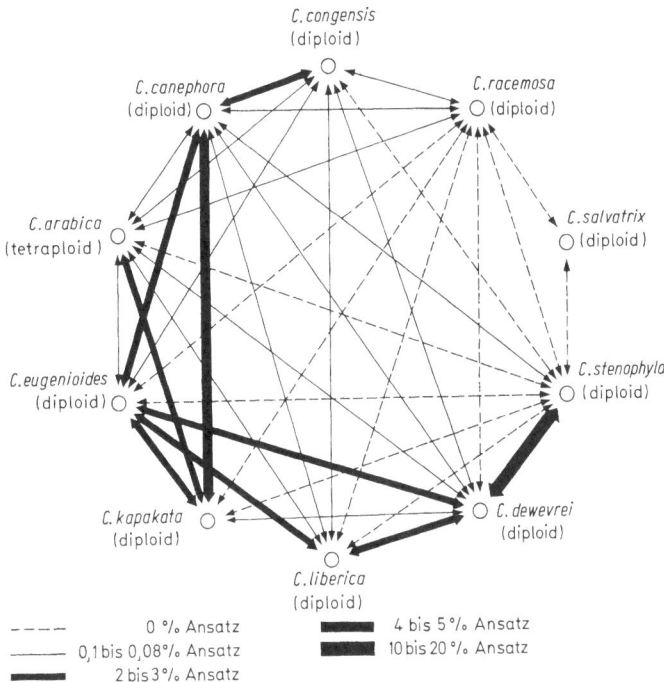

Abb. 12.1.3–1. Fertilitätsverhältnisse bei Spezieshybriden von *Coffea*. (Ergebnisse nach Carvall und Monaco, 1968, bei jeweils 100 Betäubungen). (Entnommen aus H. BRÜCHER, Tropische Nutzpflanzen, Springer, Berlin Heidelberg New York 1977 S. 462)

homologie. Bei Vorliegen von Homologie können sich Art- und Gattungsbastarde bezüglich der Kombination der Merkmale wie Kreuzungen von Varietäten und Rassen einer Art verhalten. Zeigen die Chromosomen der Genome von Arten einer Gattung Semihomologie, so besteht – abhängig vom Ausmaß von crossing-over-Austauschvorgängen – gleichfalls noch die Möglichkeit, daß fertile Kombinationstypen entstehen. Die Ansatzhäufigkeit stellt bei **Specieshybriden** beinahe so etwas wie eine Maßzahl der genischen Kongruenz dar (s. hierzu die Abb. 12.1.3–1). Besitzen die Eltern keine homologen Chromosomen, dann sind die F_1-Bastarde hochgradig steril. Nur bei vegetativ vermehrbaren Pflanzen (z. B. bei *Mentha*-Arten) können derartige F_1-Bastarde Bedeutung erlangen.

Mit der **Artkreuzung** strebt die Züchtungspraxis an, bestimmte Eigenschaften, die der eine Elter nicht besitzt, von dem anderen einzulagern.

Eines der ältesten Beispiele dafür ist die Hybridisierung von *Cinchona*-Arten. Neben hohem Alkaloidgehalt sind Anpassung an das jeweilige Klima und Widerstandsfähigkeit gegen Parasitenbefall weitere erwünschte Eigenschaften. Man kennt heute zahlreiche Hybride aus den drei *C*.-Arten *C. succiruba, C. calisaya* und *C. ledgeriana,* darunter

C. ledgeriana × *C. succirubra* (= *C. hybrida*), und
C. ledgeriana × *C. calisaya*.

Die zuletzt genannte Hybridform zeichnet sich u. a. auch dadurch aus, daß sie einen höheren Alkaloidgehalt als jede der beiden Eltern aufweist.

Aus neuerer Zeit stammt ein Beispiel der Züchtung von Kaffee-Sorten, die gegen Rostbefall (durch *Hemileia vastatrix*) resistent sind. Befallen werden alle Kultivare der Art *C. arabica. C. canephora* (= *robusta*) ist die wichtigste *C*.-Art mit erblicher Widerstandsfähigkeit gegen den Pilz. Es ist an mehreren Stellen gelungen[1], in *arabica*-Kultivare Resistenzgene von *C. canephora* in das Genom von *C. arabica* zu übertragen.

Ad 2) Genommutationen sind Veränderungen in der Zahl ganzer Chromosomen oder ganzer Chromosomensätze ohne Strukturveränderungen der einzelnen Chromosomen oder Gene. Bezeichnet man die Ausgangsformen mit der Chromosomen-Basiszahl x als **Homoploide,** so lassen sich die durch Genommutationen entstandenen Pflanzen als **Heteroploide** bezeichnen. Je nachdem, ob es sich im Einzelfall um Änderungen in der Anzahl ganzer Chromosomensätze oder nur um solche in der Anzahl von Einzelchromosomen handelt, spricht man von **Euploidie** oder von **Aneuploidie.** Einen Spezialfall der Euploidie stellt die **Polyploidie** dar, bei der in der Diplophase mehr als zwei Chromosomensätze ($x = 3,4,5$) in der Zelle vorhanden sind. Erfolgt die Vermehrung der Chromosomensätze gradzahlig, spricht man von **orthoploiden** Typen, ist sie ungradzahlig, von **anorthoploiden.** Treten in einer polyploiden Form arteigene, strukturell übereinstimmende (homologe) Chromosomensätze zusammen, liegt **Autopolyploidie** vor. Werden in der Hybride jedoch Chromosomensätze vereinigt, die sich in der Reduktionsteilung nicht paaren können (inhomolog sind), so liegt **Allopolyploidie** (s. 12.2.2) vor.

Autopolyploidie wird in der Natur vorgefunden; seine eigentliche Bedeutung für die Pflanzenzüchtung hat das Phänomen aber erst erlangt, als man im Colchicin ein Mittel fand, künstliche Polyploidie zu erzeugen

---

[1] In Indien (Artkreuzung Nr. S 795); ferner der „Hybrid of Timor", eine Kreuzung von *C. arabica* × *C. canephora* auf der Insel Timor (zit. nach H. BRÜCHER, Tropische Nutzpflanzen, S. 468. Springer, Berlin, Heidelberg, New York 1977).

(s. 12.2.2). Autopolyploide Pflanzen zeichnen sich durch einige züchterisch vorteilhafte Merkmale aus: Vor allem können einzelne Organe wesentlich größer sein (Gigasformen), und sodann kann deren Gehalt an Inhaltsstoffen erhöht sein. Diese Vorteile von polyploiden Pflanzen werden durch Nachteile erkauft. So ist bei Polyploiden die gesamte Stoffproduktion zwar höher, in der Zeiteinheit aber geringer. Sodann ist der Wassergehalt der Grünmasse bei Polyploiden höher als bei Diploiden, so daß die Überlegenheit der Polyploiden im Ertrag, bezogen auf die Trockensubstanz, oft gering ist.

Die künstlichen Polyploiden zeigen im Gegensatz zu den Pflanzen mit natürlicherweise verdoppeltem Chromosomensatz eine Reihe weiterer nachteiliger Eigenschaften, wie besonders stark verringerte Fruchtbarkeit und Anfälligkeit gegen Krankheiten und Parasiten. Diese Eigenschaften erweisen sich aber unter bestimmten Umständen als nützlich. So eignet sich tetraploider Roggen viel besser zur künstlichen Infizierung mit *Claviceps purpurea*. Bei verminderter Fruchtbarkeit entwickeln sich die weniger zahlreichen Früchte besser und werden größer, was z. B. bei Äpfeln und Birnen erwünscht sein kann. Sogar die vollständige Samensterilität, wie sie sich etwa bei Triploiden zeigt, kann Auslesewert besitzen (Banane, samenlose Agrumenfrüchte). Sind diese Eigenschaften unerwünscht, müssen sie zuerst durch mühsame züchterische Arbeit beseitigt werden. Die Polyploidzüchtung liefert deshalb vielfach nur das Ausgangsmaterial zu weiterer Züchtung. Einer ihrer großen Vorteile besteht darin, die Möglichkeit der Kombinationszüchtung wesentlich zu erweitern (s. 12.2.2).

Von den Polyploidie-Effekten interessieren an dieser Stelle vor allem diejenigen, welche für die Drogengewinnung Bedeutung haben. Bei der Beurteilung des praktischen Wertes der künstlichen Polyploiden muß scharf zwischen dem Prozentgehalt an Wirkstoffen in der Einzelpflanze und dem absoluten Gehalt pro Pflanze oder Anbaufläche unterschieden werden. Der Gesamtertrag an Wirkstoff wird durch zwei Faktoren bestimmt: der pro Fläche produzierten Pflanzenmasse und deren Prozentgehalt. Bei den Alkaloidpflanzen aus der Familie der *Solanaceen* (*Atropa belladonna, Datura*-Arten inclus. *D. stramonium*) beeinflußt Genomverdoppelung die beiden Faktoren gegensinnig: Zwar wurde der prozentuale Alkaloidgehalt erhöht, doch war in den meisten untersuchten Fällen der Rückgang an Pflanzenmasse so stark, daß der Ertrag an Alkaloiden trotz der relativen Zunahme absolut gemessen geringer war. Infolge der sehr verschiedenen Reaktion der Individuen auf Genomverdoppelung kommen jedoch auch Fälle vor, in denen der Gesamtertrag höher ist. Nach E. SCHRATZ (1961) ist es fraglich, ob die prozentuale Erhöhung des Alkaloidgehaltes bei den *Solanaceen* eine unmittelbare

Folge der Genomverdoppelung ist; sie könnte sehr gut dadurch vorgetäuscht sein, daß die bei *Solanaceen* bekanntlich in der Wurzel gebildeten Alkaloide nach Transport in die oberirdischen Organe sich bei den **Tetraplonten** auf eine relativ kleinere oberirdische Pflanzenmasse verteilen. Die Alkaloiderhöhung wäre dann eine bloße sekundäre Erscheinung der Genomvermehrung.

Ad 3) Genmutationen. Genmutationen, sprunghafte erbliche Änderungen einzelner Eigenschaften, treten in der freien Natur spontan auf (= **Spontanmutationen**), oder sie werden künstlich induziert (= **induzierte Mutationen**). Ein bekanntes Beispiel der züchterischen Ausnutzung einer Spontanmutation ist die Züchtung der sog. Süßlupinen. Die Lupinensamen (von *Lupinus luteus* L.) zeichnen sich durch hohen Eiweißgehalt aus, sie können jedoch für die tierische oder menschliche Ernährung nicht genutzt werden, da sie zugleich stark bitter schmeckende Alkaloide (etwa 1%) führen. Durch planmäßige Auslese von alkaloidarmen Spontanmutanten (durch v. SENGBUSCH in den Jahren 1932–1942) gelang die Entwicklung einer giftigen Wildpflanze in ein Kulturgewächs von hohem Nährwert für Mensch und Tier. Ein weiteres schönes Beispiel für eine Spontanmutation ist die Züchtung von Zuckermais (*Zea mays* L., convar. *saccharata* KOERN.). Süßmais geht auf eine Mutation des normalen Gens „su" im vierten Chromosom[2] zurück. Der rezessive Faktor „su" verhindert die übliche Umwandlung des Zuckers zur Stärke im Zuge der Reife der Maiskörner.

Die züchterisch günstigen Spontanmutationen treten allerdings viel zu selten auf, um eine Grundlage für eine Züchtungsmethode abgeben zu können. Die Mutationszüchtung hat praktische Bedeutung erst dadurch erlangt, daß es möglich ist, durch **Strahleneinwirkung** – alle ionisierenden Strahlen insbes. **Röntgenstrahlen** sowie **UV-Licht** sind wirksam – und durch bestimmte **Chemikalien** – hauptsächlich **Senfgas** und seine **N-Isologen** – die Mutationsrate erheblich zu steigern. Die induzierten Mutationen betreffen gleich den spontanen alle morphologischen und physiologischen Eigenschaften der Pflanzen.

Als typisches Beispiel für Röntgenmutation bei höheren Pflanzen läßt sich *Datura stramonium* anführen. Man erzielte u. a. extrem alkaloidarme Mutanten neben alkaloidreichen Pflanzen (Mutationsrate 1,5%

---

2 Vom Mais existieren sog. **Genkarten** (= **Kopplungsgruppen**). Die Pflanze ist ein beliebtes cytogenetisches Objekt aus hauptsächlich drei Gründen: 1. Die Chromosomen sind ihrer Anzahl nach (n = 10) niedrig; 2. sie sind verhältnismäßig groß; 3. im mikroskopischen Präparat zeigen die Kernschleifen knotenartige Verdickungen, die sich stark anfärben, auf bestimmten Chromosomen feste Positionen besitzen und damit das Wiedererkennen von Chromosomen ermöglichen.

bezogen auf die nach Samenbestrahlung überlebenden 20% Versuchspflanzen). Nicht gelang es dagegen, während der ganzen Vegetationsperiode vollständig alkaloidfrei bleibende Pflanzen zu erhalten. Beobachtet wurden ferner quantitative Verschiebungen von Haupt- und Nebenalkaloiden, gelegentlich selbst das Auftreten neuer Alkaloide.

Ein weiteres Beispiel ist das der Züchtung *Verticillium*-resistenter Pfefferminze. Der Erreger der sog. Welkekrankheit ist *Verticillium alboatrum* R. u. B. var. *Menthae* NELSON. Die Symptome sind Verkümmerungen der Pflanzen, Welken und Absterben der Blätter. Der Befall erfolgt vom Boden aus, weshalb chemische und biologische Bekämpfungsmaßnahmen wenig Aussicht auf einen Dauererfolg versprechen. Die Züchtung resistenter Pfefferminzrassen ist insofern schwierig, als die kultivierten mentholreichen Formen wegen ihrer genetisch komplizierten Zusammensetzung völlig steril sind. Versuche zur Züchtung wurden zunächst in zwei Richtungen durchgeführt:

1. Aufsuchen von resistenten Spontanmutanten und
2. Einkreuzen von resistenten Wildarten. Was das Vorkommen von resistenten Spontanmutanten anbelangt, so erwiesen sich alle geprüften Formen als anfällig. Hingegen gelang es, eine Bestrahlungsmutante mit Resistenz gegen *Verticillium* zu erzeugen; als „*Todd's Mitcham Peppermint*" wird sie in großem Maßstabe in den USA angebaut.

12.1.4 Gene und chemische Merkmale

Bezüglich Art und Menge an Sekundärstoffen können sich die verschiedenen Populationen einer Art unterscheiden. Während qualitative Unterschiede genetisch bedingt sind, zeigen sich beträchtliche Gehaltsschwankungen als von Außenbedingungen abhängig. Allerdings halten sich diese Gehaltsänderungen im Rahmen einer genetisch fixierten Reaktionsnorm. Ob der Gehalt an einem Sekundärstoff hoch oder niedrig ist, steht unter einer meist polygenen Kontrolle, die in ihrem Erbgang schwer durchschaubar ist. Im Falle des Alkaloidgehaltes bei *Papaver somniferum* führte Hybridisierung von alkaloidarmen und alkaloidreichen Formen zu **Heterosiserscheinungen**[3]. Besser durchschaubar als auf die quantitative Merkmalsprägung ist die Genwirkung auf die qualitative Ausbildung von Merkmalen, was am Beispiel der Alkaloidführung von *Papaver bracteatum* dargestellt werden soll. Nach biochemischen Befunden verläuft die Morphinbiosynthese über Codein und The-

---

3 Man versteht unter **Heterosis** die gesteigerte Leistung von Bastarden, die bei echter H. über dem Durchschnitt des leistungsstärkeren Elter liegt. Sie tritt am stärksten in der ersten Filialgeneration auf und läßt sich nicht fixieren.

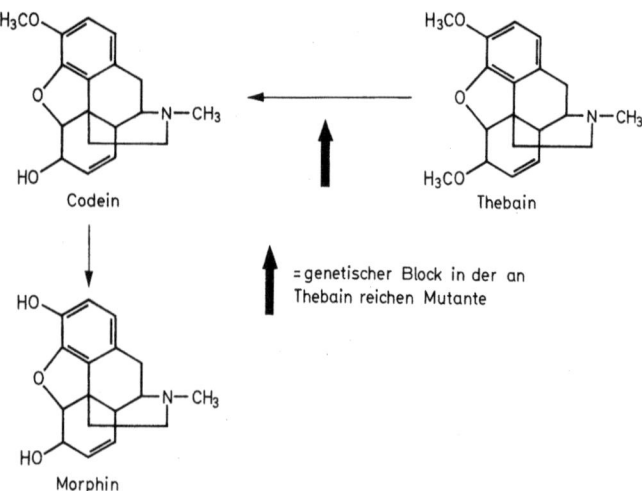

Abb. 12.1.4–1. Nicht das höchstmethylierte Produkt, das Thebain, liegt am Ende der Biosynthesekette, sondern das Morphin. Kreuzungsversuche von *P. somniferum* × *P. bracteatum* thebainreich

bain als Vorstufen (Abb. 12.1.4–1). Von *Papaver bracteatum* ist eine Mutante bekannt, die viel Thebain und praktisch kein Codein und Morphin enthält, während *Papaver somniferum* bekanntlich sowohl Morphin als auch Codein führt (s. auch Spezieller Teil 6.1). Beide Arten wurden gekreuzt mit dem Ergebnis, daß im Bastard neben wenig Thebain erhebliche Mengen an Morphin gefunden wurden. Dieses Versuchsergebnis wurde wie folgt interpretiert: Die genetische Konstitution der thebainreichen Mutante von *P. bracteatum* erlaubt zwar die Synthese von Thebain, doch fehlen ihr die Gene zum Aufbau der demethylierenden Enzyme; *P. somniferum* verfügt über diese Gene und steuert sie dem Bastard bei. Die genetische Analyse zeigt, daß es Gene und damit Enzyme für die Demethylierung von Thebain zu Codein und Morphin gibt, was zugleich bedeutet, daß die letzten beiden Schritte der Morphinbiosynthese damit geklärt sind (über die Mutantentechnik zur Aufklärung von Biosyntheseketten siehe 1.2.1).

12.2 Züchtung von Arzneipflanzen

12.2.1 Züchtungsziele

Die **Pflanzenzüchtung** allgemein strebt an, die Ertragshöhe zu steigern, die Qualität zu verbessern und zu Sorten zu gelangen, welche die Ertragssicherheit erhöhen und die Voraussetzung für die Anwendung industriemäßiger Produktionsmethoden bilden. Zu züchterisch erwünschten Eigenschaften zählen beispielsweise **Bodenverträglichkeit, Klimaanpassung, Winter-, Trocken-** und **Standfestigkeit, Eignung für mechanische Ernte** und Verwertung künstlichen Düngers, **Frühreife, Resistenz gegen Krankheiten, Reduktion** oder Elimination für den menschlichen Organismus **giftiger Inhaltsstoffe, Organvergrößerung** (Rüben, Kartoffel), **Zunahme erwünschter Bestandteile** (Eiweiß, Zucker).

Die Zuchtziele sind bei Arzneipflanzen zum Teil die gleichen wie bei den übrigen Nutzpflanzen. Vor allem betrifft das den Mengenertrag und die Möglichkeit zur Mechanisierung von Anbau und Ernte. Spezifische Zuchtziele bei Arzneipflanzen betreffen den Gehalt an bestimmten Sekundärstoffen und/oder die quantitative Verteilung eines Stoffgemisches auf die Einzelstoffe. Gerade dann, wenn die Droge zur industriellen Reindarstellung eines Stoffes dient, ist neben dessen Absolutgehalt das Zurückdrängen schwer abtrennbarer Begleitstoffe ein Züchtungsziel. Beispielsweise trifft das für *Digitalis lanata* zu, von der zunächst einmal diejenigen Formen zu selektionieren angestrebt wird, die besonders reich an dem industriell aus dieser Art gewonnenen Digoxin bzw. Lanatosid C sind. Innerhalb dieses Formenkreises haben für die Industrie solche Stämme bevorzugtes Interesse, die weitgehend frei an Nebenglykosiden sind, welche die Reindarstellung der Hauptglykoside erschweren; erstmals wurden von G. LIGETI (1959) Pflanzen beobachtet, bei denen bestimmte Nebenglykoside nicht mehr in nachweisbaren Mengen vorkommen.

Die Züchtungsziele sind ansonsten von Pflanze zu Pflanze sehr unterschiedlich, was an den folgenden drei Beispielen illustriert werden soll.

Bei den Wildformen von *Ricinus communis* L. platzen die Früchte auf und fallen bei Überreife von den Rispenständen ab. Die Kulturformen haben diese Fähigkeit der natürlichen Samenverbreitung verloren: Es ist gelungen, Formen zu züchten, deren Früchte nicht platzen und zudem ohne Stacheln sind, was eine maschinelle Ernte der *Ricinus*-Samen ermöglicht.

Bei der maschinellen Baumwollernte (*Gossypium hirsutum* L., *G. vitifolium* LAM.) macht es sich sehr störend bemerkbar, daß trockene Blattreste in die Erntemasse gelangen. Es wäre daher ein wichtiges Zuchtziel, solche Biotypen zu selektionieren, deren Blätter schon vor der Kapselreife abgeworfen werden. Gelegentlich treten derartige Mutanten in der freien Natur auf. Ein weiterer züchterischer Fortschritt bestände in der Verbesserung des Kapselschlusses. Die Industrie strebt vollkommen geschlossene Kapseln an, während natürlicherweise die Klappen der trockenen Frucht weit aufreißen und es zum Hervorquellen der dichten Haar- und Samenmasse kommt.

Wurzeln und Knollen bestimmter *Dioscorea*-Arten *(D. composita, D. floribunda, D. mexicana)* sind als Ausgangsmaterial für die Gewinnung von Diosgenin von pharmazeutischem Interesse. Der Bedarf wird immer noch aus Wildvorkommen befriedigt. Die Domestikation setzt den Erfolg zweier züchterischer Ziele voraus: Überwindung des unverhältnismäßig langsamen Wachstums der Wildsorten bei gleichzeitigem Erhalt oder Steigerung der Diosgeninkonzentration.

Bei der Kamille *(Matricaria chamomilla)* gelten zunächst als erstrebenswerte Zuchtziele Pflanzen mit hohem Blütenanteil und zugleich hohem Ölgehalt der Blüten. Sodann wird zur Erleichterung der Ernte auch eine gleichmäßige und kurze Blütezeit der stark verzweigten Pflanze angestrebt. Eine lange Blütezeit der Kamille macht ein öfteres Durchpflükken der Bestände erforderlich.

12.2.2 Methoden der Arzneipflanzenzüchtung

Man unterscheidet die folgenden **Züchtungsmethoden: Auslesezüchtung** (= Selektionszüchtung), **Kreuzungszüchtung, Polyploidzüchtung** und **Mutationszüchtung.**

Das Wesen der **Auslesezüchtung** besteht darin, daß bestimmte Variationen aus einer auf natürlichem Wege entstandenen Population ausgelesen werden, d. h. der Züchter beschränkt sich – im Gegensatz etwa zur Kreuzungszüchtung – auf das Auffinden und die Auslese bereits vorhandener Variationen. Die Auslese schafft demnach keine neuen Variationen, sondern trennt die bereits vorhandenen Variationen voneinander, weshalb der züchterische Erfolg davon abhängt, ob die Population überhaupt züchterisch wertvolle Genotypen enthält.

Den Möglichkeiten der Selektion sind nach unten und nach oben Grenzen gesetzt. So ist es bisher nie gelungen, absolut alkaloidfreie *Nicotiana* oder *Datura* zu züchten. Möglicherweise haben diese Stoffe wichtige Funktionen zu erfüllen, die einen gewissen Minimalgehalt zur Lebensfähigkeit dieser Pflanzen voraussetzen. Umgekehrt läßt sich der Gehalt nicht über ein gewisses Maximum hinaus steigern, soll die Pflanze nicht an Lebenstüchtigkeit einbüßen.

Die Selektion hat für die Pflanze selber einen negativen Aspekt. Durch strenge Auslese auf gleichbleibende, für den Menschen erwünschte Eigenschaften und starre genetische Zusammensetzung verliert sie ihre Plastizität. Gerade diese oft erstaunlich große genetische Plastizität ist es jedoch, die der Wildpflanze in der freien Natur erlaubt, den Angriffen durch Klima, Parasiten, Krankheiten dadurch zu begegnen, daß sie die verschiedensten Genkombinationen realisiert, von denen einige den ungünstigen Bedingungen der jeweiligen Standorte innerhalb bestimmter Grenzen gewachsen sind. Die hochgezüchtete Nutzpflanze ist demgegenüber auf Betreuung durch den Menschen angewiesen.

Die Auslesezüchtung darf nicht mit demAusleseverfahren verwechselt werden, das sich auf die technischen Vorgänge beim Aufsuchen und der weiteren Behandlung des ausgelesenen Materials bezieht, gleichgültig, ob es sich um natürliche oder künstlich erweiterte Variationen handelt.

Die ausgelesenen Pflanzen oder Stämme können rein weitergezüchtet werden, wobei in jeder Generation jeweils nur die dem Zuchtziel entsprechenden Pflanzen ausgelesen werden. Bei Selbstbefruchtern entsteht auf diese Weise die reine Linie. Bei Fremdbefruchtern kann man durch künstliche Isolierung genetische Einheitlichkeit **(Homozygotie)** erreichen, indem man entweder ganze Bestände räumlich durch entfernten Anbau oder mittels Trennstreifen separiert **(Massenisolierung)** oder indem man durch Umhüllen der Blütenstände mit Pergament- oder Gaze-Beuteln Fremdbefruchtung verhindert **(Individualisolierung)**.

Kreuzungszüchtung. Die Leistungsfähigkeit der Auslesezüchtung hat ihre Grenzen im Erbschatz des Ausgangsmaterials. Einen Schritt weiter führt die Hybridisierung durch Kombination von wertvollen Eigenschaften verschiedener Pflanzen in einer einzigen Sorte. Die erste systematische Anwendung auf pharmazeutischem Gebiet haben Selektion und Kreuzung wohl bei den *Cinchona*-Kulturen auf Java gefunden.

Das Verhalten der Merkmale bei der Vererbung wird bekanntlich durch die „MENDELschen Gesetze" beherrscht. Bei intraspezifischen Kreuzungen werden chemische Merkmale entweder dominant oder (z. B. Blütenfarbstoffe) intermediär vererbt. Bei Artkreuzungen sind – offenbar abhängig von Ausmaß der Chromosomen-Inhomologien (s. hierzu Unterabschnitt 12.1.3) – weniger übersichtliche (vorhersagbare) Vererbungsverhältnisse gegeben. Zusätzlich zu dem bereits unter 12.1.4 beschriebenen Fall sollen im folgenden weitere Möglichkeiten an einigen Beispielen erläutert werden[4].

---

4 Die Beispiele sind unverändert übernommen aus STEINEGGER/HÄNSEL, Lehrbuch der Pharmakognosie, 1. Aufl., S. 23–25. Springer: Berlin, Heidelberg, New York 1963.

Im Prinzip gibt es drei Möglichkeiten der Vererbung der Elternmerkmale bei Kreuzung; die erste ist die Vereinigung der Eigenschaften beider Kreuzungspartner in der Hybride. Werden *Lobelia syphilitica* und *Lobelia cardinalis* gekreuzt, so enthält die Hybride die Alkaloide beider Ausgangsarten. Da sich die Alkaloide relativ einfach nachweisen lassen, ergibt sich damit gleichzeitig die Möglichkeit, mittels chemischer Methoden die genetische Zusammensetzung zu kontrollieren. Diesem Nachweis kommt eine gewisse Bedeutung zu, weil sich beide Arten auch in der Natur spontan kreuzen.

Die zweite Möglichkeit ist die Vererbung des Merkmals lediglich des einen Elters. Wenn Birnbaumblätter Arbutin und Quittenblätter Amygdonitrilglykosid enthalten, führt die Hybride aus beiden Pflanzen – unter dem Namen *Pyronia veitchii* bekannt – in ihren Blättern lediglich Arbutin (HERISSEY und DILLEMANN, 1951). *Mentha crispa* enthält im ätherischen Öl zur Hauptsache Carvon. Die Ketonfraktion von *Mentha piperita* besteht dagegen hauptsächlich aus Menthon. Bei Kreuzung beider Arten erhält man ausschließlich Carvon führende Pflanzen. Ob die Carvonführung ein dominantes Merkmal ist, den Entscheid darüber bringt erst die Untersuchung der F_2-Generation, wie sie im Falle der *Mentha*kreuzung tatsächlich durchgeführt worden ist. In der zweiten Filialgeneration treten wieder Menthonpflanzen auf, und zwar je eine auf drei Carvonpflanzen, d. h. im Verhältnis 1:3, wie es für die MENDEL-Spaltung bei dominanten und rezessiven Merkmalen zutrifft. Ein einziges Gen entscheidet offenbar darüber, welcher der beiden Stoffe gebildet wird. Damit soll nicht gesagt sein, daß die über zahlreiche Zwischenstufen verlaufende Gesamtsynthese der beiden Stoffe jeweils von einem einzigen Gen gesteuert wird, vielmehr nimmt man an, daß sowohl *Mentha crispa* wie *Mentha piperita* die gleiche labile Vorstufe bilden, und daß dann lediglich die Art der Zyklisierung, also der letzte Syntheseschritt, durch ein einziges Gen gesteuert wird (MURRAY und REITSEMA, 1954). Das Menthon wird dann in *M. piperita* weiter zu Menthol reduziert (Abb. 12.2.2–1). Die gleiche Art der Vererbung findet sich bei *Cryptostegia grandiflora* mit kautschukhaltigem Milchsaft und *Cryptostegia madagascariensis*, deren Latex sehr wenig Kautschuk enthält, dafür reich an Lupeol (Triterpenalkohol) ist. Die Hybride enthält nur Kautschuk. Die Kautschukbildung ist demnach über die Triterpenbildung dominant. In der F_2-Generation tritt nach dem MENDELschen Alternanzgesetz Aufspaltung ein (WILDMAN et al., 1946). Man darf daraus den Schluß ziehen, daß beide Spezies eine gemeinsame Vorstufe ausbilden, die durch einen genetisch gesteuerten Mechanismus einmal zu einem linearen Polyterpen, zum anderen zu einem relativ niedermolekularen zyklischen Triterpen führt (Abb. 12.2.2–2).

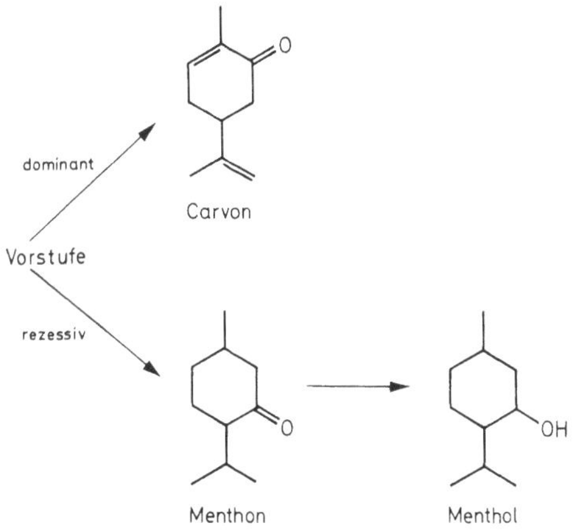

Abb. 12.2.2–1. Artkreuzung in der Gattung *Mentha* (Näheres s. Text)

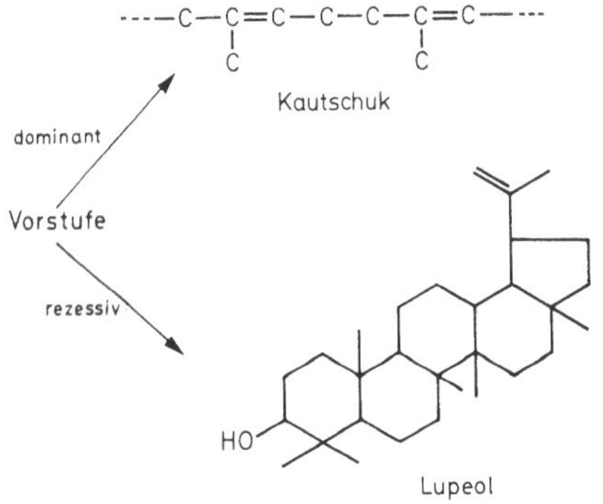

Abb. 12.2.2–2. Artkreuzung in der Gattung *Cryptostegia* (Näheres s. Text)

Die dritte, selten realisierte Möglichkeit des Verhaltens der Hybriden ist das Auftreten neuer Stoffe, die sich in keinem der Eltern vorfinden. In einer Hybride aus kampferhaltigem *Ocimum canum* und eugenolhaltigem *Ocimum gratissimum* fand sich in der 2. und 3. Generation das bei den Eltern fehlende Citral (nach DILLEMANN, 1947).

Die Vererbungsverhältnisse liegen oft sehr viel komplizierter, als es auf den ersten Blick erscheint. Kreuzt man *Datura stramonium*, deren Blätter Hyoscyamin führen, mit *Datura ferox*, die Scopolamin im Blatt enthält, so entsteht eine Hybride mit scopolaminhaltigen Blättern. Es scheint demnach ein typischer Fall der Vererbung nur des einen Merkmals zu sein. Tatsächlich liegen die Verhältnisse aber anders. *Datura*

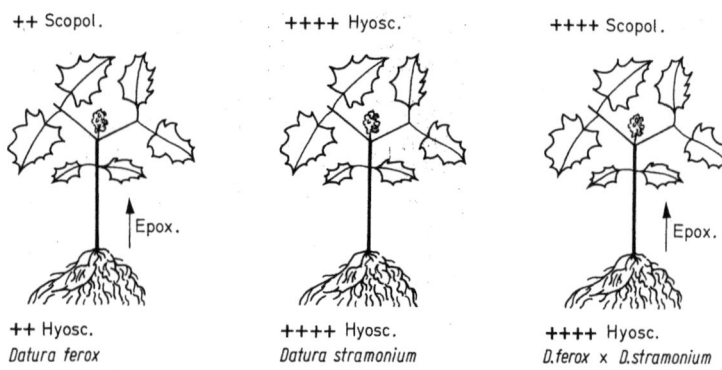

Abb. 12.2.2–3. Alkaloidbildung in der Artkreuzung *Datura ferox* × *Datura stramonium* (nach ROMEIKE)

stramonium und *D. ferox* synthetisieren in ihren unterirdischen Organen Hyoscyamin, wobei die erste Art ein größeres Alkaloidbildungsvermögen besitzt. *Datura ferox* ihrerseits zeichnet sich durch die Fähigkeit aus, das von der Wurzel in den Sproß aufsteigende Hyoscyamin fermentativ in Scopolamin umzuwandeln. Bei Kreuzung beider Arten übernimmt die Hybride das hohe Hyoscyaminbildungsvermögen der Wurzel von *D. stramonium* und von *D. ferox* das Enzym, welches das im Stengel aufsteigende Hyoscyamin in Scopolamin überführt (Abb. 12.2.2-3). Sie übernimmt demnach die Eigenschaften beider Eltern. Das Resultat ist eine Pflanze mit hohem Scopolamingehalt im Blatt (ROMEIKE, 1961).

Damit eine Kreuzung erfolgreich ausgeführt werden kann, müssen verschiedene Bedingungen erfüllt sein. Einmal sollen die chromosomalen Verhältnisse, d. s. Zahl und Bau der Chromosomen, eine Vereinigung erlauben. Daneben scheint aber auch der Chemismus vor allem der polymeren Reservestoffe eine wichtige Rolle zu spielen. Schließlich können pollenkeimungsverhindernde Stoffe auf der Narbe, wachstumshemmende Stoffe im Griffel, unterschiedliche osmotische Verhältnisse und Länge des Griffels oder eine abnormale Entwicklung des Keimlings der Grund von Kreuzungsschwierigkeiten sein. Aber nicht nur Kreuzungen verschiedener Arten und Gattungen können sich als undurchführbar erweisen. Man kennt auch eine große Reihe von sog. selbstunverträglichen Pflanzen, darunter *Papaver somniferum, Sarothamnus scoparius, Verbascum phlomoides*, z. T. auch *Digitalis purpurea*, bei denen der Pollen der gleichen Pflanze unfähig zur Befruchtung ist.

Die chromosomalen Verhältnisse sind die Ursache der meist geringen Fruchtbarkeit der Hybriden. Normale, befruchtungsfähige Geschlechtszellen besitzen nur den halben Satz der vegetativen Zellen. In der Re-

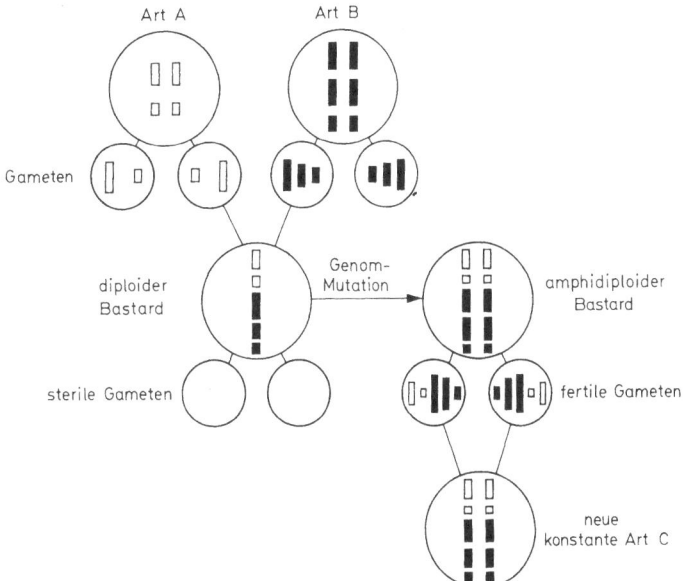

Abb. 12.2.2–4. Schema zur Entstehung eines amphidiploiden (allopolyploiden) Artbastardes nach H. KUCKUCK und A. MUDRA (1950), entnommen aus Lehrbuch der allgemeinen Pflanzenzüchtung, Verlag Hirzel, Stuttgart 1950, sowie in Lehrbuch der Züchtung landwirtschaftlicher Kulturpflanzen, W. HOFFMANN, A. MUDRA und W. PLARRE, 1. Bd: Allgemeiner Teil, Verlag Parey, Berlin Hamburg 1971, S. 124

duktionsteilung legen sich die entsprechenden Chromosomen der diploiden Zellen zu „Zwillingen", Gemini, zusammen. Enthält nun eine Pflanze, wie dies bei den Hybriden stets der Fall ist, von einer Vater- und Mutterpflanze unterschiedliche Chromosomensätze, so ist eine Geminibildung nur teilweise möglich. Damit ist aber die Reduktionsteilung bzw. die Bildung normaler Geschlechtszellen gestört. Eine Normalisierung ist durch Verdoppelung des Chromosomensatzes zu erreichen. Dieses als **Genomvereinigung** oder **Allopolyploidie** (= Amphidiploidie) bekannte Phänomen spielt in der Züchtung eine große Rolle. Die Analyse der polyploiden Arten hat ergeben, daß viele unserer wichtigsten Kulturpflanzen Amphidiploide sind (Tabak, Baumwolle, Weizen, Hafer u. a. m.). Die Abb. 12.2.2–4 läßt erkennen, daß die Chromosomenverdopplung für den Ablauf der Meiose von grundlegender Bedeutung ist, da sich als Folge davon die homologen Genome paaren können. Ein schönes Beispiel für eine natürlich vorkommende allopolyploide Kulturpflanze ist der tetraploide Tabak *Nicotiana tabacum,* der aus der Artkreuzung *N. sylvestris* × *N. tomentosiformis* hervorgeganen ist, wobei die Kreuzung eine spontane Genomverdoppelung zur Folge hatte. Mittels Colchicin gelingt es heute nahezu beliebig, neue Arten zu „synthetisieren", indem zunächst die Ausgangsformen autotetraploid gemacht und die Tetraploiden dann miteinander gekreuzt werden.

Heterosis-Züchtung. Eine spezielle Art der Kreuzungszüchtung ist die Heterosis-Züchtung. Sie macht von der Erscheinung Gebrauch, daß bei Verschiedenheit der im Befruchtungsakt sich vereinigenden Gameten häufig ein Anreiz zu erhöhter Stoffwechseltätigkeit für die Hybride gegeben ist, wobei die Hybride in gewissen Eigenschaften vor allem in der vegetativen Entwicklung gegenüber den Eltern leistungsfähiger wird. Die Pflanzen sind wüchsiger, gesünder, widerstandsfähiger als die Elternformen (Positive Heterosis). Gleicherweise kann durch Kreuzung aber auch eine Leistungsverminderung eintreten, z. B. in bezug auf die Fertilität (Negative Heterosis). Die Erscheinung der positiven Heterosis bildet den Gegensatz zur Leistungsverminderung vieler Pflanzen bei steter Inzucht. Sie wird in der züchterischen Praxis in der Weise ausgenutzt, daß sog. Heterosis-Sorten in den Handel gebracht werden. Sie stellen F_1-Saatgut dar, das durch Kreuzung geeigneter Ausgangsformen erhalten worden ist. Da es sich um Hybriden handelt, spalten sie in der F_2-Generation wieder auf. Nur die F_1-Generation zeigt deshalb die wertvollen Eigenschaften.

12.3 Feldanbau von Arzneipflanzen

12.3.1 Allgemeine Einflußfaktoren

Das Wachstum der Pflanzen und damit auch die Höhe der pflanzlichen Stoffproduktion wird in entscheidender Weise von Außenfaktoren beeinflußt. Dazu gehören a) **klimatische Faktoren** wie Licht, Temperatur, Niederschläge und Wind; sowie b) die **chemischen** und **physikalischen Eigenschaften** des **Bodens** (Humusgehalt, Nährstoffgehalt, Wassergehalt).

a) Klimatische Faktoren
α) **Lichtverhältnisse.** Die Intensität der Photosynthese hängt von der Lichtmenge und von der Lichtqualität ab. Die Photosynthese des Blattes arbeitet mit der größten Energieausbeute im Bereich des roten Lichtes (etwa zwischen 600 und 700 mμ). Beide Komponenten der Lichtwirkung wechseln von Standort zu Standort, und sie sind zudem täglichen und jahreszeitlichen Schwankungen unterworfen, was voraussehen läßt, daß photosynthetische Leistung und damit Stoffproduktion sehr unterschiedlich sein werden, ferner, daß evolutiv unterschiedliche

Anpassung der Pflanzenarten an die Lichtverhältnisse erfolgt sein dürften. In der Tat unterscheidet man nach dem Lichtbedürfnis: 1. Pflanzenarten, die ausschließlich an unbeschatteten Standorten gedeihen von; 2. Arten, die niemals dem vollen Tageslicht ausgesetzt sein dürfen und 3. Arten, die eine volle Belichtung vertragen, aber auch bei einer gewissen Beschattung noch gedeihen.

Die am Standort vorhandenen Lichtverhältnisse wirken sich auf morphologische Eigenschaften von Drogen aus und auf deren Wirkstoffgehalt. **Lichtblätter** sind meist klein und derb; **Schattenblätter** größer und zarter. In den *Cinchona*-Plantagen sorgt man dafür, daß durch hinreichend dichte Bepflanzung die Baumstämme Schatten von den Nachbarpflanzen erhalten. Die Beschattung führt zu Rinden mit höherem Chiningehalt.

Ein weiterer Einfluß des Lichtes ist als **Photoperiodismus** bekannt. Für die Arzneipflanzenzüchtung sind dessen Auswirkungen auf die Blüteninduktion von Bedeutung. Man unterscheidet sog. **Kurztag-** und **Langtagpflanzen**. Die Kurztagpflanzen beginnen erst dann Blüten zu treiben, wenn die tägliche Beleuchtungsdauer 12 Stunden nicht überschreitet. Es handelt sich um jene Pflanzen, die als Spätblüher bekannt sind, beispielsweise *Hamamelis virginiana, Euphorbia pulcherrima, Artemisia kurramensis* und die meisten *Chrysanthemen*. Langtagpflanzen kommen dagegen erst bei mehr als 15 Stunden dauernder Lichteinwirkung zum Blühen: *Mentha piperita, Papaver somniferum,* aber auch die Getreidearten gehören hierher sowie Spinat und Kopfsalat, die deshalb nur im Frühling als Blattgemüse gezogen werden können. Länger werdende Tage lassen sie „ausschießen". Durch künstliche Belichtung oder Lichtentzug kann somit die Blütenbildung nach Wunsch erzwungen oder verhindert werden.

Auch die Bildung von ätherischem Öl ist stark von der Belichtung abhängig. Zunächst einmal übt das Licht einen direkten Einfluß durch sein Eingreifen in den Gesamtstoffwechsel aus: erwartungsgemäß wird daher im allgemeinen bei steigender Belichtung ein höherer Gehalt an ätherischem Öl gefunden. Tatsächlich liegen aber die Verhältnisse viel komplizierter, da sich der Einfluß der Photoperiodizität überlagert. Bei der als Langtagpflanze bekannten *Mentha piperita* konnte ein derartiges, typisches photoperiodisches Verhalten in bezug auf die Bildung von Drüsenschuppen und ätherischem Öl beobachtet werden. Erst wenn man die Tageslänge über 14 Stunden hinaus verlängerte, setzte eine kräftige Drüsenschuppenbildung und Ölproduktion ein.

β) **Temperaturverhältnisse.** Kulturpflanzen können nur dann erfolgreich angebaut werden, wenn die Anbaugebiete hinsichtlich der Wärmeverhältnisse gewisse Mindestansprüche erfüllen. Dabei können geringere mittlere Tagestemperaturen zumindest teilweise durch längere Vegetationsperioden ausgeglichen werden. Entscheidend ist die sog. Temperatursumme, die sich ergibt, wenn man alle mittleren Tagestemperaturen während der Vegetationsperiode addiert. Beispielsweise liegen die Temperatursummen bei der Kartoffel zwischen 1400–2200°, beim Tabak zwischen 3500 und 4000° und beim Tee über 4000 °C.

Hinsichtlich des Verhaltens der Kulturpflanzen gegenüber tiefen Temperaturen unterscheidet man nach WALTER (1960) die folgenden Typen: 1. Pflanzen, die schon bei Temperaturen über Null Grad Celsius abgetötet oder geschädigt werden (Tomate, Tabak); 2. Pflanzen, die erst durch Eisbildung in den Zellen unter Null Grad Celsius geschädigt werden; 3. Pflanzen, die mehr oder weniger tiefe Temperaturen unter Null Grad Celsius und Eisbildung in den Zellen ertragen können (Pflanzen der Hochgebirge und der arktischen Zonen).

Eine den Arzneipflanzen-Anbau betreffende Frage ist die der Abhängigkeit des Wirkstoffgehaltes vom Klima. Diese Frage ist wenig untersucht worden. A priori läßt sich mutmaßen, daß maximale Gehalte dann vorliegen, wenn das jeweilige Jahresklima dem entspricht, an welches der betreffende Ökotyp am besten angepaßt ist; d. h. das Temperaturoptimum dürfte von Art zu Art und von Ökotyp zu Ökotyp verschieden sein. Daß es Zusammenhänge überhaupt gibt, dafür liegen zahlreiche Hinweise vor. Beispielsweise steigert bei Pflanzen warmes, sonniges Wetter die Bildung von Öldrüsen und damit die Ölproduktion. Diesem Trend überlagert sich als gegensinnig der Faktor, daß hohe Temperaturen zu Verlusten an ätherischem Öl durch Verdunsten führen. Weitere Beispiele: Von Süd nach Nord nimmt die Jodzahl, d. h. der Linolensäuregehalt des Leinöls, zu. Auch andere Pflanzen mit trocknenden Ölen zeigen gleiches Verhalten, nicht aber Pflanzen mit nichttrocknenden Ölen. Als entscheidendes Element erwies sich die nach Norden sinkende Temperatur, wie sie auch vom Tiefland in die Höhenlage festzustellen ist (s. Tab. 12.3.1–1).

Tab. 12.3.1–1. Nördliche Breite und Sättigungsgrad des Leinöls

Tiflis	41°40' nördl. Breite	Jodzahl 154–160
Moskau	55°50' nördl. Breite	Jodzahl 176–184
Archangelsk	65° nördl. Breite	Jodzahl 195–200

Bei *Papaver somniferum* wurde von Süd nach Nord eine Zunahme des Morphingehaltes im Opium festgestellt. Analog zeigte Opium höherer Lagen (türkisches Bergopium) gegenüber Tiefland-Opium höhere Gehalte.
In mehrjährigen Freilandversuchen an *Aconitum, Belladonna, Colchicum* und *Digitalis*-Arten zeigte sich Parallelität zwischen Wirkstoffgehalt und mittlerer Jahrestemperatur. Daß geringe Temperaturunterschiede von beispielsweise ± 3° Wachstum und Wirkstoffbildung stark beeinflussen können, läßt sich in exakten Phytotronversuchen beweisen. So entwickelt sich gelbblühende *Atropa belladonna*, die jeweils konstant bei 20°, bei 23° und bei 26° kultiviert wird, am raschesten bei 23° und weist überdies einen maximalen Alkaloidgehalt auf (G. ELZENGA et al., 1956).
Tiefe Temperaturen können für die Fortpflanzung einer Art von Bedeutung sein. Die Samen der sog. Frostkeimer werden erst durch starken Temperaturwechsel aus ihrem Ruhezustand erweckt. Zu den Frostkeimern gehören viele Alpenpflanzen.
γ) **Niederschläge.** Jede Pflanzenart hat innerhalb gewisser Grenzen ein Optimum hinsichtlich der Wasserversorgung; daher reagieren nicht alle Arneipflanzen gleichermaßen günstig auf Wasserzufuhr. Im allgemeinen wirkt sich Niederschlagsarmut negativ auf die Photosyntheseaktivität der Pflanze und damit auch negativ auf den Wirkstoffgehalt aus. Andererseits können überreichliche Niederschläge ebenfalls zu Wirkstoffverlusten führen, indem nämlich Wirkstoffe ausgeschwemmt werden. Wie maßgeblich die Niederschlagsverhältnisse sind, läßt sich am Baldrian zeigen: In niederschlagsreichen Gegenden ist die einjährige Kultur möglich, während in trockenen Lagen der Anbau zweijährig durchgeführt wird.
δ) **Wind.** Auf die Pflanze wirken Luftbewegungen zunächst erhöhend auf die Transpirationsrate, was bei ausreichender Wasserversorgung die Stoffproduktion erhöht. Unter trockenen Klimabedingungen wird die Wasserbilanz durch die Windeinwirkung jedoch sehr schnell negativ: Als Folge davon wird über den Mechanismus der Spaltöffnungsregulierung die Assimilation vermindert oder ge-

stoppt. Leichte Luftbewegungen fördern hingegen die Photosynthese durch **Heranführen** von CO_2.

Da die Produktion an Sekundärstoffen eine Funktion der Bildung von Primärassimilaten ist, so kann man annehmen, daß der Einfluß des Windes auf den Wirkstoffgehalt von Arzneipflanzen dem auf die CO_2-Assimilation gleichsinnig gerichtet ist. Konkrete experimentelle Untersuchungen scheinen allerdings zu fehlen. Bei Pflanzen, die ätherisches Öl führen, dürften starke Luftbewegungen zusätzlich durch direkten Abtransport Wirkstoffminderungen zur Folge haben.

b) Boden. Unter Boden versteht man nicht den festen Teil der Erdrinde schlechthin, sondern nur jenen Teil der Erdrinde, der Pflanzen zu ernähren vermag, der demnach außer Wasser auch andere für die mineralische Ernährung und das Wachstum wichtige Stoffe enthält. Bestandteile des Bodens sind 1. die festen anorganischen Stoffe (**Mineral-** und **Gesteinsteile**); 2. die toten organischen Stoffe (**Humus**); 3. die lebenden Bodenorganismen; 4. das **Bodenwasser** und 5. die **Bodenluft**. Die Faktoren, die eine Bodenart charakterisieren, sind somit physikalischer und chemischer Natur, wozu sich als weiterer Einflußfaktor die mikrobielle Besiedlung gesellt.

Der Humus verleiht den Böden ihre *dunkle* Farbe: Humusreiche Böden erwärmen sich deshalb rascher als andere Böden. Humus besteht aus organischem Material und hat zusammen mit dem Ton die Fähigkeit, Nährionen im Boden festzuhalten. Er bindet große Mengen Wasser und gibt sie nur langsam wieder ab. Er bleibt also lange feucht. Diesen vorteilhaften Eigenschaften des Humus steht die Gefahr einer Bodenversauerung gegenüber.

Der Sand bestimmt die poröse Struktur der Böden und fördert ihre Luftführung. Da auch die unterirdischen Organe einer Pflanze für ihr Wachstum auf Sauerstoffzufuhr angewiesen sind, ist eine Belüftung des Bodens ebenso wichtig wie eine genügende Nährionenzufuhr. Sandige Böden sind infolge ihrer porösen Struktur relativ wenig hackbedürftig. Sie vermögen in ihren Poren viel Wasser aufzunehmen. Das Wasser sickert und verdunstet daraus wieder rasch.

Im Gegensatz zum „leichten" Sandboden werden Tonböden als „schwer" bezeichnet: Ton verringert die Porosität des Bodens, verschlechtert die Durchlüftung und Wasserkapazität und verkrustet beim Austrocknen. Dagegen wird das Wasser sehr viel fester zurückgehalten als bei Sandböden.

Es ist die Kunst des Gärtners, durch Mischung dieser drei Bestandteile das in jedem Einzelfall günstigste Wachstumsmilieu zu schaffen. Für den Anbau von Arzneipflanzen trifft es desgleichen zu. So sind für den Baldrian schwere Böden wenig geeignet, da er als flachwurzelnde Pflanze Erde zwischen den Faserwurzeln festhält und die Reinigung der Wurzel sehr erschwert. Man wählt für den Anbau einen tiefgründigen, sandigen Humusboden in feuchter Lage. Von dem Problem der Reinigung der Droge abgesehen, bildet der Baldrian je nach Bodenart sehr unterschiedlich dicke Wurzeln aus; die Wurzeldicke wiederum bedingt über den Anteil der Wurzelrinde den unterschiedlich hohen Anteil an Valepotriaten, die nur in der Rindenschicht lokalisiert sind. Ein weiteres Beispiel für die direkte Abhängigkeit von Bodenart und Wirkstoffkonzentration bietet der Eibisch *(Althaea officinalis)*. Die Schleimführung ist offenbar ein Anpassungsphänomen an trockene Standorte, um besser Wasser festzuhalten. Jedenfalls ist der auf Böden mit hohem Wassergehalt gezogene Eibisch durch einen vergleichsweise niedrigen Schleimgehalt charakterisiert.

Für das Pflanzenwachstum mindestens ebenso wichtig wie die Struktur ist die chemische Zusammensetzung der Böden. Das Regenwasser selbst enthält, von

Schwefelverbindungen abgesehen, keine hinreichenden Konzentrationen an Salzen, um die mineralische Ernährung der Pflanzen zu ermöglichen, weshalb sie dem Boden entnommen werden müssen. Die Assimilation der Mineralsubstanzen kann in ihrer Problemfülle an dieser Stelle nicht besprochen werden. Im Zusammenhang mit der Arzneipflanzenkultur interessiert der Teilaspekt, der mit dem Säuregrad und dem Ionenaustauschcharakter des Bodens zusammenhängt. Mit Hilfe analytischer Methoden läßt sich zwar die Zusammensetzung eines Bodens genau bestimmen, womit wir aber noch sehr wenig darüber wissen, wie weit die einzelnen Elemente in einer für die Pflanze verwertbaren Form vorliegen. Tatsächlich sind die Nährionen in einer besonderen Weise im Boden gebunden. Läßt man eine stark verdünnte Lösung von Ammoniumchlorid durch eine Schicht von Ackererde sickern, so wird das Ammonium quantitativ zurückgehalten und an seiner Stelle finden wir Calciumchlorid im Filtrat. Ammonium ist also gegen Calcium ausgetauscht worden. Man bezeichnet diese Erscheinung als **Kationen-** oder **Basenaustausch.** Dabei werden die schwächer haftenden Ionen durch stärker haftende verdrängt. Zu den stärker haftenden gehört neben Ammonium auch Kalium und zu den schwächer haftenden neben Calcium auch Natrium. Ammonium und Kalium sind aber für die Pflanzenernährung außerordentlich wichtig; durch Kationenaustausch werden sie im Boden festgehalten und können deshalb nicht mit dem Sickerwasser ausgeschwemmt werden. Die Adsorptionskraft des Bodens ist also für die Pflanzenernährung eine wesentliche Voraussetzung. Verantwortlich für diese Eigenschaft sind vor allem Ton und Humus. Die Bodenreserven an Nähriönen werden von der Pflanze ebenfalls durch Ionenaustausch mobilisiert. Noch stärker als K^+ und NH_4^+ wird nämlich H^+ gebunden. Die von den Wurzeln ausgeschiedenen Säuren lösen somit die Nährionen von den Bodenpartikeln ab. Gleichzeitig reichern sich im Boden die H-Ionen an. Dies ist der Grund der Bodenversäuerung bei intensiver Kultur. Der mit H-Ionen blockierte Ton kann nun keine Nährsalze mehr festhalten; der Boden wird wenig fruchtbar und verschlickt. Diesem Übelstand begegnet man durch Kalkung der Böden. Die Zufuhr eines großen Überschusses an Calciumionen verdrängt nämlich die H-Ionen. Dabei wird der frühere aufnahmefähige Zustand wieder hergestellt und der Boden erhält gleichzeitig seine Krümelstruktur zurück.

Alle diese Vorgänge und Maßnahmen sind mit Veränderungen in der Wasserstoffionenkonzentration des Bodens verbunden. Im allgemeinen ertragen die Pflanzen pH-Änderungen im Bereiche von 1 bis 1,5 Einheiten. Doch liegen die optimalen Bedingungen nicht bei allen Pflanzen im gleichen pH-Bereich, wie folgende Beispiele (z. T. nach HIMMELBAUER et al.) zeigen.

Der pH-Wert des Bodens läßt sich künstlich verschieben, z. B. durch Kalkung. Aber auch bei der Wahl der Dünger hat man hierzu begrenzte Möglichkeiten.

Tab. 12.3.1–2. Artspezifische Unterschiede in den Aciditätsansprüchen

	Wachstumsbereich	Optimum
Hyoscyamus niger	pH 4,6–8,3	pH 6,4–7,9
Matricaria chamomilla	6,4–8,1	7,3–8,1
Majorana hortensis	4,6–8,1	5,6–6,4
Mentha piperita „Mitcham-Minze"		5
Mentha piperita „Pfälzer-Minze"		7
Chrysanthemum cinerariifolium	5,9–8,1	alkal. Böden

Die Versäuerung des Bodens nach intensiver Kultur ist mit ein Grund, weshalb viele Pflanzen für einen Standortwechsel dankbar sind.

Die verschiedenen Ansprüche an die physikalische Struktur und an die chemische Zusammensetzung der Böden offenbaren sich in den natürlichen Standorten der Pflanzen. So verlangt der Kalmus sehr feuchte Standorte (Sümpfe, Teiche), *Digitalis purpurea* flieht kalkhaltigen Boden, Enzian und *Belladonna* lieben umgekehrt kalkhaltigen Untergrund. Die Kalkempfindlichkeit der *Drosera* geht sogar so weit, daß sie in der Kultur ein Begießen mit kalkhaltigem Brunnenwasser nicht verträgt.

12.3.2 Aussaat und Ausbringen von Jungpflanzen

Der Arzneipflanzenanbau setzt wie jeder erfolgreiche Pflanzenanbau die Verwendung hochwertigen Saatgutes voraus. Man versteht unter **Saatgut** einmal die oberirdischen, der generativen Vermehrung dienenden Organe wie Früchte und Samen (Beispiele in 12.3.2), sodann auch alle anderen Pflanzenteile wie **Wurzelstöcke, Knollen, Zwiebeln, Stecklinge,** mit denen die Pflanzen vegetativ vermehrt werden (Beispiele in 12.3.3).

Die das Saatgut bildenden Samen oder Früchte müssen keimfähig sein. Oft nimmt die **Keimfähigkeit** schon nach kurzer Lagerzeit ab, um – beispielsweise beim Kümmel – nach zweijähriger Lagerzeit fast völlig zu erlöschen. Zur Anzucht vorgesehenes Saatgut muß daher auf Keimfähigkeit geprüft werden, was je nach Art des Saatgutes nach wechselnden aber genormten Keimbedingungen geschieht[5]. Bei Handels-Saatgut soll die Zahl der gekeimten Samen 80–95% betragen.

Um die Übertragung von samenbürtigen Pflanzenkrankheiten, bei denen die Sporen oder überwinterndes Mycel am oder im Samenkorn sitzen, zu verhindern, wird das Saatgut gebeizt. Unter **Beizen** versteht man die Behandlung mit Fungiziden (chemische Beizung) oder die Heißwasserbehandlung, die insbesondere gegen Flugbranderreger wirksam ist. Die chemischen Beizverfahren werden im wesentlichen in zwei Formen, als Naßbeize oder als Trockenbeize, geübt. Bei der Naßbeize wird das Saatgut einige Zeit in die Lösung des Beizmittels getaucht oder damit besprüht. Bei der Trockenbeize werden pulverige Beizmittel mit dem Saatgut vermischt.

a) Aussaat. Die Aussaatzeiten sind unterschiedlich. Die meisten Arten gelangen im Frühjahr zur Aussaat; wärmebedürftige Arten dürfen erst Mitte bis Ende Mai in den Boden gebracht werden. Frostkeimer und

---

[5] z. B. wird Saatgut der Kamille wie folgt geprüft: Man keimt sie auf Filterpapier ein und hält sie bei Wechseltemperatur (18 Stunden bei 18–20° und 6 Stunden bei 30° C). Die Keimschnelligkeit (in %) wird nach fünf Tagen, die Keimfähigkeit (in %) nach 14 Tagen festgestellt.

einige Getreide-Sorten werden im Herbst ausgesät, wobei als Vorteil der Herbstsaat die Ausnutzung der Winterfeuchtigkeit gilt. Das Aussäen selbst (Freiland-Aussaat) erfolgt heute meist mit Drillmaschinen (Anm: drillen = in Reihen säen).
b) Pflanzung. Die Pflanzenzucht läßt sich auf mehrfache Weise durchführen: im **Gewächshaus** (Frühbeet), auf **Freilandsaatbeeten** oder im **Kasten** (im Mistbeet oder in Pikierkästen). Das Auspflanzen der genügend kräftigen und abgehärteten Sämlinge oder der pikierten oder getopften Jungpflanzen erfolgt auf gartenmäßig vorbereitetem Land, je nach Pflanzenart im Frühjahr oder im Spätsommer bis Herbst.

Einige Beispiele zu a) und b)

Althaea officinalis: Die Vermehrung erfolgt entweder vegetativ (s. 12.3.3) oder generativ. Das Saatgut besteht aus Teilfrüchten oder aus Samen. Die Anzucht aus Samen erfolgt über Freiland-Anzuchtbeete. *Carum carvi:* In der Literatur sind zwei Anbaumethoden angegeben, und zwar die Drillsaat und die Pflanzung, wobei im letzteren Falle die Anzucht auf einem Saatbeet erfolgt. *Cinchona succirubra:* Die sehr kleinen Samen (3000 Stück pro 1 g) werden zum Keimen auf Beeten ausgesät; sie gehen nach 3–4 Wochen auf und haben nach 6–12 Monaten eine Größe von 4–6 cm erreicht, der Zeitpunkt, um in Baumschulen umgepflanzt zu werden. Nach weiteren 8–12 Monaten, sie sind dann schon 25 cm hoch, können sie endgültig in die Plantagen überpflanzt werden. *Digitalis lanata:* Beides ist möglich, Freilandaussaat (im April) oder Saatbeetanzucht. *Digitalis purpurea:* Insofern der Rote Fingerhut in Vollkultur[6] gezogen wird, erfolgt Aussaat in halbwarme Kästen, nach Bewurzelung Umtopfen („Pikieren") und schließlich Verpflanzung ins Freiland. *Foeniculum vulgare:* Der Fenchel wird gleich wie Roggen *(Secale cereale)* ausgesät, die in den Eggenstrich gedrillte Saat wird zugewalzt und geht innerhalb von 2–3 Wochen auf. Zu ergänzen ist, daß Fenchel anders als der Roggen zweijährig ist. Der eigentliche Fenchelanbau erfolgt durch Stecklingsanzucht. *Matricaria chamomilla:* Das Kamillen-Saatgut besteht aus sehr kleinen Früchten (Achänen). Die Aussaat im Herbst oder Frühjahr erfolgt als Drillsaat. Natürlich ist Vorkultur im Kasten möglich, wird aber aus rein wirtschaftlichen Gründen wenig geübt. *Papaver somniferum:* Der Anbau erfolgt durch Aussaat. Mohn ist eine Langtagpflanze, weshalb eine Aussaat möglichst zeitig im Frühjahr sich empfiehlt. Herbstaussaat ist nicht möglich, da keine win-

---

6 Daneben gibt es die sog. Halbkultur, die in einer Ansiedelung an geeigneten Standorten besteht. Das Wesentliche an der Halbkultur ist, daß sich die Pflanzen durch Selbstaussaat allein weiterverbreiten.

terfesten Sorten bekannt sind (nach F. HEEGER). *Pimpinella anisum:* Anbau durch Aussaat. *Valeriana officinalis:* Der Baldrian wird vegetativ (s. dazu 12.3.3) und generativ vermehrt. Bei generativer Vermehrung ist die Anlage einer Vorkultur (Saatbeet oder Kastenaussaat) und anschließendes Verpflanzen der jungen Sämlinge allgemein üblich.

12.3.3 Vegetative Vermehrung

Bei höheren Pflanzen – und nur sie interessieren im vorliegenden Zusammenhange – ist **vegetative Vermehrung** in sehr verschiedener Weise möglich. Einmal können oberirdisch oder unterirdisch **Ausläufer (Stolonen, Seitensprosse)** gebildet werden, an denen in bestimmten Abständen Knospen entstehen, die sich zu neuen Individuen entwickeln. Beispiele: Für oberirdische Ausläufer die Erdbeere und für unterirdische alle Rhizom-Pflanzen. Sodann dienen der vegetativen Vermehrung **Knollen** und **Zwiebeln** und zwar durch die Bildung von Tochterknollen und Tochterzwiebeln (Kartoffeln, Speisezwiebel, Tulpen u. a. m.). Schließlich ist bei einigen Pflanzen eine vegetative Vermehrung durch **Stockteilung** möglich *(Baldrian, Curcuma xanthorrizha, Römische Kamille, Estragon).*

In der Pflanzenzüchtung macht man sich die Möglichkeit zur vegetativen Vermehrungsmöglichkeit nicht nur in der Weise zunutze, daß man Blatt- oder Stengelstücke gewisser Pflanzenarten in die Erde steckt, damit sie sich bewurzeln können, sondern auch dergestalt, daß man Zweige oder Knospen von wertvollen Pflanzensorten, die man vermehren möchte, auf minder wertvolle aufpfropft (= Pfropfung).

Die Wurzelbildung an **Stecklingen** geht von Knospen und Blättern aus, da diese Bildungsstätte der Wuchsstoffe (Auxine) sind. Insbesondere in den Endknospen von Trieben erreicht der Wuchsstoffgehalt jeweils ein Maximum. In der gärtnerischen Praxis kann man Stecklinge durch Eintauchen in Wuchsstoff-Lösungen schnell zur reichlichen Wurzelbildung anregen.

Die **Pfropfung** ist besonders in der Obst- und Rebenzüchtung üblich, spielt aber auch bei anderen Kultur- und Arzneipflanzen eine große Rolle. Die große Bedeutung liegt darin begründet, daß neben der Hybridisierung das Pfropfen eine Möglichkeit ist, züchterisch erwünschte Eigenschaften zu kombinieren. Eine ganze Reihe von Kulturarten sind wenig widerstandsfähig gegen Schädlinge verschiedenster Art; die chemische Schädlingsbekämpfung ist insbesondere gegen Boden-Nematoden wenig wirksam. Derartige Probleme ließen sich bereits mehrfach dadurch lösen, daß auf einer resistenten Form als Unterlage die qualitativ wertvolle Zuchtsorte als Reis gepfropft wurde. So beim Kaffee, indem man auf Pflanzen der resistenten Art *Coffea canephora* als Pfropfunterlage Reise der qualitativ hochwertigen Sorten setzt; oder bei der *Cinchona*-Kultur, indem die robuste Art *Cinchona succirubra* die Pfropfunterlage, die alkaloidreiche Art *C. legderiana* das Edelreis liefert.

Mentha piperita: Die ganz besondere Bedeutung der vegetativen Vermehrungsart zeigt sich in den Fällen, bei denen eine generative Vermehrung nicht möglich ist. Zu diesen Fällen gehört die Pfefferminze: Als Tripelbastard spaltet sie, selbst wenn hinreichend Früchte angesetzt würden, auf, so daß mehr oder weniger wertlose (d. h. geruchlich abweichende, mentholarme) Formengemische entstehen. Zum Anbau wird Pfefferminze durch sog. **Kopfstecklinge** oder durch Ausläufer (Stolonen) vermehrt. Kopfstecklinge erhält man, indem von kräftig entwickelten Pflanzen die beblätterten Triebspitzen abgeschnitten und in ein Frühbeet gebracht werden, wo sie sich rasch bewurzeln. Aus wirtschaftlichen Gründen zieht man beim Großanbau jedoch die Verwendung von Ausläufern vor.

12.4 Anhang: In-vitro-Kultivierung von Zellen höherer Pflanzen

12.4.1 Begriffe, Definitionen

Von vielen, wenn auch nicht allen Pflanzen lassen sich unter bestimmten Voraussetzungen Organe, Gewebe oder Zellen losgelöst von der Gesamtpflanze kultivieren. Dementsprechend unterscheidet man **Organ-, Gewebe-** und **Einzelzell-Kulturen.** Eine echte Organkultur ist bei dicotylen Pflanzen von Wurzeln (Wurzelvegetationspunkten) gelungen. Beispiel: Bringt man die Wurzelspitze junger Tomaten- oder Erbsenkeimlinge steril in eine geeignete Nährlösung, so wächst die Wurzelspitze weiter, und dies beinahe unbegrenzt, sofern die Wurzelspitze immer wieder abgeschnitten und in neue Nährlösung übertragen wird. Kennzeichnend für diese Form der Organkultur ist es, daß keine Entdifferenzierung stattgefunden hat. In unserem Beispiel sind die Regenerationswurzeln in ihrem äußeren und inneren Aufbau genau so beschaffen wie normale, nicht isolierte Wurzeln. In der Regel finden sich keine Unterschiede in ihren spezifischen Biosynthesefähigkeiten.

Bringt man aus Organteilen herausgeschnittenes Gewebe **(Explantate)** unter sterilen Bedingungen auf einen geeigneten Nährboden, so verlieren diese Gewebe innerhalb eines Zeitraumes von etwa 3–4 Wochen nach Inkubation ihre spezifische Struktur: Durch Proliferation entstehen aus dem Gewebe unkorreliert wachsende Zellen, die als **Kallus** bezeichnet werden; die Kalluszellen trennen sich vom Muttergewebe ab und wachsen von sich aus weiter. Bringt man nunmehr Kallusstücke aseptisch in frisches Nährmedium, so findet weiteres Wachstum statt. Das Kallusgewebe läßt sich beliebig lange weiterziehen, sofern es (oder Teile davon) etwa alle vier Wochen in frisches Nährmedium übertragen wird. Dieses Kulturverfahren bezeichnet man als Kallus- oder Zellkultur (früher und gelegentlich auch heute noch als Gewebekultur).

Technologisch gesehen unterscheidet man zwei Arten von Kallusgewebe-Kulturen: die **Oberflächenkultur** auf durch Agar verfestigtem Nährboden und die **Suspensionskultur** in künstlicher Nährlösung. Die Oberflächenkultur führt zu kompakten Kallus-Massen, weshalb man dieses Verfahren als **Kalluskultur** (im eigentlichen Sinne) bezeichnen kann. Bei der Suspensionskultur wird die Nährlösung durch langsames Rotieren oder Zuführen von O_2 in ständiger Bewegung gehalten, so daß Einzelzellen und Gewebefragmente nicht zu kompakten Gewebeverbänden zusammentreten können **(Zellsuspensionskultur).** In der letzten Zeit ist man dazu übergegangen, sowohl Kalluskulturen als auch Suspensionskulturen als Zellkulturen zu bezeichnen. Davon zu unterscheiden ist die Kultur von Einzelzellen, wozu mehrere Verfahren entwickelt wurden. Es kommt bei diesen Techniken darauf an, zu Zellklonen zu gelangen, die von einer Einzelzelle abstammen. Man sollte nun meinen, daß mit dem Terminus **Zellkultur** die Zellsuspensionskultur und/oder die Kultur von Einzelzellen gemeint ist. Tatsächlich aber wird im Schrifttum der Ausdruck Zellkultur als gleichbedeutend mit Kalluskultur verwendet.

12.4.2 Kultivierung

Die beiden Methoden der Oberflächen- und der Suspensionskultur sind der Mikrobiologie entlehnt. Unterschiede zwischen mikrobiologischen Züchtungsverfahren und pflanzlicher Gewebekultur sind aber vorhanden, und zwar betreffen sie die Kulturansprüche und die Wachstumsgeschwindigkeit. Notwendige Grundbestandteile der Kulturmedien für Gewebezüchtung sind zunächst einmal die für die Pflanzenernährung wichtigen anorganischen Makronährstoffe K^+, Ca^{++}, Mg^{++}, dazu Stickstoff als Ammonium- oder Nitrat-Ion (evtl. auch in Form von Aminosäuren), Phosphat, Sulfat und organisch gebundener Kohlenstoff in Form von Glucose oder anderen Zuckern. Hinzu kommen Spurenelemente. Je nach Objekt sind die Vitamine B_1, B_6, B_{12}, Ascorbinsäure, Nikotinsäure, Pantothensäure oder Inosit erforderlich. Als zellteilungs- und wachstumsfördernd sind außerdem komplexe organische Zusätze bekannt, vor allem Kokosnußmilch (= flüssiges Endosperm), Hefeextrakt, Caseinhydrolysate u. a. m. Zur eigentlichen Induktion der Kallusbildung werden β-Indolylessigsäure oder andere Auxine und Phytokinine (= Kinine = Cytokinine) zugesetzt. Phytokinine sind eine Gruppe von Phytohormonen, die vor allem die Zellteilung fördern, die aber außerdem im Zusammenwirken mit Auxinen und Gibberellinen an der Regulierung zahlreicher Entwicklungsprozesse der Pflanze (wie Knospenbildung, Alterung, Fruchtbildung u. a.) beteiligt sind.

Hinsichtlich der **Wachstumsgeschwindigkeit** unterscheiden sich Kulturen von Mikroorganismen dramatisch von Zellkulturen höherer Pflanzen. Bei Mikroorganismen verdoppelt sich die Zellzahl innerhalb weniger Stunden, bei höheren Pflanzen in Größenordnungen von Tagen.

Stoffproduktion durch Zellsuspensionskulturen (Schüttelkulturen) läßt sich theoretisch in den Großmaßstab übertragen, so daß es in den Bereich des Möglichen gerückt ist, Zellmaterial von Arzneipflanzen submers in Fermentatoren mit dem Ziel der Naturstoffgewinnung zu kultivieren. Aufs erste besehen hat dieses Verfahren viel für sich: Die Gewinnung der Biomasse, als Ausgangsmaterial zur Extraktion der gewünschten Naturstoffe, könnte unter streng kontrollierten Bedingungen erfolgen, frei von den Unsicherheiten der Arzneipflanzenkultur (auch Boden, Klima, Variabilität); und die Rohstoffbeschaffung, die im Falle der Arzneipflanzen oft limitiert (z. B. bei Rauwolfia), könnte sicherer werden.

Eine neue Technologie zur Stoffgewinnung hat sich dennoch bisher nicht entwickelt, und zwar deshalb nicht, weil Zellkulturen gerade Sekundärstoffe, auf die es ankommt, entweder gar nicht oder in zu niedrigen Konzentrationen biosynthetisieren. Mit dem Verlust der morphologischen Differenzierung geht offensichtlich ein Verlust der chemischen Spezialisierung einher. Beispiele: Kulturen von *Datura stramonium* enthielten zwar die charakteristischen Tropanalkaloide, jedoch in Mengen von nur etwa 20% verglichen mit dem Gehalt, der in Freilandpflanzen gefunden wird. Bei Zellkulturen von *Papaver somniferum* wurden keine oder nur Spuren von Opiumalkaloiden nachgewiesen.

Reorganisation von Keimlingen aus Kallus. Die Kallusgewebekultur repräsentiert ein vielzelliges System ohne Organisation. Durch bestimmte Manipulationen gelingt es jedoch, Kallusgewebe dazu zu induzieren, sich wieder zu organisieren. Ob die Organogenese gelingt, hängt vom Genotyp, vom Alter des Gewebes und von zahlreichen weiteren Faktoren ab, die keineswegs alle in ihrem komplexen Zusammenwirken bekannt sind. In einigen Fällen erreicht man die Regeneration zum Keimling, indem man Kallusgewebe in ein Nährmedium bringt, das einfacher zusammengesetzt ist als dasjenige, das man für die Induktion von Kallus aus Explantaten braucht. Wie überhaupt die Zusammensetzung des

Nährmedium ein entscheidender Faktor ist, insbesondere hinsichtlich eines ausgewogenen Angebotes von Cytokinin und Auxin. Von *Nicotiana tabacum*-Kulturen weiß man, daß der Wachstumsmodus von diesem Verhältnis bestimmt wird: Überwiegt das Cytokinin, dann werden bevorzugt Wurzeln gebildet; überwiegt das Auxin, dann kommt es zu einer einseitigen Ausbildung des Sprosses.

Gewebekulturen in Verbindung mit der Regeneration von Keimlingen aus Pflanzen wird in der Praxis auf dem Gebiete des Nutz- und Zierpflanzenanbaues angewendet. Aus 100 g Kallusgewebe können viele Hunderte Keimlinge und damit neue Pflanzen reorganisiert werden. So ist es beispielsweise gelungen, Orchideen, die schwierig aus Samen zu ziehen sind, durch Regenerate aus Kalli zu züchten. Von Viren infizierte Zuchtnelken konnten virusfrei kultiviert werden, indem man noch virusfreie, junge Vegetationskegel zur Kallusbildung induzierte und aus den Kalluszellen neue Nelken regenerierte.

Embryogenese in freien Zellsuspensionen. Auch freie Einzelzellen können sich teilen und Kallusmasse bilden, die unter bestimmten kontrollierten Bedingungen zur Bildung von Keimlingen veranlaßt werden kann. Dieser Weg von der pflanzlichen Einzelzelle über Kallusbildung zum Keimling ist nicht grundsätzlich verschieden von dem Weg Explantat → Kallusbildung → Keimling → Pflanze. Es gibt jedoch noch eine weitere Möglichkeit der Redifferenzierung einer freien Einzelzelle, und zwar den der Ausbildung von Embryos (Adventivembryos). Die Einzelzelle vermehrt sich und durchläuft dabei Stadien, die der normalen Embryogenese ähneln; die Ähnlichkeit fußt auf der Bipolarität, d. h. auf der Ausbildung eines Sproßteiles am einen und eines Wurzelteiles am entgegengesetzten Ende.

Genetische Stabilität von Gewebekulturen. Die aus Kalluskulturen regenerierten Pflanzen stammen letztlich alle von einer Einzelpflanze ab. Wegen der genetischen Instabilität müssen jedoch die von der Einzelpflanze stammenden Keimlinge und Pflanzen keineswegs genetisch einheitlich sein, d. h. reine Linien darstellen; im Gegenteil dürfte das Auftreten von Variabilität der häufigere Fall sein. Als mögliche Ursache seien genannt: Die das Explantatgewebe bildenden Einzelzellen können bereits selbst cytologisch uneinheitlich sein (Auftreten von Chromosomenmosaik); das Nährmedium selbst induziert Chromosomenbrüche, Deletionen und Mutationen. Nach der Regeneration spiegeln sich die genetischen Inhomogenitäten in morphologischer oder biochemischer Variabilität wieder. Dadurch, daß die Möglichkeit besteht, isolierte Einzelzellen zur Teilung zu bringen, kann man einheitliche Zellinien (**Klone**) isolieren. Selbst Nachkommen dieser Einzelzellen neigen unter den Kulturbedingungen zur genetischen Inhomogenität.

12.4.3 Züchtungsziele bei Zellkulturen

Die genetische Stabilität oder Instabilität von Zellkulturen kann je nach Zuchtziel erwünscht oder auch unerwünscht sein. **Genetische Stabilität** ist beispielsweise erwünscht, wenn ein Zellstamm zur Stoffproduktion eingesetzt ist; natürlich soll er dieser Biosynthesefähigkeit nicht wieder

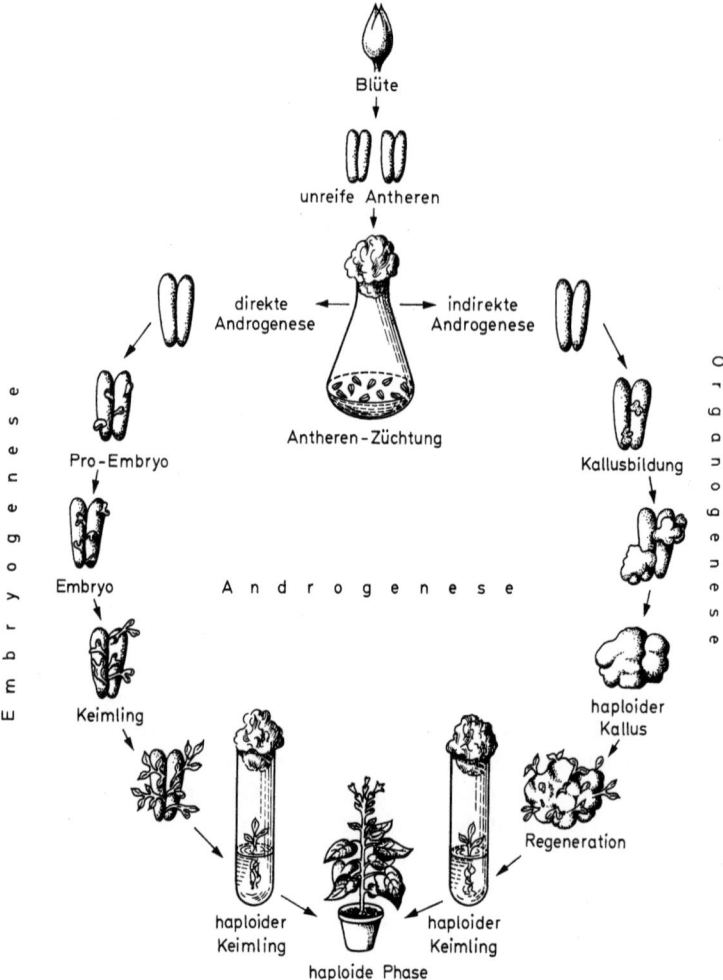

Abb. 12.4.3–1. Schematische Darstellung einer Antherenkultur und der Bildung haploider Pflanzen direkt durch Embryobildung oder über einen haploiden Kallus. (Abb. entnommen: Applied and Fundamental Aspects of Plant Cell, Tissue, and Organ Culture, Ed.: J. REINERT, Y. P. S. BAJAJ, Springer, Berlin Heidelberg New York 1977)

verlustig gehen. Die Instabilität kann aber auch erwünscht sein: Unter den Regeneratpflanzen aus Kallus können Pflanzenmutanten mit erwünschten züchterischen Eigenschaften sein. Man kann die Wahrscheinlichkeit erhöhen, indem dem Kulturmedium Mutagene zugesetzt werden.

Von besonderer Bedeutung ist schließlich die Möglichkeit der **Gewinnung haploider Pflanzen.** Mit haploiden Pflanzen läßt sich ein bestimmtes Zuchtziel wesentlich schneller erreichen als mit konventionellen Methoden, nicht zuletzt deshalb, weil bei haploiden Pflanzen auch rezessive Mutationen – sofern sie nicht letal sind – sofort im Phänotyp erfaßbar sind.

In der Regel ist bei haploiden Pflanzen der Sporophyt abweichend nicht diploid, sondern gleich den Gametophyten (Antheren bzw. Ovar) haploid. Bei einigen Pflanzenarten (*Solanaceen*) ist es gelungen, haploide Zellkulturen und haploide Pflanzen aus nicht ausgereiften Pollenkörnern zu erhalten, und zwar werden dazu die Antheren in einem bestimmten Entwicklungsstadium aus Blüten steril entnommen und auf einem festen Nährboden aufgelegt. Wie Abb. 12.4.3–1 zeigt, bildet sich entweder die haploide Pflanze über einen haploiden Kallus oder direkt über einem Embryo. Allerdings sind haploide Pflanzen nicht fertil, jedoch gelingt mit Colchicin-Behandlung eine Chromosomen-Verdoppelung und damit die Herstellung fertiler diploider Pflanzen.

13 Gewinnung pflanzlicher Ganzdrogen

13.1 Allgemeines

13.1.1 Definitionen

Unter dem Begriff Drogen allgemein sind Rohstoffe aus dem Pflanzen- und Tierreich zu verstehen, die zu Arzneimitteln, Riechstoffen, Gewürzen, Geschmackskorrigentien und ähnlichen Produkten verarbeitet werden. Unter **pflanzlichen Arzneidrogen** versteht man einmal die durch Trocknen in den Drogenzustand übergeführten Pflanzen und Pflanzenorgane und ferner die aus Pflanzen gewonnenen Produkte, die keine Organstruktur mehr aufweisen wie ätherische Öle, fette Öle, Harze, Gummen. **Offizinelle Drogen** müssen nach den Angaben der Arzneibücher auf Identität und Reinheit geprüft werden. Industriedrogen stellen Rohstoffe dar für technische Produkte (z. B. Gerbstoffe) oder für Einzelprodukte (Chinarinde → Chinin; Rauwolfiadroge → Reserpin; Dioscoreawurzel → Hormone).

Im angelsächsischen Sprachgebrauch bezeichnet das Wort „drug" ein Arzneimittel allgemein, also auch diejenigen synthetischer Herkunft. Um Drogen in unserem Sinne zu bezeichnen, spricht man dann von „crude drugs". Unter dem Einfluß des Angelsächsischen bürgert sich der Sprachgebrauch „Droge" im Sinne von Arzneimittel oder auch von Rauschgift zunehmend auch im Deutschen ein.

13.1.2 Pflanzenmaterial

Ein erheblicher Anteil des Weltverbrauchs an Drogen stammt auch heute noch von **Wildpflanzen** ab. Die Gründe dafür sind hauptsächlich wirtschaftlicher Natur bedingt durch den hohen Arbeitsaufwand; nur eine Drogengewinnung, die einen Maschineneinsatz zuläßt (bestimmte Frucht-, Kraut- und Wurzeldrogen) kann wirtschaftlich rentabel sein. Auf die Wildpflanze ist man in den Fällen angewiesen, in denen eine Kultur wegen der besonderen Standortbedingungen nicht oder nur sehr schwer gelingt (z. B. *Arctostaphylos uva-ursi*), oder dann, wenn die Kultur eine starke Abnahme des Wirkstoffgehaltes zur Folge hat (*Dioscorea*-Arten zur Diosgeningewinnung). Als Vorteil des Wildsammelns kann sodann gelten, daß das Drogengut nicht durch chemische Schädlingsbekämpfungsmittel verunreinigt ist. Der Anbau von Arzneipflanzen hat demgegenüber mehrere Vorzüge. Zunächst einmal den, daß man reine Sorten mit gewünschten Eigenschaften züchten kann, *Digitalis lanata*-Sorten etwa mit einem gewünschten Wirkstoffspektrum (s. 12.2.1) oder den Kulturhopfen mit hohem Bitterstoffgehalt. Wilder Hopfen und verwilderter Hopfen enthält weniger Harze. Bei Arzneidrogen, die aus Kulturen stammen, ist die Gefahr, daß fremde Bestandteile (durch Verwechslung) ins Drogengut gelangen, wesentlich herabgesetzt; es ist auch leichter, sie nach wissenschaftlichen Gesichtspunkten zu ernten und weiter zu bearbeiten (z. B. Trocknen bei richtiger Temperatur).

Kap-Aloe stammt ausschließlich aus den Blättern wildwachsender Pflanzen, und die Herstellung erfolgt nach alten herkömmlichen Eindampf-Methoden; das resultierende Produkt ist wesentlich variabler und qualitativ der *Curaçao-Aloe* unterlegen, die aus Kulturen stammt und die industriell hergestellt wird.

Sennesblätter werden in Ägypten sowohl von wild wachsenden als auch von angebauten Pflanzen gewonnen. Infolge der geringeren Sorgfalt bei der Ernte und Aufarbeitung aus Wildvorkommen ist die *Alexandriner*-Ware weniger einheitlich als die *Tinnevelly*-Ware; sie enthält häufig zerbrochene Fiederblättchen und nicht selten höhere Anteile an fremden Beimengungen.

13.1.3 Einflüsse auf Wirkstoffgehalt und -spektrum

Drogen sollten zu einem Zeitpunkt geerntet werden, zu dem ihr Wirkstoffgehalt am höchsten und ihre qualitative Zusammensetzung am günstigsten ist. Arzneipflanzen sind nicht die gesamte Vegetationsperiode hindurch quantitativ und qualitativ gleichbleibend zusammen gesetzt: Sie zeigen die Erscheinung der ontogenetischen Variabilität. Die Variabilität kann so weit gehen, daß selbst die Organe ein- und derselben Pflanze qualitative und quantitative Unterschiede im Wirkstoffgehalt aufweisen können.

So ist z. B. in den Blättern von *Mentha piperita* der Mentholgehalt des ätherischen Öles mit der Insertionshöhe variabel. Am niedrigsten ist er in den jungen Blättern, während er in den älteren Blättern stark ansteigt. Zieht man ein ganzes Spektrum von Inhaltsstoffen in die Betrachtung ein, so ergibt sich folgendes Bild: Die Stoffe, die in der Biosynthese die oxidierten Vertreter darstellen, überwiegen in den jungen Blättern der Pflanze, wohingegen in den älteren Blättern der Anteil der reduzierten Vertreter vorherrscht.

Als Beispiel für den jahreszeitlichen Verlauf seien die Solanaceendrogen angeführt, bei denen eine Verschiebung des Verhältnisses Hyoscyamin zu Scopolamin beobachtet wurde. *Datura stramonium* und *Atropa belladonna* führen in jugendlichen Stadien als Hauptalkaloid das Scopolamin und als Nebenalkaloid das Hyoscyamin. Mit fortschreitender Entwicklung nimmt das Hyoscyamin allmählich überhand, bis es etwa zur Blütezeit als Hauptalkaloid vorliegt.

Die optimale Erntezeit ist von Droge zu Droge sehr verschieden, was auch verständlich ist, wenn man die unterschiedliche botanische und geographische Herkunft, die morphologische Heterogenität (Wurzel, Rinde, Blüte, Früchte, Samen, Blatt) und die unterschiedliche chemische Zugehörigkeit der Wirkstoffe in Betracht zieht. Allgemeine Regeln gibt es kaum, auch wenn sich gewisse, für die Pflanzenorgane jeweils gemeinsame Angaben machen lassen.

So werden unterirdische Organe *(Wurzeln* und *Rhizome)* entweder vor dem Austreiben, also bevor die Nährstoffe aus den Behältern abzuwandern beginnen, geerntet, oder nach Abschluß der Vegetationsperiode, wenn die Speicher wieder gefüllt sind.

Davon gibt es aber zahlreiche Ausnahmen. So wird *Radix Levistici* am vorteilhaftesten schon vor Anfang September geerntet, weil im Herbst alle älteren Wurzel- und Rhizomteile abgestoßen werden und teigig zerfallen, so daß relativ wenige und meist dünne, einjährige Wurzeln an einem kurzen Rhizomschopf übrigbleiben und die Ernte daher sehr gering ausfällt.

Für die *Baldrianwurzel* werden variable Erntezeiten, umfassend die Monate November bis Februar angegeben. Einige Arzneibücher schreiben Frühjahrsernte vor.

Die *Rinden* werden gewöhnlich in dem Moment gesammelt, wenn die erste Entwicklung der oberirdischen Teile einer Pflanze zum Stillstand gekommen ist, d. h. kurz vor der Blüte. Die Rinden sollen nicht von zu alten Bäumen oder Sträuchern geerntet werden. Denn hier sind die äußeren Partien stark verkorkt und daher meist minderwertig.

Die *Faulbaumrinde* wird im Frühjahr geerntet, da sie sich dann besonders leicht vom Kambium ablöst.

Die *Blüten* werden meist zur Zeit ihrer vollen Entfaltung geerntet. Doch gibt es auch hier Ausnahmen. So sollen die Kompositenblüten eher vor der Vollblüte gesammelt werden, da die Blütenkörbchen sich auch nach der Ernte noch kurze Zeit weiter entwickeln. Werden sie daher bei Vollblüte gesammelt, so besteht die Gefahr, daß sie überreif werden und auseinanderfallen, ihr Aussehen also stark beeinträchtigt wird. *Flos Caryophylli* wird im Knospenstadium geerntet.

Auch *Früchte* und *Samen* sollen im allgemeinen zur Zeit ihrer Vollreife eingebracht werden. Doch gibt es erwähnenswerte Ausnahmen, und zwar die *Apiaceenfrüchte Kümmel, Anis* und *Fenchel*. Dies hat dort rein technische Gründe: Man vermeidet auf diese Weise Ausfallsverluste – die reifen Früchte fallen leicht ab – bei der maschinellen Mahd (s. auch 13.2.5).

Die Ernte der *Blätter* findet meist kurz vor oder während der Blüte statt. Es ist eine alte Erfahrung der Arzneipflanzenanbauer, daß die vegetativen Teile den höchsten Gehalt an verschiedensten Wirkstoffen meist kurz vor oder während des Blühens erreichen. Nachher sinkt der Gehalt im allgemeinen ab. Mit der Blüte ist eine Umstimmung der Stoffwechselvorgänge verbunden, die sich auch in einem Absinken des Wirkstoffgehaltes äußern kann.

13.1.4 Befall mit Schädlingen und deren Bekämpfung

Arzneipflanzenkulturen sind nicht anders als alle übrigen Nutzpflanzen des Menschen durch **Schädlinge**[1] bedroht. Zu den Schäden, die Ertragsminderung oder Ernteausfall zur Folge haben, zählen a) die Pflanzenkrankheiten und b) die Unkräuter.

a) Pflanzenkrankheiten können den Ursachen nach nichtparasitärer oder parasitärer Genese sein. Die nichtparasitären Pflanzenkrankheiten können durch äußere Faktoren (Klima, Mineralstoffmangel, chemische Einwirkungen [Umwelt]) ausgelöst werden, oder sie können konstitutionell bedingt sein, bzw. sie können ihrer Ursache nach unbekannt sein. Die parasitären Pflanzenkrankheiten werden entweder durch pflanzliche Parasiten (z. B. Pilze und Bakterien) oder durch tierische Parasiten (Insekten, Milben, Fadenwürmer) hervorgerufen. Schäden in Kulturbeständen können auch durch höhere Tiere (Schnecken, Nagetiere, Vögel u. a. m.) verursacht werden. Eine eigene Gruppe von Pflanzenkrankheiten sind schließlich noch die Viruskrankheiten.

Auf Infektionen reagiert die Pflanze je nach Verursacher mit unterschiedlichen Symptomen, die in Formveränderungen (Wachstumshemmung, Gallenbildung, Tumoren) oder in Absterbeerscheinungen (Fäu-

---

1 Schädlinge interessieren in der Pharmazeutischen Biologie nicht nur in phytomedizinischer Hinsicht als Schädlinge der Kulturen, sondern auch im Hinblick auf hygienische Gesichtspunkte der Droge: Schädlinge können von der Arzneipflanze in die Droge gelangen, es können sich aber auch sekundär saprophytische Schädlinge in den Drogenbeständen ansiedeln (s. hierzu 13.2.7).

len und Nekrosen) bestehen. Schäden, die von höheren Tieren hervorgerufen werden, führen primär zu Gewebszerstörungen. Viren führen zu Kräuselkrankheiten, Vergilbungskrankheiten und Mosaikkrankheiten. Hierzu einige Details.

Bakteriosen. Die größte Zahl pflanzenpathogener Bakterien ist in den beiden Gattungen *Pseudomonas* und *Xanthomonas* zu finden. Infektionen führen zu **Blattfleckkrankheiten,** zu **Nekrosen** an Blättern und Früchten, zu **Gallenbildung** und **Tumoren.** Auch die sog. **Welkkrankheiten** sind meist bakterieller Genese.

Pilze. Mit etwa 45 000 Arten bilden sie eine der vielgestaltigsten Abteilung von Organismen; sie sind zugleich als Erreger von Infektionskrankheiten bei den Kulturpflanzen dominierend. Die von ihnen hervorgerufenen **Mykosen** erreichen bei den landwirtschaftlichen Kulturpflanzen Mitteleuropas einen Anteil von über 80% an der Gesamtzahl (Bakterien und Virosen je etwa 10%). Zu den phytopathogenen Pilzen zählen die Rost- und die Brand-Pilze aus der Klasse der *Teliomycetes.* Sowohl die Rostpilze *(Uredinales)* als auch die Brandpilze *(Ustilaginales)* sind weitgehend obligate Pflanzenparasiten. Die Rostpilze verdanken ihren Namen der Tatsache, daß ihre Sporenlager meist rostbraun gefärbt sind. Es sind hier die beiden Gattungen *Puccinia* und *Hemileia* einzuordnen. Zur Gattung *Puccinia,* die durch gestielte, zweizellige Teleutosporen gekennzeichnet ist, gehören wiederum 3000–4000 Arten, darunter *Puccinia malvacearum* und *P. menthae. P. malvacearum* verursacht Pustelbildungen an Blättern von Malven, die dadurch zur Drogengewinnung wertlos werden. Die Infektionen der Pfefferminze durch *P. menthae* bleiben lokal begrenzt und führen zum Absterben des betroffenen Blatt-Teiles, so daß unregelmäßig geformte, rundliche bis längliche Flecken entstehen, die häufig einen dunkelbraunen Rand aufweisen; in fortgeschrittenen Stadien sind die befallenen Stellen hellgrau, unterbrochen mit einigen gelblichen Flecken. Auch *Hemileia vastatrix* gehört zu den *Uredinales.* Es handelt sich um den Erreger des epidemisch auftretenden Kaffeerostes.

Die *Ustilaginales* (Brandpilze) haben ihren Namen aufgrund der Bildung meist schwarzer Sporenmassen in den befallenen Pflanzenorganen. Sie parasitieren ausschließlich in höheren Pflanzen. *Entyloma calendulae* verursacht die Blattfleckenkrankheiten an *Calendula.*

Weitere Blattfleckenkrankheiten werden durch *Ramularia*-Arten hervorgerufen (sie gehören zu den *Hyphomycetes*). Besonders bekannt ist an Erdbeeren der Erreger der Weißfleckenkrankheit *(Ramularia tulasnei)* wegen der auffälligen weißlichen, rot und braun umrandeten Flecken. Eine andere Art *R. levistica* befällt die Blätter von *Levisticum officinale.*

Innerhalb der Klasse der *Hyphomycetes* finden sich ebenfalls viele phytopathologisch interessante Arten. *Frisarium nivale* (= *Calonetria nivalis* = *Micronectriella nivalis*) ist der Erreger der als Schneeschimmel bezeichneten, vorwiegend an Roggen vorkommenden Infektion. Saatgut-Übertragung ist Hauptinfektionsquelle. Es kommt zu Auswinterungsschäden nach der Schneeschmelze. Ein Blütenparasit ist *Claviceps purpurea* (= *Sphacelia segetum*) (s. Spezieller Teil 2.3.3).

Nematoden (Fadenwürmer). Man kennt gegen 15 000 Arten. Die phytopathogenen Arten sind durchschnittlich etwa 1 mm lang. Sie besitzen einen durchbohrten, vorstreckbaren Mundstachel, mit dem sie Pflanzenzellen anstechen und aussaugen. Ihr größter Schaden ist ein indirekter dadurch, daß sie als Überträger „bodenbürtiger" Pflanzenviren fungieren.

Acari (Milben). Es handelt sich um winzige Spinnentiere, deren Ernährung von Art zu Art sehr unterschiedlich ist. Phytophage Arten stechen das Gewebe von außen an und saugen einzelne Zellen an.

Insecta (Insekten). Von 1 100 000 bekannten Tierarten entfallen 750 000 (d. s. etwa zwei Drittel aller Tierarten) auf die Insekten. Die Mundwerkzeuge sind in ihrer ursprünglichen Form zum Beißen eingerichtet, d. h. zum Abbeißen und zum Zerkleinern fester Nahrung, z. B. von Pflanzengeweben. Bei einem Teil der für Pflanzen schädlichen Insekten sind die Mundwerkzeuge aber auch zur Aufnahme von flüssiger Nahrung umgestaltet; die stechend-saugenden Mundwerkzeuge ermöglichen es, Flüssigkeit aus angestochenem Gewebe aufzunehmen. Zu den Insekten gehören u. a. die Blattläuse, die Pflanzenwespen, die Käfer und die Zweiflügler mit den Mücken, Gallmücken und Bohrfliegen. Von den Käfer-Schädlingen ist am bekanntesten der Kartoffelkäfer, *Leptinotarsa decemlineata*. Der Apfelblütenstecher *Anthonomus pomorum* verhindert das Aufblühen der Apfelblüte, indem er die Eier in die Knospe ablegt. *Liophleus tessulatus* ist ein Wurzelschädling, der u. a. *Levisticum officinale* befällt. Zahlreiche *Trypeta*-Arten, u. a. *Trypeta arnicivora* leben in dem weichen Blütenboden oder auch in den Früchten von *Arnica montana*. Diese Arten gehören zu den Bohrfliegen (Familie: *Trypetidae*), d. s. Fliegen mit einer Legeröhre, die Eier ins Pflanzengewebe legen. Auch die bekannte Kirschfruchtfliege *(Rhagolettis cerasi)* gehört hierher.

Viren. Als obligate Parasiten sind die pflanzenpathogenen Viren auf die Übertragung in lebende Pflanzen angewiesen; sie können nicht selbst aktiv in die Pflanzenzelle eindringen. Sie gelangen dorthin über Verletzungen z. B. nach vorhergehendem Parasitenbefall (durch Käfer, Nematoden, Blattläuse u. a.) oder nach mechanischer Verletzung, weshalb der Pfropfvorgang eine besondere Infektionsgefahr darstellt. Weiterhin ist die Gefahr einer Virusausbreitung dort besonders groß, wo Pflanzen vegetativ vermehrt werden; durch Knollen, Zwiebeln, Rhizome, Ausläufer, Stecklinge – wenn diese Teile infizierten Pflanzen entnommen werden. Die pflanzlichen Virusinfektionen machen sich durch besondere Erscheinungsformen bemerkbar wie mosaik- oder ringartige Blattzeichnungen und Nekrosen, durch Blattrollung und Kräuselung. Sehr auffällig sind Farbänderungen der Blütenblätter. Die Virusinfektion ist meist mit einer Vitalitätseinbuße verbunden und führt zu verminderter Drogenausbeute und Qualität sowie verringertem Wirkstoffgehalt.

b) Unkräuter. „Unkraut" ist kein biologischer, eher ein technischer Begriff: Man versteht darunter jeden unerwünschten Pflanzenwuchs. Fremder Pflanzenwuchs ist durch Beanspruchung von Nährstoffen, wegen Erschwerung der Ernte und Verunreinigung der Drogen, sowie bei höherwüchsigen Pflanzen wegen Lichtentzugs unerwünscht. Im Extremfall kann er eine ganze Kultur ersticken oder eine Ernte wertlos machen. **Die Bekämpfung von Schädlingen** ist Aufgabe des **Pflanzenschutzes.** Pflanzenschutz dient der Verhütung von Krankheiten und Schädigungen an Kulturpflanzen, die zu quantitativen Minderungen – bei Arzneipflanzen fallen quantitative Minderungen des Wirkstoffgehaltes darunter – des Erntegutes führen. Schädlingsbekämpfung ist im wesentlichen prophylaktischer Natur; eine eigentliche Therapie von Pflanzenkrankheiten – von innen heraus („systemisch") mit Mitteln, die von der Pflanze resorbiert werden und durch das Leitsystem zum kranken Gewebe transportiert werden – gibt es so gut wie nicht.

Die folgenden Maßnahmen zur Verhütung und Bekämpfung von Krankheits- und Schädlingsbefall stehen zur Verfügung: 1. Pflanzenquarantäne, 2. Kulturmaßnahmen, 3. Physikalische Maßnahmen, 4. Chemische Maßnahmen, 5. Biologische Bekämpfung und 6. Integrierter Pflanzenschutz.

Ad 1) Außenquarantänemaßnahmen bestehen in Importkontrollen (amtliche Pflanzenbeschau, kontrollierte Entseuchung, evtl. Einfuhrverbot) mit dem Ziel, das Einschleppen von Schadenserregern zu verhindern. Zu den wichtigsten Maßnahmen der Binnenquarantäne gehört die Meldepflicht über das Auftreten gefährlicher Krankheitserreger und Schädlinge.

Ad 2) Kulturmaßnahmen. Ob eine Infektion angeht, hängt auch bei Pflanzen von zeitlichen Schwankungen ihrer natürlichen Resistenz ab, die wiederum durch Außenfaktoren beeinflußbar ist. Die Kulturmaßnahmen schaffen Voraussetzungen für eine gesunde Entwicklung der Pflanze durch richtige Standortwahl, Einhaltung gewisser Fruchtfolgen, Wahl von Saatzeit und Erntetermin.

Beispiel: Ihrer Herkunft nach – der eine Elter *Mentha aquatica* ist ein Hygrophyte – liebt die Pfefferminze feuchte Standorte, was wiederum den Rostbefall (durch *Puccinia menthae*) stark begünstigt. Man hat nun herausgefunden, daß die Anfälligkeit der Pflanzen mit zunehmendem Alter zunimmt, woraus sich als Kulturmaßnahme ergab, einmal die Kulturen bevorzugt als einjährige Kulturen anzulegen und sodann, die Pflanzen zu einem möglichst frühen Termin zu ernten. Gewöhnlich erscheint der Befall mit Uredosporen zu Beginn der Blütezeit, um zum Herbst hin immer stärker zu werden. Auf der Einzelpflanze werden zuerst die unteren Blätter vom Rost befallen, was den äußersten Zeitpunkt darstellt, um mit dem Schnitt zu beginnen. Die nachwachsenden Triebe sind dann zunächst wieder gesund, werden aber dann im Spätsommer erneut vom Rost befallen.

Die stoffliche Ursache für die zeitlich variable Resistenz ist im Falle der Pfefferminze nicht bekannt. Ein in dieser Hinsicht gut untersuchtes Beispiel ist die temporäre Anfälligkeit der Tulpenzwiebel gegen den Erreger der Trockenfäule *(Fusarium oxysporum* var. *tulipae).* Die antibiotischen Stoffe (die sog. Tuliposide) sind in der äußeren Zwiebelschale lokalisiert, die gegen Ende der Wachstumszeit abstirbt, was mit dem drastischen Abfall der Tuliposide verknüpft ist. Ausschließlich zu diesem Zeitpunkt erfolgt die Infektion mit *Fusarium.* Nach der Zwiebelernte setzt Neubildung ein, und als Folge davon stellt sich auch die Resistenz gegen *Fusarium* wieder ein.

Ad 3) Physikalische Maßnahmen. Sie sind entweder rein mechanischer Art – Abhalten von Schadtieren durch Anbringen von Zäunen, Hecken, Netzen u. a. m. – oder zielen auf die Vernichtung durch Wärme (z. B. thermische Bodenentseuchung).

Ad 4) Chemische Maßnahmen durch Pestizide (s. hierzu auch den Speziellen Teil, Kap. 35). Pestizide (vom engl. pest = Pest, Seuche, Schädling) ist eine Sammelbezeichnung für Stoffe natürlicher oder synthetischer Herkunft, die zur Abtötung schädlicher Organismen bestimmt sind. Im einzelnen werden unterschieden Pflanzenschutzmittel gegen tierische Schädlinge (Insektizide gegen Insekten, Akarizide gegen Milben, Nematizide gegen pflanzenschädigende Nematoden, Molluskizide gegen pflanzenschädigende Schnecken, Rodentizide gegen Nagetiere), Pflanzenschutzmittel gegen Unkräuter (Herbizide) und Saatgutbehandlungsmittel (Beizmittel).

Die chemischen Methoden der Schädlingsbekämpfung spielen der Häufigkeit nach unter allen Methoden die größte Rolle, so daß vielfach mit dem Ausdruck „Schädlingsbekämpfung" die Anwendung giftiger Substanzen assoziiert wird, ohne an die anderen Möglichkeiten, insbes. auch die biologischen Verfahren, zu denken. Die Gifte können als Staub, als Granulat, als Spritzmittel, Nebel oder Gas appliziert werden. Ihre Wirkungen entfalten sie als Fraß-, Kontakt- oder Atemgift. In der Bundesrepublik Deutschland sind zwischen 200 bis 300 verschiedene Wirkstoffe zugelassen. Die intensive Anwendung toxischer Stoffe zur Schädlings- und Unkrautbekämpfung ist mit einer Reihe unerwünschter Nebenwirkungen verknüpft: 1. Es kann zur Ausbildung resistenter Schädlingsstämme kommen; 2. Pestizide wirken in der Regel nicht selektiv, so daß auch Arten vernichtet werden, die für den ungestörten Kreislauf der Stoffe in der Natur (z. B. humusbildende Tätigkeit von Bodentieren) essentiell sind oder die für den Menschen direkt ökonomisch nützlich sind (Honigbiene); und 3. Pestizide gefährden die menschliche Gesundheit. Besonders potentiell gefährlich sind die persistenten Pestizide, die nur sehr langsam abgebaut werden, einem ökologischen Kreislauf unterliegen und in Endgliedern von Nahrungsketten angereichert werden können. Der Handel mit Pestiziden und deren Anwendung wird daher überwacht. Den jeweiligen medizinischen Erkentnissen angepaßte Vorschriften erlauben jeweils nur ganz bestimmte Höchstmengen (Toleranzen) von Pestizid-Rückständen auf Lebensmitteln. Unbefriedigend ist dieses Rückstand-Problem in der Hinsicht, daß die chronische Giftwirkung schwer wissenschaftlich exakt erforschbar ist. Die über lange Zeiträume zugeführte niedrige Giftdosis muß in ihren Symptomen nicht identisch sein mit der über kürzere Zeiträume aufgenommenen höheren Dosis. Auch Kombinationseffekte mehrerer Gifte (mehrerer Pestizide oder von Pestiziden plus Arzneimittel) sind schwierig vorhersehbar. Wegen der großen zeitlichen Verschiebung zwischen Giftaufnahme winziger Dosen und dem möglichen Auftreten von Schäden nach Aufsummation ist ein Kausalzusammenhang sehr schwierig zu beweisen.

Ad 5) Biologische Bekämpfung. Das wesentliche Merkmal einer biologischen Bekämpfung besteht in der Manipulation von Lebewesen (von „Nützlingen") mit dem Ziel, Populationen von Schadorganismen so zu verhindern, daß ihr Schaden auf einen wirtschaftlich oder hygienisch unbedenklichen Stand sinkt (I. M. FRANZ u. A. KRIEG). Nützlinge in dem angegebenen Sinne können sein: Räuber, sofern deren Beutetiere Schädlinge sind; Parasiten, die an Schädlingen schmarotzen; Krankheitserreger, die Krankheiten an Schädlingen verursachen. Für die zuletzt genannte Möglichkeit möge als Beispiel die Wirkung von *Bacillus thuringiensis* gegen Lepidopteren-Larven stehen. *B. thuringiensis* wurde erstmals aus Larven der Mehlmotte isoliert, die an einer seuchenhaften Erkrankung zugrunde gegangen waren. Man stellt heute industriell tonnenweise *B.-thuringiensis*-Präparate zur Vernichtung von schädlichen Raupen her; sie bestehen hauptsächlich aus dem Sporenpulver, das in Wasser suspendiert ist und als Spritzbrühe wie chemische Insektizide ausgebracht wird. Das Studium des Wirkungsmechanismus führte zunächst einmal zu dem überraschenden Ergebnis, daß das toxische Prinzip morphologisch lokalisiert ist, und zwar gibt es sich als ein proteinhaltiger Kristall, der neben der Spore liegt (= parasporaler Kristall), zu erkennen. Vegetativ vermehrt sich *B. thuringiensis* durch Teilung; doch kommt es bei Nahrungsmangel zur Sporangienbildung und bei der sich anschließenden Sporulation zur Ausbildung von Spore und parasporalem Kristall. Nach der Aufnahme von kristallhaltigen Sporenpräparaten durch die Raupe löst sich der Toxinkristall im alkalischen Darmsaft und wirkt dann als spezifisches Enterotoxin, indem das Darmepithel zerstört wird. Und als Folge davon können gekeimte Bakterienzellen in die Körperhöhle eindringen und eine tödliche Sepsis hervorrufen. Der Tod tritt etwa fünf Tage nach Applikation der Präparate ein, ein Freßstopp aber nach bereits etwa 24 Stunden. *B. thuringiensis*-Präparate wirken nur gegen Raupen; war die Dosis subletal, so sind aber auch die Puppen in ihrer Vitalität stark reduziert.

Eine weitere Möglichkeit biologischer Schädlingsbekämpfung besteht im Einsatz tierischer und pflanzlicher Duftstoffe (von **Pheromonen, Sexuallockstoffen** und **Repellantien**) (s. hierzu Spezieller Teil, Kap. 35.2). Die großen Vorzüge biologischer Schädlingsbekämpfung beruhen auf ihrer Wirkungsspezifität. Krankheitserreger und Parasiten sind wirtsspezifisch, d. h. nur auf eine ganz bestimmte Schädlingsart oder mit ihr verwandte Arten gerichtet. Auch die Pheromone sind artspezifisch. Anderen Tierarten gegenüber verhalten sich diese Mittel neutral. Im Gegensatz zur chemischen Schädlingsbekämpfung wird auch die Qualität der Lebensmittel nicht beeinträchtigt.

Ad 6) Integrierter Pflanzenschutz. Eine international benutzte Definition für die integrierte Schädlingsbekämpfung bzw. für den integrierten Pflanzenschutz lautet folgendermaßen: „Ein Verfahren, bei dem alle wirtschaftlich, ökologisch und toxikologisch vertretbaren Methoden verwendet werden, um Schadorganismen unter die wirtschaftliche Schadensschwelle zu bringen, wobei die bewußte Ausnutzung aller natürlichen Begrenzungsfaktoren im Vordergrund steht". Die bisherige Erfahrung mit Einzelmethoden des Pflanzenschutzes hat gezeigt, daß eine Einzelmethode – beispielsweise eine chemische Maßnahme – entweder nicht ausreichend im Sinne der wirtschaftlichen Zielsetzung ist oder daß – und das ist gerade bei chemischen Maßnahmen häufiger – das komplizierte Gleichgewicht der das Ökosystem bildenden Prozesse gestört wird. Beispielsweise hat die Verminderung von Schädlingen auch die Reduzierung ihrer natürlichen Feinde zur Folge, so daß sich in einer späteren Phase – und es ist dies besonders nachteilig, wenn sich eine Resistenz heranbildet – die Schädlinge um so stärker vermehren können. Daraus folgt, daß eine ein bestimmtes Maß überschreitende Maß-

nahme zu einem anderen Zeitpunkt oder auch an einer anderen Stelle sich zum Nachteil für die ursprüngliche wirtschaftliche Zielsetzung auswirken kann.
Der integrierte Pflanzenschutz setzt sich das Ziel, nicht mehr alle Maßnahmen allein nach dem Schädling auszurichten, sondern mehrere Einzelmaßnahmen so zu kombinieren, daß die im Ökosystem von vornherein vorhandenen Regulations- und Begrenzungsprozesse erhalten, wenn nicht gefördert werden.

13.2 Ernte und Aufbereitung von Arzneipflanzen

13.2.1 Erntebedingungen

Blatt- und Herbadrogen erntet man bei möglichst sonnigem Wetter, jedenfalls nicht bei Regen. Bei Alkaloide- oder Glykoside-führenden Drogen schwemmt Wasser Teile der Wirkstoffe aus, so daß weniger gehaltreiche Droge geerntet wird. Zudem benötigen naß geerntete Blätter und Kräuter längere Trocknungszeiten; auch werden sie leichter von Schimmel befallen.
Maschinelle Ernteverfahren gibt es für *Kraut-, Körner-* und *Wurzeldrogen*. Die Krauternte erfolgt mit Sichel oder Sense, wenn es sich um kleine Bestände handelt; im Großanbau mit der Mähmaschine. *Blütendrogen* werden meist mit der Hand gepflückt. Eine Ausnahme macht die Kamille, zu deren Ernte Handpflückgeräte (Kämme) und maschinell arbeitende Kammschaufeln entwickelt wurden. Neben dem evident vorhandenen wirtschaftlichen Vorteil, den der Einsatz von Erntemaschinen auch dem Arzneipflanzenanbau bringt, gilt es Nachteile nicht zu übersehen; nachteilig ist die Qualitätsminderung des Erntegutes, da ein höherer Anteil fremder Beimengungen in die Droge gelangt. Gut zeigt sich das an der unterschiedlichen Qualität von maschinell geernteter und handgepflückter Baumwolle. Bei der maschinellen Ernte gelangen Blattreste in das Erntegut: Deshalb der hohe Wert von Baumwolle aus tropischen Ländern, in denen die Kapseln im optimalen Reifezustand ausgewählt von Hand gepflückt werden.

13.2.2 Aufbereitung des Erntegutes zu Rohdrogen

Wurzeln und Wurzelstöcke müssen vor dem Trocknen zunächst von anhaftender Erde befreit werden, wozu einfaches Abklopfen oft ausreicht. Beim *Baldrian* werden die feinen Faserwurzeln ausgekämmt. Als weitere Reinigungsprozedur schließt sich Reinigen mit Wasser an.

Einige Wurzel- und Rhizomdrogen werden geschält; indem man die äußeren verkorkten Schichten, die für Wasser wenig durchlässig sind, entfernt, beschleunigt man das Trocknen. Zudem gewinnt die Droge durch das Schälen ein besseres Aussehen. Ähnliches gilt für die Rhabarberwurzel (*Rhei radix* DAB 8). Auch die Süßholzwurzel wurde früher hauptsächlich als geschälte Ware gehandelt. Jedoch ist diese Prozedur für heutige Verhältnisse zu aufwendig; jedenfalls ist neben der im DAB 8 aufgeführten „Geschälten Süßholzwurzel" *(Liquiritiae radix sine cortice)* auch die ungeschälte Süßholzwurzel (*Liquiritiae radix,* Ph. Eur. Band II) zugelassen. Die Curcuma-Wurzel (*Curcumae longae rhizoma* DAC) wird, anstelle sie zu schälen, gebrüht. Auch in diesem Falle gibt das lebende Gewebe des Rhizoms das Wasser nur sehr schwer ab. Beim Brühen verkleistert die reichlich vorhandene Stärke, wodurch die Droge ihre bekannte hornartige Beschaffenheit erhält.

Das Längsteilen *(Althaeae radix)* oder das Zerkleinern *(Rhizoma Kawa-Kawa),* beides hat den gleichen Sinn, rasches Trocknen zu ermöglichen, ehe vielleicht Schimmel sich ansetzen könnte.

Die Blatternte erfolgt so, daß entweder die Blätter einzeln geerntet werden, oder in der Weise, daß vom geernteten Kraut die Blätter abgestreift („gestreifelt") werden. Bei der Pfefferminze erntet man auch zunächst das Kraut. Um die Hauptmasse der ölarmen Stengel zu entfernen, wird das Krautmaterial auf der Häckselmaschine grob zerkleinert; eine sog. Windfege trennt die leichteren Blatt- von den Stengelteilen ab: Man erhält *Krüllschnitt*-Ware.

13.2.3 Veränderungen während der Aufbereitung

Die Veränderungen während der Aufbereitung sind im wesentlichen auf drei Ursachen zurückzuführen: 1. auf **autolytische Vorgänge** durch pflanzeneigene Enzyme (= Fermente), die dann einsetzen, wenn pflanzliche Zellen absterben, ohne daß dabei die zelleigenen Enzyme zerstört werden. Die in der lebenden Zelle in getrennten Kompartimenten lokalisierten Reaktionspartner (Enzym und Substrat) gelangen in der toten Zelle in Kontakt. Veränderungen an den Bestandteilen des Erntegutes können dann 2. durch Mikroorganismen hervorgerufen werden, wobei man von **Fermentationen** (in einem engeren Sinne) dann spricht, wenn die Veränderungen des Substrates an die Anwesenheit von Sauerstoff gebunden sind, und von **Gärungen** dann, wenn sie anaerob ablaufen.

Diese biochemisch ausgerichtete Begriffsbildung, das Unterscheiden von Substratabbau im Zuge von **Autolyse,** von oxidativer Fermentation und von anaerober Fermentation (= Gärung), führt in der Praxis zu

Schwierigkeiten. Zunächst einmal versteht man unter Fermentation in
der industriellen Mikrobiologie, in Anlehnung an den angelsächsischen
Sprachgebrauch, einen mikrobiologischen Prozeß, welcher der Gewinnung ganz bestimmter chemischer Stoffe (beispielsweise der Antibiotika
oder der Citronensäure) dient. In der Lebensmitteltechnologie und in
der Pharmazie denkt man bei der Fermentation an die Aufbereitung und
die Veredelung pflanzlicher Produkte wie Tabak, Tee, Kakao, Kaffee,
Vanille u. a. m. Bei dieser Art von Fermentation werden teils neue
Stoffe gebildet (Farbstoffe, Aromastoffe), teils unerwünschte Substanzen abgebaut, was bedeutet, daß diese Art von Fermentation in biochemischer Sicht eine Summation uneinheitlicher Prozesse (oxidative,
anaerobe Gärungen, autolytische Vorgänge) darstellt.
Für jede dieser unterschiedlichen „Fermentationstypen" sollen im folgenden Beispiele gebracht werden. Bezüglich der mikrobiologischen
Produktgewinnung sei jedoch auf Kap. 10 verwiesen.

**Ad 1) Die „Fermentation" besteht bevorzugt in Substratveränderungen
durch zelleigene Enzyme.** Als besonders auffallende Erscheinungen gehören hierher das Braun- oder Schwarzwerden von Blättern, Blüten und
Früchten. Äpfel, Birnen, Pfirsiche z. B. verfärben sich rasch, wenn man
sie mechanisch verletzt. Ähnlich verhalten sich zahlreiche Blatt- und
Blütendrogen im Zuge des Trocknungsvorganges, so die *Flores Caryophylli* und die *Flores Verbasci*. Nicht in allen Fällen sind die den Verfärbungen zugrundeliegenden Prozesse bekannt; häufig jedoch sind Oxygenasen und Peroxidasen beteiligt, die Phenole zu Chinonen oxidieren,
die ihrerseits spontan in dunkle Kondensationsprodukte übergehen.
Auch Polykondensation der Chinone mit Aminosäuren kommen vor
(z. B. beim Tabakblatt).

Natürlich gehen nicht alle enzymatischen Substratumwandlungen mit
organoleptischen Veränderungen parallel. Oft bedarf es der chemischen
Analyse, um die während des Trocknungsvorganges sich abspielenden
postmortalen Umsetzungen nachzuweisen. Dazu gehört die enzymatische Abspaltung der endständigen Glucose vom Tetraosid-Teil der
herzwirksamen Glykoside, wodurch sich deren orale Resorptionsquoten
wesentlich erhöhen. Bei der Verwendung entsprechender Galenika wird
damit der oral resorbierbare Anteil bis zu einem gewissen Grade von der
Trocknungsweise der Droge anhängig, was einen zusätzlichen Unsicherheitsfaktor hinsichtlich der Dosierbarkeit von Ganzdrogenzubereitungen darstellt.

Die postmortalen Umwandlungen durch zelleigene Enzyme können
aber auch erwünscht sein, wodurch die Fermentation zu einer Art gelenkter Autolyse werden kann. Dafür ist die **Teefermentation** ein Beispiel. Will man schwarzen Tee (= fermentierten Tee) gewinnen, dann

geht man folgendermaßen vor: Man läßt die frisch gepflückten Blätter welken, wickelt sie mehrere Male zusammen und rollt sie wieder aus *(Roulage)* wodurch Plasmolyse gefördert wird und Enzym und Substrat besser aufeinander wirken können; der Roulage folgt die eigentliche Fermentation, indem das Pflanzengut 3–5 Stunden lang in einer feuchtigkeitsgesättigten Atmosphäre (bei einer Temperatur von 23–25 °C) sich selbst überlassen wird. Offensichtlich haben diese empirisch gefundenen Aufbereitungsprozesse das Ziel, die zelleigenen Enzyme maximal zu aktivieren und gleichzeitig mikrobielle Gärungsprozesse zu verhindern, was in praxi große Erfahrung erfordert. Schaltet man, anstelle die Enzyme zu aktivieren, im Gegenteil die Enzymwirkung aus, dann erhält man den „*Grünen Tee*", der vor allem in Japan und weiten Teilen Chinas dem schwarzen Tee gegenüber bevorzugt wird. Die frisch geernteten Blätter und Zweigspitzen werden sofort nach dem Einbringen über Wasserdampf erhitzt, wodurch die Enzyme inaktiviert werden (Protein = Denaturierung durch Hitze). Damit unterbleibt aber die Ausbildung der den „Schwarzen Tee" prägenden Merkmale: Schwarzfärbung der Ware, goldgelbe Farbe des Aufgusses, Änderung des Aromas. Die der Teefermentation zugrundeliegenden biochemischen Prozesse sind ziemlich gut studiert. Im wesentlichen handelt es sich um oxidative Veränderungen der Catechine (s. Abb. 13.2.3–1).

Ad 2) Fermentation als Aufbereitung pflanzlicher Produkte: Einwirken von pflanzeneigenen und mikrobiellen Enzymen. Dieser zuletzt beschriebene Typ von Fermentationen, der Typ der kontrollierten, erwünschten partiellen Autolyse, leitet über zu Fermentationen, die dadurch gekennzeichnet sind, daß neben den pflanzeneigenen Enzymen auch die von Mikroorganismen an der „Produkt-Veredelung" beteiligt sind. Dieser Typ sei mit den beiden Beispielen, der *Gentianae radix* und dem *Semen Cacao,* vorgestellt.

Bei der *Enzianwurzel* besteht das Fermentieren in einfacher Weise lediglich darin, daß man für langsames Trocknen sorgt, etwa durch Aufschichten zu einem Haufen. Das Drogengut beginnt sich rotbraun zu verfärben und einen eigenartigen, an trockene Feigen erinnernden Geruch zu entwickeln. Die Schnelligkeit des Trocknungsvorganges steuert über die Abnahme des Wassergehaltes die Geschwindigkeit der Fermentation: Schnelle Trocknung läßt den Geruch erst nach vielen Monaten der Lagerung, langsame Trocknung bereits nach Tagen auftreten. Welche chemische Reaktionen ablaufen und welcher Anteil zu Lasten mikrobieller Enzyme geht, ist nicht bekannt.

Wie wichtig die sorgfältigste Überwachung des Fermentationsprozesses sein kann, zeigt dagegen das Beispiel der Fermentierung der reifen Kakaofrüchte, um daraus *Semen Cacao* und andere Kakao-Erzeugnisse zu

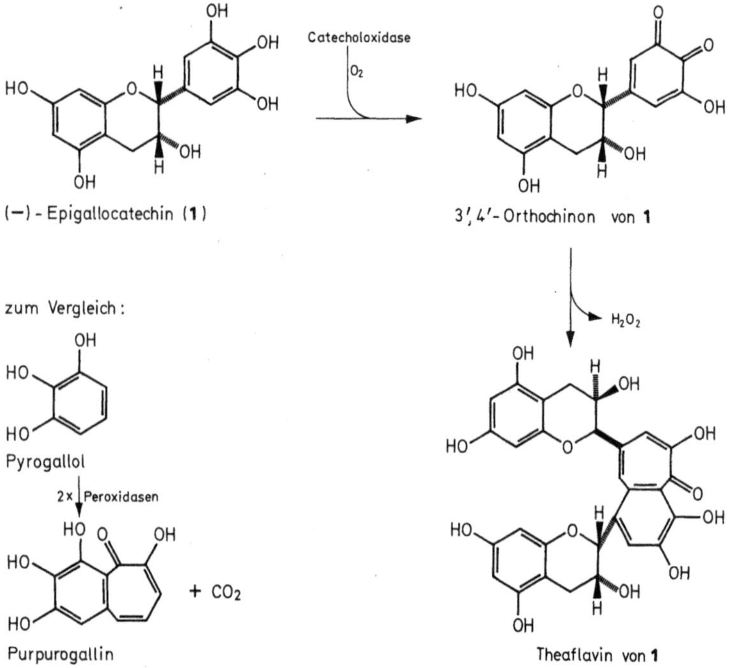

(−)-Epigallocatechin (1)

3',4'-Orthochinon von 1

zum Vergleich:

Pyrogallol

Purpurogallin

Theaflavin von 1

Abb. 13.2.3–1. Theaflavinbildung am Beispiel des (−)-Epigallocatechins. Während der Teefermentation werden durch die Catecholoxidase die im frischen Teeblatt vorkommenden Catechine zu den entsprechenden *ortho*-Chinonen oxidiert, die weiter zu gelb gefärbten Theaflavinen kondensieren. Diese Kondensation hat ihr Analogon in der Bildung von Purpurorgallin aus Pyrogallol durch Peroxidasen. Die rot gefärbten Thearubigene stellen noch höher kondensierte Produkte (polymere Anthocyanidine) dar. Theaflavine und Thearubigene rufen die charakteristische Färbung des schwarzen Tees hervor

gewinnen. Die Kakaofrüchte werden gepflückt, die Samen mit der Hand herausgebrochen und mit dem sie umhüllenden schwammigen Fruchtfleisch in Haufen geschichtet. Es setzt sehr bald ein Gärungsvorgang ein, und zwar unter Wärmeentwicklung mit Temperaturen um 47 °C und unter Freisetzen von Ethanol und Essigsäure. Diese Produkte entstehen aus den Polysacchariden des Fruchtfleisches, die durch Wildhefen zu gärfähigen Zuckern abgebaut und anschließend zu Ethanol vergoren werden (anaerobe Phase). Aus dem Ethanol bilden Essigsäurebakterien Essigsäure. Pektinolytische Enzyme wirken bei der Verflüssigung des Fruchtfleisches mit. Im Inneren der Kakaobohne setzen zelleigene und mikrobielle Enzyme eine ganze Reihe von Prozessen in Gang, in deren Verlauf sich die Farb- und Aromastoffe bilden. Partieller Gerbstoffabbau führt zur Abmilderung des adstringierenden Geschmacks. Fett wird nicht abgebaut, hingegen aber die Phosphatide. Die Xanthinbasen diffundieren vom Endosperm teilweise in die Samenschale, nachdem sie durch die beim Fermentieren gebildete Essigsäure aus ihrer lockeren Bindung an Tannine freigesetzt wurden. Diese zuletzt beschriebenen Vorgänge benötigen viel Sauerstoff, welcher der fermentierenden Masse im richtigen Zeitpunkt durch Umschaufeln zugeführt werden muß. Wird dieser ganze Prozeß nicht sorgfältig überwacht, dann kommt es zu Befall durch Schimmelpilze (*Aspergillus-, Penicillium-, Mucor*-Arten), oder es setzt Buttersäuregärung ein: anstelle des angenehmen Schokoladenaromas nimmt dann das Produkt den unangenehmen Geruch der Buttersäure an.

13.2.4 Wassergehalt der Frischdrogen

Fermentationen sind bewußt gelenkte Prozesse. Überläßt man das Erntegut unkontrolliert sich selbst, so kommt es – die absterbenden Pflanzenteile bilden einen guten Nährboden für Bakterien und Pilze – zum **Verderben.** Die zum Verderb führenden enzymatischen Prozesse, die autolytischen sowohl als auch die mikrobiellen, sind an die Anwesenheit von Wasser gebunden. Damit Schimmelpilze gedeihen, ist ein Wassergehalt von etwa 15–20 Prozent erforderlich; Bakterienvegetation hingegen beobachtet man erst bei Feuchtigkeitsgraden von 40–45 Prozent. Das Trocknen des geernteten Pflanzenmaterials dient demnach dem Zwecke, durch den Wasserentzug alle diejenigen Vorgänge zu unterbinden, die zum Verderben führen können. Verdorbene Droge ist unansehnlich, sie riecht schlecht und weist einen von der unverdorbenen Droge abweichenden, schlechten Geschmack auf.

Der Wassergehalt der frisch geernteten Droge hängt einmal davon ab, um welches Organ es sich handelt und zweitens, unter welchen Umweltbedingungen die betreffende Art lebt, ob es sich um eine Hygro-, Meso- oder Xerophyte handelt. Bestimmte Früchte wie z. B. Weintrauben oder Gurken enthalten 85–95%, Kraut-, Blatt-, Blüten- und Wurzeldrogen ungefähr 70–85%, Samen und trockene Früchte 10–15% Wasser.

13.2.5 Trocknungsverfahren

Durch das Trocknen verlieren Wurzeln etwa 70%, Rinden etwa 50%, Kräuter, Blätter und Blüten 75–80% Wasser. Nach dem Trocknen enthalten die Drogen noch etwa 8–15% Restwasser (Feuchtigkeit).

Die Vorgänge, die sich zwischen Ernte und Trocknung im Drogengut abspielen, sind sehr unübersichtlich. Auf jeden Fall involvieren sie Ab-

bau oder Umbau von Inhaltsstoffen. Das Ausmaß dieser Vorgänge wird in erster Linie von der Geschwindigkeit bestimmt, mit der Wasser verloren geht. Die Trockentemperatur wird damit neben der Luftfeuchtigkeit und der Trockenzeit zu dem bestimmenden Faktor.
Mit der Entfernung des Wassers wird die Enzymaktivität der zelleigenen Enzyme herabgesetzt. Trocknet man langsam bei niedrigen Temperaturen, dann ist autolytischer Abbau solange möglich, bis der Wassergehalt auf annähernd 10% abgesunken ist. Durch Trocknen bei niedrigen Temperaturen werden im allgemeinen die Enzyme nicht irreversibel geschädigt, was bedeutet, daß bei Neuaufnahme von Wasser (beispielsweise bei Zunahme der Luftfeuchtigkeit) die abbauende Enzymtätigkeit wieder auflebt. Von einem derartigen Abbau werden in erster Linie in Wasser lösliche Inhaltsstoffe erfaßt, weniger lipophile Stoffe, insbesondere dann nicht, wenn sie in Exkretbehältern lokalisiert sind. Es könnte, um autolytische Vorgänge ganz zu unterbinden, naheliegend erscheinen, möglichst hohe Trocknungstemperaturen zu wählen. Aber abgesehen von der Prüfung der wirtschaftlichen Rentabilität, verbietet sich die Anwendung hoher Temperaturen wegen deren schädigendem Einfluß auf die Drogenbeschaffenheit: Es besteht die besondere Gefahr des sog. **Übertrocknens,** die zu Drogenbruch und Farbveränderungen führt. Arzneipflanzen mit flüchtigen Inhaltsstoffen ertragen höhere Temperaturen zudem schon deshalb nicht, weil erhebliche Verluste an ätherischem Öl eintreten. *Lamiaceen*drogen z. B. dürfen nicht bei Temperaturen über 35° C getrocknet werden: Übertrocknen führt bei ihnen zum Platzen der das ätherische Öl enthaltenden Drüsenschuppen. Die *Umbelliferen*wurzeln dagegen vertragen Temperaturen bis zu 45° C, weil hier das ätherische Öl nicht in der Epidermis, sondern im Inneren von dicken Geweben lokalisiert ist.
Die *Trockentemperatur* muß demnach der Eigenart jeder Droge angepaßt werden. Sie hat sich insbesondere nach der Empfindlichkeit der Wirkstoffe und nach deren Lokalisation zu richten. Die Geschwindigkeit, mit der getrocknet werden kann, ist allerdings nicht beliebig manipulierbar; denn dünne Pflanzenteile, wie Blüten und Blätter, trocknen naturgemäß rascher als dicke Wurzeln und Rhizome, die dem Verdunsten oft erheblichen Widerstand entgegensetzen und daher oft einer speziellen Aufbereitung unterzogen werden (s. dazu 13.2.2).
Für die Durchführung der Trocknung kommen die **natürliche und die künstliche Trocknung** in Frage.
Die einfachste und billigste Art der Trocknung ist die natürliche Trocknung, die meist als Schattentrocknung in Trockenschuppen oder Trockenkammern durchgeführt wird; durch verschiedene Vorrichtungen wird für ausreichende Durchlüftung gesorgt. Noch einfacher ist das

Trocknen an der Sonne: Hier wird einmal das Trockengut direkt erwärmt, und zugleich wird durch die Erwärmung die Luft bewegt, also laufend trockene, wasseraufnahmefähige Luft zugeführt. Die zu trocknenden Pflanzenteile dürfen jedoch wegen der Gefahr der Feuchtigkeitsaufnahme nicht direkt auf dem Boden ausgebreitet werden, sondern auf Unterlagen; oder man hängt sie an Gestellen oder Hauswänden auf. Die Überwachung der Sonnentrocknung besteht vor allem darin, nach dem Trockenwerden sofort dafür zu sorgen, daß das Trockengut aus der Sonne entfernt wird, um ein Ausbleichen und Unansehnlichwerden zu vermeiden. Chinarinde z. B. wird stets an der Sonne getrocknet. Pflanzen mit ätherischen Ölen dürfen nur im Schatten getrocknet werden. Die Baldrianwurzel z. B. wird (zumindest im Kleinanbau) auf Böden ausgebreitet oder auf Schnüre gefädelt und an Hausgiebeln aufgehängt.

Die **Feldtrocknung** ist eine Trocknung im Freien am natürlichen Standort; das Trocknungsgut wird hier nicht auf speziellen Unterlagen aufgebracht. Es handelt sich um ein Verfahren, wie es von der Heu- und Getreide-Ernte her bekannt ist. Diese Trocknungsart ist für die *Umbelliferen-(Apiaceen-)*Früchte üblich. Um ein Abfallen der Früchte vor dem Drusch und damit Ernteverluste zu vermeiden, erfolgt die Mahd, noch ehe die Früchte ganz reif sind. Dafür läßt man sie auf dem Felde nachreifen, wozu man die Garben in Puppen oder Kreuzstiegen 2–3 Wochen lang aufstellt.

Die **künstliche Trocknung** wird auf Horden, Blechen und Drähten über oder in der Nähe künstlicher Wärmequellen durchgeführt. Es gibt die unterschiedlichsten Einrichtungen und Trockensysteme, auf die hier als zu speziell nicht eingegangen werden soll. Erwähnenswert ist die Verwendung von Darren, ein Verfahren, das aus der Lebensmitteltechnologie übernommen wurde (Hopfentrocknung, Malz-Darre, Zichoriendarren). Im Prinzip handelt es sich um Trockenkammern mit großer Hordenfläche, die mit Warmluft beheizt werden; sodann ist für intensive Luftumwälzung und für Einrichtungen zur Regulierung der Temperatur gesorgt.

Die schonendste Form der Trocknung ist die **Gefriertrocknung.** Da es sich um ein sehr kostspieliges Verfahren handelt, wendet man es bisher sehr eingeschränkt zur Trocknung bestimmter Gewürzkräuter *(Majoran, Petersilie)* an.

13.2.6 Nachträgliche Behandlung von Drogen

Die Pharmakopöe-Prüfung einer Droge beginnt mit einer Beschreibung, die neben morphologischen Charakteristika auch die Sinnesprüfung (Geruch und Geschmack der Droge) mit umfaßt. Beispiele:

a) *Eibischwurzel (Althaeae radix, DAB 8):* „Schwach eigenartiger Geruch; fader und schleimiger Geschmack".

b) *Hippocastani semen (DAB 8):* „Die Droge darf nicht modrig und vergoren riechen. Die Kotyledonen müssen weiß oder bräunlichgelb sein und dürfen nicht grau (zementartig) oder grünlich aussehen".

Farbe, Geruch und Geschmack sind oft gute Hinweise dafür, ob eine bestimmte Droge in der richtigen Weise getrocknet und gelagert (s. auch 13.2.7) wurde. Zu langsames Trocknen beispielsweise begünstigt nicht allein autolytische Vorgänge, sondern schafft günstige Voraussetzungen für unerwünschte mikrobielle Tätigkeit (Schimmelbefall und/oder Gärungen).

Manche Drogen nehmen bei unsachgemäßem Trocknen auch eine abweichende Färbung an, welche nicht der Verbraucher-Erwartung entspricht. Um bessere Erlöse zu erzielen, werden solche Drogen *„geschönt"*. Das Schönungsmittel richtet sich natürlich nach der Natur der Verfärbung. Bei der *Watte* sind es Bläuungsmittel, welche einen gelblichen Stich überdecken sollen. Bei der *Eibischwurzel* erreicht man ein Aufhellen durch Schwefeln (mit SO_2), weshalb das DAB 8 mittels Kaliumjodat-Stärkepapier auf unzulässiges Schönen prüfen läßt.

Schönungsmittel generell dienen dem Zwecke, dem Auge ein gefälligeres Aussehen darzubieten und unsachgemäße Vorbehandlung der Droge zu überdecken. Es handelt sich jedoch um eine rein optische Verbesserung, die auf Bedenken stößt, einmal, weil die physiologische Unbedenklichkeit nicht bei allen Schönungsmitteln gegeben ist, und sodann, weil eine besondere Drogenqualität lediglich vorgetäuscht wird.

Zerkleinerung der Drogen: Zerkleinerungsform und Zerkleinerungsgrad, die gewählt werden, hängen mit dem Verarbeitungszweck zusammen. Zur Herstellung von *Medizinal-Tees (Species)* wählt man die grob geschnittene Form. Um bei der Herstellung von Schnittdrogen den anfallenden Bruch- und Grusanteil möglichst klein zu halten, erweicht man die Droge vor dem Zerkleinern durch kurzes Bedampfen oder Anfeuchten. Für die Aufarbeitung zu galenischen Präparaten oder für die Extraktion von Wirkstoffen (technische Gewinnung von Glykosiden, Alkaloiden usw.) verwendet man grobes oder feines Pulver.

Auch die Vorschriften der Pharmakopöen berücksichtigen den unterschiedlichen Verwendungszweck. Zerschnittene Drogen, die zur Herstellung von Medizinal-Tees (Species) verwendet werden, dürfen im allgemeinen nicht über 2% feinpulverige Anteile (Sieb 5) enthalten. Werden hingegen zerschnittene Drogen zur Herstellung arzneilicher Zubereitungen mit einem Lösungsmittel ausgezogen, so dürfen im allgemeinen die feineren Teile nicht entfernt werden.

Der Grund für die zuletzt angegebene Vorschrift liegt darin, daß die Inhaltsstoffe in den jeweiligen Geweben nicht homogen verteilt sind. Beispielsweise ist im Falle der *Ipecacuanha*-Wurzel der Holzkörper alkaloidarm, die Rindenschicht alkaloidreich. Ein Absieben der bevorzugt den Grus bildenden Rindengewebe ist gleichbedeutend mit der Anwendung einer alkaloidärmeren Droge.

13.2.7 Drogenlagerung

Im Prinzip bestehen beim Lagern dieselben Möglichkeiten der Veränderung wie während des Trocknungsvorganges: Die Droge ist nicht wasserfrei geworden, sondern wasserärmer, was lediglich eine Retardierung der im Kapitel 13.2.5 beschriebenen Vorgänge (Hydrolysen durch zelleigene Enzyme, Verdunsten flüchtiger Stoffe, Autoxidation, Schimmelbefall usw.) bedeutet. Daher gilt frische, d. h. aus der letzten Ernte stammende Ware im allgemeinen als die qualitativ beste. Eine bekannte Ausnahme von dieser Regel ist die Faulbaumrinde.

Die Drogen sind daher während der Lagerung zu schützen: 1. vor Feuchtigkeit; 2. gegen Sauerstoffeinwirkung und Verdunsten flüchtiger Stoffe und 3. gegen Speicherschädlinge. Die Arzneibücher geben in jeder Drogenmonographie Anweisung, wie die jeweilige Droge aufzubewahren ist. Fast stereotyp kehrt die Anweisung wieder: „Dicht verschlossen" (z. B. bei *Acaciae gummi* und den *Amyla*); „vor Licht geschützt" (z. B. bei *Belladonnae folium* und *Gentianae radix*); „Dicht verschlossen, vor Licht geschützt" (z. B. bei *Belladonnae pulvis normatus* und *Hyoscyami pulvis normatus*). Besondere Anweisungen bestimmen die Aufbewahrung der Digitalisblätter: „Die Flaschen sind nach jedesmaligem Gebrauch wieder dicht zu schließen. Die Verschlüsse müssen den Ausschluß von Luftfeuchtigkeit gewährleisten".

Diese Vorschriften fußen auf Untersuchungen, wonach der Wirkstoffschwund bei der Lagerung von Drogen sehr stark von deren Wassergehalt abhängig ist. Fingerhutblätter hielten jahrelang ihren konstanten Wirkwert, solange der Wassergehalt unter 5% gehalten wurde; bei 10%-Wassergehalt aber beträgt nach 1-jähriger Lagerung der Wirkstoffschwund bereits ein Drittel. Ähnliches wurde bei Alkaloiddrogen beobachtet: Ihr Alkaloidgehalt blieb bei Ausschluß von Luftfeuchtigkeit über Jahre konstant, wohingegen bei Feuchtigkeit und 1-jähriger Lagerung Alkaloidabnahmen um die 50% registriert wurden.

Der Luftsauerstoff bewirkt Veränderungen (Kondensationen, Polymerisationen, Oxidationen) an vielen Inhaltsstoffen, insbesondere aber an fetten Ölen, an Terpenen (Bestandteilen ätherischer Öle), an Gerbstoffen und an der Ascorbinsäure. Die Schnelligkeit, mit der diese Prozesse ablaufen, sind offensichtlich stark von der Konzentration an Sauerstoff abhängig; jedenfalls laufen sie in der pulverisierten Droge viel rascher ab als in Ganzdrogen. Beispielsweise erwiesen sich intakte Leinsamen als gegen Luft, Licht und Feuchtigkeit gut geschützt, demnach als mehrere Jahre haltbar, während Leinsamenpulver rasch ranzig wird.

Bei ungenügenden Vorbeugungsmaßnahmen können Schädlinge in die Droge gelangen. Befallenes Drogenmaterial ist für die Herstellung von Teemischungen unbrauchbar, weniger wegen verminderten Wirkstoffgehaltes als aus hygienischen Gründen. Schädlinge können bereits mit der Ernte eingebracht werden und sich vor allem in Wurzeln, Samen und Früchten entwickeln; es handelt sich um sog. **Vegetativschädlinge.** Infolge der Drogentrocknung wird ihre Entwicklung sehr stark eingeschränkt. Die eigentlichen Schädlinge sind die Speicherschädlinge, als die vor allem Insekten (sowohl *Lepidopteren* als auch *Koleopteren*), aber auch Nagetiere auftreten. Für Insektenfraß sind vor allem Wurzel- und Rhizomdrogen (Rhabarber, Eibisch, Liebstöckel, Ingwer, Süßholz u. a. m.) sowie Samen- und Früchte-Drogen (Leinsamen, Senf, Koriander, Pfeffer u. a. m.) anfällig.

Vorteilhaft ist es, die Schädlingsbekämpfung nicht erst nach Auftreten von Speicherschädlingen einzuleiten, sondern vorbeugend. Befallsgefährdete Ware läßt sich weitgehend schädlingsfrei halten, wenn sie kurz nach der Ernte und vor der Einlagerung einer „Quarantänebegasung" unterzogen wird. Auf diese Weise läßt sich verhindern, daß Speicherschädlinge in die Lagerräume eingeschleppt werden. Zum Vergasen benutzt wird in erster Linie Ethylenoxid.

Einem Sekundärbefall nach Transport und Kleinverteilung sind naturgemäß wiederum die hygroskopischen Drogen mit ihren günstigeren Lebensbedingungen ausgesetzt. Dazu gehören u. a. *Wollblumen, Eibisch-* und *Liebstöckelwurzel*. Man bewahrt diese Drogen am besten über gebrannten Kalk oder wasserfreiem Kieselgel auf.

Tierische Schädlinge mit saprophytischer Lebensweise spielen, wie im Vorhergehenden gezeigt, eine wichtige Rolle. Doch sollte man daneben die saprophytischen Mikroorganismen nicht völlig übersehen. Widerstandsfähige Dauerformen behaupten sich allen Trocknungs- und evtl. Quarantänemaßnahmen zum Trotz als Besiedler von Drogen. Sobald für sie günstige Bedingungen eintreten, können sie sich explosionsartig vermehren. Daher dürfte es sich aus rein hygienischen Gründen kaum empfehlen, ein Teegetränk in der Weise zuzubereiten, daß man die Droge (z. B. Leinsamen) kalt ansetzt und erst nach längerem Einweichen (etwa über Nacht) und ohne aufzukochen den Tee zu sich nimmt.

13.2.8 Standardisierung der Drogen

Im Zusammenhange mit der Einstellung von Drogen auf einen bestimmten Wirkstoffgehalt werden zwei Termini verwendet: die Termini **Normierung** (= Normung) und **Standardisierung**. Im täglichen Sprachgebrauch sind die beiden Ausdrücke gleichbedeutend; Standardisierung bedeutet so viel wie Schaffung von Normen zwecks Vereinheitlichung eines Produktes. In verschiedenen Wissenschaftsgebieten hat sich jedoch eine differente Bedeutung der Ausdrücke Normierung (= Normung) und Standardisierung herausgebildet. In der Drogenkunde spricht man bevorzugt von Normierung dann, wenn es sich darum handelt, ein biogenes Produkt auf einen „Normwert" **einzustellen;** der Normwert ist dabei durch ein Intervall – einen Mindestgehalt und einen Höchstgehalt – gekennzeichnet. In diesem Sinne sprechen die Arzneibücher von einem „eingestellten (lat. normatus) Präparat" (s. Tab. 13.2.8–1).

Der gleichen Bezeichnungsweise **„pulvis normatus"** bedient sich das DAB 8 auch im Falle der beiden Digitalis-Drogen: des „*Digitalis lanatae pulvis normatus*" und des „*Digitalis purpureae pulvis normatus*", obzwar die Verhältnisse von denen zuvor genannten Drogen insofern abwei-

Tab. 13.2.8–1. Beispiele für eingestellte Präparate

Präparat	Gehalt	Einstellen durch
Opiumextrakt, DAB 8	19.6–20.4% Morphin	Verreiben mit Lactose oder Dextrin
Eingestelltes Opium (Opium titratum), DAB 8	9.8–10.2% Morphin	Verreiben mit Milchzucker
Ipecacuanhae pulvis normatus, Ph. Eur.	1.90–2.10% Gesamtalkaloide	Zusatz von Lactose oder gepulverter Ipecacuanhawurzel mit niederem Alkaloidgehalt
Belladonnae pulvis normatus, Ph. Eur.	0.28–0.32% Gesamtalkaloide	Zusatz von Lactose oder gepulverten Belladonnablättern mit niederem Alkaloidgehalt.
Eingestelltes Digitalis-lanata-Pulver	Wirkwert am Meerschweinchen entsprechend 0.5% Digoxin	Verschneiden mit Digitalis-lanata-Blättern von niedrigerem oder höherem Wirkwert
Eingestelltes Digitalis-purpurea-Pulver	Wirkwert am Meerschweinchen entsprechend 1% Digitoxin	Verschneiden mit Digitalis-purpurea-Blättern von niedrigerem oder höherem Wirkwert.

chen, als die Einstellung auf einen Wirkwert auf biologischem Wege erfolgt. Der Wirkwert der beiden Drogen wird als der äquieffektive Gehalt an Referenzglykosid – im Falle von Purpureablatt das Digitoxin und im Falle von Lanata-Blatt das Digoxin – angegeben, der sich aus dem Vergleich der letalen Dosen von Droge und Referenzglykosid ergibt. Was somit gemessen wird, ist die Toxizität der Droge, nicht aber eine therapeutische Wirkung. Es wäre dies nicht sehr erheblich, wenn zwischen der zu erwartenden therapeutischen Wirksamkeit am Menschen und der am Tier ermittelten Toxizität eine Parallele (Proportionalität) bestehen würde. Das ist jedoch nicht der Fall, da die „Proportionalitätsfaktoren" zwischen parenteral ermittelter Toxizität und der nach oraler Einnahme gemessenen therapeutischen Wirksamkeit (z. B. am EKG) außerordentlich stark von der Konstitution des jeweiligen Glykosids abhängen.

Von einer **Standardisierung** spricht man in Medizin und Pharmazie bevorzugt dann, wenn es sich um eine Wertbemessung von Arzneimitteln handelt, die unter Heranziehung eines Standardpräparates als Bezugsgröße vorgenommen wird. Standardisierung in diesem eigentlichen Sinne läuft auf eine Vergleichsuntersuchung zwischen dem zu standardisierenden Arzneimittel und einem (in der Regel internationalen) Bezugspräparat hinaus. **Internationale Standardpräparate,** die in internationalen Einheiten (I. E./mg oder I. E./ml Substanz) geeicht sind, werden von bestimmten Laboratorien im Auftrag der Weltgesundheitsorganisation vorrätig gehalten und kostenlos zur Eichung der einzelnen nationalen oder Firmen-Standardpräparate abgegeben. In dieser Weise standardisiert werden immunbiologische Arzneimittel wie Sera und Impfstoffe, viele Peptid- und Proteohormone, aber auch einige Antibiotika und Vitamine (z. B. Vitamin D nach DAB 8).

Nur solche Arzneimittel zu standardisieren ist sinnvoll, die eine komplexe Zusammensetzung aufweisen. Reinsubstanzen lassen sich natürlich nach Gewicht dosieren, weshalb beispielsweise der Zweite Internationale Standard für **Penicillin** aus dem Jahre 1952 – es entsprechen 1 mg Benzylpenicillin-Natrium para definitionem 1670 Internationalen Einheiten – inzwischen (1969) aufgehoben wurde.

Demgegenüber müssen die meisten Peptid- und Proteohormone nach wie vor biologisch standardisiert werden, da sie Gemische von biologisch unterschiedlichen Stoffen darstellen. **Corticotropin** (= Corticotrophin = ACTH oder adrenocorticotropes Hormon) beispielsweise weist je nach Herkunft unterschiedliche biologische Wirkung auf. Der Standardisierung wird eine Versuchs-Anordnung zugrundegelegt, die auf der Messung des Ascorbinsäuregehaltes pro 100 g Nebennieren von hypophysektomierten Ratten besteht; diese als Ascorbinsäure-Verarmungstest (oder SAYERS-Test) bekannte Wertbestimmung beruht auf der Beobachtung, daß sich die Ascorbinatkonzentration in der Nebennierenrinde parallel zur ACTH-Einwirkung vermindert. Vom Standard und vom Versuchspräparat ermittelt man die Dosis-Wirkungs-Kurven, die sodann verglichen werden. Nach internationaler Festsetzung enthält 1 mg des Standards 100 I. E.

Zur biologischen Einstellung des **thyreotropen Hormons** (Abk.: TSH) dient ebenfalls ein internationaler Standard als Bezugsgröße; er wird aus Rinderdrüsen hergestellt und mit Lactose verdünnt. 1 I. E. ist die Aktivitätsmenge, die in 13,5 mg des internationalen Standardpräparates enthalten ist. Für die Aktivitätsmessung selbst stehen eine ganze Reihe von Methoden zur Verfügung: Gewichtsveränderung von Schilddrüsenschnitten, Jodaufnahme durch die Schilddrüse in vivo und Messung des proteingebundenen Jods (PBJ) im Blut, nachdem das Schilddrüsenjod durch Injektion von ^{131}J markiert wurde. Das zuletzt genannte Verfahren beruht darauf, daß nach Verabreichung von TSH das markierte Jod aus der Schilddrüse freigesetzt und mit dem Geigerzähler gemessen werden kann; dabei ist der Anstieg von PBJ proportional der verabreichten TSH-Menge.

Im Gegensatz zum thyreotropen Hormon können **Schilddrüsenhormonpräparate (L-Thyroxin und Trijodthyronin)** nach Gewicht eingestellt und dosiert werden. Präparationen aus der Schilddrüse (Schilddrüsentrockensubstanz) werden über biologische Standardisierung auf einen bestimmten Thyroxingehalt sowie auf einen Gehalt von 0,18% an organisch gebundenem Jod eingestellt. Daneben gibt es noch Präparate, die auf sog. *Axolotl*-Einheiten eingestellt sind. Bei der Bestimmung der *Axolotl*-Einheit ermittelt man die kleinste Menge an Wirksubstanz, die nötig ist, um eine im Wasser lebende kiemenatmende *Axolotl*-Larve innerhalb von vier Wochen in einen lungenatmenden Landmolch zu verwandeln. Es handelt sich um einen sog. **Metamorphosetest.** Auch die vorfristige Metamorphose von der Kaulquappe zum Frosch läßt sich durch Thyroxin auslösen und zur Standardisierung verwenden.

3.2.9 Qualitätskontrolle (s. Kap. 17)

1.2.10 Risiken beim Umgang mit Arzneipflanzen

Beim Umgang mit bestimmten Pflanzen, in erster Linie nach Hautkontakten bei der Ernte, aber auch durch Einatmen von pulverisierter Droge bei der Drogenverarbeitung, können Krankheiten auftreten. Am bekanntesten, wenn auch in Mitteleuropa selten vorkommend, ist der **Giftsumach** *(Rhus toxicodendron,* Fam. *Anacardiaceae).* Nach Berührung kommt es zu einer stark juckenden, dem Erysipel ähnlichen Hautentzündung mit Rötung und Schwellung. Träger der toxischen Wirkung sind Brenzkatechine, die unterschiedlich lange, olefinische Ketten tragen (Urushiole). Der lipophile „Schwanz" dürfte als Schlepper fungieren, wodurch das Phenol in tiefere Hautschichten dringen kann. Es handelt sich allerdings um keine direkte Wirkung, vielmehr liegt eine Immunreaktion vor (Kontaktüberempfindlichkeit). Ähnlich gibt es **Sensibilisierungen gegen Primeln;** das Antigen gehört zu den Chinonen. Bei Hopfenpflückern kann es zu einer Hopfenpflücker-Dermatitis durch das Lupulin kommen. Auftreten von Juckreiz und Quaddelbildung nach Kontakt mit **Brennesseln** *(Urtica urens)* ist nicht Folge einer Sensibilisierung; die Gewebsreaktion wird vom Serotonin ausgelöst. Mehrere *Ranunculaceen* wirken stark lokal entzündungserregend, so die Hahnenfußarten, *Caltha palustris, Anemone nemorosa.* Bei dem blasenziehenden Prinzip handelt es sich um einfaches Lacton (= Proto-Anemonin). Wiederum eine andere Gruppe von Dermatitiden hervorrufende Pflanzen bilden diejenigen, welche **photosensibilisierende Stoffe** (z. B. Furanocumarine, Hypericin) enthalten. Zu diesen Hauterkrankungen kommt es nicht als Folge einer stofflichen Einwirkung allein, vielmehr müssen zugleich oder kurz danach die Hautpartien dem Sonnenlicht ausgesetzt werden. Photosensibilisierend wirken u. a. *Ruta graveolens, Pastinaca sativa, Heracleum*-Arten, *Achillea millefolium, Ammi majus.*

14 Gewinnung von Drogen, die Stoffgemische darstellen

4.1 Allgemeines

4.1.1 Begriffe, Definitionen

Ätherische Öle sind heterogene Stoffgemische flüssiger, flüchtiger, lipophiler Pflanzenstoffe mit charakteristischem Geruch. Nach einer Definition der ISO („International Standard Organization") fallen unter den Begriff nur die durch Wasserdampfdestillation von Pflanzenteilen gewonnenen Produkte sowie die durch Auspressen der Fruchtschalen einiger *Citrus*-Arten gewonnenen Öle. Nach dieser Begriffsbestimmung sind die durch Mazeration aus Blüten gewonnenen Blütenöle, die als **konkrete Öle** oder als **absolute Öle** gehandelt werden, ausgeschlossen. Auch Mischungen synthetischer Produkte würden keine **ätherischen Öle im strengen Sinne** darstellen.

Der Begriff „Harz" – der Alltagssprache entlehnt – läßt sich wissenschaftlich nicht präzise umgrenzen. Ihren physikalischen Eigenschaften und ihrer chemischen Zusammensetzung nach bilden die Harze eine heterogene Gruppe von Pflanzenprodukten. Andererseits haben sie eine Reihe von Eigenschaften gemeinsam, so daß sie in der Praxis durchaus als eine zusammengehörige Gruppe erkennbar sind. Sie sind amorph und strukturlos, erweichen beim Erwärmen zunächst, um später zu einer mehr oder weniger klaren, zäh-klebrigen Flüssigkeit zu schmelzen. Sie brennen mit rußender Flamme und sind gegenüber chemischen Agenzien oft auffallend resistent. Der chemischen Natur ihrer Bestandteile nach bestehen zwischen Harzen und ätherischen Ölen biogenetische Beziehungen insofern, als die typischen Harze ebenfalls Gemische von Terpenen oder von Phenylpropanderivaten darstellen. Die Phenylpropanderivate liegen in Harzen meist als Ester vor (= **Resine**). Darauf gründet sich die Unterscheidung der **Terpenharze** (z. B. *Kolophonium*) von den **Esterharzen** *(Benzoe, Balsamum peruvianum, Balsamum tolutanum, Styrax)*. Daneben gibt es einige Pflanzenharze, denen zu den eigentlichen, lipophilen Harzstoffen stärker polare Schleime und Gummen beigemischt sind: Man bezeichnet sie als Gummiharze.

In einigen Fällen werden von Pflanzen Lösungen von Harzen in ätherischen Ölen ausgeschieden, d. s. Produkte, die man als Balsame (Oleoresinate) bezeichnet. Ein Balsam läßt sich somit durch Wasserdestillation in ätherisches Öl und in Harz zerlegen (z. B. Terpentin → Terpentinöl + Kolophonium).

Pektine. In der Biochemie beschreibt der Begriff Pektin eine komplexe Mischung von sauren und neutralen Polysacchariden, die durch Extraktion pflanzlicher Zellwände mit verdünnten Säuren gemeinsam in Lösung gebracht werden. In einer solchen Mischung überwiegt stets ein Rhamnogalakturonan, d. i. eine Kette aus 1,4-α-verknüpften D-Galakturonatresten, zwischen die einzelne D-Rhamnosereste eingestreut sind.

Pektin im pharmazeutischen Sinne ist die gereinigte Kohlenhydratfraktion, die man aus der Albedoschicht von *Citrusfrüchten* oder aus *Apfeltrestern* durch Extraktion mit verdünnten Säuren gewinnt. Citruspektin besteht ausschließlich, Apfelpektin zu annähernd 95% aus Galakturonsäureeinheiten, deren Säuregruppen zu 20–60% mit Methylalkohol verestert sind. Das Molekulargewicht schwankt zwischen 100 000 bis 250 000. Pektin muß nach der N. F. (USA) einen Mindest-Methoxylgehalt von 6,7% aufweisen. Zum Unterschied von dem in der Lebensmittelindustrie handelsüblichen Pektin soll das pharmazeutische Produkt keinen Zusatz von Zucker oder Fruchtsäuren enthalten.

Gummen und Schleime. Gummen und Schleime sind Heteropolysaccharide pflanzlicher Herkunft mit Eigenschaften von Hydrokolloiden. Sie sind unlöslich in Ethanol, Ausnahmen sind *Weihrauch* und *Myrrhe,* die teilweise löslich sind. In kaltem Wasser lassen sie sich dispergieren unter Bildung klebender oder schleimiger Lösungen. Aufgebaut sind sie aus sauren und/oder neutralen Monosaccharidbausteinen, die glykosidisch verbunden sind. Die sauren Gruppen ($-CO_2H$, $-SO_3H$) liegen gewöhnlich als Salze vor (Ca, Mg, Na, K).

Eine scharfe Unterscheidung zwischen Gummen und Schleimen läßt sich nicht geben. Man hat versucht, kolloidchemische Eigenschaften beizuziehen: Manche Gummen lösen sich rascher in Wasser und bilden klebrige Lösungen, während typische Schleimlösungen nicht kleben. Die Unterscheidung beruht aber weniger auf chemischen und physikalischen Kriterien; sie hat eher historische Gründe und stammt aus einer Periode, als die Gewinnungsverfahren im Vordergrund standen. Gummen sind eingetrocknete Abscheidungen an Holzpflanzen, die als Ergebnis mechanischer Verletzungen auftreten; man gewinnt Gummen durch Einsammeln von Hand. Schleime dagegen stellen keine nach außen abgeschiedenen Gebilde dar; man erhält sie aus Samen, Wurzeln oder anderen Pflanzenteilen durch Extraktion mit heißem oder kaltem Wasser.

Stärke. Stärke im Sinne der Biochemie bedeutet nicht ganz dasselbe wie Stärke im pharmazeutischen Sinne (= **Amyla** der Arzneibücher) oder wie das Stärkemehl in der Lebensmittelindustrie. Stärke im engeren (biochemischen) Sinne stellt ein Gemisch zweier strukturell verschiedenen gebauter α-Glucane, von Amylose und Amylopektin, dar. Die Stärkemehle enthalten neben den Glucanen der Stärkekörner Reste von Zellwandtrümmern (1–1,5%), Eiweißstoffe (Kleber ~ 0,1%), Wasser (10–20%) und anorganische Bestandteile. Die Stärkekörner sind in kaltem Wasser unlöslich; darauf beruht das Verfahren der Abtrennung durch Auswaschverfahren aus dem zerkleinerten Pflanzenmaterial. Demgegenüber ist Amylopektin (ähnlich wie Glykogen) gut wasserlöslich. Auch Amylose ist unter bestimmten Umständen gut wasserlöslich; es neigt allerdings zu Retrogradation, einer Zusammenlagerung mehrerer Moleküle, wodurch eine kristalline Struktur zustande kommt, begleitet von einer stark verminderten Löslichkeit in Wasser.

Fette und fette Öle. Die Bezeichnungen „Fette" und „Öle" sind der Umgangssprache entnommen. Öle sind bei gewöhnlicher Zimmertemperatur flüssig; Fette hingegen stellen halbfeste Massen dar. Es handelt sich in beiden Fällen um Produkte pflanzlicher oder tierischer Herkunft, die zur Hauptsache aus Glyceriden bestehen, denen geringe Mengen Lipoide wie Sterine, Phosphatide, fettlösliche Vitamine oder natürliche Antioxidantien (Tocopherole) beigemengt sein können.

Wachse sind hydrophobe Stoffgemische, die von vielen Pflanzen und Tieren abgeschieden werden, um eine Verdunstung von Wasser oder eine Benetzung mit Wasser zu verhindern. Chemisch handelt es sich um Ester langkettiger, geradzahliger Fettsäuren mit einwertigen, geradkettigen aliphatischen Alkoholen oder mit Sterinen. Sie liegen im Wachs als Estergemische vor, denen Fettsäuren, freie Alkohole und höhere Kohlenwasserstoffe beigemengt sein können.

4.2 Gewinnungsverfahren

4.2.1 Stärken, Gummen, Schleime, Pektine und andere Polysaccharide

Stärkegewinnung

a) Allgemeines. Die fabrikmäßige Gewinnung der Stärke fußt auf dem Absetzen der Stärkekörner aus einer wasserreichen Stärke-Wasser-Suspension. Die Stärkekörner sind in kaltem Wasser unlöslich und können durch wiederholte Auswasch-, Dekantier- und Zentrifugiervorgänge aus dem zerkleinerten Pflanzenmaterial von Begleitstoffen abgetrennt und isoliert werden. Grundsätzlich sind alle Verfahren zur Gewinnung von Stärke Naßverfahren, im Gegensatz zur Mehlherstellung. Die Einzelheiten des Verfahrens richten sich darnach, welches stärkehaltige Produkt verarbeitet wird; denn davon wiederum hängt einmal ab, welche Begleitstoffe vorliegen, die abgetrennt werden müssen, sodann aber die Lokalisation der Stärke: Beispielsweise können die Stärkekörner lose in den Zellen eingelagert sein, wie bei der Kartoffel – es genügt dann, die Zellwände aufzureißen –, sie können aber auch in eine Matrix aus Protein (Kleber) eingebettet sein (z. B. beim Mais); in diesen Fällen ist es notwendig, auch die Eiweißeinbettung zu zerstören. Die Darstellung der Stärke aus Samengewebe ist somit stets komplizierter und schwieriger als die aus Knollen, nicht nur, weil die Aufschlußverfahren komplizierter sind (Freisetzen der Stärkekörner aus dem Geweberverband), sondern weil die begleitenden Eiweiße in der Dichte mit der der Stärke nahezu übereinstimmen, wodurch die Trennung erschwert ist.

b) Gewinnung von Kartoffelstärke. Die Knollen werden gewaschen und mechanisch zu einem feinen Brei zermahlen. Vor der Zerkleinerung kann man – in Abwandlung des Grundverfahrens – die zerkleinerten Knollen auch einige Zeit sich selbst überlassen. Hierdurch werden in den Geweben der Knollen chemische Veränderungen in Gang gesetzt, die zwar nicht eingehend studiert sind, die jedenfalls darauf hinauslaufen, daß die Zellulosewände angegriffen und teilweise in Lösung gebracht werden. Der Brei (= Pulpe) wird auf Sieben ausgewaschen; es läuft eine milchige Flüssigkeit ab – sie enthält suspendiert die Stärke und gelöst Salze sowie (lösliche) Proteine – aus der sich Stärke niederschlägt, die man durch Waschen oder Zentrifugieren reinigt. Mehrfach während dieser Prozesse setzt man Schwefeldioxid zu, um Verfärbungen des Produktes zu verhindern (Hemmung oxydierender Enzyme). Getrocknet wird bis auf ein Restwasser von etwa 18%.

c) Gewinnung von Maisstärke. Das Weichen der Körner bildet eine wesentliche Phase der Fabrikation. Es bewirkt, daß die verschiedenen Komponenten des Maiskorns beim späteren Vermehlen sich leichter trennen, daß vor allem die Keime leicht entfernt werden können. Bei einer Fabrikationsart wird der Mais zwei Tage lang in warmen (50 °C) SO_2-haltigem Wasser eingeweicht. Der SO_2-Gehalt des Weichwassers soll die Entwicklung von Mikroorganismen während des Weichvorganges hemmen. Die dem Weichprozeß folgenden Manipulationen sind rein physikalischer Natur. Das geweichte Korn wird zunächst grob zermahlen und Hülle, Keim und Endosperm getrennt. Die Keime werden in sog. Keimseparatoren entfernt und zu Maiskeimöl weiter verarbeitet. Die Reste des Korns werden nunmehr fein zermahlen; nach Abtrennung faseriger Partikel resultiert eine Stärkemilch, die noch Gluten enthält.

Gluten (= Klebereiweiß) und Stärke können durch Zentrifugieren voneinander getrennt werden.

d) Gewinnung von Reisstärke. Die Reisstärke ist besonders dicht gepackt, weshalb die Aufschließung der Körner durch energische Prozeduren erfolgen muß. Man verwendet zum Lösen des Klebers schwach alkalisch gemachtes Wasser (z. B. 0,4%-ige Sodalösung). Anders als beim Mais wird auf die Abtrennung der Keime, da sie wesentlich kleiner sind, verzichtet. Der gequollene Reis wird gemahlen und mit Wasser aufgeschwemmt; die Stärke wird durch Zentrifugieren abgetrennt.

Gewinnung von Pflanzengummen

a) Vorbemerkungen. Es gibt Bäume, die nach Verletzung die Erscheinung des sog. Gummiflusses zeigen: Membran und Zellinhalt oft ansehnlicher Zellkomplexe werden verflüssigt, treten aus der Wunde aus, verfestigen sich an der Luft und verschließen dabei die Öffnung. Das erhaltene Produkt wird als Gummi und der Vorgang selber als Gummosis bezeichnet. Die Verflüssigung der Zellkomplexe wird nicht nur durch Verletzung ausgelöst, sondern kann auch ohne pathologische Ursache in Gang kommen, durch Verletzung aber intensiviert werden.

b) Gummi arabicum. Zur Gummigewinnung dienen wildwachsende oder kultivierte (Kordofan) Exemplare von *Acacia senegal*. Daneben liefern auch noch einige andere afrikanische Arten wie *A. seyal* und *A. nilotica* Gummi arabicum. Im Februar und März werden in die etwa sechsjährigen Bäumchen mit einer kleinen Axt querverlaufende Einschnitte in Stamm und Zweige gemacht und die Axt dabei so gedreht, daß die Rinde gelöst wird. Oberhalb und unterhalb des Einschnittes zieht man die Rinde so weit ab, daß das Cambium auf einer Fläche bis zu 7 × 90 cm freigelegt und zur Bildung neuer Rinde angeregt wird. Gleichzeitig beginnt der als Vergummung *(Gummosis)* bezeichnete Prozeß, der aber nur während der Trockenzeit an Bäumen auf sehr trockenem Standort in Gang kommt. Gummi scheidet sich nach außen ab und wird nach 20–30 Tagen in Form kugeliger Gebilde abgelesen, von Verunreinigungen befreit, sortiert und getrocknet; früher wurde noch an der Sonne gebleicht. Hauptproduktionsgebiet ist der Sudan; die beste Sorte stammt aus Kulturen in Kordofan.

c) Traganth. Man gewinnt Traganth aus den Stammorganen bestimmter in Kleinasien, Syrien und Persien vorkommender *Astragalus-Arten*. Die zu den *Leguminosae (Fabaceae)* gehörenden *Astragalusarten* sind dornige, niederbuschartige Pflanzen, die sich dadurch auszeichnen, daß ihr Mark verschleimt, d. h. sehr stark verdickte Zellmembranen (Schleimzellen) ausbildet. Der Vorgang setzt sich in die Markstrahlen fort. Er braucht im Gegensatz zur Gummibildung bei *Acacia* nicht erst durch

Verwundung ausgelöst zu werden. Durch Wasseraufnahme quellen diese Schleimzellen an und üben einen starken Druck auf das umliegende Gewebe aus, so daß bei der geringsten Verletzung des Stämmchens die verschleimte Masse nach außen fließt. Je nach Art der Öffnung tritt der Schleim in verschiedenen Formen, etwa als *Wurm-* oder *Bandtraganth* aus. Gleichzeitig werden Stärkekörner mitgerissen. Sie machen etwa 1–3% der Droge aus. Zur Drogengewinnung werden im unteren Teil des Stämmchens Einschnitte gemacht, die dann zur Bildung von Bandtraganth führen (von den Arzneibüchern ist nur diese Form zugelassen). Nach einigen Tagen wird der erhärtete Schleim geerntet. Die für die Traganthgewinnung wichtigsten Arten sind *Astragalus gummifer, A. verus* und *A. microcephalus*.

Gewinnung von Pektin. Das Pflanzenmaterial (Schalen von Citrusfrüchten oder Apfeltrester, der als Nebenprodukt bei der Herstellung von Apfelsaft anfällt) wird mit heißer verdünnter Salzsäure (pH 1,0–3,5, 70–90 °C) extrahiert. Durch Zusatz von Ethanol, Isopropanol oder Aluminiumsalzen fällt das Pektin aus, das gesammelt und getrocknet wird. Gereinigtes Pektin stellt ein grobes oder feines Pulver von gelblich weißem Aussehen dar, das fast geruchlos ist und schleimig schmeckt. Es verhält sich als typisches Hydrokolloid: Mit 20 Teilen Wasser bildet sich eine viskose, opaleszierende, kolloidale Lösung, die gegenüber Lackmus sauer reagiert. 1 Teil Pektin mit 9 Teilen Wasser erhitzt bildet ein steifes Gel.

Gewinnung von Alginsäure. Alginsäure ist ein charakteristischer Bestandteil der Braunalgen. Als Ausgangsmaterial können verschiedene *Ascophyllum-, Laminaria-* und *Fucus-Arten* herangezogen werden. In Amerika bevorzugt man ihrer riesigen Ausmaße wegen die Art *Macrocystis pyrifera*. Die Gewinnung selbst erfolgt durch sodaalkalische Extraktion. Um Verunreinigungen abzutrennen, geht man folgendermaßen vor: Aus dem zerkleinerten Material entfernt man mit verdünnter Säure Laminarin[1] und Fucoidin[2], gleichzeitig aber auch andere wasserlösliche Stoffe wie Salze und Mannit. Dann wird mit heißer Sodalösung die Alginsäure als Natriumsalz extrahiert; durch Zusatz von Schwefelsäure kann die freie – in Wasser unlösliche – Alginsäure als solche oder mit $CaCl_2$ als ebenfalls unlösliches Ca-Alginat erhalten werden.

Gewinnung von Agar. Ausgangsmaterialien zur Gewinnung sind bestimmte Rotalgen, die im Salzwasser leben: *Gelidium corneum* und

---

1 Laminarin, Polysaccharidgemische aus Braunalgen, die vorwiegend Glucose in 1,3-β-glykosidischer Bindung enthalten.
2 Fucoidin, ein Polysaccharid, das sich aus L-Fucose (6-Desoxy-L-Galaktose) aufbaut und einen hohen Anteil an mit Schwefelsäure veresterten OH-Gruppen trägt.

G. amansii an den Küsten Japans, *Gracillaria lichenoides* an denen Indochinas und *Euchema spinosum* an denen Indonesiens. Wichtigster Lieferant ist *Gelidium amansii,* eine zarte, fiedrig verzweigte, bis 25 cm lange Pflanze, die – an Felsen fest verwachsen – in Meerestiefen bis zu 30 m gedeiht. Die Algen werden von den natürlichen Standorten gesammelt, in Japan auch zunehmend kultiviert.

Agar ist Bestandteil der Zellwände (der Mittel-Lamelle) und läßt sich mittels heißen Wassers leicht extrahieren. Das Problem besteht in der Trocknung des Extraktes, d. h. im Entfernen der großen Wassermenge, die als Extraktionsmenstruum dient. Man bedient sich dazu der Methode des Ausfrierens. Das ursprüngliche und bis heute noch während der kalten Wintermonate in Japan und Korea geübte Verfahren besteht darin, den Extrakt, der beim Erkalten zunächst zu einer Gallerte erstarrt, über Nacht im Freien zu belassen. Beim Gefrieren des Gels, das oft zu Bändern und Fäden ausgeformt wird, trennt sich das Wasser in Form von Eiskristallen vom wasserarmen Gel und tropft beim Auftauen mit den darin gelösten Salzen ab. Nach mehrmaligem Einfrierenlassen und Wiederauftauen bleibt der eigentliche Agar in Form einer lockeren Masse zurück. Wirtschaftlich ist dieses Verfahren nur in bestimmten Teilen Japans und Koreas während der Wintermonate mit einem abrupten Wechsel von kalt und warm.

In zunehmendem Maße wird das Verfahren der Agarherstellung mechanisiert. Entfärbt und gereinigt wird der Auszug adsorptiv mittels Aktivkohle und Filtration durch Filterpressen; das Einfrieren erfolgt künstlich.

Gewinnung von Heparin. Heparin wurde zuerst als Bestandteil der Leber (daher der Name) gefunden, es kommt aber auch in anderen Geweben, reichlich in Lungen- und Muskelgewebe vor. Ochsenlungen und Ochsenleber sind die hauptsächlich verwendeten Ausgangsmaterialien zur Heparingewinnung im technischen Maßstab. Die Anreicherung und Isolierung bedient sich des starken Säurecharakters des Heparins: seiner schlechten Löslichkeit im sauren und seiner guten Löslichkeit im alkalischen Bereich. Sodann kommt es darauf an, das Heparin von großen Mengen Eiweißstoffen und auch von Lipiden zu befreien; Eiweiß eliminiert man durch Koagulation und Abbau mit Trypsin, einem proteolytischen Enzym, Fette durch Suspension bereits stärker angereicherter Fraktionen in Ethanol.

Man verfährt in groben Zügen zur Heparingewinnung folgendermaßen: Zerkleinertes Lungen- oder Lebergewebe wird bei 40 °C autolysiert, mit Pufferlösung auf pH = 9 eingestellt und die Hauptmenge an Eiweiß durch Erhitzen gefällt. Nach dem Erkalten fällt man das Heparin nebst Begleitstoffen, die ebenfalls in saurem Milieu schwer löslich sind, durch

Einstellen auf pH = 2; restliches Protein entfernt man durch Abbau mittels Trypsin, Lipide durch Behandeln mit Ethanol. Weitere Reinigungsprozeduren wie fraktioniertes Umfällen aus Ethanol oder Aceton schließen sich an.

Die so gewonnenen Heparinfraktionen stellen ein leicht wasserlösliches, etwas hygroskopisches Produkt von graubrauner Farbe dar. Die Ausbeuten betragen 100 bis 200 mg Heparin aus 1 kg Organ, d. s. $10^{-2}\%$. Die Handelsprodukte sind nicht homogen im chemischen Sinne und beispielsweise elektrophoretisch noch weiter auftrennbar. Je nach Herkunft weisen sie unterschiedlichen Schwefelgehalt und Polymerisationsgrad auf, womit ihre unterschiedliche biologische Wirkung zusammenhängen dürfte.

Gewinnung von Heparinoiden. Heparinoide gewinnt man partialsynthetisch durch Versterung bestimmter Polysaccharide mit Schwefelsäure. Die biologische Aktivität der Produkte hängt sehr stark ab *1*. vom Polymerisationsgrad der Ausgangsprodukte und *2*. von der Einheitlichkeit der Molekülgröße der Polysaccharide. Die Bereitstellung von Ausgangsmaterialien zur Partialsynthese besteht daher in zweierlei: einmal in der Gewinnung des polymeren Produktes selbst, sodann aber in dessen Abbau zu einem möglichst einheitlichen Produkt bestimmten Polymerisationsgrades.

Rohstoffe sind in erster Linie Pektine, insbes. Citruspektine (s. weiter oben) und Dextrane (s. 10.2.1). Der gelenkte partielle Abbau (Hydrolyse) kann entweder enzymatisch oder säurehydrolytisch erfolgen. Der Grad des Abbaues ist außer von den näheren Reaktionsbedingungen (Säurekonzentration, Enzymaktivität, Temperatur) vor allem auch zeitabhängig. Die Abbauprodukte werden durch Lösungsmittelfällung mittels Methanol (im Fall der Pektine) oder mittels Aceton (im Falle der Dextrane) aus der wässerigen Reaktionslösung – nach Neutralisation – ausgefällt.

14.2.2 Fette und fette Öle

Allgemeines. Bei Pflanzenfetten beginnt die Ölgewinnung im allgemeinen damit, daß die Ölsaat zerkleinert wird, um die Zellen, welche die Öltropfen einschließen, möglichst freizulegen. Das eigentliche Gewinnungsverfahren besteht entweder im Auspressen oder im Extrahieren der Öle. Bevor eine zerkleinerte Saat ausgepreßt werden kann, wird sie im Regelfall vorbehandelt, d. h. auf eine bestimmte Temperatur gebracht und ein bestimmter Feuchtigkeitsgehalt eingestellt, was durch heißen Wasserdampf erfolgen kann. Das im Gewebe eingeschlossene Öl wird dünnflüssiger, vereinigt sich leichter zu Tropfen und läuft rascher ab; durch die Feuchtigkeit wiederum verliert das Samengewebe viel von seiner fettaufsaugenden Wirkung, so daß sich die Ausbeuten verbessern. Olivenfrüchte als Ausgangsmaterial sind in vieler Hinsicht ein Ausnahmefall. Das Öl ist nicht in kompaktem Samengewebe, sondern im lockeren Fruchtfleisch lokalisiert, das überdies reichlich Wasser enthält. In bestimmten Fällen, und dazu gehört die Olivenfrucht, preßt man mehrstufig aus: eine erste Pressung erfolgt bei Raumtemperatur, weitere Pressen bei zunehmend höherer Temperatur und Druck. Auch nach energischem Pressen hinterbleibt noch Öl im Preßkuchen, das sich durch Extraktion mit Fettlösungsmitteln bis auf einen Restgehalt von etwa 1% noch herausholen läßt. Dieses durch „Nach-Extrahieren" gewonnene Restöl liefert keine gute Qualität. Die qualitativ besten Öle sind die unter schonenden Bedingungen (niedrige Temperatur und Druck) erzielten „kalt geschlagenen Öle".

Zur Ölgewinnung kommt das Extrahieren auch als ausschließliche Methode in Frage. An ein ideales Extraktionsmittel werden als Anforderungen gestellt: Es soll Fette gut herauslösen und sich leicht aus dem Extraktionsgut wieder entfernen lassen; es soll unerwünschte Begleitstoffe wie Harze, Schleime und Farbstoffe nicht mitextrahieren; es soll hingegen erwünschte Begleitstoffe, insbesondere die natürlichen Antioxydantien, welche das Öl vor dem Ranzigwerden schützen, mit dem Fett zugleich aus dem Extraktionsgut herauslösen. Das ideale Extraktionsmittel wurde bisher nicht gefunden. Am meisten verwendet werden Hexan-Heptan-Gemische (Benzin).

Reinigen der Öle. Die durch Pressen oder Extrahieren (auch die durch Ausschmelzen) erhaltenen Öle enthalten je nach Ausgangsmaterial wechselnde Mengen von Begleitstoffen: von Phosphatiden, Schleimstoffen, freien Fettsäuren, Farbstoffen, Geruch- und Geschmacksstoffen und Vitaminen inclus. der Tocopherole. Zur Herstellung der für pharmazeutische Zwecke und der für Nahrungszwecke bestimmten Öle müssen die Rohfette noch raffiniert werden, wobei die erwünschten Begleitstoffe erhalten bleiben sollen. In einigen wenigen Fällen, und zwar bei kaltgepreßten Ölen (s. hierzu das Olivenöl), kann eine Raffination unterbleiben. Man unterscheidet bei der Fettreinigung die folgenden Arbeitsstufen: 1. Vorreinigen zur Entfernung von Schleimstoffen und Phosphatiden, 2. Entsäuern zur Entfernung der freien Fettsäuren, 3. Entfärben und 4. Desodorieren. Die Entfernung von Phosphatiden und Schleimstoffen, die ursprünglich im Rohöl gelöst sind, beruht darauf, daß sie in Gegenwart von Wasser ($\sim 3\%$) aufquellen, in Öl unlöslich werden und sich daher nach längerer Lagerung absetzen. Der ausgeschiedene Hydratationsschlamm wird meist durch Zentrifugieren abgetrennt. *Soja-Rohöl* ist besonders reich an Phosphatiden, so daß der

Schlamm (= Rohlecithin) als Ausgangsmaterial für *Lecithin* verwendet wird.

Die Rohfette enthalten je nach Herkunft wechselnde Mengen freie Fettsäuren (im allgemeinen 1 bis 3%, manche Oliven-, Palm- und Fischöle aber bis 20%). Die freien Fettsäuren werden entweder als Natriumseifen abgeschieden, seltener abdestilliert; auch durch Verestern mit Glycerin kann das Öl entsäuert werden.

Nach der Entschleimung und Entsäuerung behalten einige Öle eine dem Verbraucher ungefällige Eigenfarbe. Man entfärbt in der Regel mittels fester Adsorptionsmittel (Bleicherden, Entfärbungskohlen). Von unerwünschten Geruchs- und Geschmacksstoffen werden die Öle durch die Dämpfung befreit (Desodorieren). Es handelt sich im Prinzip um eine unter Vakuum durchgeführte Wasserdampfdestillation.

Einzelbeispiele zu den Gewinnungsverfahren. *Arachidis oleum* DAB 8. Ausgangsmaterial zur Gewinnung von *Erdnußöl* sind die Samen von *Arachis hypogaea*, die folgendermaßen zusammengesetzt sind: 3–5% Wasser, 2–4% mineralische Bestandteile, 20% Kohlenhydrate (Glucose, Stärke), 20–30% Eiweißstoffe, davon das in Wasser unlösliche Globulin *Arachin* und die im vorliegenden Zusammenhange wichtigen Lipide in Mengen von 40–50%. Zur Ölgewinnung werden die zerkleinerten Samen bei Temperaturen von 70–80° C vorgepreßt. Im Preßkuchen verbleiben noch etwa 20% Öl, das mittels Benzin extrahiert wird. Nach Vertreiben des Lösungsmittels wird das Extraktionsöl mit dem Preßöl vereinigt und wie oben beschrieben der Raffination unterworfen. Das soeben beschriebene Verfahren stellt eine Kombination von Pressen und Extraktion mit Lösungsmitteln dar. Es handelt sich um ein Verfahren, das, technisch zu einem kontinuierlichen Verfahren ausgestaltet, heute generell das wichtigste Verfahren zur Ölgewinnung aus Ölsaaten darstellt, also nicht nur zur Gewinnung von Erdnußöl herangezogen wird.

Olivae oleum DAB 8. Die Früchte des Ölbaumes, *Olea europaea (Oleaceae)*, sind Steinfrüchte von der Größe einer Kirsche. Bei der Olive findet sich abweichend das meiste Öl im fleischigen Mesokarp, nicht im Steinkern wie sonst bei Ölfrüchten. Zur Gewinnung feinster Olivenöle wird das Fruchtfleisch von den Steinkernen abgetrennt, bevor man auspreßt. Die Regel ist allerdings, Kerne und Fruchtfleisch nicht eigens zu trennen; die Charakteristik des Öles ändert sich dadurch nur wenig, da das fette Öl des Fruchtfleisches und das des Samens so ziemlich die gleiche chemische Zusammensetzung aufweisen.

Frische, grüne Oliven enthalten 40–45% Wasser, 2% mineralische Bestandteile, 5–10% Eiweiße und 30–50% Öl; daneben Farbstoffe und Glykoside (mit dem Oleuropaeosid). Entsprechend den verschiedenen

Herstellungsbedingungen erhält man Handelssorten sehr unterschiedlicher Qualität. Zerkleinert man das Fruchtfleisch, so bilden sich nach einiger Zeit drei Komponenten: Feste Bestandteile der Frucht- u./o. Samenmasse, Wasser und Öl. Dieses durch freiwilliges Abscheiden erhältliche Öl wird als Jungfernöl bezeichnet und ist von bester Qualität. Ebenfalls von hoher Qualität ist das durch kalte Pressung erhaltene Öl („Provenceöl"). Das weitere warme Abpressen liefert ein Öl mit geringerem Aroma, das für Speisezwecke raffiniert werden muß. Den Rückständen entzieht man die letzten Anteile an Öl mittels Extraktion. Für pharmazeutische Zwecke ist gemäß DAB 8 nur das aus frischen Früchten bei der ersten Pressung ohne Wärmezufuhr gewonnene, klar filtrierte Öl – also Jungfern- und Provenceöl – zugelassen. Das Öl fällt in Form einer Wasser-Öl-Mischung an, die man durch Absetzenlassen oder mittels Zentrifugieren trennt.

Ricini oleum DAB 8. Man geht von den geschälten und zum Mehl zerkleinerten Samen von *Ricinus communis* aus. Wegen seiner besonderen technischen Bedeutung gehört das Ricinusöl zu den wichtigen Handelsprodukten. Alle oben beschriebenen Verfahren können zur Gewinnung herangezogen werden. Nur ein sehr kleiner Anteil des Ricinusöles ist für die direkte pharmazeutische Anwendung bestimmt; doch muß die Gewinnung dieses für arzneiliche Zwecke bestimmten Öles sicherstellen, daß kein Ricin, ein Toxalbumin, in das Endprodukt gelangt. Einmal darf nur ausschließlich kalt gepreßtes Öl verwendet werden; sodann sind evtl. Reste des Toxalbumins dadurch zu entfernen, daß das Öl mit Wasser ausgekocht wird. Ricin ist sowohl thermolabil als auch zudem in Wasser gut löslich.

Hippoglossi jecoris oleum DAB 8 (Heilbuttleberöl). Nach DAB 8 handelt es sich beim Heilbuttleberöl um „das aus frischen oder durch Kälte konservierten Lebern von *Hippoglossus hippoglossus* L. gewonnene fette Öl. Es kann mit Lebertran auf den geforderten Gehalt eingestellt werden. Der Zusatz von geeigneten Stabilisatoren ist gestattet. Heilbuttleberöl enthält 30 000 bis 50 000 I. E. Vitamin A je Gramm und seine antirachitische Wirksamkeit entspricht mindestens 600 I. E. Vitamin D je Gramm". Tierische Fette sind im Vergleich zu den Pflanzenfetten relativ einfach durch Erhitzen zu gewinnen, da die tierische Zellmembran wenig fest ist und bei Ausdehnung des Zellinhaltes gesprengt wird. Das gewöhnliche Verfahren zur Gewinnung von Lebertran besteht daher auch in einem schonenden Auskochen der zerkleinerten Leber mit direktem Dampf. Moderner ist die gleichzeitige Anwendung von Druck in Druck-Aufschlußgeräten, in denen die Leber kurzzeitig unter schwachem Druck mit Dampf erwärmt wird. Die weitere Aufarbeitung besteht darin, das sich absetzende Leberöl über Zentrifugen zu klären;

daran schließt der Prozeß des Ausfrierens (48 Stunden langes Abkühlen auf -2 bis $-5°C$). Die leicht erstarrenden Anteile, bestehend aus Glyceriden gesättigter Fettsäuren, werden schließlich mit Hilfe von Filterpressen abgetrennt.

14.2.3 Wachse

Wollwachs stellt die wachsartige Hautausscheidung der Schafe dar: In der Rohwolle, die bei der Schur anfällt, ist es in der Größenordnung von 20% enthalten. Um Rohwolle weiter verarbeiten zu können, muß man sie reinigen, was mit sodahaltiger Seifenlauge geschieht. Aus diesen als Nebenprodukt bei der Herstellung von gewaschener Wolle anfallenden Wollwaschwässern läßt man grobe Verunreinigungen wie Sand, Schmutz und Wollflocken sich absetzen. Das Wollwachs wird nun mittels hochtouriger Spezialzentrifugen aus dem Waschwasser direkt zur Abscheidung gebracht, vergleichbar der Rahmgewinnung aus Milch.
Rohwollwachs enthält neben Wasser vor allem freie Fettsäuren. Es ist dunkel gefärbt und von unangenehmen Geruch. Fettsäuren lassen sich durch Neutralisieren und Auswaschen entfernen. Stark gefärbte Produkte werden mit Aktivkohle, Bleicherden oder Peroxiden gebleicht. Das Hauptproblem besteht im Desodorieren des unangenehm riechenden Rohwollwachses. Dazu können Oxidationsmittel wie H_2O_2 oder $KMnO_4$ herangezogen werden; jedoch dürfte in erster Linie mehrstündiges Einblasen von überhitztem Wasserdampf angewandt werden. Nach dem DAB 8 ist der Zusatz von Stabilisatoren (Antioxidantien) erlaubt, um das Ranzigwerden zu verhindern.
Bienenwachs ist ein von der Honigbiene durch Bauchdrüsen ausgeschiedenes wachsartiges Sekret, das zum Wabenbau dient. So lautet die Definition, wenn der biologische Blickpunkt maßgeblich ist. Nach dem DAB 8 ist das Bienenwachs (= *Gelbes Wachs* = *Cera flava*) beschrieben als das durch sorgfältiges Ausschmelzen der entleerten, von Honigbienen hergestellten Waben gewonnene und durch Waschen und Filtrieren von allen Fremdkörpern befreite Produkt.
Zur Gewinnung des Gelben Wachses geht man im einzelnen folgendermaßen vor: Die Bienenwaben werden entnommen und der in ihnen enthaltene Honig wird ausgeschleudert oder abgepreßt. Mit heißem Wasser oder Wasserdampf werden sodann die Waben geschmolzen, wobei Honigreste gelöst werden und sich das Rohwachs an der Oberfläche des Wassers abscheidet. Das Rohprodukt enthält im Durchschnitt noch 2–6% Verunreinigungen (tote Bienen, Blütenstaub), weshalb es entweder noch mehrmals umgeschmolzen wird, wobei sich Verunreinigungen

am Boden des Behälters absetzen, oder man transportiert die noch warme Wachsschicht über engmaschige Siebe oder Tuchfilter.

Das so gereinigte Bienenwachs besteht aus gelben oder bräunlich- bis rötlichgelb gefärbten Stücken oder Tafeln (= *Cera flava* DAB 8). Die gefärbten Wachse können durch die Einwirkung von Licht und Sonne oder durch Behandeln mit chemischen Bleichmitteln aufgehellt werden: Man erhält *gebleichtes Wachs (Cera alba)* DAB 8. Allerdings ist das Verfahren der Naturbleiche heute weitgehend durch die chemische Bleiche ersetzt. Es kommen alle sauerstoffabgebenden Verbindungen (Peroxide) in Frage; ferner Chromsäure und Kaliumpermanganat. Bei der chemischen Bleiche wird leider meist der angenehme, dem gelben Bienenwachs eigentümliche Geruch zerstört. Adsorptive Verfahren (Durchpressen über heiße Kohlefilter) wirken schonender.

Walrat *(Cetaceum)* ist gemäß DAB 8 der gereinigte, durch Abscheidung in der Kälte erhaltene feste Anteil des aus dem Pottwal gewonnenen Wachsgemisches. In den Höhlen von Schädel- und Rückgratknochen ist ein flüssiges Gemisch enthalten, das als Pottwalöl oder Walratöl bezeichnet wird. Es setzt sich aus Wachsen zusammen, denen geringere Mengen Glyceride beigemischt sind. Beim Stehenlassen kristallisiert der Wachsanteil aus. Nach Abfiltrieren bei Temperaturen unter 5 °C erhält man das Cetaceum. Es gibt heute Verfahren, auch die im Speck des Pottwals enthaltenen Wachsanteile zu separieren und Walratöl und Cetaceum daraus herzustellen. Zwar stellt der Walrat ein kristallines Produkt dar, dennoch handelt es sich keineswegs um eine einheitliche Verbindung, sondern um ein recht komplexes Estergemisch, das nach Verseifung in der Alkoholfraktion Cetylalkohol (80%), Stearylalkohol (12%) und Myristylalkohol (6%) liefert; als ähnlich inhomogen erwies sich die Säurefraktion.

14.2.4 Ätherische Öle

Zur Gewinnung ätherischer Öle stehen drei im Prinzip unterschiedene Methoden zur Verfügung: 1. Gewinnung durch Wasserdampfdestillation; 2. durch Auspressen und 3. durch Extraktion.

Ad 1) Gewinnung durch Wasserdampfdestillation. Das Verfahren fußt auf dem physikalischen Gesetz, wonach der Dampfdruck zweier miteinander nicht mischbarer Flüssigkeiten sich additiv aus den Partialdrücken der beiden Phasen zusammensetzt, oder anders: die Siedetemperatur zweiphasiger Gemische ist niedriger als die einer der beiden Phasen allein. Daraus läßt sich Mehreres folgern: Einmal trivial, daß es schonender ist, eine Wasserdampfdestillation durchzuführen, als etwa die flüchtigen Stoffe unmittelbar aus dem Drogenmaterial abzudestillieren;

sodann, daß die stärker polaren und damit partiell in Wasser löslichen Bestandteile ätherischer Öle nur schwer abdestillieren und – abhängig von ihrer Löslichkeit und der eingesetzten Dampf- bzw. Wassermenge – sich in der Wasserphase anreichern.
Technisch wird die Wasserdampfdestillation in drei Varianten durchgeführt. Bei der **Wasserdestillation** liegt das Destillationsgut in der Destillationsblase in Wasser mazeriert vor. Man erhitzt direkt, und zwar solange, bis alle flüchtigen Stoffe übergetrieben sind. Es handelt sich um das früher zur Ölgewinnung allgemein gebräuchliche Verfahren, das heute nur noch in wenigen Fällen – wenn es sich um mehlfeines Pulver handelt oder bei wenig sperrigem Material, wie bei manchen Blütendrogen – angewendet wird. Auch einige primitive Felddestillationsanlagen für Rosmarin-, Lavendel-, Thymian- und andere Öle arbeiten noch nach diesem Verfahren. Bei der **Wasserdampfdestillation** (im engeren Sinne) kommt das zu destillierende Drogengut in eine teilweise mit Wasser gefüllte Blase, taucht jedoch nicht in das Wasser ein, sondern liegt trokken auf einem Siebrost über dem Wasser. Das Wasser wird durch indirekte Heizung zum Kochen gebracht; der feuchte Dampf steigt in die Höhe und nimmt das ätherische Öl mit. Bei Drogen, die wegen der Menge und Schwerflüchtigkeit ihres Öles vergleichsweise lange Destillationszeiten erfordern, ist die Methode nicht sehr zweckmäßig, da das Drogengut naß wird und das Öl nunmehr schwer abgibt. In China soll Sternanisöl und in Japan Pfefferminzöl nach diesem Verfahren destilliert werden. Auch bei der **Dampfdestillation** befindet sich das Drogengut trocken in Siebkörben oder auf Siebrosten in der Destillationsblase, in die aus einem separaten Dampfentwickler gespannter Wasserdampf hindurchgeleitet wird. Um ein vorzeitiges Kondensieren zu verhindern, wird die Blase vor Beginn auf etwa 100°C aufgeheizt. Diese Destillationsart hat sich heute in modernen Betrieben durchgesetzt; die meisten Öle werden heute mittels **Dampfdestillation** gewonnen. Jedes der drei Verfahren kann noch dadurch variiert werden, daß mit Ober- oder mit Unterdruck destilliert wird. Die Unterdruckdestillation ist für wärmeempfindliche Öle die Methode der Wahl. Das nach einem der drei Varianten gewonnene Destillat wird in Kondensationskammern gesammelt. Die Ölphase, die meist obenauf schwimmt, wird als ätherisches Öl abgetrennt; die Wasserphase bildet das „aromatische Wasser". Um die Löslichkeit von stärker polaren Bestandteilen herabzusetzen, setzt man in einigen Fällen vor dem Abtrennen der Ölphase Kochsalz zu. Beim *Nelkenöl (Caryophylli aetheroleum)* schwimmt in der Vorlage ein Teil des Öles auf dem Wasser, ein zweiter, schwerer Teil sinkt unter. Das handelsübliche Nelkenöl stellt das Gemisch von beiden Destillatanteilen dar.

Ad 2) Gewinnung mittels mechanischer Verfahren. Verfahren dieser Art werden eingeschränkt lediglich zur Gewinnung von Agrumenölen, hauptsächlich zur Gewinnung von Zitronenöl *(Citri aetheroleum)* angewendet. Im Pericarp der Citrus-Früchte befinden sich relativ große Ölbehälter dicht unter der Oberfläche. Durch Pressen und Biegen der Schalen lassen sie sich entleeren. Eine ganze Reihe von Techniken wurde dazu entwickelt. Eine besteht darin, die Flavedoschicht in besonderen Apparaten (den „Pellatrici") von der Frucht abzureiben. Aus dem Gemisch aus Zellelementen, Wasser und Öl trennt man das Öl durch Pressen, Zentrifugieren und Dekantieren ab. In Kalifornien zerquetscht man die ganzen Früchte und trennt mittels Zentrifugen in Saft, Öl und feste Bestandteile. Im Vergleich mit aus Agrumen gewonnenen Destillationsölen weisen die durch mechanische Verfahren hergestellten eine wesentlich bessere Geruchs-Qualität auf; offensichtlich kommt es infolge fehlender Temperaturbelastung zu keiner Bildung schlecht riechender Umsetzungsprodukte. Die eigentliche technische Schwierigkeit der mechanischen Verfahren liegt darin, daß Öl und wäßrige Phase nur schwer trennbar sind, da unter dem Einfluß von Pektinen und anderen Verunreinigungen sich Emulsionen bilden. Abbau der Pektine durch Zusatz von Pektinasen führt zu verbesserten Ausbeuten.

Ad 3) Gewinnung durch Extraktion. Man unterteilt gewöhnlich in Verfahren mittels nichtflüchtiger und mittels flüchtiger Lösungsmittel. Gewinnung von ätherischen Ölen nach einem Extraktionsverfahren ist beschränkt auf die Fälle, in denen es darauf ankommt, empfindliche Duftstoffe unverändert zu erhalten und in denen die Menge an ätherischem Öl so gering ist, daß die Wasserdampfdestillation keine Ausbeuten an Öl liefert, höchstens aromatische Wässer.

Die Enfleurage, die Extraktion mit Fetten, ist das älteste Extraktionsverfahren und beruht auf der Fähigkeit der Fette, ätherisches Öl, das von den Blüten ausgeschieden wird, aufzunehmen. Die frisch gepflückten Blüten werden auf die Oberfläche besonders präparierter Fette gestreut (Rindertalg und Schweinefett) und nach 24–72 Stunden durch neue Blüten ersetzt. Allmählich sättigt sich das Fett mit Blütenöl; man knetet das Fett mit Alkohol durch, zieht den Alkohol im Vakuum ab und erhält dann ein Blütenöl, das in seinen geruchlichen Qualitäten den Duftstoffen der lebenden Pflanze sehr nahe kommt. Eine andere Gruppe von Blüten wie Rosen, Nelken, Hyazinthen geben bei diesem Enfleurageverfahren schlechte Ausbeuten, da die Produktion an Duftstoffen im Augenblick des Pflückens aufhört, man arbeitet sie daher nach dem einfachen Mazerationsverfahren auf: Frische Blüten werden mit geruchfreien Fetten (meist Schweinefett) eine Viertelstunde unter Rühren auf 50–80° C erhitzt; nach der Extraktion wird das Fett mittels hydraulischer Pressen oder durch Zentrifugen von den Pflanzenteilen befreit, mit Alkohol werden die Riechstoffe wiederum dem Fett entzogen und der Alkoholextrakt auf ein kleines Volumen eingeengt.

Die Enfleurage hat heute nur noch historisches Interesse und ist so gut wie ganz verdrängt durch Extraktionsverfahren mittels flüchtiger Lösungsmittel. Als Extraktionsmittel dienen Ethanol, Dichlormethan und Petrolether. Frische Blüten gelangen in besondere Extraktoren, wo sie in einem kontinuierlichen Prozeß kalt extrahiert werden. Durch das Lösungsmittel werden neben den Duftstoffen auch Wachse und Pflanzenfette mit herausgelöst, weshalb nach dem Abziehen des Extraktionsmediums (im Vakuum bei möglichst niederen Temperaturen) die erhaltenen „Essences concrètes" von halbfester, butterweicher Konsistenz sind. Durch Waschen mit Alkohol kann das ätherische Öl daraus extrahiert und weiter konzentriert werden.

Im Falle des Rosenöles gelangen sowohl konkrete als auch Destillationsöle auf den Markt, so daß sich an ihnen die Unterschiede aufzeigen lassen. Extraktionsöle zeichnen sich durch einen höheren Gehalt an Phenylethylalkohol aus verglichen mit den Destillationsölen, deren Gehalt an Geraniol, Nerol und Citronellol höher ist. Es hängt das mit der besseren Löslichkeit des Phenylethylalkohols in Wasser zusammen, weshalb er sich im Rosenwasser – dem wässerigen Anteil des Kondensates – unter entsprechender Verarmung der Ölphase anreichert.

14.2.5 Balsame sowie Terpen-, Ester- und Gummiharze

Verwunden, Anzapfen oder Anschwelen von Pflanzen, meistens von Bäumen, gehört in irgendeiner Form zur Harzgewinnung. Es handelt sich bei diesen mechanischen Prozeduren aber um kein bloßes Sammeln des schon vorgebildeten Pflanzenexkretes; durch fortgesetzte und meist recht tiefgreifende Verletzung des Stammes kommt es nicht selten zu einer Neubildung von Harz und von Sammelräumen; in manchen Fällen wird durch eine Verletzung die Bildung von Harz und Harzkanälen überhaupt erst eingeleitet. Die aus den verletzten Geweben austretenden Produkte sind von sirupartiger Konsistenz, und man bezeichnet sie als Balsame. Verdunsten die leichtflüchtigen Anteile (ätherische Öle, flüssige Ester) an der Luft, oder trennt man sie – wie im Falle des Kolophoniums – durch Destillation ab, so bleiben die Harze zurück; die eigentlichen Balsame behalten ihre zähflüssige Konsistenz bei.

Vorkommen: Pflanzen, die zur Harzgewinnung herangezogen werden, finden wir über das ganze Pflanzensystem verstreut bei Koniferen, bei Mono- und bei Dikotyledonen. Harzliefernde Pflanzen sind selten in Familien mit krautigen Gewächsen. Folgende Familien liefern Harzdrogen: *Pinaceae* (Terebinthina, Kanadabalsam), *Burseraceae* (Weihrauch, Myrrha, Elemi), *Styracaceae* (Benzoe), *Anacardiaceae* (Mastix), *Fabaceae* bzw. *Papilionaceae* (Peru- und Tolubalsam), *Apiaceae* bzw. *Umbelliferae* (Asa foetida, Galbanum, Ammoniacum).

Terpentin (Terebinthina) gewinnt man von *Pinus*-Arten, besonders von *Pinus australis* und *P. pinaster*. In der unverletzten Pflanze befindet sich der Terpentinbalsam in schizogenen Exkretgängen von Rinde und Holz, die sich nach künstlich dem Baum beigebrachten Verwundungen entleeren. Dieser sog. primäre Harzfluß ist allerdings wenig ergiebig, und er versiegt bald; nach etwa 14 Tagen aber – wenn sich als Folge des Wundreizes oberhalb der Wundstelle Neuholz mit vielen neuen Harzgängen gebildet hat – beginnt der Balsam erneut und reichlich zu fließen. In der Praxis geht man gewöhnlich so vor, daß man eine bestimmte Fläche des auszubeutenden Baumes von der Rinde und den äußeren Anteilen des Splintholzes entblößt und an der Basis der Wundstelle eine Zinkrinne fixiert, um für den langsam herabrinnenden Balsam eine Führung in ein unterhängendes Tongefäß zu haben. Die Wundfläche wird laufend erweitert, um zur Bildung immer neuer Exkretgänge anzuregen. Zahlreiche Modifikationen dieses Verfahrens der Terpentingewinnung sind bekannt, so die Methode, den Exkretfluß durch Mineralsäuren zu stimulieren, wodurch das Setzen mechanischer Wunden eingespart wird. Das Rohterpentin ist dickflüssig und mit körnigen Ausscheidungen von Harzsäuren durchsetzt; als Verunreinigungen enthält es Wasser, Pflanzenteile, Insekten und mineralische Bestandteile. Durch Verflüssigen in der Wärme, Dekantieren und Filtrieren wird es weiter gereinigt und bildet dann das Terebinthina der Arzneibücher. Das Terebinthina der verschiedenen Pharmakopöen unterscheidet sich in Abhängigkeit von der botanischen Herkunft und den angewandten Gewinnungs- und Reinigungsverfahren.

Benzoe tonkinensis Ph. Eur. *(Siam-Benzoe)* stammt von *Styrax tonkinensis* (Familie: *Styracaceae*). An 6–10jährigen Bäumen setzt man Schnittwunden, die bis ins Holz gehen. Auf die Verletzung antwortet das Cambium zunächst mit der Bildung von reichlich neuem Gewebe. Schon bald beginnen sich in diesem Gewebe des Wundkallus in ringförmiger Anordnung Exkretgänge zu bilden, die sich durch Abbau des zwischen den schizogenen Exkretgängen befindlichen Gewebes lysigen erweitern. Die Bildung von Exkretgängen beschränkt sich nicht auf das neu entstandene Gewebe, sondern greift über die Markstrahlen auch auf andere Teile der Rinde über. Aus der Wunde tritt ein gelblichweißer Balsam aus, der wegen des Gehaltes an Benzoesäureester des Zimtalkohols flüssig ist. Das zuerst austretende Produkt wird verworfen. Erst der in der Folge entstehende Balsam gibt die gute Droge. An der Luft färbt er sich bräunlich, wird durch Verdunstung des Zimtalkoholesters allmählich fest und erhärtet in Form von Körnern oder Platten.

Myrrha DAB 8 ist ein Gummiharz, das von mehreren *Commiphora*-Arten (Familie: *Burseraceae*) gewonnen wird. Die Artzuordnung der Stammpflanzen, die zur Drogengewinnung herangezogen werden, steht bis heute noch nicht mit Sicherheit fest; die Gattung umfaßt etwa 60 Arten, von denen vor allem *C. abyssinica* (BERG) ENGLER, *C. schimperi* (BERG) ENGLER und *C. molmol* ENGLER das Handelsprodukt liefern dürften. Die genannten Stammpflanzen sind kleine Bäume mit schizogenen Exkretgängen in der Rinde. Zur Drogengewinnung wird die Rinde verletzt; der ausfließende gelbe Balsam erstarrt an der Luft zu gelblich oder rötlichbraunen Körnern, die gesammelt werden.

Perubalsam (Balsamum peruvianum) DAB 8 ist „der aus geschwelten Stämmen von *Myroxylon balsamum* var. *pereirae* erhaltene Balsam." Es handelt sich demnach um ein pathologisches Produkt, das von der Pflanze als Antwort auf einen Wundreiz hin ausgeschieden wird. Die den Perubalsam liefernden Pflanzen stellen bis zu 25 m hoch werdende Bäume aus der Familie der *Fabaceae* dar, die in Mittelamerika beheimatet sind. Zur Gewinnung des Balsams wird die Stammrinde rundum an vier Stellen weichgeklopft, dann mit Holzfackeln oder Spiritusbrennern angesengt; es wird darauf geachtet, daß Inseln von unverletzter Rinde erhalten bleiben, um den Baum nicht zum Absterben zu bringen. Innerhalb einer Woche lösen sich die verletzten Rindenteile ab, und es beginnt aus dem Holz der Balsam auszutropfen; man läßt ihn von Lappen, die auf die Wunde gelegt werden, aufsaugen und erneuert sie, sobald sie mit Balsam vollgesogen sind. Die mit Balsam gesättigten Lappen kocht man mit Wasser aus. Die spezifisch schwerere Balsamschicht sammelt sich am Boden der Gefäße.

15 Gewinnung von tierischen Drogen

15.1 Blut

Humanblut und tierisches Blut sind wertvolle Ausgangsmaterialien zur Gewinnung zahlreicher Arzneimittel: Blutkonserven und Trockenplasma (15.1), Human-Albumin als Plasma-Expander (Spezieller Teil 12.2), Antikörperhaltige Arzneimittel (Spezieller Teil 28.2), Antihämophiles Globulin, Fibrinogen und andere Gerinnungsfaktoren (Spezieller Teil 11.2), Plasma-Enzyme und Enzyminhibitoren, wie z. B. Cholinesterase, Plasminogen (bzw. Plasmin-Fibrinolysin, Spezieller Teil 11.3) und Thrombokinase (Spezieller Teil 11.2).

Blut, das in einem nicht weiter vorbehandelten Gefäß aufgefangen wird, gerinnt, d. h. es trennt sich in den Blutkuchen und in das darüberstehende Serum. Der Blutkuchen besteht aus dem Fibringerüst, das die zelligen Blutbestandteile (die Erythrozyten, die Leukozyten und die Thrombozyten) festhält. Durch Zusatz von Antikoagulantien wie beispielsweise von Heparin („Heparinblut") oder Natriumcitrat („Citratblut") kann man das Blut ungerinnbar machen; in diesem Fall trennt sich das Blut in die festen zellulären Bestandteile und in das überstehende Blutplasma. Somit unterscheidet sich das Plasma vom Serum durch das Vorhandensein von Fibronogen. *Sanguis humanus (Blutkonserve)* nach Ph. Eur. stellt Blut dar, das durch Zusatz einer nicht näher vorgeschriebenen Antikoagulanslösung ungerinnbar gemacht wurde. In der Regel wird zudem Glukose zugesetzt, um den Energie-Stoffwechsel der Erythrozyten bei längerer Lagerung aufrecht zu erhalten. *Sanguis humanus* wird als eine tiefrote Flüssigkeit beschrieben, die sich nach Stehenlassen in eine untere Schicht aus sedimentierten roten Blutkörperchen und eine obere Schicht aus gelbem Plasma auftrennt. Zwischen beiden Schichten kann sich ein weißlicher Film bilden, der aus weißen Blutkörperchen (Leukozyten) und Blutplättchen (Thrombozyten) besteht.

Die drei Sorten von zelligen Blutbestandteilen unterscheiden sich durch ihr spezifisches Gewicht, weshalb sie sich durch Zentrifugieren trennen lassen: Man gelangt zu *Erythrozyten-, Leukozyten-* und *Thrombozyten-*

Konzentraten. Es müssen allerdings jeweils geeignete Maßnahmen ergriffen werden, um die Zellen vital bzw. funktionsfähig zu erhalten. Bei Erythrozyten gelingt das am besten durch Tiefgefrierung nach Glycerin-Zusatz, dessen Wirkung darauf beruht, daß es die Bildung von großen Eiskristallen sowie Salzkonzentrationsverschiebungen während des Einfrierens verhindert. Hingegen erwiesen sich Versuche, menschliche Thrombozyten über längere Zeit in einem lebensfähigen Zustand und unter Erhaltung aller blutstillenden Funktionen zu lagern, bisher unbefriedigend.

Nach Abzentrifugieren der zelligen Blutbestandteile hinterbleibt das Blutplasma. In sterile Glasbehältnisse abgefüllt und gefriergetrocknet stellt es das *Plasma humanum cryodesiccatum* (Trockenplasma) der Ph. Eur. dar.

Zur Herstellung von Blutkonserven und Trockenplasma wird Blut einem gesunden Spender entnommen. Der Blutspender muß 1. frei von Krankheiten sein, die durch Bluttransfusion übertragbar sind, er muß sich 2. Untersuchungen auf Syphilis-Infektion – mit negativem Ergebnis – unterzogen haben, und er muß 3. Blut haben, bei dessen Untersuchung die Abwesenheit von Hepatitis-B-Antigen (Abk. HB-Ag) nachgewiesen wurde.

Ergänzend zu 2. läßt sich sagen, daß eine mögliche Lues-Infektion durch *Spirochaeta pallida* auch dadurch eliminiert wird, daß die Blutkonserve vor der Transfusion drei Tage lang gelagert wird. Schwieriger ist die Prophylaxe der Hepatitis. Zwar werden diejenigen Spendewilligen von der Blutentnahme ausgeschlossen, welche erhöhte Transaminase-Werte im Serum haben und bei denen HB-Ag im Serum nachzuweisen ist. Trotzdem werden nach den genannten Kriterien nur etwa die Hälfte aller infektiösen Konserven eliminiert (P. KLEIN und D. FALKE, Virologie, Springer-Verlag 1976 Seite 130). Die Ursache ist darin zu suchen, daß diese Fälle durch das Hepatitis-A-Virus und möglicherweise auch ein Hepatitis-C-Virus hervorgerufen werden.

15.2 Antikörperhaltige Arzneimittel (Immunsera und Immunglobuline)

Antikörper sind Plasmaproteine, die sich von den anderen Proteinen des Serums oder Plasmas dadurch unterscheiden, daß sie erst nach Zufuhr eines Antigens entstehen. Sie gehören zur Klasse der Serum- bzw. Plasma-Globuline und werden daher, weil sie ihre Bildung einem immunologischen Stimulus verdanken, als **Immunglobuline** bezeichnet. Bei der elektrophoretischen Auftrennung der Serumproteine bilden sie vorwiegend die sog. γ-**Globulinfraktion.** Antikörperhaltige Arzneimittel gewinnt man aus dem Serum bzw. dem Plasma von Menschen oder bestimmter Haustiere (bevorzugt des Pferdes), die mit dem Antigen bewußt oder unbewußt in Kontakt geraten sind. Das Arzneibuch unterscheidet zwischen *Immunglobulinen* und *Immunsera*. Immunglobuline nach Ph. Eur. stammen vom Menschen: sie enthalten homologe Antikörper (Immunglobuline). Immunsera nach Ph. Eur. stammen vom Tier: sie enthalten heterologe Antikörper (Immunglobuline). Man spricht auch kurz von homologen und heterologen Seren.

Man versucht heute in zunehmendem Maße, die vom Tier stammenden heterologen Immunsera durch homologe Immunglobuline zu ersetzen, und zwar deshalb, weil bei Verwendung von Human-Immunglobulinen die Sensibilisierung und Allergisierung gegen Fremdeiweiß vermieden wird. Allerdings stehen nicht für alle Fälle homologe Antikörperpräparationen zur Verfügung, da eine absichtlich herbeigeführte Immunisierung nicht in allen Fällen zumutbar ist – man denke beispielsweise an Immunisierung durch Schlangengifte.

Immunsera und Immunglobuline werden sowohl zur Prophylaxe als auch zur Therapie von Infektions- und Intoxikationskrankheiten verwendet. Entsprechend den Eigenschaften der jeweiligen Antigene unterteilt man die **Antisera** in antitoxische, antibakterielle und antivirale Sera, sowie in die Antivenine. Sodann unterscheidet man die monovalenten von den polyvalenten Sera. Polyvalente Sera werden entweder durch Mischen mehrerer monovalenter Sera hergestellt oder durch Immunisierung des Tieres mit mehr als einem Antigen. Man kennt polyvalente Sera insbesondere auf dem Sektor der Antivenine (Mischungen je nach den örtlich vorkommenden Schlangenarten).

Gewinnung von Immunsera. Man kann drei Teilphasen unterscheiden: Immunisierung der Serumspender, Gewinnung der vom Tier stammenden Rohsera und Reinigung der Sera.

Zur Gewinnung tierischer Immunsera kommen Pferde, Rinder, Schafe, Maultiere und Schweine in Frage. Das Pferd als Spender hat zahlreiche Vorzüge: Es kann im Verhältnis zum Körpergewicht viel Blut spenden, und es erzeugt leichter und schneller als viele andere Tierarten Antikörper. Hinzu kommen für die am Menschen anzuwendenden Immunsera als weitere Vorzüge, daß Pferdeserum im allgemeinen vom Menschen gut vertragen wird und daß das Pferd in der Regel frei von Infektionskrankheiten ist, die auf den Menschen übertragbar sind (Abb. 15.2–1).

Bei der Immunisierung wird durch subkutane Applikation eines geeigneten Antigens (s. auch 15.3) eine Grund-Immunität geschaffen. Bei der sog. *Hochimmunisierung* werden steigende Antigen-Mengen appliziert, wobei die Zunahme der Antikörper laufend kontrolliert wird. Die

> **Antikörperhaltige Arzneimittel**
> I. Immunsera vom Tier
>   1. Für die Anwendung am Menschen
>   (heterologe Sera)
>   2. Immunsera für Tiere
> II. Immunglobuline vom Menschen
>   (homologe Sera)
>   1. Normale Immunglobuline
>   a) Zur intramuskulären Applikation
>   b) Zur intravenösen Applikation
>   2. Spezielle Immunglobuline
>   (Hyperimmunglobuline)

Abb. 15.2–1. Übersicht über die antikörperhaltigen Arzneimittel

Antikörper-Produktion wird gesteigert, wenn zusätzlich zum jeweiligen Antigen sog. *Immunadjuvantien*, d. s. entzündungserregende und resorptionsverzögernde Mittel (z. B. Paraffin-Öl mit einer Emulgatorsubstanz) appliziert werden.

Der Zeitraum von der ersten Antigen-Applikation bis zur Erreichung eines maximalen Antikörpertiters im Blutserum des Spenders beträgt etwa 1 bis 4 Monate. Das zur Gewinnung von Immunsera notwendige Blut wird dem Spender im allgemeinen durch Punktion der Vena jugularis entnommen. Bei einem Pferd von 500 kg können annähernd 5 Liter Blut entnommen werden. Von Blutentnahme zu Blutentnahme sinkt der Antikörpertiter ab, so daß nicht häufiger als dreimal punktiert wird, und zwar verteilt auf drei Entnahmen innerhalb von acht Tagen. Das entnommene Blut überläßt man entweder der Gerinnung, oder man verhindert die Gerinnung durch Zusatz von Antikoagulantien, d. h. die weitere Anreicherung und Reinigung der Antikörper geht entweder vom abgehobenen Blutserum oder vom Blutplasma aus.

Die weitere Verarbeitung hat das Ziel, aus den Rohprodukten (Sera oder Plasma) möglichst antikörperaktive Präparate zu gewinnen, die von inaktivem Serumeiweiß weitgehend befreit sind. Zur Fraktionierung der Serumproteine bedient man sich im Prinzip der allgemeinen Methoden der Proteinchemie (s. auch 16.2), wobei zur großpräparativen Herstellung von Plasmafraktionen vor allem Verfahren gewählt werden, die auf den Löslichkeitsunterschieden zwischen den einzelnen Proteinen beruhen.

Die Löslichkeit eines Proteins läßt sich innerhalb ziemlich weiter Grenzen beeinflussen und zur Trennung nutzen. Die Löslichkeit beeinflussende Faktoren sind:
a) der pH-Wert der Lösung. Die pH-Abhängigkeit ist sehr ausgeprägt. Jedes

Protein besitzt bei einem spezifischen pH-Wert („isoelektrischer Punkt") ein Löslichkeitsminimum.

b) Der Salzgehalt der Lösung, ausdrückbar durch die Ionenstärke. Jedes Protein zeigt ein ihm eigenes Optimum der Löslichkeit: bei unter-optimalen Ionenstärken, im sog. Einsalzgebiet, ist die Löslichkeit geringer; bei Ionenstärken, die über der optimalen liegen, im sog. Aussalzgebiet, werden die Proteine früher oder später ausgefällt.

c) Die Dielektrizitätskonstante. Durch Herabsetzen der Dielektrizitätskonstante des Wassers mittels Zusatz von organischen Lösungsmitteln (Ethanol, Aceton, Ether) wird die Löslichkeit der Proteine vermindert.

d) Komplexbildung. Die Löslichkeit von Proteinen läßt sich schließlich durch Komplexbildung mit bestimmten Kationen (Metall-Ionen wie Uranylacetat, organische wie Rivanol [2-Ethoxy-6,9-diamino-acridinium-lactat]) mit Anionen (Phosphate) oder mit anderen Proteinen herabsetzen.

Man verwendet zur Fraktionierung von Blutplasmaproteinen insbesondere die folgenden Verfahren:

1. **Aussalzverfahren.** Sie beruhen auf einer Kombination von pH-Variation und stufenweisem Aussalzen (mittels Neutralsalzen wie Natriumchlorid und/oder Ammoniumsulfat). Die anfallenden großen Salzmengen wurden früher durch Dialyse, heute durch Ionenaustauscher entfernt.

2. **Fraktionierungsverfahren** mit organischen Lösungsmitteln. Vor allem wird Ethanol verwendet, dessen denaturierende Wirkung auf Proteine dadurch ausgeglichen wird, daß in der Kälte gearbeitet wird.

3. **Fraktionierte Fällung** mit Protein-fällenden Ionen. Es gibt zahlreiche, rein empirisch ermittelte Methoden, Plasmaproteine durch Zusatz von Polyphosphorsäure oder durch Zusatz von Kationen wie Zn^{++}, Ba^{++}, Pb^{++}, Hg^{++} oder Al^{+++} zu fraktionieren. Al^{+++} beispielsweise fällt bei pH 4.8 fast alle Plasmaproteine mit Ausnahme der γ-Globuline, die in Lösung bleiben. In ähnlicher Weise fällt Rivanol bei schwach alkalischem pH (7–9) so ziemlich alle Plasmaproteine, während die wichtige γ-Globulinfraktion in Lösung bleibt.

Zur Gewinnung antikörperreicher Immunsera speziell aus Pferdeserum eignet sich die **fermentative Methode.** Sie beruht darauf, daß die inaktiven Begleitproteine gegenüber proteolytischen Enzymen wie Pepsin und Trypsin wesentlich empfindlicher sind als die Antikörperproteine. In praxi wird der enzymatische Abbau mit Fällungsmethoden kombiniert angewendet.

Gewinnung von Immunglobulinen vom Menschen. Die Gewinnung therapeutisch anwendbarer Immunglobuline erfolgt im Verbund mit der Herstellung anderer, für die Klinik wichtiger Proteinfraktionen des menschlichen Plasmas, schon allein deshalb, um den in nur sehr begrenzten Mengen zur Verfügung stehenden Rohstoff, das Humanblut, optimal zu nutzen: zur Fraktionierung bevorzugt man Fällung mit Etha-

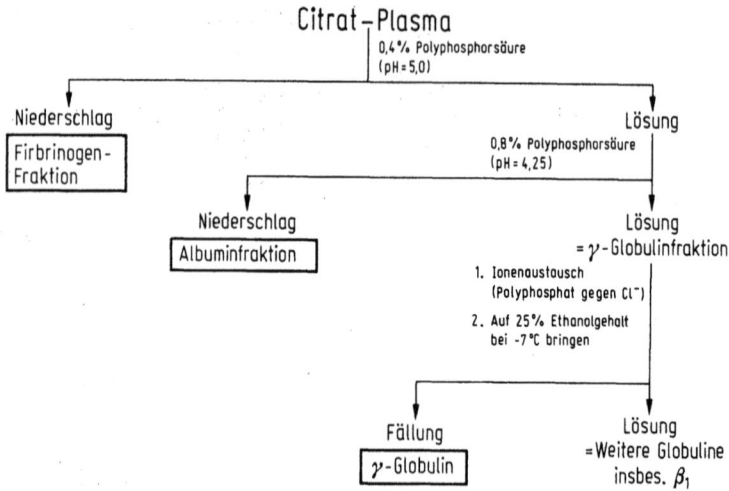

Abb. 15.2–2. Beispiel einer Plasmafraktionierung (mit Polyphosphat nach P. KISTLER et al., Helv. chim. Acta *42*, 2198 [1959]). Die einzelnen Fraktionen sind nicht einheitlich: Bisher sind über 30 Plasmaproteine, die mengenmäßig etwa 95 Prozent des Gesamtproteingehaltes ausmachen, chemisch und immunologisch charakterisiert worden. Weit über 100 Proteine wurden biologisch nachgewiesen. Vom Plasma-Gesamtprotein entfallen 54–63 Prozent auf Albumin, 16.8–18.7 Prozent auf γ-Globulin und 2.5–5 Prozent auf Fibrinogen

nol, Rivanol oder Polyphosphat-Ionen. Sie führen in nur wenigen Verfahrensschritten zur Isolierung der γ-Globulinfraktion (Abb. 15.2–2).

Innerhalb der Human-Immunglobulin-Präparate unterscheidet man zwei Gruppen: normale Immunglobuline und spezielle Immunglobuline. Normales Immunglobulin bezeichnet die Ph. Eur. als „Immunoglobulinum humanum normale" bzw. als „Immunglobulin vom Menschen". Die speziellen Immunglobuline sind als „Immunoglobulinum humanum anti (X)" gekennzeichnet, wobei an die Stelle von X das betreffende Antigen zu setzen ist, z. B. Immunoglobulinum humanum antimorbilicum (Masern-Immunglobulin vom Menschen) oder Immunoglobulinicum humanum antitetanicum (Tetanus-Immunoglobulin vom Menschen).

Normale Immunglobuline sollen Antikörper möglichst vieler Spezifitäten in möglichst gleichmäßiger Konzentration enthalten. Sie stammen aus einem Serumpool von mindestens 1000 Spendern. Die Entwicklung derartiger Sera geht von der Überlegung aus, daß alle Menschen im Laufe ihres Lebens, vor allem in der Jugend, zahlreiche Infektionskrankheiten durchmachen und daß sich in dem Serumpool und in der daraus gewonnenen Immunglobulinfraktion entsprechende Antikörper finden müssen. Allerdings ist zu beachten, daß in den verschiedenen Teilen der Erde jeweils andere Infektionserreger endemisch sind, so daß das Antikörperspektrum in einem Spenderpool Zentralafrikas anders gestreut sein wird als das in einem europäischen Pool. Im Zeitalter des weiten Reiseverkehrs sollte dieser Umstand bei der therapeutischen Verwendung von normalen Immunglobulinen beachtet werden. Normale Immunglobuline werden bei Immunglobulin-Mangelkrankheiten angewendet, oder wenn die Ursache einer Krankheit nicht genau feststeht oder wenn ein spezielles Immunglobulin gegen die betreffende Krankheit nicht zur Verfügung steht.

Die Proteinfraktionierungsverfahren, die zur technischen Gewinnung der Immunglobulinpräparate heute zur Verfügung stehen, garantieren leider nicht, daß alle Immunglobulin-Moleküle so nativ vorliegen wie im Proteinverband des Vollserums. Die Folge davin ist, daß es bei intravenöser Anwendung zu schweren Nebenreaktionen (infolge unspezifischer Komplementbindung) kommen kann. Aus diesem Grunde wurden Verfahren entwickelt, um normale Immunglobuline auch zur intravenösen Anwendung geeignet zu machen. Am bekanntesten ist ein Verfahren, bei dem Enzyme (insbesondere) Pepsin auf die Immunglobuline einwirken und bestimmte Teile des Moleküls (Fc-Fragmente) entfernen.

Im Gegensatz zu den **Normalen Immunglobulinen,** deren Antikörperspezifität ein möglichst breites Spektrum umfassen soll, sollen die **Speziellen Immunglobuline** möglichst hohe Konzentrationen von Antikörpern einer ganz bestimmten Spezifität enthalten. Da sie zur Prophylaxe bzw. zur Therapie einer ganz bestimmten Krankheit dienen, ist es wenig wichtig, welche sonstigen Antikörper in dem Präparat noch vorhanden sind. Daher ist es auch sinnlos, eine Herkunft von mindestens 1000 Spendern zu fordern, vielmehr werden die Präparate aus Blut von kleinen, sorgfältig ausgewählten Kollektiven von Spendern hergestellt, die laufend auf ihre Antikörper-Titer gegen ein bestimmtes Antigen überwacht werden. Teils ist man auf Personen angewiesen, welche die betreffende Krankheit vor nicht allzulanger Zeit durchgemacht haben (Rekonvaleszenten-Serum); in dieser Weise verfährt man beispielsweise gegen Masern und Varizellen-Zoster. Teils muß man auf Personen zurückgreifen, die sich gegen die Krankheit haben impfen lassen oder die bewußt geimpft (immunisiert) wurden. Bei Vaccinia-Immunglobulin wählt man diesen Weg, Geimpfte als Spender heranzuziehen, weil die Rekonvaleszenten nur schwer erfaßbar sind.

15.3 Anhang: Gewinnung von Impfstoffen (Vaccina)

Vorbemerkungen

Bei den Impfstoffen handelt es sich um Arzneimittel, die mit Hilfe von Mikroorganismen gewonnen werden. Sie wären daher besser innerhalb des Kapitels 10 („Gewinnung pharmazeutisch verwendeter Stoffe mit Hilfe von Mikroorganismen") abzuhandeln.
Die Ph. Eur. charakterisiert **Impfstoffe** bzw. **Vaccina** als Arzneimittel, welche **antigene** Stoffe enthalten und zum Zwecke der Bildung einer spezifischen und **aktiven Immunität** gegen das infizierende Agens oder das von ihm gebildete Toxin verabreicht werden. Man versteht unter einem **Antigen**[1] einen Stoff der belebten oder unbelebten Natur, der in einem Organismus eine Immunantwort auslöst und mit dem Produkt dieser Immunantwort spezifisch reagiert. Chemisch sind Antigene Proteine (z. B. das Diphterie-Exotoxin), hochmolekulare Polysaccharide (z. B. Pneumokokkenkapsel-Antigen), Glykoproteine (Hüllmaterial bestimmter Viren), Lipopolysaccharide (zellwandständige Endotoxine gramnegativer Bakterien), in allen Fällen Substanzen mit hohem Molekulargewicht (meist über 10000). Die durch Impfung erworbene *Immunität* ist *aktiv,* wenn durch den Organismus selbst die Immunantwort erfolgt. Bei der passiven Immunität werden hingegen von einem anderen Organismus (Mensch, Tier) bereits gebildete Antikörper zugeführt (s. 15.2). Eine aktive Immunität entwickelt sich vergleichsweise langsam (bis zur vollen Ausbildung können Wochen vergehen), doch sinkt sie auch nur sehr langsam ab (je nach Antigen innerhalb eines Zeitraumes von Monaten bis Jahren). Außerdem kann eine abgesunkene, aktive Immunität durch einen erneuten Antigenreiz sehr schnell wieder aufgefrischt werden (BOOSTER-Effekt).

Bei der *Impfung* wird das Antigen absichtlich zugeführt, die veränderte Reaktionslage des Organismus besteht in aktiver Immunität. Hingegen kann die unabsichtliche Zufuhr bestimmter Antigene[2] bei dazu disponierten Personen auch zu einer für den Organismus schädlichen Immunreaktion führen: die veränderte Reaktionslage äußert sich als sog. Überempfindlichkeit (= Hypergie oder Allergie). Es gibt dem Reaktionsme-

---

1 Für den so gefaßten Begriff Antigen bevorzugt man heute die Bezeichnung Immunogen. Immunogene sind Substanzen, die eine *de-novo*-Bildung von Antikörpern oder die Sensibilisierung auslösen. Alle Immunogene sind auch Antigene. Nicht alle Antigene (Haptene, Autoantigene) sind Immunogene.
2 Immonogene (Antigene) mit besonderer Neigung, die Bildung von Reaginen oder hautsensibilisierenden Antikörpern auszulösen, bezeichnet man als Allergene.

chanismus nach mehrere verschiedene Allergieformen. Von besonderer Bedeutung ist eine **Allergieform vom Soforttyp,** welche auf der Bildung von sog. Reaginen (d. s. Ig E-Antikörper) beruht. Sensibilisierung (gegen Insektenstiche, bestimmte Nahrungsmittel, Pollen, bestimmte Arzneimittel) führt zur Bildung von Reaginen (Ig E), die sich an Gewebsmastzellen oder zirkulierenden Basophilen festsetzen. Erneut eindringendes Allergen bindet sich an die sessilen (zellständigen) Reagine und induziert Stoffwechselvorgänge, die zur Degranulation der Zellen und damit zur Freisetzung biologisch aktiver Stoffe (Heparin, Histamin, Serotonin, „Slow Reactin Substance" [SRS]) führen. SRS (s. Abb. 2.1.1–6) beispielsweise bewirkt anhaltende Kontraktion der glatten Muskulatur der kleinsten Bronchialgefäße und ist am Entstehen des Asthma-Anfalls wesentlich beteiligt. Heufieber, Urticaria und anaphylaktische Reaktionen – letzteres nach Eindringen des Allergens in den Kreislauf – sind weitere Beispiele für allergische Reaktionen vom Soforttyp.

Für Allergiker ist somit charakteristisch, daß sie spezifische Antikörper (Ig E = Reagine) bilden, die sich durch die besondere Eigenschaft auszeichnen, langdauernd an bestimmte Zellen (Mastzellen) fixiert zu werden. Das Prinzip der desensibilisierenden Behandlung oder kurz *Hyposensibilisierung* beruht darauf, durch absichtliche Zufuhr eines Antigens den Körper zur Bildung einer anderen Sorte von Antikörpern (von sog. blockierenden Antikörpern, welche zu Ig G-Klasse gehören) anzuregen. Blockierende Antikörper reagieren spezifisch mit dem Allergen und inhibieren dadurch die Reaktion zwischen Allergen und Reaginen (zellständigen Ig E-Antikörpern). Im Verlauf der **Hyposensibilisierung** wird dem Patienten eine Serie von Allergen-Extrakten injiziert, und zwar müssen die Extrakte dasjenige Allergen enthalten, gegenüber dem er sensibilisiert ist. Die Therapie setzt voraus, daß das auslösende Allergen bekannt ist. Die Behandlung ist nicht ungefährlich. Allergen-Extrakte (s. auch Spezieller Teil 28.4) stellt man aus Pollen verschiedenster Pflanzen her, aus Hautschuppen von Tieren, aus Hausstaub, aus Schimmelpilzen, um die wichtigsten Allergen-Quellen zu nennen. Wenn das auslösende Antigen nicht bekannt ist, versucht man vielfach auch eine **unspezifische Hyposensibilisierung** durchzuführen. Sie besteht darin, eine Antigen-Mischung zu applizieren aus Antigenen, die für die jeweils vorliegende Erkrankung gleichsam repräsentativ sind. Sie besteht z. B. im Falle von Atemwegserkrankungen (wie „Infekt-Asthma" und Sinobronchitis) aus einem Autolysat von *Staphylococcus aureus, Staphylococcus albus, Streptococcus viridans, Streptococcus heamolyticus, Diplococcus pneumoniae, Neisseria catarrhalis, Haemophilus influenzae, Candida albicans* (im Handel unter der Bezeichnung Paspat®). Die Antigen-

Applikation erfolgt durch intrakutane Injektion oder durch Skarifizierung; andere Präparate (I. R. S. 19®) werden bevorzugt als Pernasalspray angewendet. Präparate dieses Typus – Extrakte und Autolysate aus Bakteriengemischen – sollen über die Erhöhung des Antikörpertiters hinaus in der Lage sein, die nicht-spezifischen Abwehrkräfte des Organismus zu erhöhen. Über mögliche Mechanismen (Stimulierung des retikulo-endothelialen Systems, Beeinflussung des Systems Nebennieren-Hypophyse) weiß man wenig.

Bakterielle Impfstoffe

1. Die verschiedenen Arten bakterieller Impfstoffe. Impfstoffe bakterieller Herkunft können enthalten: (a) Entgiftete Toxine der Bakterien, (b) Zellwandbestandteile von Bakterien, (c) abgetötete Bakterien oder (d) lebende, abgeschwächte Bakterien.

Zu den Toxoid-Impfstoffen zählen die Impfstoffe gegen Diphtherie und Tetanus. Durch Behandlung mit Formalin verlieren die Toxine – es handelt sich chemisch um Proteine – ihre Toxizität, nicht aber ihre antigenen Eigenschaften. Vielfach wird den Toxinaufbereitungen ein Adjuvans (z. B. Aluminiumhydroxyd) zur Steigerung der Wirksamkeit zugesetzt. Man spricht dann von *Formoltoxoid-Adsorbat-Impfstoffen*.

Ein Impfstoff aus Bakterienbestandteilen ist der Meningococcen-Impfstoff. Er enthält hochgereinigte Polysaccharide (M > 100 000) aus den drei Typen von *Neisseria meningitidis*. Die Polysaccharid-Antigene von Bakterien lassen sich sehr gut mit Phenol-Wasser-Gemischen extrahieren, aus der (durch Zentrifugieren gereinigten) Lösung mittels Ethanol fällen und durch Lyophilisation trocknen.

Beispiele für Impfstoffe aus abgetöteten Bakterien sind Typhus-Paratyphus-Impfstoffe, der Pertussis-Impfstoff und der Cholera-Impfstoff. Die Abtötung erfolgt durch Behandeln der Bakterien mit Ethanol, Formal, Phenol oder Hitze.

Der Tuberkulose (BCG)-Impfstoff ist ein durch spezielle Züchtungsmethoden attenuierter (= in seiner Virulenz abgeschwächter) Stamm von *Mycobacterium tuberculosis*. BCG ist die Abkürzung für *Bacillus Calmette Guérin*, einem bovinen Stamm von *M. tuberculosis*, der durch zahlreiche Passagen über Kartoffel-Galle-Glyzerin-Nährböden erhalten wurde und der auf synthetischen Medien weitergezüchtet wird.

2. Züchtung der Bakterien. Voraussetzung zur Herstellung von Impfstoffen bakterieller Herkunft ist die Züchtung und Vermehrung geeigneter Bakterienstämme in ausgesuchten Nährmedien. Daran schließt sich die Aufarbeitung der Nährmedien (bei den Toxoid-Impfstoffen) oder der Bakterienmasse selbst.

Ein besonderes Problem bietet die **Stammhaltung.** Man muß vermeiden, daß der zur Impfstoffherstellung geeignete Stamm seine erwünschten Eigenschaften verliert; durch eine Reihe von Kulturpassagen pflegen sich in der Regel die biologischen Eigenschaften zu ändern. Die Stammhaltung besteht in einer Bakterienkultur, die durch Lyophilisieren oder durch Einfrieren bei tiefen Temperaturen (unter $-40\,°C$) haltbar gemacht wird.

Die Züchtung in Großproduktion erfolgt ähnlich wie bei der Antibiotika-Herstellung bevorzugt in Fermenter-Anlagen (Submersverfahren). Für die Züchtung von Diphterie-Bakterien dürfen abweichend die Gärtanks nicht aus Stahl geferrtigt sein, da selbst Spuren von Eisen-Ionen die Toxinbildung unterbinden. Die Nährmedien müssen so zusammengesetzt sein, daß darin keine Bestandteile enthalten sind, welche, als Verunreinigung in den Impfstoff gelangend, den Menschen zu sensibilisieren vermögen. Man bevorzugt heute halbsynthetische Medien.

3. Aufarbeitung der Bakterien-Kulturen. Analog wie bei der Antibiotika-Produktion hängt die Art der Aufbereitung davon ab, ob das gewünschte Produkt – hier das Antigen – in der Nährlösung enthalten ist oder in Form der Bakterien vorliegt. Im ersteren Falle – bei Diphtheriebakterien- und Tetanusbazillenkulturen – wird der Ansatz keimfrei filtriert und das Filtrat weiter verarbeitet. Durch Einwirkenlassen von Formaldehyd bei $30–40°\,C$ über mehrere Wochen hin wird das Toxin zunächst entgiftet. Das aus dem Toxin entstandene Toxoid wird sodann nach den in der Eiweißchemie üblichen Methoden (vor allem Fällungsreaktionen) angereichert; insbesondere muß es von unspezifischen Proteinen befreit werden.

Falls sich die gewünschten Antigene in den Bakterien befinden, so wird die Bakterienmasse beispielsweise durch Zentrifugieren abgetrennt, während die Nährlösung verworfen wird. Die Reinigung ist ziemlich einfach: sie erfolgt durch Resuspendieren und Zentrifugieren in mehrfacher Folge. Nunmehr kommt es darauf an, die Bakterien unter Erhalt ihrer antigenen Eigenschaften abzutöten. Außerdem müssen die bakteriellen Enzyme inaktiviert werden, da ansonsten die Antigene bei der Lagerung des Impfstoffes zu nicht mehr antigen wirksamen Bruchstükken abgebaut würden. Zur Inaktivierung eignen sich am besten Wärme-Einwirkung in Verbindung mit chemischen Agenzien, hauptsächlich Phenol, Formaldehyd, Ethanol, Aceton und organische Quecksilberverbindungen. Zur Fertigstellung des Impfstoffes werden Reste von Nährbodenbestandteilen und Inaktivierungsmittel durch Waschen mit physiologischen Lösungen entfernt und auf die gewünschte Wertigkeit verdünnt.

Virus-Impfstoffe

1. Die verschiedenen Arten von Virus-Impfstoffen. Virus-Impfstoffe können (a) abgetötete Viren, (b) antigen wirksame Virus-Bestandteile oder (c) lebende, attenuierte Viren enthalten.
Der Virus-Partikel besteht aus Nucleinsäure (DNA oder RNA), die für die Vermehrungsfähigkeit und Infektiosität entscheidend ist, der aber keine antigene Eigenschaft zukommt. Umgeben ist der Nucleinsäurekern vom Capsid, das aus Protein besteht und als Antigen wirkt. Bei einigen Virus-Arten umgibt eine aus Proteinen, Glykoproteinen und Lipiden bestehende **Hülle** wiederum das Capsid. Auch das Hüllmaterial ist antigen wirksam. Bei der Herstellung von *Totimpfstoffen* besteht das Problem darin, den Nucleinsäurekern funktionsunfähig zu machen, ohne die Antigenität von Capsid- u./o. Hüllmaterial zu beeinträchtigen. Als Mittel zur Inaktivierung kommen in Frage Formaldehyd, β-Propiolakton, Phenol, UV-Bestrahlung und Wärmeeinwirkung (selten über 37° C gehend). Häufig werden chemische und physikalische Verfahren kombiniert.
Die sog. *Spaltvaccine* (Subunit-Vaccine) gehören auch zu den viralen Totimpfstoffen. Sie beruhen auf dem Umstand, daß es durch Etherbehandlung oder durch Behandlung mit oberflächenaktiven Stoffen (z. B. mit Tween-80) gelingt, Viren in Hülle und Nucleocopsid zu zerlegen. Das abgetrennte Hüllmaterial ist biologisch noch aktiv, es hat insbesondere seine Antigenität noch beibehalten. Bei einigen Viren (z. B. bei den Influenzaviren) ragen die antigenen Strukturen (Hämagglutinine, Neuraminidase) wie *Spikes* aus der Virushülle heraus. Durch Behandeln mit bestimmten Detergentien können diese Antigene abgetrennt und isoliert werden (bekannt als sog. Influenza-Subunit-Vaczine). Die Hämagglutinine verdanken ihre Bezeichnung dem Umstande, daß sie mit bestimmten Oberflächenstrukturen (Rezeptoren) von Warmblütlererythrozyten reagieren.
Zur Herstellung von **Lebendimpfstoffen** ist die **mutative Abschwächung der Pathogenität** des Virus die wesentliche Voraussetzung. Unter Pathogenität wird in der Virologie anders als in der Bakteriologie zusätzlich zur Ja-Nein-Aussage auch die „Virulenz", der Grad der krankmachenden Wirkung, verstanden. Die Pathogenität für einen bestimmten Wirt ist eine genetisch bestimmte Größe, wobei die Pathogenitätsmerkmale für verschiedene Wirtsorganismen durch jeweils verschiedene Gene kontrolliert werden. Durch mehrere Tierpassagen selektioniert sich ein Virus-Stamm mit hoher Pathogenität für die betreffende Tierart heraus (z. B. Gelbfieber-Virus für Mäuse nach mehreren Mäusepassagen), der aber nunmehr eine stark verminderte Pathogenität (Virulenz) für den

Menschen aufweist. Der in der Natur vorkommende, für den Menschen pathogene Stamm wird als „Wildform", die nach Tierpassagen in seiner Pathogenität geschwächte Mutante als *„attenuierter Stamm"* oder als *„Impfstamm"* bezeichnet.

Beim Lebendimpfstoff gegen Menschenpocken handelt es sich nicht um einen durch Tierpassagen attenuierten Stamm menschlicher Pockenerreger *(Poxvirus variolae)*. Den Impfstoff zu gewinnen, beruht auf zwei Umständen: einmal darauf, daß der Erreger der Kuhpocken *(Poxvirus officinale)* zufällig im Hinblick auf den Antigenaufbau völlig dem *Variola*-Erreger gleicht; sodann darauf, daß das *Vaccinia*-Virus für den Menschen nur sehr schwach pathogen ist. Pocken-Virus und Vaccinia-Virus sind zwei distinkte Subspecies. Es gelingt nicht, einen menschlichen Variola-Stamm durch Rinderpassagen zu attenuieren. Das Vaccinia-Impfvirus *(Poxvirus officinale)* stammt nicht vom *Poxvirus variolae* ab, sondern vom originären Kuhpockenvirus *(Poxvirus vacciniae)*, das sich infolge zahlreicher Passagen in Tier und Mensch abgeändert hat.

Weitere Lebendimpfstoffe sind: der Poliomyelitis-Lebendimpfstoff nach SABIN, die Masern-, Mumps- und Röteln-Impfstoffe.

Die Immunisierung mit vermehrungsfähigen Impfviren ahmt die natürliche Infektion in etwa nach, so daß eine ähnliche, wenn nicht gleichwertige Immunität wie nach durchgemachter Krankheit erreicht wird. Der wesentliche Unterschied gegenüber Totimpfstoffen liegt vermutlich darin, daß es bei Totimpfstoffen nicht oder nicht in ausreichendem Maße zur Induktion der Abwehr mittels sensibilisierter T-Lymphozyten und kaum zur Ausbildung von Gedächtniszellen kommt (s. dazu Spezieller Teil, Kap. 28.1).

Impfstämme stellen, wie ausgeführt, in ihrer Virulenz abgeschwächte Mutanten dar. Es fragt sich, ob Rückmutationen zu den hochpathogenen Wildformen möglich sind: theoretisch sehr wohl, doch erwiesen sich glücklicherweise alle attenuierten Impfstämme als in dieser Hinsicht stabil, so daß in praxi mit dieser Möglichkeit nicht zu rechnen ist.

2. Virus-Züchtung. Im Gegensatz zu den Bakterien, die auf toten, d. h. zellfreien Nährböden gedeihen, sind die Viren obligate Zellparasiten. Daher eignen sich zur Viruszüchtung ausschließlich lebende Systeme. Die Züchtung kann erfolgen: a) im lebenden Tier, b) im bebrüteten Hühnerei und c) in der Zellkultur.

Beispiele für Züchtung im lebenden Tier sind das Gelbfieber-Virus und das Vaccinia-Virus. Das Gelbfieber-Virus hat ein sehr breites Wirkungsspektrum, das das Wildreservoir, Vögel, Affen, Fledermäuse, Schlangen und den Menschen umfaßt. Zur Herstellung eines attenuierten Lebendimpfstoffes eignet sich besonders ein an die Maus adaptierter Stamm. Der Pockenimpfstoff gegen Menschenpocken wird durch

Züchtung von Vaccinia-Virus *(Poxvirus officinale)* auf Haustieren, bevorzugt auf Kälbern, gewonnen. Dazu wird die Bauchhaut des Kalbes rasiert und, da das Vaccinia-Virus in die Zellen einer intakten Haut nicht eindringt, mit Skarifikationen versehen. Je mehr Zellen mit Virus infiziert werden, desto größer ist später die Ausbeute an Impfstoff. Zur Ernte werden die auf der Haut sich bildenden Pusteln abgekratzt, in verdünntem Glycerin aufgenommen, von groben Partikeln befreit und eingefroren.

Viren können sodann auf dem Brutei kultiviert und vermehrt werden. Das bebrütete Hühnerei hat drei Höhlen: Amnionhöhle, Allantoishöhle und Dottersack. Auf den Eihäuten, die diese Höhlen auskleiden, können Viren vermehrt werden, und zwar eignen sich Amnion- und Allantoishöhle besonders für die Züchtung von Influenza-Viren, Chorio-Allantoismembran (CAM) für Pocken- und Herpesvirus, während der Dottersack für die Züchtung von *Bedsonien* und *Rickettsien* – es handelt sich hierbei jedoch um *keine* Viren – besonders geeignet ist.

Für die Herstellung eines Totimpfstoffes gegen Tollwut bevorzugt man das bebrütete Entenei.

Die zur Impfstoffgewinnung wohl wichtigste Methode der Viruszüchtung ist die auf der **Gewebekultur.** Dabei unterscheidet man **Primäre Zellkulturen** und **Permanente Zellkulturen.** Primäre Zellkulturen werden unmittelbar von einem tierischen oder menschlichen Organ gewonnen. Viel verwendet werden Affennieren, Zellen von Hühner- und Mäuse-Embryonen sowie menschliche Amnionzellen. Auf kleine Gewebestückchen läßt man Trypsin einwirken, um eine Suspension von Einzelzellen zu erhalten, die sodann in ein geeignetes Nährmedium überführt werden. Das Nährmedium enthält außer Vitaminen und Aminosäuren Serum tierischer oder menschlicher Herkunft, das offenbar bisher noch unbekannte, für das Zellwachstum wichtige Bestandteile enthält.

Von primären Zellkulturen lassen sich Subkulturen anlegen. Von manchen Organen, beispielsweise von menschlichen embryonalen Lungen, lassen sich bis zu 50 Mal Subkulturen anlegen, ohne daß dabei ihre Empfänglichkeit gegenüber bestimmten Viren verlorengeht. Sie vermehren sich, ohne ihren diploiden Chromosomensatz zu verlieren, während es ansonsten in der Regel bei permanenter Zellkultur zu genetischen Aberrationen (Aneuploidie) kommt. Diploide menschliche Fibroblastenkulturen spielen eine große Rolle für die Produktion von Impfstoffen. Das gilt vornehmlich für die Gewinnung von Tollwut-Vaccinen.

3. Das Saatvirus. Bei der Virusvermehrung kann es, wie bei Bakterien, spontan zu genetischen Veränderungen einzelner Partikel kommen. In Verbindung mit Selektionsprozessen entstehen dann Klone, deren Eigenschaften von denjenigen des „Elternvirus" abweichen. Die verschiedenen Impfstämme von Viren sind meist das Ergebnis sorgfältigster Züchtungsversuche, und es muß daher ein vordringliches Ziel sein, die Eigenschaften des Virusstammes im Impfstoff konstant zu halten. Man erreicht das, indem man nach dem sog. Saatvirus-System arbeitet. Dies läuft darauf hinaus, dafür Sorge zu tragen, daß der zur Herstellung der Vaczine jeweils verwendete Ansatz stets die gleiche Zahl von Passagen hinter sich hat, da die Wahrscheinlichkeit zu genetischen Veränderungen von der Zahl der Passagen abhängt. Man verfährt folglich so, daß von den vorhergehenden Ansätzen in kleine Portionen geteilte Teilmengen gefriergetrocknet aufbewahrt werden. Bei der Herstellung beispielsweise des Pockenimpfstoffes wird mit dieser Arbeitsmethode sichergestellt, daß über viele Jahrzehnte hinweg der Pockenimpfstoff aus der **dritten** Kalbspassage des ausgewählten Vacciniastammes besteht. Im Falle des Masern-Impfstoffs *(Vaccinum morbillorum)* bestimmt die Ph. Eur.: Der Endimpfstoff darf nicht mehr als 10 Subkulturen von dem Impfstoff entfernt sein, an dem ursprünglich die Laboratoriumsversuche und klinische Prüfung durchgeführt wurden, welche zeigten, daß der Stamm als Impfstamm brauchbar ist. Beide Impfstoffe bilden die Ausnahme. Immer dann, wenn in der Monographie nicht anders vorgeschrieben, ist der Fertigimpfstoff nicht mehr als fünf Subkulturen von der Saatvirus-Charge entfernt, an der alle notwendigen Prüfungen durchgeführt wurden, die zeigten, daß der Stamm geeignet ist.

4. Aufarbeitung der Virus-Kulturen. Da Viren sich grundsätzlich nur in lebenden Züchtungssystemen vermehren lassen, fallen sie stark mit anderem biologischen Material verunreinigt an. Hinzu kommen als weitere Schwierigkeiten ihre Kleinheit und ihre Empfindlichkeit. Um Viren zu reinigen, verfährt man praktisch so, als hätte man Eiweißmoleküle vor sich, d. h. man wendet die in der Proteinchemie üblichen Reinigungsmethoden an (Ultrazentrifugierung, Eiweiß-Fällungsverfahren; evtl. auch Cellulose-Chromatographie und präparative Elektrophorese). Bei der Gewinnung von Lebend-Impfstoffen ist zu beachten, daß viele Viren thermolabil sind; das bedeutet, daß bei tiefen Temperaturen gearbeitet werden muß.

Es gelingt nicht immer, alles biologische Fremdmaterial zu entfernen, weshalb es bei Überempfindlichkeit zu *allergischen Impfreaktionen* kommen kann. Das gilt vor allem für Impfviren, die auf Hühnerembryonen gezüchtet werden, da Allergie gegen Hühnereiweiß nicht allzu selten ist.

16 Isolierung von Naturstoffen

16.1 Isolierung von Glykosiden und Alkaloiden

16.1.1 Allgemeine Verfahrensweise

Von den Inhaltsstoffen höherer Pflanzen sind es hauptsächlich Glykoside und Alkaloide, die als isolierte Einzelstoffe zu Arzneifertigpräparaten verarbeitet werden. Die allgemeinen Verfahren, die zur Reindarstellung angewendet werden, decken sich zum Teil mit denen, die man zur Reindarstellung von anderen niedermolekularen Naturstoffen wie beispielsweise den Antibiotika heranzieht. Auch wenn jeder Naturstoff, schon wegen der unterschiedlichen Art der Begleitstoffe, zu seiner Reindarstellung besonders angepaßte Methoden erfordert, so kehren in technologischer Sicht bestimmte Grundoperationen häufig wieder: Das Pflanzenmaterial muß erstens zerkleinert und extrahiert werden; die Extrakte müssen zweitens auf ein kleineres Volumen gebracht, d. h. eingeengt und gegebenenfalls getrocknet werden; die Wirkstoff-Fraktionen müssen drittens weiter aufgetrennt werden, wozu Fällungen sowie Verteilungs- und Adsorptionsverfahren herangezogen werden.
Die Extraktion einer Droge besteht im Herauslösen von Feststoffgemischen mit Hilfe eines geeigneten Lösungsmittels, das *Menstruum* genannt wird. Die gewonnene Lösung wird als *Micella* bezeichnet. Die zu extrahierenden Stoffgemische liegen innerhalb der Zelle in getrockneter Form vor. Aus zertrümmerten Zellen werden sie durch das Menstruum abgeschwemmt, aus intakten Zellen müssen sie herausdiffundieren. Die Extraktionsverfahren unterteilt man in Verfahren (a), bei denen sich zwischen Lösung und Drogenrückstand ein Konzentrationsgleichgewicht einstellt **(Mazeration, Digestion, Wirbelextraktion)** und (b), bei denen durch fortwährende Erneuerung des Extraktionsmittels so lange ein Konzentrationsgefälle von der Droge zum Menstruum herrscht, bis die Droge „erschöpfend extrahiert ist" **(Perkolation, Evakolation, Gegenstromextraktion, Soxhlet-Verfahren).**
Die in der Droge vorliegenden Stoffe unterscheiden sich stark in ihren Löslichkeitseigenschaften. Daraus ergibt sich die Möglichkeit der mehr

oder minder **selektiven Extraktion.** Wichtig ist das stufenweise Extrahieren nach Polarität der Lösungsmittel. Lipophile Lösungsmittel lösen selektiv die lipophilen Stoffe heraus, so daß bei der sich anschließenden Extraktion mit polaren Lösungsmitteln diese Fraktion nicht mehr mit Lipoiden verunreinigt ist („Entfetten" der Droge). Oder es kommt auf die Gewinnung der lipophilen Stoffe an; dann gelangt man zur Anreicherung, weil die polaren Inhaltsstoffe im Drogenrückstand verbleiben (z. B. Gewinnung einer reserpinreichen Fraktion aus Rauwolfia serpentina). Die selektive Extraktion kann in ihrer Selektivität dadurch verbessert werden, daß die Abhängigkeit der Löslichkeiten vom pH-Wert ausgenutzt wird. Es trifft für saure und basische Drogeninhaltsstoffe zu. Wird die Droge vor der Extraktion mit lipophilen Lösungsmitteln alkalisiert, so werden die basischen Stoffe und lipophile Naturstoffe herausgelöst. Noch vorteilhafter ist es, die Droge zunächst anzusäuern und mit lipophilen Lösungsmitteln alle darin löslichen neutralen und sauren Begleitstoffe zu entfernen. Nach Zusatz von Alkali oder Ammoniak werden die freigesetzten Alkaloide ohne Wechsel des Lösungsmittels nahezu rein aus der Droge herausgelöst.

Selektives Extrahieren bezieht sich aber nicht nur auf die Droge als Extraktionsgut. Ebenso wichtig ist die „Behandlung von Extraktrückständen" mit Lösungsmitteln. Sehr häufig findet man Vorschriften zur Reindarstellung von Naturstoffen, die sich auf das folgende Schema bringen lassen: Die Droge wird mit Lösungsmittel A extrahiert, der Extrakt nach Filtration vom Lösungsmittel A befreit und der Rückstand mit Lösungsmittel B extrahiert.

Extraktlösungen oder Wirkstoff-Fraktionen sind einzuengen oder ganz von Lösungsmitteln zu befreien. Industriell stehen dafür **Dünnschichtverdampfer** und **Vakuum-Umlaufverdampfer** zur Verfügung. Wenn zum Extrahieren Wasser oder wasserhaltige Lösungsmittel verwendet wurden, versucht man, wo immer möglich, die zu isolierenden Stoffe in eine organische Phase (d. h. in ein mit Wasser nicht mischbares, leicht flüchtiges Lösungsmittel) zu überführen. Bei bestimmten Naturstoffen läßt es sich aber nicht umgehen, wässerige Lösungen schonend einzuengen, wozu das Verfahren der Gefriertrocknung (Lyophilisation) besonders geeignet ist.

Fällung in Verbindung mit Filtration stellen wichtige Operationen bei der Reindarstellung von Naturstoffen dar. Die Fällung führt entweder (a) zum Ausfällen von Begleitstoffen, so daß sich der Wirkstoff im Filtrat befindet, oder (b) zum direkten Ausfällen der Wirkstoffe. Ein Beispiel für das unter (a) genannte Vorgehen ist die Fällung mit basischer oder neutraler Bleiacetatlösung, wodurch es möglich wird, Gerbstoffe und phenolische Pflanzenstoffe abzutrennen (siehe weiter unten: Gewinnung von herzwirksamen Glykosiden). Direktes Ausfällen von Wirkstoffen ist möglich durch Zusatz eines Lösungsmittels, in dem die zu gewinnenden Stoffe schwer löslich sind, oder durch bloße pH-Änderung oder schließlich, indem ein Reagens zugesetzt wird, das schwer lösliche Komplexe oder Salze bildet. Beispiele: Alkaloide werden durch Zusatz von Basen ausgefällt, ja es lassen sich Alkaloidgemische durch „fraktionierte Fällung" (stufenweise Änderung der Basenstärke) trennen (siehe dazu: Opiumalkaloide); Alkaloide vom Typus der quartären Ammoniumbasen (z. B. Tubocurarin) fällt man als sog. „Reineckate" (= Salze der Säure $HCr(NH_3)_2(SCN)_4$), Steroid-Alkaloide vom Typus des Solasodins als Komplexe mit Cholesterin; und N-haltige Antibiotika wie 5-Hydroxy-tetracyclin mit langkettigen quartären Ammoniumsalzen. Selektiv ist das Verfahren, amphotere Substanzen beim isoelektrischen Punkt auszufällen (z. B. Morphin, Tetracyclin).

Adsorptionsverfahren sind bei der Isolierung von Naturstoffen in zweifacher Hinsicht von Bedeutung. Einmal verwendet man Adsorptionsmittel dazu, möglichst selektiv aus Extraktionsfraktionen den Wirkstoff an das Adsorbens zu binden, beispielsweise Alkaloide oder basische Antibiotika wie Streptomycin an saure Adsortionsmittel (Kationenaustauscher). Sodann sind Adsorptionsverfahren zur Trennung nahe verwandter Stoffe unentbehrlich.

Zur Trennung neutraler, in polaren Lösungsmitteln löslicher Naturstoffe sind Adsorptionsverfahren nicht geeignet, hingegen die Methoden der Flüssig-flüssig-Chromatographie (Verteilungsverfahren) in ihrer unterschiedlichen methodischen Ausgestaltung (Ausschüttel-Verfahren, Craig-Verteilung, Verteilungschromatographie an Säulen).

Analytik und Qualitätskontrolle

Bei der Gewinnung von Naturstoffen aus Drogen haben analytische Verfahren drei grundsätzlich verschiedene Funktionen:
1. Bei der Untersuchung der Rohstoffe;
2. bei der Betriebsüberwachung, indem die Operationen laufend auf Effektivität überprüft werden (wie Vollständigkeit der Extraktion, der Fällung, der Trennungsverfahren).
3. Prüfung zur Qualitätskontrolle, insbesondere wie sie von DAB 8 und der Ph. Eur. gefordert wird.

Die hier anzuwendenden Methoden unterteilen sich in physikalische und chemische, biologische und pharmakologische Prüfungen.

16.1.2 Isolierung von Glykosiden

Die Glykoside stellen im allgemeinen Naturstoffe dar. Der aglykonische Teil des Moleküls bedingt eine gewisse Löslichkeit in lipophilen, der Zuckeranteil in polaren Lösungsmitteln. Abhängig von dem Verhältnis

Aglykon/Zahl der Zucker im Molekül steigt die Polarität des Gesamtmoleküls an. Glykoside extrahiert man daher aus Pflanzen mit Lösungsmitteln wie Ethylacetat, Ethanol, Butanol, Wasser. Zum Verständnis mancher Gewinnungsvorschriften ist es wichtig, zu wissen, daß die Löslichkeit der Stoffe in einem bestimmten Lösungsmittel sehr stark von den Begleitstoffen abhängt: Je reiner die Fraktion wird, um so geringer wird die Löslichkeit. In Praxi bedeutet dies, daß die gleichen Lösungsmittel, die sehr geeignet zum Extrahieren sind, häufig zugleich gute Kristallisationsmedien darstellen. Rutin kann mit verdünntem Ethanol, selbst mit Wasser als Extraktionsmenstruum, aus der Droge herausgelöst werden. Beim Einengen fallen polymere Stoffe aus, die abfiltriert werden. Nach einiger Zeit beginnt das Rutin auszukristallisieren. Natürlich ist ein so einfaches Verfahren nur bei sehr rutinreichem Ausgangsmaterial anwendbar.

Nach anderen Vorschriften extrahiert man mit Methanol, engt den Extrakt auf ein kleineres Volumen ein und gießt den Extrakt in Wasser. Das ausgefallene Rohrutin läßt sich von mitgerissenen Lipoiden durch Behandeln mit Lipoidlösungsmitteln entfetten und aus Wasser oder Wasser-Methanol umkristallisieren.

Auf zwei Faktoren ist bei der Glykosidgewinnung zu achten: auf die Verminderung der Ausbeute infolge des Vorkommens von Säuren und Glykosidasen als Begleitstoffe. Glykoside werden $H^{\oplus}$-katalytisch hydrolysiert, weshalb man als Gegenmaßnahme die Droge vor dem Extrahieren neutralisiert. Enzyme entfalten ihre Wirksamkeit im wässerigen Milieu bei normalen Temperaturen; durch kurzes Aufkochen werden sie inaktiviert. Auch durch hohe Salzkonzentrationen werden die Enzyme inhibiert, worauf ein „enzymhinderndes Extraktionsverfahren" beruht; das frische Pflanzenmaterial wird unter Zusatz von Ammoniumsulfat zermahlen und anschließend mit organischen Lösungsmitteln extrahiert. Mit dieser Methode gelang es, die genuinen Digitalisglykoside zu isolieren. Heute besteht industriell kein Interesse an dieser Methode, da nurmehr die um das endständige Glucosemolekül ärmeren Folgeglykoside therapeutisch von Interesse sind. So müssen im Gegenteil die Digitalisblätter einer Fermentation unterzogen werden, ehe man sie weiter aufarbeitet. Dazu läßt man das mit Wasser angefeuchtete oder in Wasser mazerierte Pflanzenmaterial bei Raumtemperatur oder bei leicht erhöhter Temperatur einige Stunden stehen, bis der enzymatische Abbau abgeschlossen ist.

Beispiel: Gewinnung von Digoxin aus den Blättern von Digitalis lanata. Digoxin liegt in der Droge als Lanatosid C vor, woraus folgt, daß die Aufarbeitung neben dem soeben geschilderten enzymatischen Abbau eine Entacetylierung einschließen muß; sie wird bewirkt durch kurzzeitige (10 Min.) Behandlung des Rohglykosidgemisches mit verdünnter (0,1 N) methanolischer Kaliumhydroxid-Lösung.

Welche weiteren physikalischen und chemischen Trennoperationen durchzuführen sind, um Digoxin zu isolieren, macht man sich am besten klar, wenn man sich an den Gruppen von Begleitstoffen orientiert, die es zu eliminieren gilt. Es handelt sich erstens um Lipoide, zweitens um Phenole (insbes. Gerbstoffe und Flavonoide) und drittens um die chemisch verwandten Nebenglykoside, insbes. das Digitoxin. Ein Teil der Lipoide wird durch das Extraktionsverfahren (Wasser) eliminiert, der Hauptanteil durch fraktionierte Ausschüttelung der wässerigen Phase mittels Benzol. Die zweite Gruppe von Begleitstoffen wird mittels Bleiacetat aus methanolischer Lösung (!) abgetrennt. Diese Kombination von Extrahieren, Ausschütteln und Fällen führt zu einem amorphen Glykosid-Rohgemisch. Die das Gemisch bildenden Einzelglykoside können durch Gegenstromverteilung, Adsorptions- und Verteilungschromatographie weiter gereinigt werden. Diese Verfahren sind in der industriellen Praxis von nur geringer Bedeutung, da in der Regel das Ziel nicht in der Gewinnung aller Glykoside besteht, sondern in der Gewinnung eines einzigen, des therapeutisch wertvollen Digoxins. Zur Abtrennung des Digoxins aus dem Gemisch und seiner Kristallisation wurden rein empirisch Lösungen gefunden, die im wesentlichen auf selektive Extraktion des Rohglykosidgemisches hinauslaufen.

Nachstehend ist eine Arbeitsvorschrift zur Darstellung von Digoxin (RICHTER Gedeon, DAS 1183 627, 1961) abgedruckt. Man mache sich auf Grund des soeben Dargelegten jeweils klar, welchem Ziele die jeweilige Prozedur dient.

10 kg getrocknete und gemahlene Blätter werden mit 20 l Wasser unter Rühren bei 40° C extrahiert (7 Stunden). Der Extrakt wird mit Butanol/Benzol 4:1 ausgeschüttelt (2 × 4000 ml). Die organische Phase wird zur Trockene eingedampft. Der Rückstand wird in 7000 ml Methanol gelöst, anschließend wird mit 7000 ml Bleiacetat-Lösung versetzt. Der gebildete Niederschlag wird abfiltriert, aus dem Filtrat werden durch Extraktion mit Benzol zunächst Ballaststoffe und Acetyldigitoxin abgetrennt, dann wird mit Chloroform ausgeschüttelt (3 × 3500 ml). Die vereinigten Chloroformextrakte werden zur Trockene eingedampft, der Rückstand wird mit 1000 ml Methanol aufgenommen und mit 1000 ml 0,2 N Kaliumhydroxid-Lösung versetzt. Nach 10 Min. wird mit verdünnter Salzsäure neutralisiert und die Lösung bis zur völligen Entfernung des Methanols im Vakuum eingeengt. Dabei fällt ein Gemisch der entacetylierten Rohglykoside aus. Der Niederschlag wird abfiltriert und getrocknet und nacheinander mit 100 ml wasserfreiem Aceton (2 h Rückfluß),

300 ml Chloroform (3 h Rückfluß) und mit 100 ml absolutem Ethanol extrahiert. Der ungelöste Rückstand (7 g), der praktisch nur noch Digoxin enthält, wird in 700 ml Methanol gelöst und die Lösung mit 700 ml 1% Bleiacetat-Lösung versetzt. Nach Filtration wird das Filtrat mit Chloroform (3 × 700 ml) extrahiert. Die vereinigten Chloroformphasen werden zur Trockene eingedampft. Der Rückstand wird in 300 ml 80% Ethanol aufgenommen und die Lösung im Vakuum bis zur völligen Entfernung des Ethanols eingeengt, dabei kristallisieren 5,0 g reines Digoxin.

Eine im Pflanzenreich weit verbreitete Gruppe von Glykosiden stellen die Glykoside dar, deren Aglykon zu den Phenolen oder Phenolcarbonsäuren gehört. Sie lassen sich von Neutralstoffen und Basen abtrennen, da sie nach Ansäuern der wäßrigen Phase durch organische, mit Wasser nicht mischbare Lösungsmittel extrahierbar sind. Je nach Zahl der Zuckermoleküle, d. h. je nach Polarität des Glykosids, wählt man zum Ausschütteln Ether, Ethylacetat oder Butanol. Auch über schwerlösliche Salze sind Trennungen möglich, wie das Beispiel der Isolierung der Sennoside zeigt (s. dazu den Speziellen Teil, Kap. 17.3.1).

16.1.3 Gewinnung von Alkaloiden

Ein allgemein anwendbares Verfahren zu Isolierung von Alkaloiden gibt es nicht. Der Leitfaden der Basizität ist nicht ausreichend: Sehr schwach basische Alkaloide (Noscapin, Reserpin) findet man in der „Neutralfraktion" und die quartären Ammoniumbasen (Tubocurarin) in der „wäßrigen Phase". Hingegen gibt es Richtlinien für die Isolierung basischer Alkaloide. Sie beruhen darauf, daß Alkaloide (als Salze) in saurem Milieu gut in Wasser löslich sind und daß nach dem Alkalisieren die Alkaloide (als freie Basen) sich leicht mit lipophilen, mit Wasser nicht mischbaren Lösungsmitteln ausschütteln lassen. Nach K. BERNAUER und F. SCHNEIDER lassen sich vier Varianten (A, B, C, D) unterscheiden. Nach A wird die Droge mit Methanol (oder Ethanol) extrahiert, der vom Lösungsmittel befreite Extrakt wird zwischen angesäuertem Wasser und einem mit Wasser nicht mischbaren Lösungsmittel verteilt. Alkaloide bleiben in der wäßrigen Phase, während Säuren und Neutralstoffe (mit Ausnahme polarer Verbindungen) sich in der organischen Phase befinden. Nach Trennen der beiden Phasen wird die wäßrige Phase alkalisiert; die freien Basen lassen sich mit organischen Lösungsmitteln wie Dichlormethan extrahieren; nach Verjagen des Lösungsmittels hinterbleiben die Rohalkaloide.

Bei Verfahren B durchmischt man die fein gemahlene Droge mit Kalk, Soda oder Kaliumcarbonat und extrahiert die frei gesetzten Alkaloide mittels eines organischen Lösungsmittels, das mit Wasser nicht mischbar ist. Der Extrakt enthält außer den Alkaloiden noch Neutralstoffe, die durch Ausschütteln aus saurer Lösung oder andere Operationen entfernt werden müssen.

Nach Verfahren C wird die Droge mit säurehaltigem Wasser extrahiert und der Extrakt weiter wie unter A angegeben verarbeitet.

Verfahren D geht auf A. STOLL zurück. Man verreibt die Droge mit dem schwach sauren Aluminiumsulfat; Extraktion mit lipophilen organischen Lösungsmitteln führt zur Verarmung der Droge an Neutralstoffen und Säuren. Anschließend macht man das Drogenmaterial schwach basisch und extrahiert mit dem gleichen Lösungsmittel die Alkaloide.

Zur Trennung der rohen Alkaloidgemische werden die üblichen Trennmethoden wie fraktionierte Kristallisation der Salze, Chromatographie, Ionenaustausch, selektive Extraktion eingesetzt.

Beispiele:
1. Aus der Alkaloidfraktion von *Catharanthus roseus* lassen sich die therapeutisch wichtigen Alkaloide Vinblastin und Vincristin dadurch abtrennen, daß unter den Extraktionsbedingungen ihre Tartrate in Benzol löslich sind, die Tartrate der Begleitalkaloide hingegen nicht. Vinblastin und Vincristin wiederum werden durch Chromatographie an mit Essigsäure desaktiviertem Aluminiumoxid weiter aufgetrennt.
2. Die Alkaloidrohfraktion von *Semen Strychni* trennt man über die Löslichkeitsunterschiede der freien Basen: Aus Ethanol-Wasser (1:1) kristallisiert Strychnin aus, während Brucin und weitere Nebenalkaloide in den Mutterlaugen verbleiben.
3. Die Trennung der an die fünfzig in der Wurzel von *Rauwolfia serpentina* vorkommenden Alkaloide bietet besondere Schwierigkeiten, was *in praxi* dadurch vereinfacht wird, daß es bei der industriellen Gewinnung nur auf die Isolierung der mengenmäßig vorherrschenden Alkaloide ankommt. Eine Vortrennung in drei Gruppen, je nach Basizität, erzielt man durch selektive Extraktion. Die schwachen Basen, unter ihnen das Reserpin, lassen sich aus der feuchten Droge mittels aromatischer Kohlenwasserstoffe (Benzol, Toluol, Xylol) extrahieren; die Droge wird sodann auf einen pH 7–11 gepuffert, worauf sich die mittelstarken Basen (Ajmalin, Ajmalicin) extrahieren lassen; und schließlich bei pH = 13 auch die starken Basen (darunter das Serpentin). Innerhalb der Gruppen werden alle modernen Methoden eingesetzt: Zur Trennung der schwach basischen Reserpingruppe bevorzugt man Adsorptionschromatographie, zur Trennung der starken Basen Verteilungschromatographie.
4. Die *Opiumalkaloide* stellen einen Sonderfall dar, was das Extraktionsverfahren anbelangt: die Droge wird mit Calciumchlorid zu einer

dünnen Paste angerieben, wodurch die Meconsäure und andere Säuren sich als schwer lösliche Calciumsalze niederschlagen. Die Alkaloide wiederum werden dadurch in die Hydrochloride überführt und lassen sich mit reinem Wasser extrahieren. Die Auftrennung der therapeutisch wichtigen Alkaloide beruht auf deren sehr unterschiedlicher Basizität. Indem man dem Extrakt Natriumacetat zusetzt, fallen Narcotin und Papaverin aus, durch Ammoniakzusatz Morphin; das Codein läßt sich aus dem Filtrat mit Benzol oder Chloroform extrahieren.

16.2 Isolierung von Proteinen und Peptiden

16.2.1 Begriffe, Definitionen

Die Praefixe „endo-" und „exo-" bezeichnen je nach Zusammenhang etwas Unterschiedliches. Vom biochemischen Standpunkt ist die Lokalisation von Enzymen von Interesse. Man unterscheidet dann die intrazellulären **„Endoenzyme"** von den extrazellulären **„Exoenzymen"** und bezeichnet als **„Ektoenzyme"** solche, die als Bestandteil der Zellmembran anscheinend nur nach außen wirken (S. M. RAPOPORT). In der Biotechnologie interessiert die Bindungsart der Enzyme im Hinblick auf ihre Gewinnung. Man unterscheidet: **Lyo-Enzyme,** die in der Zelle frei gelöst sind und sich daraus durch gewöhnliche Extraktion gewinnen lassen; **Endo-Enzyme,** die zwar in der Zelle selbst auch in freier Form vorliegen, aber nicht durch direkte Extraktion zu erhalten sind, sondern erst nach Zerstörung der Zellwände; und **Desmo-Enzyme,** die an Zellstrukturen chemisch gebunden sind und oft gar nicht durch chemische Eingriffe abzulösen sind.
Die Unterteilung der Proteasen in **Endopeptidasen** und **Exopeptidasen** hat mit dieser Einteilung jedoch nichts zu tun. Vielmehr hydrolysieren die Endopeptidasen die **innerhalb** einer Peptidkette gelegenen Bindungen; die Exopeptidasen spalten nur die **endständigen** Aminosäurereste von der Polypeptidkette ab.

2.2 Allgemeine Verfahrensweise

Die Verfahren, Eiweißstoffe anzureichern oder zu isolieren, sind sehr unterschiedlich, je nachdem, ob es darauf ankommt, spezifische Aktivitäten zu erhalten (Enzyme, Proteohormone) oder ob dieser Gesichtspunkt keine Rolle spielt (Gewinnung von Kollagenen und Gelatine). Die Verfahren sind auch unterschiedlich, je nachdem ob im Ausgangsmaterial ein einzelnes Protein in hoher Konzentration vorliegt (Casein in der Milch, Ovalbumin im Eiklar, Hämoglobin in den Erythrocyten) oder ob das Protein Komponente eines komplizierten Gemisches darstellt. In dem zuletzt genannten Falle genügt es nicht, den Eiweißcharakter allein als Leitfaden der Isolierung zu nehmen. Um ein Protein, das eine ganz bestimmte biologische Eigenschaft aufweist, von einer Großzahl anderer Proteine abzutrennen, bietet allein die Messung dieser Aktivität (Aktivitätsbestimmungen bei Enzymen und Hormonen) die Möglichkeit, das Protein von Stufe zu Stufe des Anreicherungsganges zu verfolgen.

Bedingt durch ihre hochmolekulare Struktur, sind biologisch aktive Eiweißstoffe gegen chemische und physikalische Einwirkungen empfindlich, nachweisbar am Verlust der Aktivität (= Denaturierung). Daher müssen bei der Aufarbeitung höhere Temperaturen und saure oder alkalische Lösungsmittel vermieden werden. Tiefe Temperaturen sind zudem aus einem weiteren Grunde erforderlich. Extrakte aus biologischem Material enthalten vielfach proteolytische Enzyme, die das zu isolierende Protein abbauen können; auch werden Proteinlösungen sehr leicht von Mikroorganismen befallen.

In der Regel erfolgt die Isolierung von Proteinen in drei Schritten:
1. Die Extraktion aus dem Zellmaterial
2. Anreicherung und Trennung durch Fällungsmethoden
3. Spezielle Reinigungsverfahren.

Die Proteine werden meist durch Wasser oder wäßrige Salzlösungen extrahiert, da sie in organischen Lösungsmitteln meist unlöslich sind oder inaktiviert werden (z. B. durch abs. Ethanol). In Ausnahmefällen verwendet man daneben verdünntes Ethanol oder Aceton als Extraktionsmittel. Der Extraktion geht vielfach ein „Aufschließungsvorgang" voraus, oder er begleitet sie. Nur in bestimmten Fällen werden Proteine direkt aus Zellen oder Geweben nach außen in ein Medium hinein abgegeben (z. B. Pilzlipasen u. -amylasen). Ansonsten hindert die Zellmembran als Diffusionsbarriere die Enzyme der Zelle, sich im Extraktionsmittel zu lösen. Die Zellen müssen daher „aufgeschlossen" werden, ohne dabei das Protein zu denaturieren. Verhältnismäßig einfach sind noch die Proteine des Cytoplasmas zugänglich, und zwar nach Plasmolyse (mittels Anwendung von reinem Wasser, von Toluol, Ethylacetat u. a. m.) oder nach mechanischer Zerstörung der Zellwände (z. B. durch Verreiben mit Sand oder in Mühlen). Proteine, die an Plastiden- und Mitochondrienmembranen gebunden sind, lassen sich häufig durch Detergentien ablösen.

2.3 Allgemeine Methoden

Die am häufigsten angewandte und zugleich schonendste Methode der Anreicherung von Proteinen ist die **fraktionierte Fällung** durch Neutralsalze. Als sehr gut wasserlösliches Neutralsalz bevorzugt man dabei Ammoniumsulfat. Niedrige Konzentrationen erhöhen zunächst die Löslichkeit von Proteinen; Erhöhung der Salzkonzentration führt zum Ausfällen (= **Aussalzung von Proteinen**), wobei die zur Fällung notwendige Salzkonzentration für jedes Protein eine charakteristische Größe ist.

An die Grobtrennung durch Fällung schließt sich häufig als erste Feintrennung ein chromatographisches Verfahren an, wobei die Gelfiltration in erster Linie in Frage kommt. Man benutzt als Säulenfüllung Körner aus quervernetzten Dextranen, Polyacrylamid und anderen Polymerisaten mit variierender Maschenweite. Die Trennung beruht auf einer Art molekularer Siebwirkung, weshalb die Methode auch als **Molekularsieb-Chromatographie** bekannt ist: Die Moleküle mit dem kleineren Molekulargewicht können in die Poren des Materials eindringen und werden langsam eluiert, die mit dem höheren M bewegen sich nur zwischen den Partikeln der Chromatographie-Füllung vorwärts und kommen so schneller voran.

Von den chromatographischen Verfahren zur Reinigung der Proteine haben weiterhin Adsorptions- und Ionenaustauschverfahren Bedeutung. Dabei verwendet man zur Trennung meist Säulen; doch kann das Adsorptions- oder Austauschmittel auch in eine Proteinlösung eingerührt werden; der mit dem Protein beladene Trägerstoff wird abfiltriert und das Protein vom Träger abgelöst (eluiert).

Zunehmende Bedeutung gewinnt die Affinitäts-Chromatographie. Das Grundprinzip dieser Methode ist einfach. Die Säulenfüllung besteht aus einem unlöslichen Trägermaterial, an das kovalent ein niedermolekularer Stoff gebunden ist, von dem man weiß, daß er ein kompetitiver Hemmstoff für das zu gewinnende Protein darstellt. Durchläuft ein Proteingemisch die Säule, so wird lediglich dieses eine Protein retardiert oder festgehalten. Eine Schwierigkeit besteht oft darin, zu einem Inhibitor das passende Polymer so zu finden, daß die Ausbildung eines Komplexes zwischen Inhibitor und Protein noch stattfinden kann. Mit diesem Verfahren können Enzyme, Hormone, Antikörper und Rezeptorproteine isoliert werden. Die Trennung von Proteinen ist auch aufgrund der elektrischen Ladung möglich, die für jedes Molekül mehr oder weniger charakteristisch ist. In der **Elektrophorese** bringt man die Proteinmoleküle als elektrisch geladene Partikel durch Anlegen eines elektrischen Feldes zum Wandern, wobei die Wanderungsgeschwindigkeit und deren

Abhängigkeit vom pH-Wert der Elektrophoreseflüssigkeit für jedes Protein verschieden ist.

Prüfung der Produkte auf Homogenität. Solange während der Reinigung und Isolierung die spezifische Aktivität des Proteins ansteigt, gilt das Protein als nicht einheitlich. Konstanz der spezifischen Aktivität bietet aber allein noch keine Gewähr für Homogenität. Zur Prüfung auf Homogenität eignen sich Ultrazentrifugation, Elektrophorese und immunologische Methoden.

16.2.4 Gewinnung, Isolierung

Die Ausgangsmaterialien für Enzym- und Hormonpräparate können pflanzliche oder tierische Rohprodukte darstellen; sie sind unterschiedlich stark dem Verderb ausgesetzt. Tierische Drüsen werden in tiefgefrorenem Zustand zur Fabrikationsstätte gebracht. Um haltbar zu sein, ist rasche Entwässerung, auch bei pflanzlichen Rohstoffen, eine der wichtigsten Voraussetzungen. Sehr häufig entwässert man durch organische Lösungsmittel, die mit Wasser mischbar sind (Aceton, Ethanol), bei möglichst tiefer Temperatur. Auch Zerstäubungstrocknung kommt in Frage, besonders aber die Gefriertrocknung.

Papain. Der Name Papain wird verschieden gebraucht. Einmal versteht man darunter den eingetrockneten Milchsaft von *Carica papaya* mit der Gesamtheit seiner proteolytisch wirksamen Inhaltsstoffe; dann wählte man die gleiche Bezeichnung für eine einzelne, kristallisierte Protease, die aus dem frischen Milchsaft isoliert worden war.

Die Papaingewinnung ist ziemlich mühsam. Nur die äußerste Schicht der grünen, unreifen Früchte darf angekratzt werden, zudem in einem genau festliegenden Zeitpunkt ihres Entwicklungszustandes. Der herabtropfende Saft wird in darunter aufgespannten Tüchern aufgefangen, der noch halbtrockene Latex später künstlich zu Ende getrocknet. Oft schließt sich eine Reinigung an, die in einem Umfällen der Fermente aus wässeriger Lösung mittels Alkohol besteht.

Nach einem verbesserten Herstellungsverfahren wird der koagulierte Milchsaft mit einigen Prozent Kochsalz versetzt und gerührt. Es bildet sich ein grießähnlicher Niederschlag, der abzentrifugiert und im Vakuum getrocknet wird.

Bromelin ist ähnlich dem Papain ein proteolytisch wirksames Enzym, das in der Ananaspflanze (*Ananas sativus;* Fam.: *Bromeliaceae*) vorkommt. Das Enzym läßt sich aus dem Preßsaft der Früchte gewinnen, der neben wenig koagulierbarem Eiweiß sehr viel Zucker und Fruchtsäuren enthält. Das Bromelin wird durch Ethanol ausgefällt, der Niederschlag stellt ein sirupöses Produkt dar, das sich in dieser Form wegen der anhaftenden Zucker nicht trocknen läßt. Die weitere Reinigung erfolgt über Ammoniumsulfatfällung.

Pepsin ist ein proteolytisches Enzympräparat, das aus der Magenschleimhaut von Schweinen, Schafen und Kälbern gewonnen wird. Es liegt in den Zellen der Schleimhaut in einer unwirksamen Vorstufe, dem Pepsinogen vor. Das Pepsinogen liegt als schwer extrahierbares Desmoenzym vor; doch wird es in saurem Medium und unter den Bedingungen der Autolyse autokatalytisch in das aktive Pepsin umgewandelt.

Zur Herstellung wird von den Mägen der Schlachttiere die Schleimhaut abgezogen und zerkleinert. Für die weitere Aufarbeitung existieren zahlreiche Vorschriften. Nach dem Säureextraktionsverfahren extrahiert man zur Aktivierung des Pepsinogens mit 0,5%-iger Salzsäure 1 bis 2 Tage lang bei 35–40° C. Durch scharfes Zentrifugieren trennt man die Gewebsfragmente ab; nachdem Lipoide mit Lipoidlösungsmitteln extrahiert wurden, können aus der Lösung durch Aussalzen mit Neutralsalzen (Kochsalz, Ammoniumsulfat) oder durch Fällen mit organischen Lösungsmitteln (Ethanol, Aceton, Isopropanol) aktive Fermentpräparate gewonnen werden. Statt die Enzymfraktion auszufällen, können die Extrakte auch direkt, vorzugsweise durch Gefriertrocknung, zu trockenen Enzympräparationen aufgearbeitet werden. Abhängig von der Aufbereitungsweise und abhängig von dem Rohstoff differieren die Präparate erheblich in ihrer Enzymaktivität, weshalb man sie auf einen durch die Arzneibücher vorgeschriebenen Wirkungswert standardisiert. Nach DAB 8 erfolgt das Einstellen durch Verreiben mit einer berechneten Menge Milchzucker, Saccharose oder Glucose.

Pankreatin stellt ein Enzymgemisch dar, das aus der Bauchspeicheldrüse von Rindern und Schweinen gewonnen wird. Es besteht hauptsächlich aus Trypsin, α-Amylase, Lipase, Carboxypeptidase und Chymotrypsin; es wirkt sowohl proteolytisch als auch diastatisch. Das Gewinnungsverfahren ähnelt dem der Pepsinherstellung. Die Drüsen werden zerkleinert und mit Wasser extrahiert, das zur Verhütung der Fäulnis mit Toluol oder Chloroform überschichtet ist. Nach vollständiger Mazeration wird die Flüssigkeit abgetrennt. Wie beim Pepsin gibt es zwei Wege: entweder schonend (Vakuumwalzentrocknung < 40 °C, Gefriertrocknung) vom Lösungsmittel befreien oder das Enzymgemisch mit organischen Lösungsmitteln ausfällen. Die Ausbeute an Rohpankreatin beträgt etwa 5% berechnet auf die frischen Drüsen.

Durch relativ einfache Fällungsoperationen gelingt es, Pankreatinenzymgemische in die drei Hauptkomponenten mit Amylase-, Lipase- und Protease-Aktivität zu zerlegen. Es handelt sich um rein empirisch entdeckte Verfahren, die darauf beruhen, daß die Löslichkeit der Proteine stark vom pH-Wert der Lösung, der Art der vorhandenen Begleitproteine und Ionen abhängt. Aus einer sauren Pankreatinlösung wird die Amylase beim Neutralisieren mit Magnesiumoxid gefällt; *in situ*-Erzeugung eines Calciumphosphat-Niederschlags reißt die Lipase mit sich; in der Restlösung verbleiben die eiweißspaltenden Fermente, die durch direkte Trocknung oder durch Fällen mit Ethanol oder Aceton gewonnen werden können. Trypsin gehört zu den wenigen Enzymen, die in **kristalliner Form** dargestellt werden können. Der Aufwand an zahlreich hintereinandergeschalteten Fällungsprozeduren ist außerordentlich groß.

Hyaluronidase (Hyaluronat-Lyasen) spalten je nach Herkunft einige saure Polysaccharide, insbesondere Hyaluronsäure, den physiologisch wichtigen Bestandteil der tierischen Bindegewebe. Hyaluronidase-Präparate haben pharmazeutische Bedeutung, da sie die Resorption von äußerlich applizierten Arzneistoffen beschleunigen. Die technische Gewinnung von angereicherten Präparaten geht von Stierhoden als Ausgangsmaterial aus, die zerkleinert und mit 0,1 M Essigsäure extrahiert werden. Die Lösungen versetzt man stufenweise mit Ammoniumsulfat. Nach Ausfällung inaktiver Vorstufen fällt bei etwa 70% Sättigung das aktive Material an, das noch einer Alkoholfraktionierung unterworfen werden kann.

Isolierung von Insulin aus Pankreas. Insulin ist das blutzuckersenkende Hormon aus den Langerhansschen Inseln der Bauchspeicheldrüse. Da es sich um ein Proteohormon handelt, ist bei der Aufarbeitung zu berücksichtigen, daß die Pankreasdrüse Proteasen enthält, wodurch sich die Gefahr ergibt, daß Insulin rasch zerstört werden könnte, zumal rein gewichtsmäßig die Menge an proteinspaltenden Fermenten das etwa 500-fache ausmacht. Als Ausgansmaterial zur industriellen Gewinnung von Insulin dienen die in den Schlachthäusern anfallenden Bauchspeicheldrüsen von Rind und Schwein. Die Drüsen müssen kurz nach der Schlachtung der Tiere entnommen und bei Temperaturen von -15 bis $-20\,°C$ gelagert werden, bis sie zur Extraktion gelangen. Extrahiert wird mit 70%igem sauren Ethanol vom pH = 1–2. Daß zur Extraktion eines Proteins hochprozentiger Alkohol verwendet wird, ist bemerkenswert und hängt mit der auffallend guten Löslichkeit des Insulins selbst noch in 80%igem Ethanol zusammen. Der nächste Arbeitsgang besteht im Abzentrifugieren der Lösung von den Drüsenbestandteilen. Diese Lösung wird zunächst basisch (pH = 8), dann wieder sauer (pH = 3) gestellt und von den ausfallenden inaktiven Niederschlägen befreit. Nach Volumenreduzierung fällt man das Insulin mit Kochsalz aus. Zur Reinigung wird das Rohprodukt in saurem Wasser gelöst und durch Einstellen des isoelektrischen Punktes (pH = 5,4) mittels Ammoniakzusatz erneut gefällt. Die Kristallisation erfolgt aus wässeriger Phosphatpufferlösung unter Zusatz von Zinkchlorid.

Kollagen gehört zu den Strukturproteinen und ist mit einem Anteil von 25–30% am Gesamtproteingehalt das am weitesten verbreitete tierische Protein überhaupt. Von pharmazeutischem Interesse ist Kollagen als Ausgansmaterial zur Gewinnung der **Gelatine** und von chirurgischem Nahtmaterial. Zur Herstellung der *Fila collagensis resorbilia aseptica* Ph. Eur. werden Rindersehnen verwendet, die in Milchsäure bis zur Dispersion aufgequollen werden. Bei der technischen Verarbeitung (Hindurchdrücken der viskosen Masse durch Düsen in Aceton als Fällbad) erfolgt Regeneration zu Kollagen.

17 Untersuchung von Drogen nach dem Arzneibuch

17.1 Allgemeines zum Aufbau einer Drogenmonographie

Eine Drogenmonographie ist wie folgt gegliedert:
(1) Überschrift
   a) lateinischer Titel
   b) deutsche Bezeichnung (in der Ph. Eur.)
   oder
   a) deutscher Titel
   b) lateinische Bezeichnung (im DAB 8)
(2) Definition
(3) Beschreibung
   a) Sinnesprüfung
   b) makroskopische Beschreibung
   c) mikroskopische Merkmale
(4) Prüfung auf Identität
(5) Prüfung auf Reinheit
(6) Gehaltsbestimmung
(7) Lagerung

Ad 1) Die lateinische Bezeichnung setzt sich aus zwei Teilen zusammen: vorangestellt ist im typischen Falle die gültige botanische Artbezeichnung der Stammpflanze im Genitiv; es folgt im Nominativ singularis die Bezeichnung für das als Droge verwendete Pflanzenorgan (z. B. *Digitalis purpureae folium*). Anstelle der Artbezeichnung steht in anderen Fällen die der Gattung (z. B. *Matricariae flos*); auch finden sich historische Bezeichnungen (z. B. *Sennae folium*). Die deutsche Bezeichnung der Drogenmonographie ist eine Übersetzung der lateinischen. Allerdings ist der traditionelle Plural im Deutschen beibehalten worden, also es heißt z. B. nicht *Sennesblatt*, sondern nach wie vor *Sennesblätter*.

Beispiele:

a) *Sennae folium* (Text nach Ph. Eur.): Sennesblätter bestehen aus den getrockneten Fiederblättchen von *Cassia senna* L. (*Cassia acutifolia*

Del.), bekannt als Alexandriner- oder Khartum-Senna, oder von *Cassia angustifolia* VAHL, bekannt als Tinnevelly-Senna, oder aus einer Mischung beider Arten. Sie enthalten mindestens 2,5 Prozent Hydroxyanthracen-Derivate, berechnet als Sennosid B. Beschreibung: Die Droge hat einen schwachen, aber charakteristischen Geruch und einen zunächst schleimigen, dann schwach bitteren und unangenehmen Geschmack.

b) Fenchel (Text nach DAB 8): Fenchel besteht aus den getrockneten reifen Früchten von *Foeniculum vulgare* MILLER var. *vulgare*. Sie enthalten mindestens 4,0 Prozent (V/G) ätherisches Öl. Beschreibung: Fenchel hat einen würzigen Geruch und einen würzigen, etwas süßlichen, später fast brennenden Geschmack.

Ad 2) Die **Definition** der Droge wird nicht durch eine eigene Überschrift gekennzeichnet; sie schließt sich vielmehr sofort an die Überschrift an. Beispiel: Fenchel besteht aus den getrockneten reifen Früchten von *Foeniculum vulgare* MILLER var. *vulgare*. Sie enthalten mindestens 4,0% (V/G) ätherisches Öl.

Somit umfaßt die Definition auch die Anforderung an den Gehalt an bestimmten Inhaltsstoffen; daraus wiederum folgt, daß die Monographie in der Folge auch eine Vorschrift bringt, die es ermöglicht, die Angaben der Drogendefinition zu überprüfen. Wenn sich die Gehaltsangabe auf die getrocknete (wasserfreie) Droge bezieht, bringt die Monographie im späteren Teil auch die Vorschrift, den Wassergehalt zu bestimmen.

Ad 3) Beschreibung. Dieser Teil einer Drogenmonographie beginnt mit Angaben zum Geruch, Geschmack und zum Aussehen der Droge. Es dürfte sich bei der **Sinnesprüfung** um den für den praktischen Apotheker wichtigsten Teil der Drogen-Monographien handeln. Wenn eine gute Vergleichsdroge zur Verfügung steht, wenn man ferner über ein gewisses Maß an Erfahrung verfügt, so bieten Geruch, Geschmack und Aussehen sehr wichtige Anhaltspunkte für Identität und Reinheit der Ware.

Viele Drogen besitzen einen charakteristischen **Geruch**, der sich in Worten nur selten gut beschreiben läßt. Es ist daher unerläßlich, authentische Vergleichsmuster zum Vergleich heranzuziehen. Bei Drogen, die nicht in Pulverform vorliegen, wird für die Geruchsprobe eine kleine Menge zerkleinert, meist durch Zerreiben zwischen den Fingern. Selbst Verfälschungen, die mikroskopisch nur schwer zu erkennen sind, können durch abweichenden Geruch sehr leicht festgestellt werden, z. B. die echte Pfefferminze von anderen Mentha-Arten. In noch weit höherem Maße gilt das im übrigen für ätherische Öle, die nicht selten durchaus „analysenfest" sind, obwohl minderwertige Beimengungen vorliegen. Für die Geruchsprüfung ätherischer Öle empfiehlt es sich, einen Filter-

papierstreifen mit dem Öl zu durchtränken und wiederholt zu riechen, währenddessen das Öl allmählich verdunstet. Man erreicht auf diese Weise eine gewisse Fraktionierung der Mischung in Einzelfraktionen, wodurch Abweichungen im Geruch noch deutlicher erkennbar werden.
Aber auch dann, wenn keine Drogenverfälschung oder Verwechslung vorliegt, kann die Geruchsprobe außerordentlich nützlich sein. Mangelnder oder schwacher Geruch kann auf Verlust an wirksamen Inhaltsstoffen hinweisen; modriger oder fauler Geruch auf Pilzbefall oder auf Verdorbenheit. Wesentlich ist dabei die Abweichung von einer Norm: denn selbstverständlich kann ein widerlicher, unangenehmer Geruch auch einer einwandfreien Drogenprobe eigentümlich sein, der dann ein Hilfsmittel zur Identifizierung darstellt (z. B. Hyoscyamusblätter).
Beim **Geschmack** lassen sich vier Qualitäten unterscheiden: bitter, süß, sauer, salzig. Drogen mit Inhaltsstoffen, welche auf die Geschmacksrezeptoren einwirken, setzen diese Stoffe mit unterschiedlicher Geschwindigkeit frei; auch wirken die schmeckenden Stoffe nicht alle mit gleich anhaltender Intensität ein, so daß man bei Drogen nicht selten auf Angaben über hintereinander auftretende, unterschiedliche Geschmacksempfindungen stößt (sehr charakteristisch für die *Dulcamarae stipites* von *Solanum dulcamara* [Name !]: sie schmecken zunächst bitter, dann anhaltend süß).
Zwar gibt es nur vier Typen von Geschmacksrezeptoren und damit nur die vier obengenannten „reinen" Geschmacksqualitäten. Am Zustandekommen des Geschmacks sind daneben aber noch die verschiedensten anderen Sensationen beteiligt. Man spricht von einem scharfen, einem adstringierenden, einem schleimigen und einem kratzenden Geschmack. Ferner kennzeichnet das Arzneibuch den Geschmack von Rosmarinöl als kühlend, den der Leinsamen als ölig, den des Safrans als würzig. Der scharfe Geschmack ist eine Mischsensation als Ergebnis der Reizung sowohl von Thermorezeptoren als auch von Schmerzrezeptoren. Kühlend empfinden wir einen Stoff, der imstande ist, die Reizschwelle für die Thermorezeptoren zu verschieben im Sinne einer Schwellensenkung gegenüber Kaltreizen. Als zusammenziehend oder adstringierend empfinden wir Stoffe, welche oberflächlich liegende Proteine denaturieren (koagulieren): Auf Teilen der Mundschleimhaut bildet sich ein dünner Film einer Koagulationsmembran. Fette Öle verteilen sich dank ihrer Grenzflächenspannung als dünner Film im Mund: dies führt zu der Empfindung des öligen Geschmacks. Ebenfalls wenig definiert ist der kratzende Geschmack, der vor allem lokal reizenden Stoffen eigentümlich ist, nicht selten mit einer zum Husten reizenden Begleitkomponente. Demgegenüber steht der schleimige Geschmack, der die Geschmacksrezeptoren gegenüber zahlreichen anderen Reizen abschirmt.

An einer Geschmacksempfindung sind demnach neben den eigentlichen Geschmacksrezeptoren noch weitere Sinnesempfindungen beteiligt, nicht zuletzt auch der Tastsinn (z. B. wenn von schleimig oder sandig gesprochen wird). Auch die Abtrennung des Geschmacks vom Geruch ist in praxi nicht immter strikt durchgehalten, so wenn das Arzneibuch von einem aromatischen Geschmack (bei Süßholz und Anis) und einem würzigen Geschmack (bei Safran) spricht. Vielleicht meint würzig die Kombination von scharf schmeckend und angenehm riechend, eine Kombination, die bei zahlreichen Gewürzdrogen wiederkehrt. Demgegenüber riecht Opium „eigenartig", weist somit eine Geruchsnote auf, die einmalig nur bei dieser Droge anzutreffen ist.

Die **Konsistenz** der Drogen stellt man durch Betasten, Drücken mit den Fingern und den Fingernägeln und durch Brechen und Zerreiben der Drogenprobe fest. Javanische Gelbwurz z. B. läßt sich leicht brechen, und der Querbruch ist glatt und feinkörnig. Demgegenüber fühlt sich Kalmuswurzel weich und schwammig an. Brüchigwerden von Drogen und leichtes Zerbröckeln ist oft ein guter Hinweis für durch Insektenfraß verdorbene Ware.

Schließlich gehören zur Sinnesprüfung dann noch Angaben über **Farben.** In der Monographie über *Curcumae xanthorrhizae* rhizoma heißt es: „Beim Kauen färbt sie den Speichel gelb." Oder bei der *Liquiritiae radix sine cortice:* „Oberfläche [ist] hell- bis dunkelgelb." Andere Farbangaben sind weniger gut nachzuvollziehen; insbesondere gilt das für die verschiedenen Schattierungen von Grau, Braun bis Schwarz. Als Beispiel nach DAB 8: „Die Fruchtschale (von *Cardui mariae fructus*) ist glänzend braunschwarz oder matt graubraun, dunkel- oder weißgrau gestrichelt." Auch bei Farbangaben ist die beste Beschreibung in der Praxis von wesentlich geringerem Nutzen als das Vergleichen mit authentischen Mustern.

Neben der Sinnesprüfung gehört zur Drogenbeschreibung die **morphologische Betrachtung.** Sie wird mit bloßem Auge durchgeführt oder zusätzlich mit der Lupe. Das Verständnis der morphologischen Beschreibung setzt Kenntnisse in der Pflanzenmorphologie voraus, wie sie in den pharmakobotanischen Praktika gelehrt werden.

Beispiele:
a) *Sennae folium* (Text nach Ph. Eur.): *Cassia senna:* Die Fiederblättchen sind graugrün, dünn, brüchig, lanzettlich, stachelspitzig, am Grunde ungleichhälftig, 20 bis 40 mm lang und etwa 5 bis 15 mm breit, unterhalb der Mitte am breitesten. Die schwach gewellte Blattspreite zeigt eine fein behaarte Ober- und Unterseite mit feinen, kurzen Haaren und eine fiedrige Nervatur, die besonders unterseits hervortritt. Die mit dem Mittelnerv einen Winkel von etwa 60° bildenden Seitennerven anomostosieren am Rande.
Cassia angustifolia: Die gelbgrünen Fiederblättchen sind länglich-lanzettlich, am

Grunde schwach ungleichhälftig, 30 bis 50 mm lang und etwa 7 bis 20 mm breit in der Mitte. Ober- und Unterseite sind gekennzeichnet durch querlaufende oder schräge Linien und eine kleine Anzahl von kurzen Haaren.

b) *Fenchel* (Text nach DAB 8): Die Früchte sind häufig in ihre Teilfrüchte zerfallen. Die ganzen Früchte sind fast zylindrisch, unten breit abgerundet, oben etwas verschmälert, gelblichgrün bis gelbbraun, etwa 3 bis 12 mm lang, bis etwa 4 mm breit; Griffelpolster mit 2 zurückgebogenen, häufig abgebrochenen Griffelresten; Teilfrüchte mit ebener Fugenfläche und konvexer Rückenfläche mit 5 primären Rippen, 2 davon dorsal, 3 lateral; Rippen deutlich hervortretend, gerade, heller gefärbt, dazwischen 4 dunklere, flache Tälchen.

Auf diese makroskopische Beschreibung der Ganzdroge folgt unter der Kennzeichnung „**Mikroskopische Merkmale**" die mikroskopisch-morphologische Beschreibung der Ganzdroge und im Anschluß daran unter der Kennzeichnung „**Pulverdroge**" die mikroskopische Beschreibung der Pulverdroge.

Drüsenhaare und **Spaltöffnungstypen** spielen als diagnostische Merkmale eine besondere Rolle.

Das DAB 8 hebt insbesondere zwei Typen von Drüsenhaaren heraus, die als Drüsenhaare vom Typ A und Typ B gekennzeichnet werden. *Drüsenhaare vom Typ A* bestehen aus mehreren, meistens 3 bis 5 übereinanderstehenden Etagen von 2 Zellen und erscheinen in der Aufsicht als quergeteilte Ellipsen (Compositendrüsenhaare; *Asteraceae*). *Drüsenhaare vom Typ B* besitzen 1 bis 2 kurze Stielzellen und meistens 8 kreisförmig nebeneinanderliegende Exkretionszellen mit abgehobener Kutikula und erscheinen in der Aufsicht kreisförmig bis leicht oval (Labiatendrüsenschuppen; *Lamiaceae*).

Die Ph. Eur. unterscheidet vier Typen von *Spaltöffnungen*, die durch Form und Anordnung der Nebenzellen voneinander abweichen und für die mikrokopische Analytik von Blattdrogen von Bedeutung sind.

1. Anomocytischer Typ oder Ranunculaceen-Typ (unregelmäßige Zellen): Die Spaltöffnungen sind von einer unterschiedlichen Anzahl Zellen umgeben, die sich im allgemeinen nicht von den übrigen Epidermiszellen unterscheiden (z. B. *Digitalis purpureae folium*).
2. Anisocytischer Typ oder Cruciferen-Typ (ungleiche Zellen): Die Spaltöffnungen sind normalerweise von 3 oder 4 Nebenzellen umgeben, von denen eine auffallend kleiner ist (z. B. *Belladonnae folium*).
3. Diacytischer Typ oder Caryophyllaceen-Typ (transversale Zellen): Die Spaltöffnungen sind von 2 Nebenzellen begleitet, deren Längsachsen einen rechten Winkel mit der Achse der jeweiligen Spaltöffnung bilden (z. B. *Menthae piperitae folium*).
4. Paracytischer Typ oder Rubiaceen-Typ (parallele Zellen): Die Spaltöffnungen besitzen 2 Nebenzellen, deren Längsachsen parallel zu der Achse der jeweiligen Spaltöffnung liegen (z. B. *Sennae folium*).

Der **Spaltöffnungsindex** eignet sich besonders zur Unterscheidung botanisch nahe verwandter Arten, die in anderen morphologischen Merkmalen oft wenig unterschieden sind. Der Spaltöffnungsindex ist wie folgt definiert:

$$\text{Spaltöffnungsindex} = \frac{100 \times S}{E + S}$$

S = Anzahl der Spaltöffnungen einer bestimmten Blattoberfläche
E = Anzahl der Epidermiszellen (einschließlich Haare) für dieselbe Blattoberfläche

Zur Ermittlung des Spaltöffnungsindex wird von einem etwa 5 × 5 mm großen Blattstückchen ein Chloralhydrat-Präparat hergestellt und das Präparat durch ein Meßokular bei schwachem Objektiv betrachtet, wobei die einzelnen Flächen mit Hilfe des Meßokulars festgelegt werden. Die Auszählung der Spaltöffnungen und der Epidermiszellen wird an 10 verschiedenen Stellen der Blattfläche durchgeführt.

Beispiele:
a) *Sennae folium* (Text nach Ph. Eur.): Mikroskopische Merkmale: Das Sennesblatt zeigt eine Epidermis mit polygonalen Zellen, die häufig Schleim enthalten; einzellige, kegelförmige, häufig etwas gebogene, dickwandige, warzige Haare, die bis zu 250 µm lang sind; auf beiden Seiten zahlreiche Spaltöffnungen vom paracytischen Typ; überall im Schwammparenchym Calciumoxalatdrusen; Leitbündel, beiderseits begrenzt durch einen Bogen von Fasern, die von Calciumoxalatprismen begleitet sind.
Pulverdroge. Das hellgrüne bis grünlichgelbe Pulver enthält polygonale Epidermiszellen mit Spaltöffnungen vom paracytischen Typ; einzellige kegelige Haare mit warziger Kutikula, entweder allein oder noch mit anhängenden Epidermisfragmenten; Fasern begleitet von Calciumoxalat-Kristallzellreihen; Calciumoxalatdrusen isoliert oder in Parenchymfragmenten.
b) *Fenchel* (Text nach DAB 8): Mikroskopische Merkmale: Exokarp aus gerade- und derbwandigen Zellen mit glatter Kutikula, auf der Rückenseite mit spärlichen runden etwa 25 µm langen Spaltöffnungen vom anomocytischen Typ. Mesokarp aus dünnwandigen, rundlichen Parenchymzellen, auf der Rückenseite mit 4, auf der Fugenseite mit meist 2, etwa 100 bis 250 µm breiten gekammerten Ölgängen. Endokarp aus dünnwandigen, gestreckten Zellen in parkettartiger Anordnung. In den Rippen kleine Leitbündel mit Spiralgefäßen und verholzten Sklerenchymfasern sowie Mesokarpzellen mit netzförmig verdickten, verholzten Wänden; Samenschale mit einer Schicht polygonaler Zellen und mehreren obliterierten, gelben bis bräunlichen Zellagen. Das nicht eingefaltete Endosperm besteht aus derbwandigen Zellen, welche zahlreiche Tröpfchen von fettem Öl und Aleuronkörner mit bis etwa 4 µm großen Oxalatrosetten enthalten.
Pulverdroge: Das Pulver ist grünlich- bis graubraun gefärbt. Es ist gekennzeichnet durch Fragmente des derbwandigen Exokarps mit spärlichen Spaltöffnungen von anomocytischen Typ; Fragmente der braunen, gekammerten Ölgänge; Endokarp mit schmalen, parkettartig angeordneten Zellen; Fragmente der Leitbündel mit verholzten Sklerenchymfasern; netzförmig verdickte, verholzte Parenchym-

zellen des Mesokarps; Fragmente des Endosperms mit dickwandigen Zellen, welche Aleuronkörner, zahlreiche Tröpfchen von fettem Öl und Mikrorosetten aus Calciumoxalat enthalten. Faserige Bruchstücke des Karpophors und des Fruchtstiels sowie Stärkekörner fehlen.

Ad 4) Prüfung auf Identität. Die Identitätsprüfung erfolgt auf zwei grundsätzlich verschiedene Weisen. In beiden Fällen geht man von einem Extrakt der Droge oder von einer anderen geeigneten Fraktion (z. B. dem Wasserdampfdestillat) aus. Eine Möglichkeit, auf Identität zu prüfen, besteht darin, den Extrakt auf charakteristische Drogeninhaltsstoffe zu prüfen. Beispiele: auf Anthraderivate bei *Sennae folium, Frangulae cortex, Rhamni purshianae cortex* und *Rhei radix;* auf Hyoscyamin und Scopolamin mittels der VITALI-Reaktion. Die zweite Möglichkeit, auf Identität zu prüfen, besteht in der dünnschichtchromatographischen (Abkürzung: dc) Auftrennung einer geeigneten Fraktion und im Nachweis eines charakteristischen Inhaltsstoffes durch Rf-Wert und Verhalten gegenüber Farbreagenzien (Farbe im Tageslicht, Fluoreszenzfarbe, oder Fluoreszenzlöschung unter der Analysenlampe). Auch kann ein sog. „Fingerprint-DC" zur Identitätsprüfung dienen, d. i. die Beschreibung einer bestimmten Fleckenfolge. Die Orientierung auf dem Dünnschichtchromatogramm (Abkürzung: DC) erfolgt entweder durch Vergleich mit einer authentischen Probe ähnlicher Zusammensetzung (z. B. Maisöl bei der DC-Prüfung von Leinsamen DAB 8) oder durch Cochromatographie von Reinstoffen (z. B. Anisaldehyd und Anethol bei Fenchel DAB 8).

Hinweis. Der Buchstabe *R* in einem Arzneibuchtext bedeutet, daß es sich um eine im Abschnitt „Reagenzien" der Pharmakopöe beschriebene Substanz oder Lösung handelt.

Steht hinter einer Drogenbezeichnung eine geklammerte Zahl, so gibt diese den Zerkleinerungsgrad an, und zwar indiziert sie die lichte Maschenweite des Siebes nach Empfehlungen der Internationalen Standard-Organisation (ISO).

Beispiele:
a) *Sennae folium* (Text nach Ph. Eur.): Etwa 25 mg gepulverte Droge (180) werden in einem Erlenmeyerkolben mit 50 ml Wasser und 2 ml Salzsäure *R* versetzt und im Wasserbad 15 Minuten lang erhitzt. Nach dem Abkühlen wird mit 40 ml Ether *R* ausgeschüttelt, die Etherschicht abgetrennt und über wasserfreiem Natriumsulfat *R* getrocknet. 5 ml dieser Lösung werden zur Trockne eingedampft und der erkaltete Rückstand mit 5 ml verdünnter Ammoniaklösung *R1* versetzt. Es tritt eine gelbe oder orange Färbung auf. Die Mischung wird 2 Minuten lang im Wasserbad erhitzt. Es tritt rötlich-violette Färbung auf.

b) *Fenchel* (Text nach DAB 8): Die Prüfung erfolgt mit Hilfe der Dünnschicht-Chromatographie unter Verwendung einer Schicht von Kieselgel $GF_{254}R$.
Untersuchungslösung: Die unter „Gehaltsbestimmung" erhaltene Lösung des ätherischen Öls in Xylol wird wasserfrei abgelassen; 0,5 ml dieser Lösung werden mit 5 ml Toluol *R* versetzt.

Vergleichslösung: 10 µl Anisaldehyd *R* und 3 µl Anethol *R* werden in 1 ml Tuluol *R* gelöst.
Zur Chromatographie werden je 10 µl Untersuchungslösung und Vergleichslösung bandförmig (20 mm mal 3 mm) aufgetragen.
Entwicklung und Nachweis: Mit Methylenchlorid *R* wird über eine Laufstrecke von 10 cm entwickelt. Nach dem Entfernen des Fließmittels werden im ultravioletten Licht bei 254 nm fluoreszenzmindernde Zonen gekennzeichnet. Anschließend wird die Schicht mit etwa 5 ml äthanolischer Molybdatophosphorsäure-Lösung *RN* besprüht und 5 bis 10 Minuten lang unter Beobachtung auf 100 bis 105° C erhitzt. Nach Kennzeichnung der Zonen werden auf die noch warme Schicht etwa 5 ml einer frisch und vorsichtig hergestellten Lösung von 0,5 g Kaliumpermanganat *R* in 15 ml Schwefelsäure *R* gesprüht. Es wird nochmals etwa 5 bis 10 Minuten lang unter Beobachtung auf 100 bis 105° C erhitzt.
Im ultravioletten Licht bei 254 nm sind im Chromatogramm der Untersuchungslösung und der Vergleichslösung die fluoreszenzmindernden Zonen des Anethols (Rf-Wert etwa 0,6) und im Chromatogramm der Vergleichslösung des Anisaldehyds sichtbar.
Die Zone des Anisaldehyds färbt sich nach dem ersten Besprühen und Erhitzen blauviolett; die Zonen des Anethols sind kräftig blau gefärbt.
Nach dem Besprühen mit der Kaliumpermanganat-Schwefelsäure ist die Anetholzone intensiv blau gefärbt. Im unteren Rf-Bereich (Rf-Wert etwa 0,3) erscheint zwischen den blaugefärbten Zonen des Anethols und des Anisaldehyds die ebenfalls deutlich blaugefärbte Zone des Fenchons im Chromatogramm der Untersuchungslösung.

Die zur Anfertigung eines Leitchromatogramms herangezogenen Stoffe müssen nicht notwendigerweise in der Untersuchungslösung selbst enthalten sein. Das Arzneibuch verzichtet auf authentische Vergleichsstoffe immer dann, wenn die typischen Naturstoffe nur schwer in reiner Form zu beschaffen sind. Beispiele: Bei Hibiscusblüten DAB 8 *(Hibisci flos)* werden die natürlichen Anthocyane in ihrem Laufverhalten mit Methylenblau verglichen, bei *Croci stigma* Ph. Eur. (Safran) das Carotinoid Protocrocin und andere gefärbte Stoffe mit Naphtolgelb und Sudanrot G, bei Orthosiphonblättern DAB 8 *(Orthosiphonis folium)* deren Flavonoide mit Methylrot und schließlich bei Myrrhe DAB 8 (Myrrha) deren Harzstoffe mit Dimethylgelb und Sudan III.

Ad 5) Prüfung auf Reinheit. Das DAB 8 und die Ph. Eur. lassen in der Regel die folgenden Prüfungen durchführen:
Prüfung auf „Fremde Bestandteile",
Chromatographische Reinheitsprüfung,
Trocknungsverlust,
Äußere Beschaffenheit,
Gehalt an Sulfatasche.

Auf die analytische Seite dieser Prüfungsmethoden wird im nächsten Abschnitt (17.2) eingegangen. An dieser Stelle wird die unterschiedliche Einordnung der Chromatographie im DAB 8 und in der Ph. Eur. besprochen.

Die Ph. Eur. faßt anscheinend die dünnschichtchromatographische Prüfung als bevorzugt im Dienste der „Prüfung auf Reinheit" stehend auf, während das DAB 8 die Chromatographie innerhalb der Drogenmonographien unter „Prüfung auf Identität" bringt. Für beide Auffassungen lassen sich Gründe beibringen. In der Regel wird die dc-Prüfung halbquantitativ durchgeführt. Änderung der Fleckenintensität, Fehlen von Flecken und Auftauchen neuer Flecke läßt Rückschlüsse nicht nur auf Verfälschungen, sondern ebensogut auf unzulässige Beimengungen zu.

Beispiele:
a) *Sennae folium* (Text nach Ph. Eur.):
Chromatographie: Die Prüfung erfolgt mit Hilfe der Dünnschicht-Chromatographie unter Verwendung einer Schicht von Kieselgel $GF_{254}R$.
Untersuchungslösung: 0,50 g gepulverte Droge (180) werden mit 5 ml einer Mischung von gleichen Volumenteilen Ethanol *R* und Wasser zum Sieden erhitzt. Nach dem Abzentrifugieren wird die überstehende Flüssigkeit verwendet.
Vergleichslösung: Je 10 mg Sennosid A *R* und Sennosid B *R* werden, falls erforderlich unter leichtem Erwärmen, in 10 ml der mobilen Phase gelöst.
Auf eine Startlinie von 15 mm Länge und höchstens 5 mm Breite werden getrennt je 10 µl beider Lösungen aufgetragen. Die Chromatographie erfolgt bei Kammersättigung über eine Laufstrecke von 10 cm mit einer Mischung von 40 Volumenteilen n-Propanol *R*, 40 Volumenteilen Ethylacetat *R* und 30 Volumenteilen Wasser. Die Trenndauer beträgt etwa 60 bis 70 Minuten. Nach Verdunsten der mobilen Phase wird die Platte mit einer 25prozentigen Salpetersäure (G/V) besprüht und 10 Minuten lang auf 120° erhitzt. Nach dem Abkühlen wird bis zum Erscheinen der Flecke mit einer 5prozentigen Lösung (G/V) von Kaliumhydroxid *R* in Ethanol 50 Prozent (V/V) besprüht. Das Chromatogramm der Untersuchungslösung muß 2 purpurbraune Flecke von Sennosid B (Rf-Wert nach etwa 0,1 bis 0,2) und Sennosid A (Rf-Wert etwa 0,3 bis 0,35) zeigen, die ähnlich denen sind, die mit der Vergleichslösung erhalten werden. Direkt oberhalb muß das Chromatogramm der Untersuchungslösung 2 schwache, purpurbraune Flecke von Sennosid C und D zeigen und zwischen diesen beiden einen roten Fleck von Rhein-8-glucosid (Rf-Wert etwa 0,5 bis 0,7).
Fremde Bestandteile: Die Droge darf höchstens 2 Prozent Stengelanteile enthalten, und der Gehalt an fremden Bestandteilen darf höchstens 1 Prozent betragen. Die Droge darf keine Blättchen von *Cassia auriculata* enthalten:
Werden 50 Blattfragmente mit 80prozentiger Schwefelsäure (G/V) versetzt, darf keine karminrote Färbung auftreten.
0,20 g gepulverte Droge werden in einem Reagenzglas mit 3 ml Ethanol *R* 3 Minuten lang geschüttelt. Anschließend wird filtriert, das Filtrat mit 0,2 g Aktivkohle *R* versetzt, erneut geschüttelt und filtriert. Das Filtrat wird mit dem gleichen Volumen 33prozentiger Schwefelsäure (G/V) versetzt. Es darf weder in der Kälte noch beim Erwärmen während 1 Minute im Wasserbad eine Rotfärbung auftreten.
Sulfatasche: Höchstens 12,0 Prozent, bestimmt mit 2,0 g gepulverter Droge.
Salzsäureunlösliche Asche: Höchstens 2,0 Prozent.

Ad 6) Gehaltsbestimmung: Die meisten Drogenmonographien enthalten, wie weiter oben bereits angemerkt, als zur Definition gehörig Angaben über den Gehalt an bestimmten charakteristischen Inhaltsstoffen.

Diese *para definitionem* gegebenen Zahlenwerte (Mindestgehalt und/ oder Maximalgehalt) müssen mit derjenigen Methode erreicht werden, die im Abschnitt „Gehaltsbestimmung" beschrieben ist. Es handelt sich vielfach um reine Konventionsmethoden, d. h. der wahre Gehalt kann u. U. ganz erheblich von dem nach der Arzneibuchmethode ermittelten abweichen. Die Gehaltsbestimmung der Arzneibücher ist letztlich auch nicht viel mehr als ein Hilfsmittel im Dienste der Reinheits- und Identitätsprüfung. Der mittels einer Arzneibuchmethode ermittelte Wirkstoffgehalt dürfte nur bei einigen Monographien Aussagen über den zu erwartenden therapeutischen Wert ermöglichen. Parallelität zwischen Arzneibuchgehalt und therapeutischer Dosis ist insbesondere dann nicht zu erwarten, wenn wechselnde Gemische stark wirksamer Stoffe mit von Stoff zu Stoff unterschiedlichen pharmakologischen bzw. therapeutischen Eigenschaften in der Droge vorliegen, und wenn nach Arzneibuch lediglich eine Summe von Stoffen bestimmt wird. Ein typisches Beispiel dafür ist die Rauwolfiawurzel. Ähnliches gilt für die Anthraglykosiddrogen: 0,1 Anthraglykosidgemisch in Form des Rhabarbers verabreicht hat nicht den gleichen Effekt wie dieselbe Glykosidmenge (bestimmt nach Arzneibuch) in der Form der Senna-Früchte.

Eine Reihe von Drogeninhaltsstoffen ist lichtempfindlich. Wenn Gehaltsbestimmungen unter Ausschluß von Licht durchgeführt werden müssen, dann ist das in der Monographie gleich zu Beginn des betreffenden Abschnittes vermerkt.

Beispiele:
a) *Senna folium* (Text nach Ph. Eur.):
Die Gehaltsbestimmung muß unter Ausschluß von direkter Lichteinwirkung durchgeführt werden.
Etwa 0,150 g gepulverte Droge (180), genau gewogen, werden in einem 100-ml-Rundkolben mit 30 ml Wasser gemischt. Der Kolben wird gewogen und im Wasserbad 15 Minuten lang unter Rückfluß erhitzt. Nach dem Abkühlen wird erneut gewogen und mit Wasser auf das ursprüngliche Gewicht ergänzt und zentrifugiert. 20,0 ml der Flüssigkeit werden in einem 100-ml-Scheidetrichter mit 0,1 ml verdünnter Salzsäure *R* versetzt und dreimal mit je 15 ml Chloroform *R* ausgeschüttelt. Nach Trennung der Schichten wird jeweils das Chloroform verworfen. Die wäßrige Schicht wird mit 0,10 g Natriumhydrogencarbonat *R* versetzt, 3 Minuten lang geschüttelt und zentrifugiert. 10,0 ml dieser Lösung werden in einem 100-ml-Rundkolben mit Schliff mit 20 ml Eisen(III)-chlorid-Lösung *R 1* gemischt und 20 Minuten lang im Wasserbad unter Rückfluß erhitzt. 1 ml Salzsäure *R* wird zugefügt und erneut 20 Minuten lang unter häufigem Schütteln unter Rückfluß erhitzt, bis der Niederschlag gelöst ist. Nach dem Abkühlen wird die Mischung in einem Scheidetrichter dreimal mit je 25 ml Ether *R* ausgeschüttelt, wobei zuvor der Kolben mit dem Ether ausgespült wird. Die Etherauszüge werden vereinigt und zweimal mit je 15 ml Wasser gewaschen. Die Etherauszüge werden in einem 100-ml-Meßkolben mit Ether *R* zu 100,0 ml verdünnt und 10,0 ml dieser Lösung vorsichtig zur Trockene eingedampft. Der Rückstand wird

in 10,0 ml 1 N-Kaliumhydroxid-Lösung gelöst und, falls erforderlich, durch einen Glassintertiegel filtriert.
Die Extinktionen beider Lösungen werden sofort bei 500 nm in einer Schichtdicke von 1 cm gegen Wasser als Vergleichslösung gemessen.
Der Gehalt an Sennosid B wird mit Hilfe der spezifischen Extinktion $E_{1\,cm}^{1\,\%} = 200$ bei derselben Wellenlänge berechnet.

Prinzip der Methode. Die in der Droge vorliegenden Anthraderivate (Glykoside *und* Aglykone) werden mit Wasser extrahiert. Die für die therapeutische Anwendung nicht erwünschten freien Aglykone werden sodann aus salzsaurem Milieu mit Chloroform in die organische Phase übergeführt; die organische Phase wird verworfen, so daß die Aglykone bei der Photometrie nicht mit erfaßt werden. Sodann wird die Acidität der wässerigen Phase, die nur noch glykosidische Anthraderivate enthält, abgestumpft. Nach LEMLI ist es wesentlich, die Oxidation der Anthron- und Dianthronglykoside zu den entsprechenden Anthrachinonglykosiden in neutraler Lösung durchzuführen, da andernfalls in Nebenreaktionen Stoffe entstehen, welche die Photometrie stören. Erst nach vollendeter Oxidation wird hydrolysiert. Die entstehenden freien Emodine (etwa 80 Prozent Rhein und 20 Prozent Aloeemodin) werden ausgeethert. Ein aliquoter Teil wird in KOH-Lösung als rotes Phenolat (BORNTRÄGER-Reaktion) photometriert.

Der Gehalt errechnet sich aus der gefundenen Extinktion E und der Einwage (in g) nach der Formel:

$$\% \text{ Sennosid B} = \frac{1,5\,E}{\text{Einwaage}}$$

b) *Fenchel* (Text nach DAB 8):
Ätherisches Öl: Bestimmung mit 10,0 der unmittelbar vorher grob zerstoßenen Droge und 200 ml Wasser als Destillationsflüssigkeit in einem 500-ml-Rundkolben; Destillation 2 Stunden lang bei 2 bis 3 ml in der Minute; 1,0 ml Xylol R als Vorlage.

Ad 7) Lagerung. Für Drogen, die nur unter bestimmten Bedingungen haltbar sind, werden entsprechende Angaben in folgender Reihenfolge gemacht:

Art des Behältnisses;

vor welchen Faktoren die Droge zu schützen ist (Luftsauerstoff, Feuchtigkeit etc.);

Temperatur (wichtig bei immunologischen und biologischen Arzneimitteln);

Lagerdauer (wichtig bei Sera, Impfstoffen und anderen biologischen Produkten)

Beispiele:
a) *Sennae folium* (Text nach Ph. Eur.):
Aufbewahrung. Vor Licht geschützt.
b) *Fenchel* (Text nach DAB 8):
Lagerung. Vor Licht und Feuchtigkeit geschützt.
c) *Immunsera* (Text nach Ph. Eur.):

Aufbewahrung. Vor Licht geschützt, bei einer Temperatur zwischen 2°
und 10°. Flüssige Immunsera dürfen nicht eingefroren werden.
Verfallsdatum: Die Laufzeit beträgt im allgemeinen höchstens 3 Jahre
für flüssige, und höchstens 5 Jahre für gefriergetrocknete Präparate.
Diese Zeiträume können in besonderen Fällen geändert werden.

17.2 Analytik

Allgemeines: Probeentnahme, fremde Bestandteile, minderwertige Droge.
Voraussetzung für jede Drogenuntersuchung ist die richtige Probeentnahme. Die Zahl der Proben richtet sich dabei nach dem Gewicht der Drogensendung. Je größer das Behältnis, um so größer ist die Gefahr, daß die Sendung inhomogen ist, beispielsweise an der Oberfläche aus Partien von einwandfreier Qualität besteht, am Boden hingegen verdorbene oder minderwertige Ware enthält. Das DAB 7 enthielt entsprechende Richtlinien für die **Probeentnahme von Drogen.** Bei Mengen bis zu 1 kg ist aus der gut durchmischten Gesamtmenge 1 Probe zu entnehmen. Bei Mengen von 1 bis 5 kg sind 3 Proben zu entnehmen, und zwar je eine Probe aus dem oberen, mittleren und unteren Teil des Behälters; zur Untersuchung wird ein Gemisch dieser 3 Proben verwendet. Bei Mengen von 5 bis 100 kg sind entsprechend aus jedem Einzelbehältnis 3 Proben zu entnehmen und zu untersuchen.
Pflanzliche Drogen müssen frei von Schimmel, Insekten und anderen tierischen Verunreinigungen sein; desgleichen dürfen sie keine mineralischen Verunreinigungen (Erde, Steine) enthalten. Drogen sind ein gutes Substrat für zahlreiche Mikroorganismen; doch fehlen in den Arzneibüchern entsprechende Reinheitsforderungen. Auch auf Rückstände von Pflanzenschutzmitteln wird nicht geprüft. Hingegen legen die einzelnen Drogenmonographien genau fest, wie groß der Anteil (in Prozent) an „**Fremden Bestandteilen**" sein darf. Die Ph. Eur. versteht unter „Fremden Bestandteilen" definitionsgemäß folgendes:

a) Stücke von Pflanzenteilen oder Pflanzenteile, aus denen die Droge besteht, die aber nicht der Definition oder Beschreibung (des Arzneibuches) entsprechen oder für die ein Grenzwert in der Monographie festgelegt ist.

b) Jeder Pflanzenteil, der von dem der Definition und der Beschreibung verschieden ist.

Fremde Beimengungen können sowohl beim Sammeln als auch bei der mechanisierten Ernte in die Handelsware gelangen. Beispiele: *Sennae folium* darf keine Blättchen von *Cassia auriculata* enthalten; die Droge darf ferner höchstens 2 Prozent Stengelanteile enthalten. Salbeiblätter dürfen höchstens 3 Prozent Stengelanteile enthalten; Blätter von *Salvia triloba* dürfen nicht vorhanden sein. *Menthae piperitae folium* darf höchstens 5 Prozent Stengelanteile mit einem Durchmesser von mehr als 1 mm haben, höchstens 2 Prozent andere fremde Bestandteile und höchstens 10 Prozent Blattanteile mit braunem Fleckbefall durch Minzenrost *(Puccinia menthae)* enthalten.

Eine Droge, welche den Anforderungen der Arzneibuchmonographie nicht entspricht, gilt als eine „Minderwertige Droge", ein Terminus, den das DAB 8 und die Ph. Eur. nicht benutzen. Das DAB 7 hatte den Ausdruck wie folgt definiert: „Eine „Minderwertige Droge" liegt vor, wenn die Droge andere Teile der Stammpflanze enthält, von Schädlingen befallen oder sonst als verdorben anzusehen ist."

1. Allgemeine Verfahren im Dienste der Prüfung auf Reinheit: Aschebestimmung und Feuchtigkeitsgehalt (Trocknungsverlust)

Man versteht unter Asche den nach vollständiger Verbrennung eines Körpers erhaltenen nichtflüchtigen Rückstand. Pflanzenaschen bestehen vorwiegend aus Alkali- und Erdalkali-Carbonaten neben -Phosphaten, -Chloriden und -Sulfaten. Für eine „physiologische Pflanzenasche" ist es demnach typisch, daß sie bis auf geringe Restmengen in Salzsäure löslich ist. Unlöslich in Salzsäure sind hingegen die Silikate, die von Verunreinigungen (Erde, Sand, Staub) stammen können. Damit wird die Bestimmung der „salzsäureunlöslichen Asche" zu einer empfindlichen Prüfmethode auf anorganische Verunreinigungen. Wichtig ist diese Prüfung einmal bei Drogen, denen von der Gewinnung her Erde anhaften kann (wie z. B. der Rauwolfiawurzel oder dem Rhabarber), sodann aber auch bei Drogen, die infolge ihrer morphologischen Beschaffenheit „Schmutzfänger" sind (wie z. B. die Huflattichblätter). Es gibt allerdings einige Drogen (so das Schachtelhalmkraut DAB 8), für die ein höherer Gehalt an Kieselsäure charakteristisch ist; der Gehalt an in Salzsäure unlöslicher Asche könnte in diesen Fällen zur Gehaltsbestimmung herangezogen werden, wovon das DAB 8 im Falle des Schachtelhalms allerdings keinen Gebrauch macht.

Die salzsäureunlösliche Asche definiert die Ph. Eur. als den „Rückstand", der nach Extraktion der Sulfatasche oder Asche mit Salzsäure erhalten wird, bezogen auf 100 g Droge: Es gibt demnach offensichtlich neben der Bestimmung der Asche (Asche, DAB 8) noch die Bestimmung der Sulfatasche. Unter **Sulfatasche** werden die in Prozent angegebenen nichtflüchtigen Anteile verstanden, die beim Glühen einer mit Schwefelsäure versetzten Substanz (oder Drogenpulver) zurückbleiben. Zwischen der Bestimmung der Asche und der Sulfatasche bei Drogen

besteht kein grundsätzlicher Unterschied. Es handelt sich mehr um ein methodisches Problem. Die Erfahrung hat gezeigt, daß die Bestimmung der Sulfatasche besser reproduzierbar ist, was mehrere Gründe hat. Abhängig von der Glühtemperatur kann bei Bestimmung der Asche ein wechselnder Anteil der vorhandenen Alkalichloride flüchtiggehen, und Erdalkalicarbonate können sich zersetzen. In anderen Fällen ist die Verbrennung nur unvollständig, indem sich ein Gemisch von Kohle, Asche und unverbrannter Substanz bildet, das sich trotz weiteren Erhitzens nicht mehr verändert. Führt man die Verbrennung jedoch in Gegenwart von Schwefelsäure durch, so hinterbleiben die beständigen und nicht flüchtigen Sulfate, zugleich wird durch das Anfeuchten der Droge mit konzentrierter Schwefelsäure die vollständige Verbrennung erleichtert.
Trocknungsverlust von Drogen. Auch bei lufttrockenen Drogen ist ein bestimmter Gehalt an ungebundenem Wasser normal. Durch die indirekte Bestimmung des Feuchtigkeitsgehaltes soll ermittelt werden, ob die Droge der Vorschrift entsprechend getrocknet oder sachgemäß aufbewahrt wurde.
Zur Bestimmung des *Trocknungsverlustes* von Drogen wird nach DAB 8 eine genau gewogene Menge der mittelfein gepulverten Droge in einem vorher bei 105°C getrockneten Wägeglas zwei Stunden lang bei 105°C getrocknet und nach dem Erkalten im Exsiccator zur Auswaage gebracht. Hierbei wird nicht nur der Verlust an Wasser, sondern – wenn enthalten – auch der an anderen flüchtigen Stoffen mit erfaßt.

2. Farb- und Fällungsreaktionen als Hilfsmittel bei der Prüfung von Drogen auf Identität und Reinheit. Kennzahlen

Auftreten auffallender Verfärbungen von Proben im Tageslicht oder an Fluoreszenzen (im Tageslicht oder vor der Analysenquarzlampe) gehören neben Fällungsreaktionen zu den am längsten benutzten und vor allem einfachsten Pharmakopöe-Verfahren. Sie wurden vielfach rein empirisch (durch Probieren) gefunden; erst in den letzten Jahren wurde für einige von ihnen der Mechanismus aufgeklärt. Farbreaktionen sind entweder für einen Inhaltsstoff der authentischen Droge typisch oder für einen Inhaltsstoff der Verunreinigung (siehe z. B. den Nachweis von Rhaponticin im Rhapontik-Rhabarber). Die Reaktion kann entweder *in situ* als histochemische Reaktion durchgeführt werden, oder als Tüpfel- bzw. Reagenzglasreaktion mit dem Extrakt oder einer Extraktfraktion, heute besonders häufig als Sprühreaktion auf Chromatogrammen nach Abtrennung des entsprechenden Inhaltsbestandteiles. Oft geben sich nicht die genuinen Stoffe selbst durch Kontakt mit dem Reagens unmittelbar zu erkennen, sondern erst nach entsprechender Überführung in ein Chromogen durch chemische Operationen wie Hydrolysen oder Oxidationen.

Phenole. Zum Nachweis einfacher Phenole verwendet das DAB 8 Echtblausalz-B-Lösung. Echtblausalz B ist chemisch 3,3'-Dimethoxybiphenyl-4,4'-bis(diazonium)-dichlorid. Demnach handelt es sich um ein Kupplungsreagens, das mit Phenolen zu rotbraunen Azofarbstoffen reagiert. Die Reaktion dient zur Identitätsprüfung bei den folgenden Drogen:

1) *Thymi herba* DAB 8: dc-Auftrennung und halbquantitative Auswertung des Thymolfleckes. Falls analog reagierende Zonen mit abweichendem Rf-Wert nachweisbar sind, spricht dies für Vorliegen von Verunreinigung mit nicht pharmakopöekonformer Droge (d. h. die dc-Prüfung ist zugleich Reinheitsprüfung).

2) *Curcumae xanthorrhizae rhizoma* DAB 8: dc-Auftrennung und halbquantitative Auswertung des Xanthorrhizolfleckes. Beim Xanthorrhizol handelt es sich um ein Sesquiterpenphenol, das unter den dc-Bedingungen des DAB 8 fast die gleiche Laufhöhe wie Thymol aufweist. Zur Co-Chromatographie – um Rf-Wert und Konzentration abschätzen zu können – dient daher eine definierte Menge Thymol.

Anthraglykoside. Zum Nachweis dient die sog. BORNTRÄGER-Reaktion, eine Rotfärbung der 1,8-Dihydroxyanthrachinone in alkalischem Milieu. Der Mechanismus der Reaktion ist ohne weiteres verständlich. Zunächst einmal gilt für grundsätzlich alle Phenole, daß beim Alkalisieren das Absorptionsspektrum bathochrom verschoben wird: Phenolatanionen absorbieren im stärker längerwelligen Bereich als die entsprechenden undissoziierten Phenole. Da die undissoziierten Anthrachinonlösungen gelb gefärbt sind, kann eine Verschiebung zum Rot hin infolge des Alkalizusatzes nicht überraschen. Von den beiden periständigen OH-Gruppen liegt allerdings nur eine in dissoziierter Form vor.

Messungen der Dissoziationskonstanten an Modellverbindungen zeigten, daß bei 1,8-Dihydroxyanthrachinonen eine der beiden OH-Gruppen stärker sauer ist als bei Phenolen üblich, d. h. daß ihre Acidität die von Carbonsäuren erreicht; hingegen ist dann die zweite abnormal schwach sauer und hinsichtlich der Acidität mit Alkoholen vergleichbar. Prinzipien der Quantenchemie gemäß kann natürlich nicht festgelegt werden, welche der beiden OH-Gruppen (1-OH oder 8-OH) welche Acidität hat, was bei der formelmäßigen Wiedergabe durch die entsprechenden Grenzstrukturen symbolisiert wird.

Die BORNTRÄGER-Reaktion dient zur Identitätsprüfung bei den folgenden Drogen:

a) *Sennae folium* Ph. Eur. Die Reaktion wird in zwei Ausführungsweisen verwendet: 1. als Reagenzglasreaktion und 2. als Sprühreaktion auf dem entwickelten Chromatogramm. Zum Verständnis der im Arzneibuch gegebenen Instruktionen hat man sich klarzumachen,

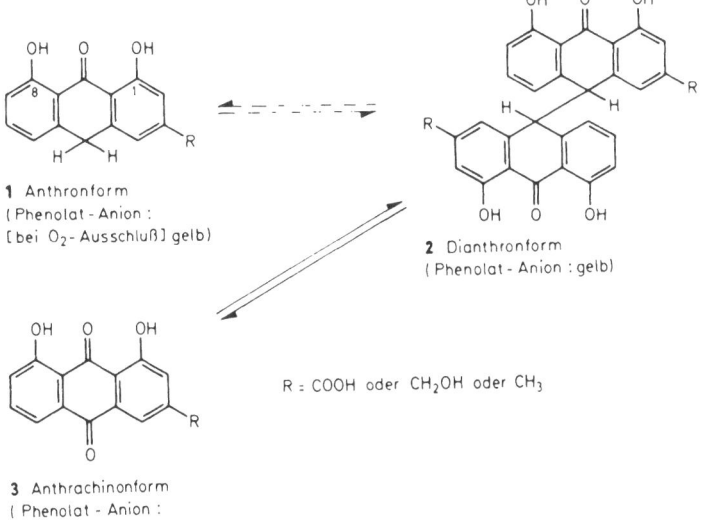

Abb. 17.2–1. Verschiedene Oxidationsstufen der Anthraderivate. Die Oxidation von **1** und **2** zu **3** läßt sich mittels Wasserstoffperoxid-Lösung durchführen (z. B. DAB 7 → Sennesblätter), mit Salpetersäure (Ph. Eur. → Sennae folium) oder durch Erwärmen in ammoniakalischer Lösung an der Luft (Ph. Eur. → Sennae folium)

daß die Anthraderivate in den Sennesblättern nicht als freie Anthrachinone, sondern als Dianthronglykoside vorliegen. Hydrolyse der genuinen Glykoside führt zu den weniger stark polaren Dianthronen, die mit Ether aus wässeriger Phase ausschüttelbar sind. Der Rückstand der Etherfraktion färbt sich mit Ammoniaklösung gelb (Anionen der Dianthrone). Erhitzt man diese Lösung, dann vertieft sich ihre Färbung infolge Oxidation zum Rötlich-Violett hin (Anionen der Anthrachinone). Auf der DC-Platte wird diese Reaktionsfolge – d. h. Hydrolyse plus Oxidation – in einem durchgeführt, und zwar *in situ* mit Hilfe von Salpetersäure.

Man beachte, daß somit innerhalb ein- und derselben Monographie zwei verschiedene Methoden herangezogen werden, um die Dianthronglykoside in die Anthrachinon-Anionen zu überführen:

Verfahren Nr. 1:

Dianthronglykoside $\xrightarrow{\text{HCl-Lösung}}$ Dianthrone $\xrightarrow{\Delta,\ NH_3}$ Anthrachinon-Anionen

Verfahren Nr. 2:

Dianthron-glykoside $\xrightarrow{HNO_3}$ Anthrachinone $\xrightarrow{KOH\text{-}Lösung}$ Anthrachinon-Anionen

b) *Frangulae cortex,* Ph. Eur. Diese Droge unterscheidet sich von den Sennesblättern bezüglich der Anthraglykosidführung in folgendem: Neben den Dianthronglykosiden kommen auch Anthrachinonglykoside vor; Anthronglykoside (als Vorstufen der Anthrachinonglykoside) können ebenfalls enthalten sein, jedoch sollen sie fehlen, worauf zu prüfen ist.

Für den *in situ*-Nachweis von Anthraderivaten auf dem DC gemäß Ph. Eur. wird nicht o. a. *Verfahren Nr. 1* oder *Nr. 2* gewählt, sondern eine dritte Variante, die darin besteht, daß beim Erwärmen in KOH und in Anwesenheit von Luftsauerstoff Anthron- und Dianthronglykoside zu den entsprechenden glykosidisch gebundenen Anthrachinon-anionen oxidiert werden.

Verfahren Nr. 3

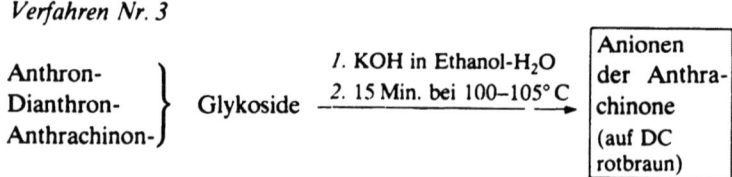

Nachweis*verfahren Nr. 3* dient zur dünnschichtchromatographischen Prüfung auf Reinheit, indem gefordert wird, daß bestimmte Rf-Bereiche (0,10 bis 0,15) frei an roten Zonen sein müssen. Zusätzlich wird noch auf unzulässiges Vorkommen an Anthronen geprüft. Anthrone reagieren mit 4-Nitroso-N,N-dimethylanilin unter Bildung graublau gefärbter Azomethine (= Schiffscher Basen).

Schließlich sei noch die im Reagensglas (bzw. im Scheidetrichter) auszuführende Prüfung der Faulbaumrinde auf Identität besprochen. Der Text der Prüfvorschrift lautet wie folgt:

Etwa 50 mg gepulverte Droge werden mit 25 ml verdünnter Salzsäure im Wasserbad 15 Minuten lang erhitzt. Nach dem Abkühlen wird die Lösung in einem Scheidetrichter mit 20 ml Ether ausgeschüttelt. Die Etherschicht wird mit 10 ml verdünnter Ammoniaklösung versetzt und ausgeschüttelt. Die wäßrige Schicht färbt sich purpurrot.

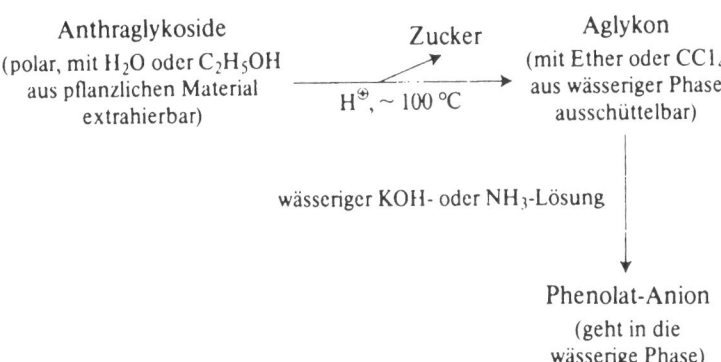

Abb. 17.2–2. In der Pflanze liegen die Anthraderivate in der Regel als Glykoside vor, weshalb sie mit polaren Lösungsmitteln extrahierbar sind. Nach hydrolytischer Abspaltung des Zuckers entstehen die vergleichsweise lipophilen Aglyka, die aus der wässerigen Phase in Ether, Chloroform oder Ethylacetat übergehen. Alkalisieren führt zu Phasenwechsel, in dem die Phenolate in Wasser wesentlich besser löslich sind als im lipophilen Lösungsmittel

Man wird bemerken, daß diese Identitätsprüfung der Frangularinde äquivalent ist derjenigen der Sennesblätter, wie sie als *Verfahren Nr. 1* beschrieben ist, allerdings mit dem einen Unterschied: man braucht die NH$_3$-Lösung *nicht* zu erhitzen. Dies zeigt an, daß ein bestimmter Anteil des Anthraglykosidgemisches in Form der Antrachinonglykoside vorliegt.

Verfahren Nr. 4

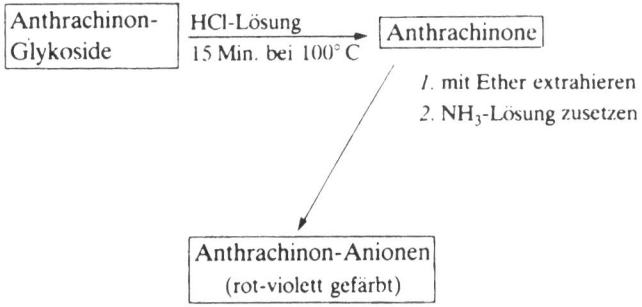

In analoger Weise werden weitere im Arneibuch aufgeführte Drogen untersucht: *Sennae fructus acutifoliae* Ph. Eur. (Alexandriner-Sennesfrüchte), *Sennae fructus angustifoliae* Ph. Eur. (Tinnevelly-Sennesfrüchte), Rhabarber DAB 8 *(Rhei radix)*.

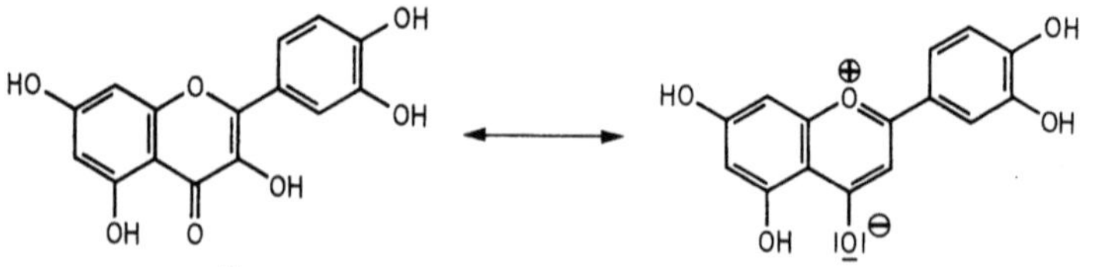

Abb. 17.2–3. Die Formel **1a** gibt in der üblichen Schreibweise das Quercetin wieder. Quercetin ist ein Beispiel für ein natürlich vorkommendes 3-Hydroxyflavon, eine Naturstoffgruppe, die auch als Flavonole bezeichnet wird. Die Verbindung ist gelb gefärbt und zeigt auf der DC-Platte Fluoreszenzlöschung sowohl im kurz- als auch langwelligen Bereich. Wegen des Anteils der mesomeren Grenzform **1b** reagieren Flavonole nicht mit typischen Carbonylreagenzien. Im Gegensatz dazu bilden die 2,3-Dihydroflavone und 2,3-Dihydroflavonole – beispielsweise mit Dinitrophenylhydrazin – Hydrazone. Im alkalischen Milieu vertieft sich die Farbe der Flavon(ol)e infolge Phenolatbildung; die farblosen Flavanone und 3-Hydroxyflavanone verfärben sich gelb wegen partieller Bildung der Chalkonform, die ein durchkonjugiertes System aufweist.

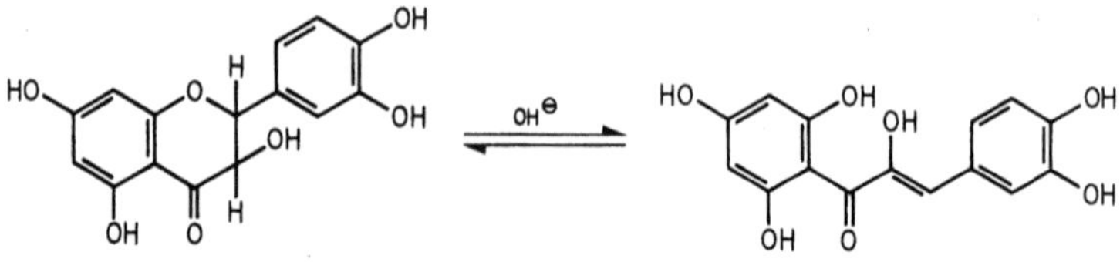

Flavone und Flavanone. Die beiden Stoffgruppen kommen in Pflanzen in der Regel als Hydroxyderivate vor, und zwar sind Pentahydroxyderivate vom Typ des Quercetins in der Flavonreihe und vom Typ des Taxifolins in der Flavanonreihe besonders häufig (Formelbilder s. Abb. 17.2–3). Die charakteristischen Inhaltsstoffe der Mariendistelfrüchte (DAB 8) beispielsweise mit dem Silybin als der mengenmäßig vorherrschenden Komponente stellen Varianten des Taxifolins dar. Vom Quercetin ist ein Derivat als Reinstoff in der Ph. Eur. beschrieben, und zwar das 3-Glucorhamnosid (= Rutin). Die Hydroxyflavone zeigen UV-Absorptionsmaxima bei etwa 360–370 nm, weshalb sie vor der Analysenquarzlampe im ultravioletten Licht bei 365 nm durch starke Fluoreszenzlöschung auffallen; sie sind überdies durch ihre schwachgelbe Färbung auf Chromatogrammen bereits im Tageslicht zu erkennen. Im Gegensatz dazu weisen die Flavanone, deren Chromophore durch die Hydrierung in 2,3-Stellung isoliert stehen, ein Absorptionsmaximum bei etwa 280 nm auf. Behandelt man die ansonsten im Tages-

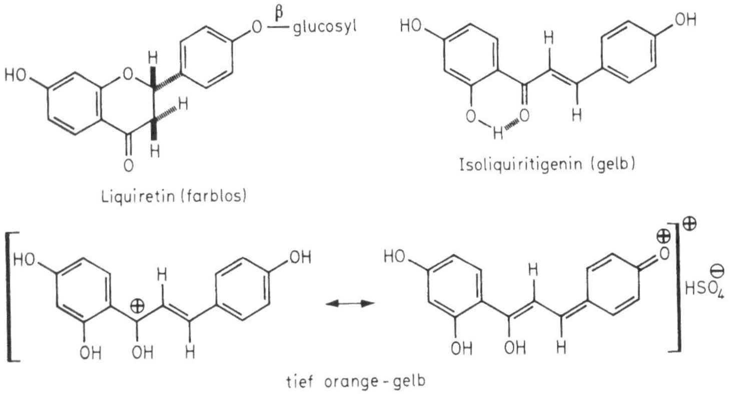

Liquiretin (farblos)

Isoliquiritigenin (gelb)

tief orange-gelb

Abb. 17.2-4. Prüfung von Liquiritiae radix und Liquiritiae radix sine cortice Ph. Eur. auf Identität. Die gepulverte Droge wird mit einem Tropfen Schwefelsäure versetzt: die Teilchen färben sich gelborange und bei zahlreichen Teilchen geht die Farbe sehr langsam in Rosarot über. Das in der Droge vorkommende Flavanon Liquiritin wird durch konz. Schwefelsäure unter Ringöffnung und hydrolytischer Abspaltung der Glucose in das Chalkon Isoliquiritigenin überführt; Protonisierung des Carbonylsauerstoff führt zum orangegelb gefärbten Kation. Die zeitlich verzögert auftretende Rosarottönung dürfte von den in der Droge vorkommenden Triterpenderivaten Glycyrrhizin bzw. den Glycyrrhetinsäuren herrühren (s. dazu Seite 368)

licht farblosen Flavanone mit Alkalien oder starken Säuren, so entstehen gelb gefärbte Produkte, indem sie unter Ringöffnung zu Chalkonen isomerisieren. Die Identitätsprüfung der Süßholzwurzel nach Ph. Eur. beruht auf dieser Ringöffnung unter dem Einfluß von konz. H_2SO_4 (siehe hierzu die Abb. 17.2–4). Einige 3-Hydroxyflavanone oxidieren an der Luft auch zu Flavonolen (= 3-Hydroxyflavonen). Bedampfen mit Ammoniak oder Besprühen der Chromatogramme mit Laugenlösung stellen daher die einfachsten Prozeduren dar, um diese Verbindungen auf Chromatogrammen zu orten. Das DAB 8 verwendet als eine Art Universalreagenz Diphenylboryloxyethylaminlösung. Es erscheint denkbar, daß die basisch reagierende Aminogruppe bei einigen Flavanonen und Flavonen Farbeffekte (und Fluoreszenzen) verursacht, die denen vergleichbar sind, die durch Ammoniak- u./o. Alkalibehandlung hervorgerufen werden. (Über Komplexbildung durch Borverbindungen siehe weiter unten.)

Ein Blick auf die Strukturformeln der beiden typischen Flavone (Abb. 17.2–3) zeigt, daß mehrere funktionelle Gruppen im Molekül vorliegen, die als Grundlage für Farbreaktionen dienen. Es handelt sich *(1)* um phenolische Gruppen, *(2)* um die Carbonylgruppe und *(3)* um

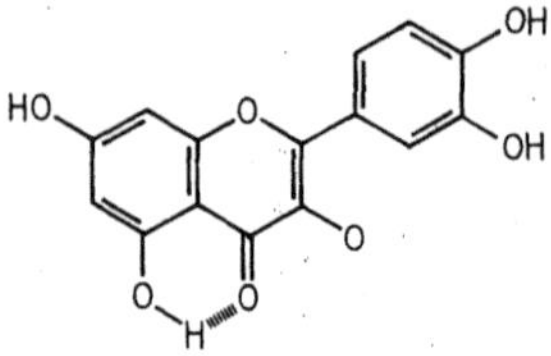

Flavonol
(Quercetin : Ar = 3'4'- Dihydroxyphenyl)

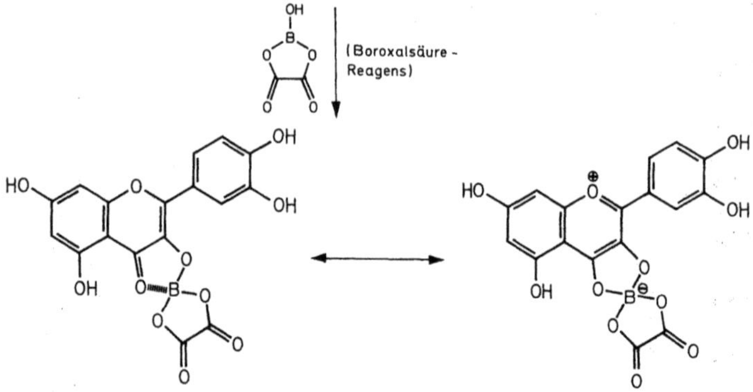

(Boroxalsäure - Reagens)

Bildung eines Chelates, der durch Fluoreszens auffällt. Fünf- und sechsgliedrige Chelate sind auch in Lösung beständig.

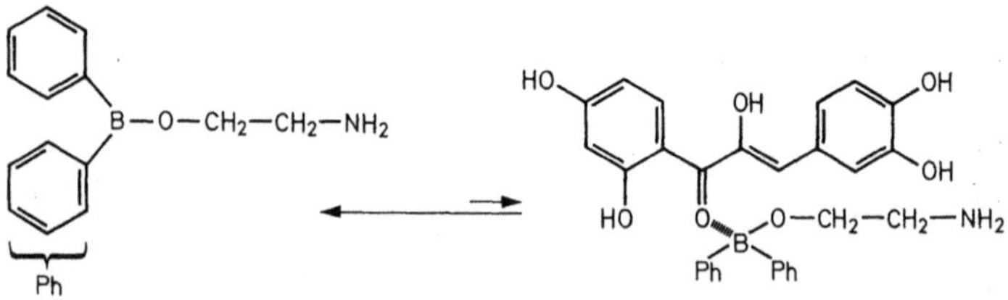

Diphenylboryloxyäthylamin

Koordinative Bindung des Bors mit seiner Elektronenlücke an das basische Carbonyl. Keine Chelatisierung möglich, daher nur als DC-Sprühreagens geeignet.

+

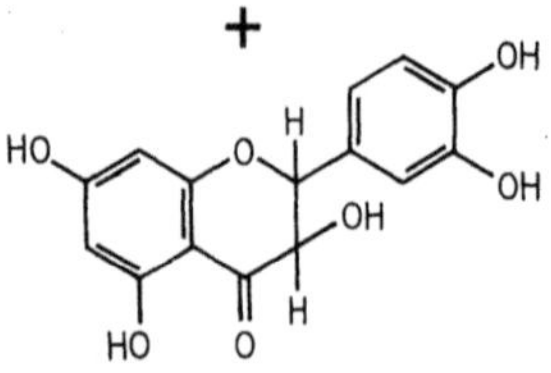

Taxifolin

Abb. 17.2–5. Boroxalsäure verhält sich gegenüber Flavonen mit komplexbildenden Gruppen (1,3-Enongruppierung mit Möglichkeit zur Bildung sechsgliedriger Chelatringe; α-Ketolgruppierung bei den Flavonolen mit Möglichkeit zur Bildung der noch stabileren fünfgliedrigen Chelatringe) ganz analog wie Al^{3+}- oder

die chelatbildende 4-Keto-3-Hydroxy- und/oder 4-Keto-5-Hydroxy-Gruppierung.

Zu (1) wurde die Fähigkeit der Phenolatbildung, die von einer Farbvertiefung begleitet ist, bereits erwähnt. Zu ergänzen sind Kupplungsreaktionen mit Diazoniumsalzen (Echtblausalz B-Lösung nach DAB 8 [3,3'-Dimethoxybiphenyl-4,4'- bis (diazonium)-dichlorid]) und Kondensationsreaktionen mit 2,6-Dichlorchinonchlorimid unter Bildung von blauen Indophenolfarbstoffen. In beiden Fällen greift das Reagens in para-Stellung zu einer phenolischen Gruppe (bevorzugt an C-2', aber auch an C-8) an.

Zu (2), der Carbonylgruppe als reaktive Stelle für Farbreaktionen, ist sogleich zu differenzieren: In Flavanonen und 3-Hydroxyflavanonen verhält sie sich wie ein normales Keton-Carbonyl, d. h. sie reagiert mit Phenylhydrazinen unter Bildung braun bis rötlich-braun gefärbten Hydrazonen. Das Carbonyl der Flavone und Flavonole reagiert nicht mit Hydrazinen, wohl infolge eines hohen Anteiles der Zwitterionenstruktur **1b** (Abb. 17.2–3). Doch wird das Carbonyl leicht reduziert, u. a. mit Mg oder Zn in saurer Lösung, wobei über eine farblose 4-OH Zwischenstufe stark gefärbte Pyriliumsalze entstehen: Aus Quercetin (**1a** der Abb. 17.2–3) entsteht Cyanidinchlorid.

Zu (3). Da sich in Nachbarstellung zur 4-Carbonylgruppe Hydroxygruppen befinden, liegt eine chelatbildende Gruppierung vor. Besonders auffallend gefärbte und meist fluoreszierende Chelate bilden die Flavonole mit zahlreichen Metallionen. (Am längsten bekannt ist die Fluoreszenzprobe auf Aluminium-Ionen mittels Morin [2',3,4',5,7-Pentahydroxyflavon]). Neben Aluminiumsalzen sind noch Bleisalze und Zirkoniumoxychlorid gute Chelatbildner. Ganz analog wie diese Metallionen verhalten sich bestimmte Borverbindungen, insbesondere die Boroxalsäure (s. Abb. 17.2–5). Hingegen ist das zum Nachweis von Flavonoiden auf Chromatogrammen vom DAB 8 vorgeschriebene Diphenylboryl-

---

Zirkonyl-Ionen. Mit Diphenylboryloxyethylamin, das vom DAB 8 als Sprühreagens bei dc-Prüfungen von Flavonoiddrogen bevorzugt wird, ist zwar eine koordinative Bindung mit Bor als Zentralatom möglich, nicht jedoch eine Chelatbindung. Flavanone vom Typus des Taxifolins (siehe DC-Prüfung der Mariendistelfrüchte nach DAB 8) reagieren mit Diphenylboryloxyethylamin auf Chromatogrammen (einige Minuten bei 100–105° C erwärmen) unter Ausbildung von fluoreszierenden Flecken. Die Natur der fluoreszierenden Stoffe ist *nicht* bekannt. Es muß sich nicht unbedingt um Borkomplexe der Ausgangsverbindung handeln. Die Basizität des Reagens zusammen mit dem Luftsauerstoff und der erhöhten Temperatur kann zu verschiedenen Umwandlungsprodukten führen wie beispielsweise zum Chalkon (siehe das Formelbild) oder infolge Oxidation zum Flavonol

oxyethylamin nicht zur Chelatbildung befähigt. Sehr wohl befähigt ist jedoch das Boratom nach wie vor zur Komplexbildung mit dem Carbonyl. Die Chromatogramme sind unbedingt der Vorschrift entsprechend zu trocknen (einige Minuten bei 100 bis 105°C): in Gegenwart von Lösungsmittel dürfte das Gleichgewicht weitgehend auf der Seite der Ausgangsverbindungen liegen.

Diphenylboryloxyethylamin in Methanol dient zur dc-Prüfung der folgenden Flavonoiddrogen gemäß DAB 8:

Arnikablüten *(Arnicae flos)*,
Birkenblätter *(Betulae folium)*,
Lindenblüten *(Tiliae flos)*,
Mariendistelfrüchte *(Cardui mariae fructus)*
Pomeranzenschale *(Aurantii pericarpium)*,
Schachtelhalmkraut *(Equiseti herba)*,
Weißdornblätter mit Blüten *(Crataegi folium cum flore)*.

Gerbstoffe

Die Bezeichnung Gerbstoffe ist ein technischer Begriff. Er umfaßt Stoffe, die befähigt sind, tierische Haut in Leder überzuführen, zu gerben. Dieser Vorgang beruht darauf, daß sich die Gerbstoffe chemisch mit Aminosäuren von Proteinen, wie sie in der tierischen Haut vorkommen, binden unter Bildung biegsamer, widerstandsfähiger, unlöslicher Stoffe. Diese Fähigkeit zeigen sowohl anorganische Salze (Alaun, Chromsalz) als auch natürliche und synthetische organische Verbindungen. Unter den Begriff Gerbstoff im pharmazeutischen Sinn fallen jedoch nur organische Verbindungen pflanzlicher Herkunft.

Gerbstoffe weisen eine Reihe gemeinsamer Eigenschaften auf: Sie sind in Alkohol und Wasser (meist kolloidal) löslich, sie fällen Eiweiß und Alkaloide, zeichnen sich durch eine größere Zahl phenolischer OH-Gruppen aus, geben mit Eisen(III)-Salzen dunkelblaue und grüne Färbungen und sind N-frei. Bei den Gerbstoffen handelt es sich im allgemeinen um nicht sehr beständige Verbindungen. Durch Selbstkondensation, fermentative Polymerisation und Luftoxidation gehen die meist wenig gefärbten oder farblosen Stoffe in dunkelgefärbte, wasserunlösliche, physiologisch unwirksame Oxidations- und Kondensationsprodukte, die sog. *Phlobaphene*, über. Bei der Lagerung verlieren daher die Gerbstoffdrogen nach und nach ihre Wirksamkeit. Einige Gerbstoffe werden schon durch längeres Erhitzen mit Wasser hydrolytisch gespalten, andere bilden beim Erhitzen mit Säuren unlösliche rotbraun gefärbte Substanzen; diese sog. Gerbstoffrote entstehen auch durch Fermentwirkung beim Trocknen nicht stabilisierter, catechingerbstoffhaltiger Drogen (Kolanuß u. a.).

Alkaloide

Zur Prüfung auf Identität und Reinheit von Drogen, die Alkaloide als Wirkstoffe enthalten, zieht das Arzneibuch in erster Linie die dünnschichtchromatographische Methode heran. Als Schichtmittel dienen vor allem Kieselgel. Neben neutralen Fließmitteln (z. B. bei *Ipecacuanhae radix*) werden sehr häufig Gemische mit Zusätzen von Basen – Ammoniaklösung bei Opium DAB 8 oder Di-ethylamin bei *Cinchonae succirubrae cortex* Ph. Eur. –, seltener saure Fließmittel (z. B. bei Schöllkraut DAB 8) gebraucht. Die Alkaloide werden auf den Chromatogrammen anhand ihrer Eigenfluoreszenz (z. B. bei Rauwolfiawurzel DAB 8) oder durch Farbreaktionen lokalisiert. Ein fast generell anwendbares Sprühreagens ist Natriumwismutjodid-Lösung; es wird u. a. zur Prüfung von *Opium, Belladonnae folium, Hyoscyami folium* und *Stramonii folium* herangezogen. Für bestimmte Alkaloiddrogen gibt es spezifische Sprühreagentien. Beispiele: Für *Ipecacuanhae radix* Jod in Chloroform – es treten nach dem Erwärmen und nach Anregung durch Licht der Wellenlänge 365 nm charakteristische Fluoreszenzen auf; für Schöllkraut Natriumwismutjodid und Nachspülen mit Natriumnitrit, für *Cinchonae succirubrae cortex* Jodplatin-Reagens.

Als Hilfsmittel der Prüfung auf Identität ziehen Ph. Eur. und DAB 8 außer der DC einfache Fällungs- und Farbreaktionen heran, die entweder mit Drogenauszügen im Reagenzglas (so bei *Cinchonae succirubrae cortex*) oder mit der Alkaloidgesamtfraktion im Abdampfschälchen (so bei *Belladonnae folium*) durchzuführen sind. Als allgemeine Fällungsreagenzien werden herangezogen: DRAGENDORF- und MAYER- Reagenz. Das zuerst genannte Reagens entspricht in etwa der oben bereits erwähnten Natrium-Wismutjodidlösung. Nach Ph. Eur. wird DRAGENDORFS Reagens hergestellt durch Mischen von basischem Wismutnitrat in Essigsäure mit einer wässerigen Kaliumjodidlösung. Dabei bildet sich zunächst Wismutjodid, das mit überschüssigem Kaliumjodid Tetrajodobismutat K [BiI$_4$] bildet. MAYERS Reagens, welches das Arzneibuch u. a. zur Identitätsprüfung von Opium, Opiumextrakt und Ipecacuanhatinktur heranzieht, stellt eine wässerige Kaliumtetrajodomercurat(II)-Lösung dar. Wie bereits die DRAGENDORF-Lösung ist auch MAYERS Reagens ein unspezfisches Alkaloid-Fällungsreagens. Dragendorf-Lösung gibt mit Alkaloiden meist rötlichbraune, MAYERS-Reagens weiße bis gelbliche Fällungen, mit Chinaalkaloiden dottergelbe Niederschläge. Ein weiteres, von der Ph. Eur. z. B. zur Identitätsprüfung von Coffeinum benutztes Fällungsreagens ist Tanninlösung. Es resultieren weiße bis gelbliche, amorphe Niederschläge, die manchmal – so im Falle des Coffeins – im Überschusse des Fällungsmittels wieder löslich sind.

Valepotriate sind charakteristische Inhaltsstoffe der Baldrianwurzel. Biogenetisch handelt es sich um Cyclopentan-Monoterpene, die mehrere Sauerstofffunktionen im Molekül enthalten. Wie die Namensgebung andeutet, liegt eine der O-Funktionen als Epoxid, drei weitere liegen als veresterte Hydroxyle (in Form eines Tri-Esters) vor. Gleich den eigentlichen Iridoiden stellen auch die Valepotriate zyklische Enolacetale dar, doch ist im Unterschied zu den Iridoiden das halbacetalische OH nicht glykosidisch mit Zucker verknüpft, sondern esterartig an Säuren (meist an Isovaleriansäure) gebunden.

Prüfung von Valerianae radix auf Identität

0,2 g gepulverte Droge werden mit 5 ml Methylenchlorid unter mehrmaligem Schütteln 5 Minuten lang stehengelassen und filtiert. Das Filter wird mit 2 ml Methylenchlorid nachgewaschen; Filtrat und Waschflüssigkeit werden in einem Reagensglas vereinigt. Das Lösungsmittel wird im Wasserbad bei der eben notwendigen Temperatur verdampft und der Rückstand in 0,2 ml Methanol gelöst. 0,1 ml dieser Lösung werden mit 3 ml einer Mischung von gleichen Volumenteilen Essigsäure und Salzsäure versetzt und umgeschüttelt. Innerhalb von 15 Minuten entsteht eine Blaufärbung.
Prinzip der Reaktion: Es bilden sich blau gefärbte Pyryliumsalze (Abb. 17.2–6).

Identitätsprüfung der Valerianae radix mit Hilfe der Dünnschichtchromatographie

Schicht: Kieselgel GF_{254}
Untersuchungslösung: Rückstand des Methylenchloridextraktes, wie oben beschrieben, in 0,2 ml Methanol lösen.
Vergleichslösung: 10 mg Vanillin + 10 µl Anisaldehyd in 10 ml Methanol gelöst.
Auftragsmenge: 10 µl Untersuchungs- und 5 µl Vergleichslösung.
Fließmittel: Hexan-Methylethylketon (80 + 20).
Auswertung: Unter UV 254 nm bei Rf 0,5 bis 0,6 Hauptfleck der Fluoreszenzlöschung (Valtrat) ungefähr auf derselben Höhe wie Anisaldehyd der Vergleichslösung. Nach Besprühen mit Dinitrophenylhydrazin-Reagens und 10-minütigem Erhitzen auf etwa 100 bis 105° C erscheint Valtrat grau-grün, Anisaldehyd gelb. Bei Rf 0,3 der Vergleichslösung erscheint Vanillin gelb. Zwischen dem Vanillin als untere und dem Anisaldehyd als obere Begrenzung liegen zwei blaue Flecke: Ditrovaltrat (Rf etwa 0,4) und Acevaltrat (Rf etwa 0,3 bis 0,35).

Prüfung auf Proazulene am Beispiel von Matricariae flos Ph. Eur.

Ein Blick auf die Formel des Matrizins (Abb. 17.2–7) zeigt, daß infolge der günstigen Stellung dreier Hydroxylgruppen (zwei davon in veresterter Form) die Möglichkeit besteht, durch säurekatalysierte Abspaltung von Wasser vom farblosen Dien zum blau gefärbten Azulen zu gelangen. Die Prüfvorschrift des alten DAB 7 ließ histochemisch mittels Phos-

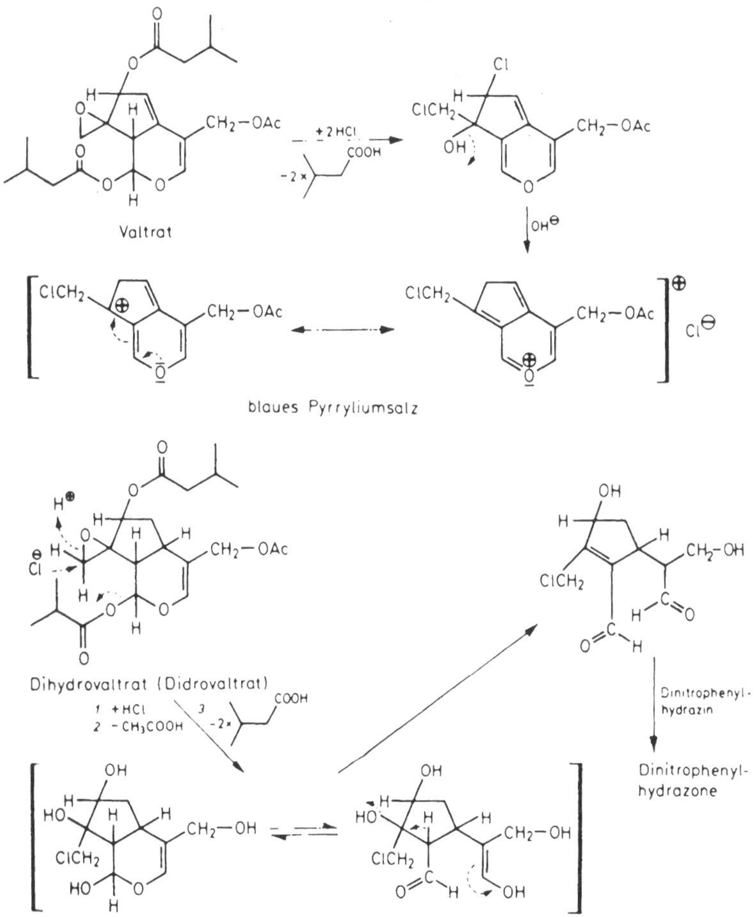

Abb. 17.2-6. Prüfung von Valerianae radix auf Identität. Die Valepotriate mit konjugiertem Doppelbindungssystem (Typus Valtrat) bilden unter sauren Reaktionsbedingungen bevorzugt blau gefärbte Pyryliumsalze. Zum DC-Nachweis wird gemäß Ph. Eur. Dinitrophenylhydrazin in salzsaurer Lösung (+ Methanol + Essigsäure) verwendet. Bei den Valepotriaten vom Typus der nichtkonjugierten Diene (Typus Didrovaltrat) kommen neben Eliminierungsreaktionen in erster Linie Hydrolysen unter Öffnung des Pyranringes, der ja ein cyclisches Enolacetol darstellt, zum Tragen. Der sich bildende Dialdehyd reagiert mit Carbonylreagenzien, beispielsweise mit Dinitrophenylhydrazin unter Hydrazonbildung oder mit Aminen unter Kondensation zu SCHIFFSCHEN Basen. Die Hydrazone sind im allgemeinen braun bis braunrot gefärbt. Warum der vom Didrovaltrat stammende Fleck auf dem DC bei Prüfung gemäß Ph. Eur. sich ebenfalls blau färbt, ist in der Literatur nicht beschrieben

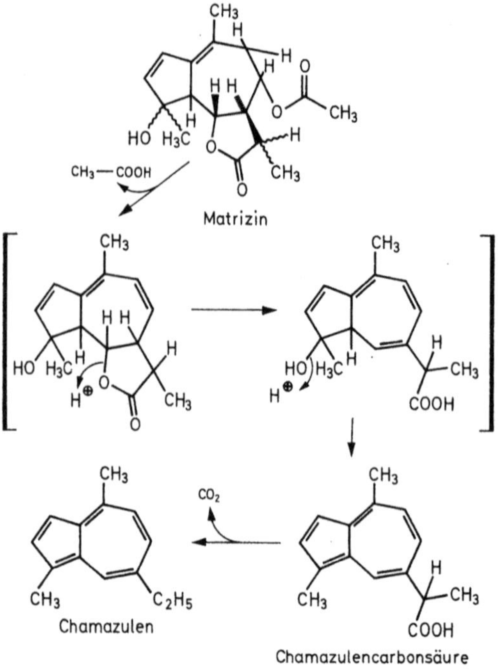

Abb. 17.2–7. Kamillenblüten enthalten etwa 0,15 Prozent Proazulene, vor allem Matrizin, das eine farblose, kristalline Substanz darstellt. Matrizin ist ein Sesquiterpen mit dem Ringgerüst der Azulene (Cyclopentanocycloheptan-System), aber ohne deren durchkonjugiertes System von Doppelbindungen. Während dieser farblose Azulenbildner in alkalischem Milieu beständig ist, ist er sehr empfindlich gegenüber Säuren und zersetzt sich beim Erwärmen der wässerigen, sauer reagierenden Kamillenauszüge bzw. Destillationsansätze rasch unter Blaufärbung. Die Dehydratisierung begleitet von einer Aufspaltung der Lactongruppe und einer Abspaltung des Acetylrestes, führt über mehrere Zwischenstufen zu der bereits tief blau gefärbten Chamazulencarbonsäure, die ihrerseits ebenfalls instabil ist und bereits bei Zimmertemperatur decarboxyliert und in das wasserdampfflüchtige Chamazulen übergeht

phorsäure-Schwefelsäure diese Reaktion ausführen. Die Prüfung auf Identität der *Matricariae flos* nach der Ph. Eur. beinhaltet die analoge Prüfung, jedoch wird sie abweichend mit einem Extrakt und in Gegenwart von Dimethylaminobenzaldehyd durchgeführt.

Untersuchungslösung: In einem Porzellanmörser wird 1,0 g Droge grob zerstoßen und in ein Glasrohr von 15 cm Länge und 1,5 cm Innendurchmesser mit grobporiger Fritte eingefüllt. Die Droge wird mit Hilfe eines Glasstabes eingestampft. In einem engen Langhalskolben werden etwa 15 ml Perkolat aufgefangen. Das Lösungsmittel wird auf dem Wasserbad zur Trockene eingedampft und der Rückstand in 0,2 ml Toluol aufgenommen.

Prüfung auf Identität: In einem Reagensglas werden 0,1 ml Untersuchungslösung mit 2,5 ml einer Lösung versetzt, die 0,25 g Dimethylaminobenzaldehyd in einer Mischung von 45 ml Essigsäure, 5 ml Phosphorsäure und 45 ml Wasser enthält. Es wird 5 Minuten lang im Wasserbad erhitzt. Nach dem Abkühlen wird mit 5 ml Petrolether versetzt und umgeschüttelt. Die wässerige Phase ist deutlich bläulichgrün bis blau gefärbt.

Prinzip der Methode: Es bildet sich unter den Reaktionsbedingungen aus dem Matrizin Chamazulencarbonsäure und Chamazulen. Die chemische Natur des Farbstoffes, der sich in Gegenwart von Dimethylaminobenzaldehyd bildet, scheint bisher nicht untersucht zu sein. Die Abb. 17.2–6 gibt eine mögliche Konstitution des Farbstoffes wieder.

Identitätsprüfung der Kamillenblüten mit Hilfe der DC

Schicht: Kieselgel GF_{254}
Untersuchungslösung: 1 g gepulverte Droge wird, wie bereits beschrieben, mit Methylenchlorid perkoliert. 15 ml des Perkolats werden eingeengt. Den Rückstand in 0,2 ml Toluol lösen.
Vergleichslösung: 0,1 g Borneol + 80 mg Bornylacetat + 4 mg Guajazulen in 10 ml Toluol lösen.
Auftragsmenge: Entweder 5 µl punktförmig oder 10 µl bandförmig.
Fließmittel: Chloroform-Benzol (75 + 25).
Auswertung: Die Vergleichslösung zeigt unter dem UV bei 254 nm u. a. zwischen Rf 0,5 bis 0,6 zwei dunkle Zonen (zwei Enin-dicycloether). Unter UV 365 nm bei Rf 0,3 intensiv blaue Fluoreszenz (Herniarin). Nach dem Besprühen mit Anisaldehydlösung: α) Vergleichslösung: bei Rf 0,15 bis 0,3 Borneol (gelbbraun), bei Rf 0,6 Bornylacetat (braun-gelb), bei Rf 0,75 Guajazulen (tiefrot mit blauem Rand). β) Untersuchungslösung: Bei Rf 0,15 bis 0,30 Bisabololoxid (gelb-braun), Rf 0,5 bis 0,6 En-in-dicycloether (dunkelbraun), Rf 0,75 Chamazulen (lila). Anmerkung: Nicht erwähnt wird in der Ph. Eur. der von (-)-α-Bisabolol herrührende violette Fleck zwischen Herniarin und En-in-dicycloether.

Prüfung auf Triterpene am Beispiel von Liquiritiae radix Ph. Eur.

Der Hauptinhaltsstoff der geschälten und ungeschälten Süßholzwurzel ist das Glycyrrhizin. Es stellt zugleich das süßschmeckende Prinzip der Droge dar. Es hat zudem saponinartige Eigenschaften, indem es in Wasser beachtliches Schaumvermögen zeigt; die hämolytische Wirkung ist allerdings vergleichsweise wenig stark ausgeprägt, Glycyrrhizin ist ein Körper von saurem Charakter, der in der Pflanze als Kalium- und als Calziumsalz vorliegt. Zur dünnschichtchromatographischen Prüfung mit neutralen Fließmitteln muß daher zuvor die Säure in Freiheit gesetzt werden; es besteht sonst die Gefahr des „Schwänzens", da sich laufend ein Gleichgewicht zwischen undissoziierter Neutralform und Anion einstellt. Die Prüfvorschrift der Ph. Eur. läßt zwar mit einem neutralen

Fließmittel arbeiten, doch erfolgt die Prüfung unter Verwendung eines sauer reagierenden Adsorbens, einer Schicht von Kieselgel, die mit einer 0,25 prozentigen Lösung von Phosphorsäure statt Wasser hergestellt ist. Glycyrrhizin ist eine glykosidische Verbindung, die aus einer Triterpencarbonsäure vom β-Amyrintypus – der Glycyrrhetinsäure – besteht, die über die sekundäre 3-Hydroxylgruppe β-glykosidisch an Diglucuronsäure gebunden ist. Die beiden β-D-Glucuronsäuremoleküle wiederum sind untereinander durch eine β1'→2-Bindung verknüpft. Säurehydrolyse des Glycyrrhizins liefert neben zwei Mol D-Glucuronsäure hauptsächlich 18 β-Glycyrrhetinsäure neben weniger 18 α-Glycyrrhetinsäure. Als Triterpene reagieren die Glycyrrhetinsäuren mit konz. Schwefelsäure unter Auftreten von Färbungen. Am bekanntesten ist die sog. LIEBERMANN-BURCHARD-Reaktion. Man löst zur Prüfung die Substanz oder den Extraktrückstand in Essigsäureanhydrid und setzt etwa 10 Tropfen konz. Schwefelsäure zu. Sind Steroide oder Triterpene anwesend, so entsteht innerhalb kurzer Zeit eine Grünfärbung bzw. Rot- oder Blau-Färbung. Zur Ortung von Glycyrrhizin bzw. von β-Glycyrrhetinsäure auf Chromatogrammen verwendet man nach Ph. Eur. Anisaldehyd-Schwefelsäure.

0,5 ml Anisaldehyd werden mit 10 ml Eisessig, 0,85 ml Methanol und 5 ml konz. Schwefelsäure gemischt. Zur Entwicklung der Farben auf Chromatogrammen werden die Platten nach dem Aufsprühen auf 100 bis 105° C bis zur maximalen Farbintensität der Flecken erhitzt. Es handelt sich um eine Art Universalreagenz: die Schwefelsäure wirkt einmal dehydratisierend, in Gegenwart von Aldehyd kondensierend und protonierend (Bildung von Oxonium und/oder Carbonium-Ionen).

Identitätsprüfung der Süßholzwurzel mit Hilfe der DC

Schicht: Kieselgel GF_{254}; die Schicht wird anstelle mit Wasser mit 0,25 prozentiger Phosphorsäure hergestellt.

Untersuchungslösungen:
I (nicht hydrolysierte Prüflösung): 1 g gepulverte Droge wird 15 Minuten lang mit 20 ml Chloroform geschüttelt und abfiltriert. Das Filtrat wird zur Trockne eingeengt und der Rückstand in 2 ml einer Mischung gleicher Volumenteile Chloroform und Methanol gelöst.
II (hydrolysierte Prüflösung): Der bei der Herstellung der Untersuchungslösung I verbleibende Rückstand wird 1 Stunde lang unter Rückflußkühlung mit 30 ml 1N-Schwefelsäure erhitzt. Nach dem Erkalten wird die Mischung zweimal mit je 20 ml Chloroform ausgeschüttelt. Die vereinigten Chloroformauszüge werden mit wasserfreiem Natriumsulfat getrocknet und filtriert. Das Filtrat wird zur Trockne eingeengt und der Rückstand in 2 ml einer Mischung gleicher Volumenteile Chloroform und Methanol gelöst.
Vergleichslösung: 10 mg Glycyrrhetinsäure werden in 2 ml einer Mischung gleicher Volumenteile Chloroform und Methanol gelöst.
Auftragmenge: Je 10 µl der beiden Untersuchungslösungen I und II, sowie 5 µl Vergleichslösung.

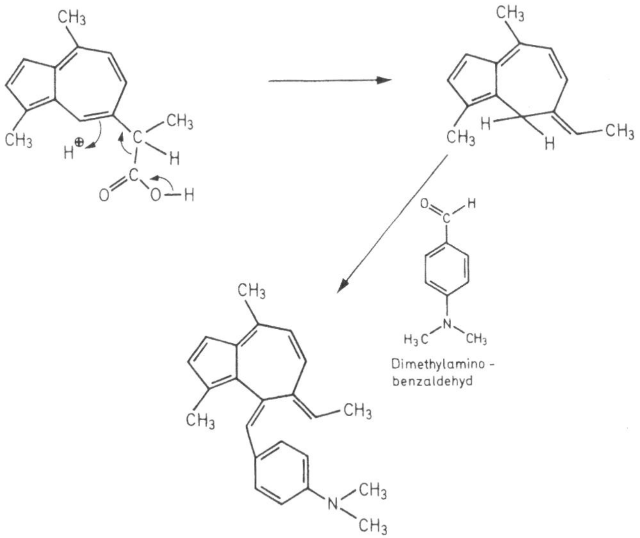

Abb. 17.2–8. Kamillenblüten werden gemäß Ph. Eur. auf Identität mittels Dimethylaminobenzaldehyd in Essigsäure-Phosphorsäure geprüft. Es entsteht ein bläulichgrün bis blau gefärbter Stoff, dessen Konstitution *nicht* bekannt ist. Möglicherweise handelt es sich um ein Kondensationsprodukt des Aldehyds mit dem Chamazulen, das im sauren Milieu als resonanzstabilisiertes Immonium-Carbonium-Ion vorliegen könnte, womit sich die Blaufärbung der *wässerigen* Phase erklären würde

Fließmittel: Chloroform – Methanol (95 + 5).
Auswertung: Im UV 254 nm erscheint bei etwa Rf 0,30 die 18β-Glycyrrhetinsäure als dunkler Fleck, und zwar in Untersuchungslösung II, nicht aber in I. Nach Besprühen mit Anisaldehyd-Schwefelsäure-Lösung verfärben sich diese Flecke violettblau (bereits im Tageslicht sichtbar). Die Fleckenintensitäten von II und Vergleichslösung sollten sich in etwa entsprechen, wodurch indirekt eine halbquantitative Abschätzung des Glycyrrizingehaltes der Droge möglich wird. Das Glycyrrhizin der Lösung I erscheint als orangegelber Fleck bei Rf etwa 0,2 oder 0,25.
Anmerkung: Die als Vergleichslösung zu verwendende Glycyrrhetinsäure ist keine einheitliche Verbindung, sondern ein Gemisch aus dem 18β- und dem 18α-Isomeren (s. dazu die Abb. 17.2–9). Auch Untersuchungslösung II enthält beide Säuren, die auch beide im DC auftauchen. Der violette, von der α-Säure herrührende Fleck wird vom Arzneibuch nicht ausdrücklich erwähnt.

Herzwirksame Glykoside am Beispiel der *Digitalis purpureae folium* Ph. Eur.

a) Allgemeine Angaben zur Chemie der herzwirksamen Glykoside
Aglykon. Die Aglykone der herzwirksamen Glykoside enthalten im Grundgerüst den Kern des Cyclopentanohydrophenanthrens; sie sind

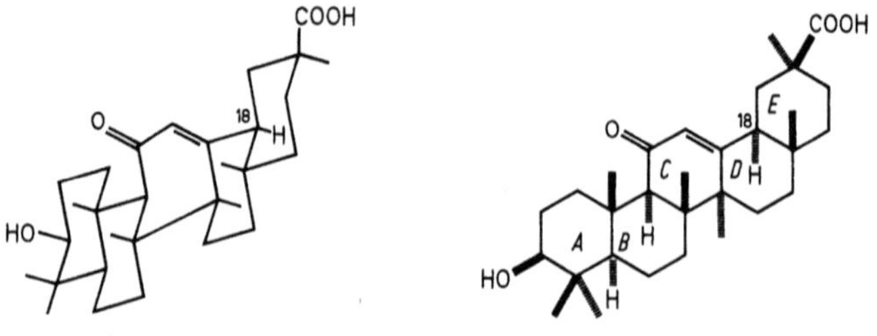

Stereoformel   Strukturformel

18α- Glycyrrhetinsäure

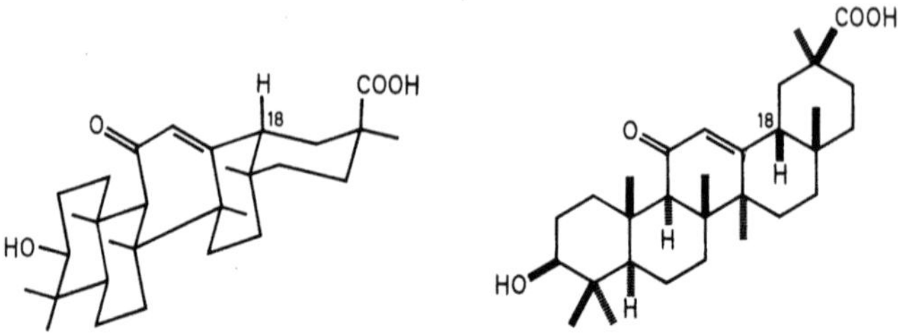

Stereoformel   Strukturformel

18β- Glycyrrhetinsäure

Abb. 17.2–9. Gylcyrrhizin liefert nach Hydrolyse neben 2 Mol D-Glucuronsäure ein Gemisch von 18α- und 18β-Glycyrrhetinsäure, wobei mengenmäßig die β-Säure überwiegt. Offenbar stellt Glycyrrhizin ein Gemisch der Glucuronide beider Säuren dar. 18α- und 18β-Glycyrrhetinsäure sind stereoisomer und unterscheiden sich in der Verknüpfung der beiden Ringe D und E, die im Falle der 18α-Säure *trans*-verknüpft ist; in der 18β-Glycyrrhetinsäure liegt D/E-*cis*-Verknüpfung vor. DC-chromatographisch (Ph. Eur.: Kieselgel [mit Phosphorsäure angerührt]; Chloroform-Methanol [95 + 5]) lassen sich beide Säuren trennen. Die Rf-Werte liegen überraschend weit auseinander (α-Säure: Rf 0.5; β-Säure: Rf 0.3), worin sich der deutlich abweichende sterische Bau widerspiegelt

daher in ihrem Aufbau eng verwandt mit den Sterinen (Phyto- und Zoosterinen), mit den Gallensäuren, Steroidsaponinen, Geschlechts- und Nebennierenhormonen. Von diesen Naturstoffen unterscheiden sie sich z. T. in der Art der Ringverknüpfung, vor allem aber dadurch, daß sie als Seitenkette am C-17 einen einfach ungesättigten fünf- oder doppelt ungesättigten sechsgliedrigen Laktonring tragen. Nach diesem Laktonring unterteilt man sie in die Cardenolid-Gruppe (C_{23}-Gruppe, Digitalis-Strophanthus-Typ) und in die Bufanolid-Gruppe (C_{24}-Gruppe, Scilla-Bufo-Typ).

Alle digitaloiden Aglykone enthalten am C-3 eine β-ständige alkoholische Hydroxylgruppe. 3α-Hydroxy-Verbindungen haben keine oder geringe Digitaliswirkung. Über diese OH-Gruppe sind in den Glykosiden die Zucker angeheftet. Ein weiteres, allen Digitaloiden gemeinsames Merkmal ist die β-ständige OH-Gruppe am C-14. Verschiedene Aglykone tragen noch zusätzlich Hydroxyl-Gruppen. Diese Hydroxyle sind zwar zum Zustandekommen der Herzwirkung nicht nötig, sie beeinflussen aber deren Stärke.

Zuckeranteil. Wie bereits erwähnt, sind die Zucker an das sekundäre OH am C-3 der Aglykonkomponente gebunden. Als Zuckeranteil finden wir, wie bei anderen pflanzlichen Glykosiden häufig, die D-Glucose und die L-Rhamnose; daneben kommen aber in herzwirksamen Glykosiden noch Zucker vor, die erstmals hier entdeckt worden sind, darunter vor allem die 2-Desoxyzucker. Einige dieser Stoffe sind zudem 3-O-Methylether. Für die Hauptglykoside ist die D-Digitoxose, eine 2,6-Didesoxypyranose, typisch; sie kommt in anderen Pflanzengattungen allem Anschein nach nicht vor.

b) Allgemeines zur Identitätsprüfung von herzwirksamen Glykosiden

Zur Prüfung auf Identität zieht man fast ausschließlich Farbreaktionen heran. Farbreaktionen erfassen entweder das Aglykon oder die Zuckerkomponente.

Bei der Aglykonbestimmung gibt es neben allgemeinen Steroidreaktionen solche, die speziell auf den fünfgliedrigen, einfach ungesättigten Laktonring ansprechen (z. B. Pikrinsäure in alkalischem Milieu nach BALJET, m-Dinitrobenzol in alkalischem Milieu nach REYMOND, 3,5-Dinitrobenzoesäure nach KEDDE, Nitroprussidnatrium nach LEGAL). Diese Reaktionen sind negativ mit den Vertretern der C_{24}-Gruppe. Dagegen reagieren die C_{21}-Stoffe, aber auch Anthranole und Flavone mit aromatischen Nitrokörpern. Für die C_{24}-Gruppe ist die LIEBERMANNsche Farbreaktion mit Essigsäureanhydrid und konz. Schwefelsäure besonders charakteristisch. Durch Anhydrisierung mit Phosphorsäure (PESEZ) und Bildung von UV-Licht fluoreszierenden Anhydroderivaten lassen sich bestimmte Genine nebeneinander erfassen. Die Farbreaktion nach DEYS (Eindampfen einer alkoholischen Lösung mit Borsäure und Oxalsäure) geben Vertreter der C_{23}- und der C_{24}-Gruppe. Als Sprühreagens zur Sichtbarmachung von Cardenoliden hat sich besonders Trichloressigsäure-Chloramin nach JENSEN bewährt, eine Methode, die in die Ph. Eur. übernommen wurde.

Nach Ph. Eur. besprüht man die DC-Platten mit einer Mischung von 2 Volumenteilen einer 1prozentigen Lösung von Chloramin-T (= Natriumsulfamidchlorid) und 8 Volumenteilen einer 25prozentigen Lösung Trichloressigsäure in Ethanol; man erhitzt 10 Minuten lang bei 100 bis 105°C. Die Auswertung erfolgt im UV

365 nm. Es fluoreszieren Digitoxigeninderivate gelb, Gitoxigeninderivate hellblau und Digoxigeninderivate stahlblau; vom Strophantidin sich ableitende Glykoside zeigen violettblaue Fluoreszenz.

Von Farbreaktionen, die sich auf die Zuckerkomponente zurückführen lassen, ist zunächst jene nach KELLER-KILIANI zu erwähnen. Sie beruht auf einer Blaufärbung der 2-Desoxyzucker in Eisessig mit $FeCl_3$ und konz. Schwefelsäure. Die PESEZ-DEQUECKER-Reaktion erfaßt ebenfalls 2-Desoxyzucker. Das Reagens besteht in konz. Phosphorsäure; die Prüflösung (Aceton als Lösungsmittel) färbt sich intensiv gelb, falls freie oder glykosidisch gebundene 2-Desoxyzucker (oder auch 2,6-Didesoxyzucker) anwesend sind. Wesentlich empfindlicher ist die Xanthydrolreaktion nach ARREGUINE, die auch von der Ph. Eur. zur Identitätsprüfung der Digitalis purpurea-Blätter herangezogen wird (Rotfärbung).

c) *Digitalis purpureae folium:* Prüfung auf Identität nach Ph. Eur.

α) Prüflösung: 1,0 g gepulverte Droge wird 2 Minuten lang mit einer Mischung von 20 ml Ethanol-Wasser (1:1) und 10 ml Blei(II)-acetat-Lösung im Sieden gehalten. Nach dem Abkühlen wird zentrifugiert. Die überstehende Flüssigkeit wird zweimal mit je 15 ml Chloroform ausgeschüttelt, über wasserfreiem Natriumsulfat getrocknet und filtriert.

β) Prüfung mit KEDDES-Reagens: 5 ml Prüflösung werden im Wasserbad zur Trockene eingedampft. Der Rückstand wird mit 2 ml Dinitrobenzoesäurelösung und 1 ml 1N-Natriumhydroxid-Lösung versetzt. Innerhalb von 5 Minuten entsteht eine rotviolette Färbung.

Anmerkung. Die eigentlich reagierende Komponente ist die aktivierte Methylengruppe im fünfgliedrigen Laktonring der Cardenolide. Durch Abspaltung eines Protons im alkalischen Milieu entsteht ein Carbanion, das sich nucleophil an die nitroaromatische Verbindung anlagert, wobei das eigentliche Farbanion entsteht. Der Farbstoff ist infolge hydrolytischer Öffnung des Laktonringes nicht sehr beständig.

γ) Prüfung mit Xanthydrol. 5 ml Prüflösung werden im Wasserbad zur Trockene eingedampft. Den Rückstand nimmt man mit 3 ml einer 0,01prozentigen Lösung von Xanthydrol in konz. Essigsäure auf und setzt 1 Tropfen konz. Salzsäure zu. Die intensiv gelbgefärbte Lösung wird 3 Min. im siedenden Wasserbad erhitzt. Es entsteht eine Rotfärbung.

Anmerkung. Zur Herstellung der Xanthydrol-Lösung werden 0,1 ml einer 10prozentigen Lösung von Xanthydrol in Methanol mit 100 ml wasserfreier Essigsäure und 1 ml Salzsäure versetzt.

Fette Öle

Die pharmazeutisch verwendeten fetten Öle sind insgesamt pflanzlicher Herkunft. Was die Zusammensetzung pflanzlicher Öle anbelangt, so setzt sich die mengenmäßig vorherrschende Fraktion aus Triacylglycerinen[1] zusammen. Daneben kommen in geringer Menge die Fettsäuren vor sowie freie Phytosterine (insbes. Sitosterin) und Phytosterinfettsäureester.

a) Dünnschichtchromatographische Prüfung von fetten Ölen. Dünnschichtchromatographisch lassen sich die Triacylglycerine als sehr lipophile Verbindungen adsorptionschromatographisch auf Kieselgel mit lipophilen Fließmitteln trennen. Die meisten in der Literatur beschriebenen Verfahren arbeiten jedoch mit Phasenumkehr, die Ph. Eur. speziell mit Kieselgur/Paraffin als stationäre und Eisessig als mobile Phase. Die einzelnen Triacylglycerine können auf den Chromatogrammen – sofern sie ungesättigte Fettsäuren als Komponenten enthalten – mittels Joddämpfen und Stärkelösung sichtbar gemacht werden. Es resultiert ein für jedes fette Öl mehr oder weniger charakteristisches Bild, das auf das des Maisöls als Leitchromatogramm bezogen wird.

Die Laufhöhen der einzelnen Triacylglycerine hängen von der Polarität der sie aufbauenden Fettsäuren ab, und zwar steigt die Polarität mit zunehmender Zahl der Doppelbindungen. Bei Fettsäuren mit der gleichen Zahl an Doppelbindungen steigt die Polarität mit abnehmender Kettenlänge.

Beispiel: Leinöl stimmt im niederen und mittleren Rf-Bereich mit dem Maisöl überein, weist jedoch abweichend drei weitere Flecke mit höheren Rf-Werten auf. Offensichtlich handelt es sich dabei um Triacylglycerine mit zunehmendem Gehalt an Linolensäure. (Man beachte: Im Umkehrphasen-DC wandern polare Stoffe schneller als lipophile).

b) Untersuchung von fetten Ölen: **Kennzahlen.**

Die Prüfung auf Identität und Reinheit eines Öles ist einmal wegen der komplexen chemischen Zusammensetzung und sodann wegen der chemischen Ähnlichkeit potentieller Verfälschungen (mit verwandten Ölen) relativ kompliziert, aufwendig und zeitraubend. Moderne analytische Methoden wie die DC und die Gaschromatographie – beides Methoden, die in das neue Arzneibuch aufgenommen wurden – brachten zwar große Fortschritte, doch bleibt nach wie vor die sehr einfache Ermittlung von Kennzahlen die Basis für die Reinheits- und Identitätsprüfung fetter Öle.

Bestimmt werden zunächst physikalische Konstanten wie spezifisches Gewicht, Schmelzpunkt bzw. Erstarrungspunkt und Brechungsindex. Der Schmelz- bzw. der Erstarrungspunkt liegt um so höher, je höher der

---

[1] Zwar ist anstelle von Triacylglycerinen die Bezeichnung „Triglyceride" noch sehr gebräuchlich, doch wird den Empfehlungen der Internationalen Kommission für Nomenklatur folgend die chemisch richtigere Bezeichnung bevorzugt verwendet.

Anteil an Glycerinestern der gesättigten höheren Fettsäuren (besonders der Stearin- und Palmitinsäure) ist. Der Brechungsindex wiederum hängt von der Zahl an Doppelbindungen ab. Einige Öle (z. B. das Ricini oleum) enthält Triacylglycerine aus Fettsäuren mit einem Chiralitätszentrum; die Bestimmung der optischen Drehung wird dann zu einem guten Charakteristikum.

Säurezahl (SZ). Diese gibt an, wieviel Milligramm Kaliumhydroxyd zur Neutralisation der in 1 g Substanz vorhandenen freien Säuren notwendig sind. Olivenöl darf höchstens SZ = 2, Ricinusöl SZ = 1 aufweisen. Eine überhöhte SZ deutet auf partielle Hydrolyse der Triacylglycerine hin und ist damit ein Reinheitskriterium.

Die **Esterzahl** (EZ) gibt an, wieviel Milligramm Kaliumhydroxyd zur Verseifung der in 1 g Substanz vorhandenen Ester verbraucht werden und errechnet sich aus der Differenz zwischen Verseifungszahl (VZ) und Säurezahl (SZ): EZ = VZ − SZ.

Die **Verseifungszahl** (VZ) gibt an, wieviel Milligramm Kaliumhydroxyd zur Neutralisation der freien Säuren und zur Verseifung der Ester von 1 g Öl notwendig sind. Die VZ liefert einen Anhaltspunkt für das durchschnittliche Molekulargewicht der das Triacylglyceringemisch aufbauenden Fettsäuren. Je höher die VZ, um so größer ist der Anteil an niedermolekularen flüchtigen Fettsäuren.

Die **Hydroxylzahl** (OHZ) gibt an, wieviel Milligramm Kaliumhydroxid der von 1 g Substanz bei der Acetylierung gebundenen Essigsäure äquivalent sind. Das Prinzip der Bestimmung besteht darin, das Öl mit Essigsäureanhydrid zu acetylieren, das acetylische Öl zu verseifen und die unverbrauchte Kalilauge rückzutitrieren. Die Bestimmung der OHZ ist weniger wichtig zur Charakterisierung von fetten Ölen als zur Gehaltsbestimmung von Alkoholen in ätherischen Ölen.

Die **Jodzahl** (JZ) gibt an, wieviel Gramm Halogen, berechnet als Jod, von 100 g Öl unter den im Arzneibuch näher beschriebenen Bedingungen gebunden werden. Die JZ liefert einen Vergleichsmaßstab für den Gehalt an ungesättigten Fettsäuren. Die höchste Jodzahl haben die sog. trocknenden Öle, zu denen das *Lini oleum* (JZ 165 bis 190) gehört; im Vergleich dazu weist Olivenöl eine JZ von 78 bis 90 auf.

Die **Peroxidzahl** (POZ) gibt die Peroxidmenge in Milliäquivalenten aktivem Sauerstoff an, die in 100 g Öl enthalten sind. Die Bestimmungsmethode beruht darauf, daß die im Fett vorliegenden Peroxide zugesetztes Jodid zu Jod oxidieren, dessen Konzentration sich durch Titration mit 0,01 N-Natriumthiosulfat-Lösung messen läßt. Frische Öle sind frei an Peroxiden, die sich erst im Verlauf von Autoxidationsvorgängen bilden. Damit ist die POZ ein wichtiges Kriterium für den Frischezustand eines Öles.

Unverseifbare Anteile sind die in Prozent angegebenen Stoffe, die sich mit einem organischen Lösungsmittel aus einer Lösung des zu untersuchenden fetten Öles nach Verseifung extrahieren lassen und bei 105° C nicht flüchtig sind. Zu den unverseifbaren Stoffen gehören natürlicherweise die Sterine. Eine Verfälschung mit Mineralölen würde das Gewicht der unverseifbaren Anteile (Normalwerte 1 bis 2 Prozent) erhöhen.

c) Prüfung auf An- oder Abwesenheit bestimmter Öle

α) Prüfung von *Erdnußöl* auf Identität nach DAB 8. Man verseift 1 g des Öles mit ethanolischer Kalilauge, säuert mit Essigsäure an und läßt langsam (1°/Minute) abkühlen. Die Lösung muß sich noch oberhalb 30° C trüben. Die Probe fußt auf der Tatsache, daß die nach Verseifung der entsprechenden Triacylglycerine sich bildenden Säuren, die Arachinsäure ($C_{19}H_{39}COOH$) und Lignocerinsäure ($C_{23}H_{47}COOH$), in verdünntem Ethanol schwer löslich sind.

β) *Prüfung auf Abwesenheit von Erdnußöl.* Werden wertvolle Öle wie z. B. Olivenöl oder Mandelöl mit dem billigeren Erdnußöl verschnitten, so gibt sich das durch Erhöhung des Temperaturintervalles zu erkennen, bei der nach Verseifung Trübung (Niederschlagsbildung durch Arachin- und Lignocerinsäure gemäß α) auftritt. Nach DAB 8 darf sich daher im Falle des Olivenöles oberhalb von 17° C kein Niederschlag bilden.

γ) Prüfung auf Baumwollsamenöl. Werden 2 g Öl mit 1 ml Isoamylalkohol + 1 ml einer 1prozentigen Lösung von gefälltem Schwefel in Schwefelkohlenstoff (HALPHENS-Reagens) im Wasserbad bei 70–80° C erhitzt, so tritt bei Anwesenheit von Baumwollsamenöl (oder Kapoköl) innerhalb von 2 Stunden eine Rotfärbung auf. Für das Auftreten der Reaktion ist die im Baumwollsamenöl enthaltene Sterculasäure, eine ungewöhnliche C_{19}-Fettsäure mit einem Cycloprophylidenring, verantwortlich. Die chemische Natur des Reaktionsproduktes des HALPHEN-Tests ist unbekannt.

δ) *Prüfung von fetten Ölen auf Verdorbenheit.* Das zu prüfende Öl darf nicht ranzig riechen und schmecken. Im Zweifelsfalle darf die Peroxidzahl (POZ, s. oben) nicht größer als 15 sein.

Prüfung auf Verdorbenheit nach DAB 8. Es werden 1 g Öl mit 1 ml Salzsäure 1 Minute lang und sodann mit 1 ml Resorcinlösung fünf Sekunden lang geschüttelt. Nach fünf Minuten darf die wässerige Schicht nicht stärker rotviolett gefärbt sein als eine Vergleichslösung von 0,1 ml 0,01 N-$KMnO_4$-Lösung plus 9,9 ml H_2O (Anm.: Die Konzentrationsangabe der Vergleichslösung gilt für Olivenöl DAB 8; sie variiert ansonsten von Öl zu Öl). Diese Reaktion ist als KREIS-Reaktion in der Lebensmittelchemie bekannt. Sie beruht auf der Tatsache, daß sich in verdorbenen Ölen und Fetten u. a. Malondialdehyd bildet, der mit Resorcin zu einem intensiv rot gefärbten Biphenyltrimethin-Farbstoff reagiert.

Untersuchung von ätherischen Ölen

Ätherische Öle sind die durch Destillation, durch Extraktion oder durch Auspressen gewonnenen ölartigen, stark riechenden, flüchtigen Inhaltsstoffe bestimmter Pflanzen oder Pflanzenorgane.

Es dürfte keine andere Stoffgruppe geben, die so vielen Verfälschungen ausgesetzt ist wie gerade die ätherischen Öle. Grob lassen sich vier Methoden unterscheiden, um ein ätherisches Öl zu verfälschen und zu verschneiden.

1. Durch „Strecken" bzw. Verdünnen mit billigen synthetischen Stoffen wie Benzylalkohol, Phtalsäureester und halogenhaltigen Kohlenwasserstoffen;
2. mit einem oder mehreren anderen ätherischen Ölen oder Fraktionen daraus;
3. mit synthetischen Stoffen, welche der Hauptkomponente des Öles entsprechen;
4. mit einem durch Mischen synthetisierter Stoffe rekonstruiertem ätherischen Öl.

Die Prüfmethoden lassen sich unterteilen in sensorische, physikalische bzw. physikalisch-chemische und in chemische. Zu den chemischen Methoden zählen in erster Linie Farbreaktionen, dc-Prüfungen und Gehaltsbestimmungen.

Zu den empfindlichsten Methoden zählen Geruchs- und Geschmacksprüfung durch den erfahrenen Untersucher. Die Ph. Eur. läßt wie folgt prüfen:

„3 Tropfen ätherisches Öl werden mit 5 ml Ethanol (90 prozentig) gemischt und mit 10 g gepulverter Saccharose geschüttelt. Geruch und Geschmack müssen denen der Pflanze oder den Teilen der Pflanze ähnlich sein, aus denen das ätherische Öl erhalten wird."

Die für die Wertbestimmung der ätherischen Öle angewandten physikalischen Methoden sind die folgenden: Bestimmung der Löslichkeit, der Dichte, der optischen Drehung und des Brechungsindex. Bei einigen Ölen wird auch der Erstarrungspunkt bestimmt.

Beispiele: Anisöl (*Anisi aetheroleum,* Anisöl, DAB 8) muß einen Erstarrungspunkt zwischen + 15 bis + 19° C aufweisen. Hauptbestandteil des Öles ist Anethol. Reines Anethol erstarrt bei + 21,1° C; ein Öl mit einem Anetholgehalt von 85 Prozent bei 14,0° C. Der sinkende Erstarrungspunkt mit abnehmendem Anetholgehalt ist damit das beste Gütekriterium für das Öl.

Anethol ist optisch inaktiv. Zusätze von Fenchelöl oder von Sternanisöl, die beide optisch aktive Komponenten enthalten, verursachen eine stärkere Rechtsdrehung des Öles.

Analog wird nach der Ph. Eur. der Gehalt von *1,8-Cineol* in ätherischen Ölen durchgeführt. Anhand einer Eichkurve ergibt sich aus dem Erstarrungspunkt der Gehalt unmittelbar: so entspricht der Temperatur t = 55° C ein Cineolgehalt von 99,0 Prozent und derjenigen t = 24° C einer von 45,5 Prozent.

Fette als Fälschungsmittel geben sich durch einen durchscheinenden Fleck zu erkennen, der nach dem Abtropfen auf Filterpapier zurückbleibt. Ätherische Öle verflüchtigen sich innerhalb von 24 Stunden vollständig. Nicht nur durch fette Öle verfälschte Produkte, auch stark verharzte ätherische Öle halten die Probe nicht.

Alkohole und andere polare Zusätze (Glykole, Glykolether, Glycerinacetat u. a. m.) geben sich durch ihre Wasserlöslichkeit zu erkennen. Man prüft auf „wasserlösliche Anteile" nach DAB 8, indem man 10 ml ätherisches Öl in einem 50-ml-Meßzylinder mit 20 ml gesättigter Natriumchlorid-Lösung unterschichtet. Nach dem Durchmischen und Absetzenlassen darf das Volumen der Ölschicht nicht geändert sein.

Auf *organische Halogenverbindungen* wird durch Verbrennen einer Probe in einer Porzellanschale geprüft (Mineralisierung). Es darf kein in Salpetersäure löslicher und mit Silbernitrat positiver Rückstand hinterbleiben.

Zur Prüfung auf *Schwermetalle* wird das ätherische Öl mit verdünnter Salzsäure extrahiert und in der salzsauren Phase eine Grenzprüfung auf Schwermetalle mit Thioacetamid-Reagens durchgeführt. Im frisch bereiteten Thioacetamid-Reagens des Arzneibuches liegt alkalisches Milieu vor, so daß Thioacetamid Sulfid-Ionen abspaltet, die zum Nachweis der Schwermetalle in saurem Milieu dienen.

Zur Prüfung auf *Phtalsäureester,* die als häufige Verfälschungsmittel in Frage kommen, verseift man das Öl mit alkoholischer Kalilauge. Kaliumphtalat ist in Ethanol nicht löslich und gibt sich als kristalline Abscheidung zu erkennen.

Bestimmung des *Verdampfungsrückstandes.* Als Verdampfungsrückstand eines ätherischen Öles wird der in Prozent angegebene Rückstand bezeichnet, der nach Verdampfen auf dem Wasserbad unter genau festgelegten Bedingungen erhalten wird. Es geben sich auf diese Weise Zusätze von Harzen und fetten Ölen zu erkennen. Alte und schlecht gelagerte Öle enthalten nicht mehr flüchtige Oxidations- und Polymerisationsprodukte.

Löslichkeit in Ethanol. Die einzelnen Monographien legen fest, in welcher Ethanol-Wasser-Mischung bei 20° C welche Menge ätherisches Öl sich klar oder „mit Opaleszenz" löst. Diese Prüfung auf Löslichkeit ist eine einfache, schnell durchzuführende Methode auf Verfälschungen durch Öle, Mineralöle oder fremde ätherische Öle. In absolutem Ethanol sind alle ätherischen Öle gut löslich, während ihre Löslichkeit in verdünntem Ethanol sehr verschieden ist: Kohlenwasserstoffreiche Öle erwiesen sich als wesentlich schlechter löslich als Öle mit Bestandteilen, die reich an O-Funktionen (Alkohole, Epoxide etc.) sind.

Gehaltsbestimmung von ätherischen Ölen

Die Zusammensetzung der ätherischen Öle ist außerordentlich mannigfaltig. Daher wird man nicht erwarten, daß es eine allgemein anwendbare Bestimmungsmethode gibt. Es sollte das Ziel sein, den für die Qualität des betreffenden Öles entscheidenden Inhaltsbestandteil zu bestimmen. Allerdings liegen nicht selten gerade diejenigen Stoffe, welche die Qualität des Öles determinieren, in nur bescheidener Konzentration vor. Oft muß man sich daher beschränken, den mengenmäßig vorherrschenden Bestandteil quantitativ zu erfassen.

Beispiele:

a) *Menthae piperitae aetheroleum,* Pfefferminzöl, ist das aus den frisch geernteten, blühenden Zweigspitzen von *Mentha piperita* L. durch Wasserdampfdestillation gewonnene ätherische Öl. Es enthält mindestens 4,5 und höchstens 10,0 Prozent Ester, berechnet als Menthylacetat, mindestens 44,0 Prozent freie Alkohole, berechnet als Menthol, und mindestens 15,0 und höchstens 32,0 Prozent Ketone, berechnet als Menthon.

Den *Estergehalt* läßt die Ph. Eur. über die Verseifungszahl – experimentell durch Verseifung mit 25,0 ml 0,5 N-ethanolischer Kalilauge und Rücktitration mit 0,5 N-Salzsäure – bestimmen. Die *freien Alkohole* werden indirekt über die Acetylierungszahl bestimmt. Bei der Acetylierung mittels Essigsäureanhydrid in Pyridin wird eine bestimmte Menge Anhydrid verbraucht, die dadurch ermittelt wird, daß nach Hydrolyse des überschüssigen Anhydrids zur Essigsäure (durch Zugabe von Wasser) mit 0,5 N-Natriumhydroxid-Lösung titriert wird. Der Minderverbrauch an NaOH im Vergleich zu einem Blindversuch ist der Anzahl von Milligramm Essigsäure äquivalent, die notwendig ist, um die freien Alkohole (vornehmlich Menthol) zu verestern. Der Gehalt an *Ketonen* wird mittels direkter Oximtitration bestimmt. Pfefferminzöl wird mit einem Überschuß an Hydroxylaminlösung versetzt. Da das gebildete Oxim eine schwache Base ist, wird bei der Reaktion die äquivalente Menge an Protonen frei, die mittels 0,5 N-ethanolischer KOH-Lösung titriert werden.

b) Analog bestimmt man mittels Oximtitration den Gehalt an Citral im *Zitronenöl* sowie den Gehalt an Carvon im *Kümmelöl*. Die Geschwindigkeit, mit der die Oximbildung vor sich geht, ist allerdings sehr unterschiedlich. Aldehyde reagieren in der Regel bereits bei Zimmertemperatur quantitativ (z. B. im Falle der

Citral-Bestimmung im *Zitronenöl*), Ketone dagegen reagieren langsamer, weshalb beim Pfefferminzöl (15 Minuten) erhitzt werden muß. Die dem Oxo-Sauerstoff benachbarte Isopropylseitenkette des Menthons behindert die Oximbildung sterisch stärker als die dem Oxo-Sauerstoff benachbarte Methylgruppe des Carvons.

c) Bestimmung von Phenolen im Cassiakölbchen. Die Methode fußt auf der Tatsache, daß Phenole sich in Natronlauge unter Phenolatbildung lösen. Aus der Volumenabnahme, die eine bestimmte Menge Öl bei Zusatz von Lauge erfährt, läßt sich auf den Phenolgehalt im Öl zurückschließen.

Erhitzt man den Ansatz vor dem Ablesen längere Zeit, so werden die vorhandenen Phenolester dadurch verseift und können so miterfaßt werden. Man verfährt in dieser Weise bei der Bestimmung von freiem und gebundenem Eugenol im *Nelkenöl* DAB 8 (= *Caryophylli aetheroleum*, s. a. Spezieller Teil 34.5). Ein weiteres Beispiel für eine Phenolatbestimmung im Cassiakölbchen ist die Gehaltsbestimmung von Thymol plus Carvacrol im (nicht offizinellen) *Thymianöl*.

Allgemeine Wertbestimmung für Drogen

Allgemeine Wertbestimmungen sind *nicht* auf definierte Einzelstoffe oder Stoffgruppen gerichtet, die dann aufgrund bekannter chemischer Eigenschaften analytisch erfaßt würden, wofür die Drogen mit Alkaloiden, herzwirksamen Glykosiden oder Anthrachinonen charakteristische Beispiele sind. Für diese Drogen bringen die Arzneibücher jeweils bei den einzelnen Drogenmonographien in der Droge angepaßtes Verfahren der Gehaltsbestimmung. Dem speziellen Charakter dieser chemischen Gehaltsbestimmung entsprechend wird, entgegen dem Vorschlag des Gegenstandskataloges, die chemische Gehaltsbestimmung der Alkaloid- und Glykosid-Drogen im speziellen Teil bei der Drogeneinzelbesprechung mit abgehandelt werden.

Während die Gehaltsbestimmung von Drogen im Prinzip auf die quantitative Erfassung der für die Drogenwirkung verantwortlichen Inhaltsbestandteile zielte, muß man sich bei einer ganzen Zahl von Drogen mit der Bestimmung von Inhaltsstoffgruppen (wie ätherischen Ölen, Bitterstoffen, Gerbstoffen, Extraktgehalten u. a. m.) begnügen. Die Gründe dafür sind sehr unterschiedlich: Es kann der wirksame Inhaltsstoff unbekannt sein; oder es kann der Aufwand für die Einzelstoffbestimmung in keinem Verhältnis zum Ergebnis stehen, etwa weil eine exakte Dosierung nicht nötig ist; oder es kann die chemische Methode unkorreliert zur Wirkung sein, etwa dann, wenn es auf den physikalischen Zustand oder den Polymerisationsgrad ankommt (Schleimdrogen, Gerbstoffdrogen). Die Gehaltsbestimmung nimmt in derartig gelagerten Fällen mehr den Charakter eines allgemeinen Qualitätskriteriums an. Zu diesen „allgemeinen Methoden der Bestimmung von Drogeninhaltsstoffen" gehören die folgenden Bestimmungen:

Bestimmung des Extraktgehaltes in Drogen,
Bestimmung des ätherischen Öles,
Bestimmung des Bitterwertes von Bitterstoffdrogen,
Bestimmung des Gerbstoffgehaltes,
Bestimmung der Saponine und die
Wertbestimmung von Schleimdrogen.

Die Bestimmung des **Extraktgehaltes** ist ein einfaches Verfahren der Prüfung auf Reinheit, beispielsweise um vor-extrahierte Droge auszuschließen. Zugleich kann dieser Bestimmung die Funktion einer Wertbestimmung zukommen, insbesondere dann, wenn der Extrakt selbst Handelsartikel ist. Unter dem Extraktgehalt versteht man, angegeben in Prozent, die mit einem bestimmten Lösungsmittel extrahierbare Menge an nichtflüchtigen Stoffen. Es handelt sich um eine Konventionsmethode, weshalb der Zahlenwert nur Bedeutung im Zusammenhang mit der Angabe des Verfahrens (Art des Menstruums, Bedingungen der Extraktion, des Eindampfens und Trocknens) hat. Die Ph. Eur. läßt im Falle der *Liquiritiae radix* den „wasserlöslichen Extrakt" wie folgt bestimmen: 2,50 g gepulverte Droge werden in 50 ml Wasser unter häufigem Umschütteln 2 Stunden lang mazeriert und anschließend filtriert. 10,0 g Filtrat werden im Wasserbad zur Trockene eingedampft; der Rückstand wird bei 100–105° C getrocknet." Süßholzwurzel enthält mindestens 25,0 Prozent wasserlösliche Anteile."

Die Bestimmung des Gehaltes an ätherischem Öl in Drogen beruht auf der Flüchtigkeit der ätherischen Öle mit Wasserdämpfen. Im Prinzip destilliert man mit Wasser und mißt nach der Destillation das Volumen des auf dem Rücklaufwasser schwimmenden ätherischen Öles. Ein solches Vorgehen ist allerdings nur für die Öle brauchbar, die ein spezifisches Gewicht aufweisen, das beträchtlich kleiner als das des Wassers ist. Viele Öle weisen jedoch ein spezifisches Gewicht nahe 1,0 oder größer als 1,0 auf: z. B. *Zimtöl* 1,023–1,040 oder *Nelkenöl* 1,038–1,063. In diesen Fällen würde das Öl im Meßrohr absinken und – da nach dem Rücklaufprinzip destilliert wird – mit dem rückfließenden Wasser in den Destillationskolben gelangen. Um das zu vermeiden, setzt man dem Meßrohr ein bekanntes Volumen Xylol zu, ein mit Wasser nicht mischbares Lösungsmittel mit einem spezifischen Gewicht d < 1. Das überdestillierte ätherische Öl löst sich in Xylol, bzw. es mischt sich mit dem Xylol und bildet eine auf dem Wasser schwimmende Phase. Natürlich ist vom Volumen, das im Meßrohr abgelesen wird, das Volumen des vorgelegten Xylols abzuziehen, das im Leerversuch getrennt ermittelt wird. Die Volumen-Differenz (Hauptversuch minus Leerversuch) entspricht der Menge an ätherischem Öl; das Ergebnis wird in Milliliter je 100 g Droge ausgedrückt. Man beachte: Nach Ph. Eur. wird Xylol grundsätzlich als Hilfsphase verwendet, also auch bei Drogen mit Ölen, die spezifisch leichter als Wasser sind, wie etwa im Falle von *Menthae piperitae aetheroleum* mit d = 0,900 bis 0,912. Xylol ersetzt hier die ältere Methode des Aussalzens, indem weniger Öl im wässerigen Destillat gelöst bleibt.

Bestimmung des Bitterwertes. Die Bitterstoffdrogen verdanken ihre Anwendung dem Vorkommen bitter schmeckender Substanzen, die, auf die Mundschleimhaut gebracht, durch Einwirkung auf die Geschmacksnerven reflektorisch eine Magensaftsekretion bewirken. Die Bestimmung des Bitterwertes einer Droge läßt sich folglich zugleich als biologische Wertbestimmung auffassen, weshalb diese Methode auch im Kapitel 17.3 im Rahmen biologischer Untersuchungsverfahren abgehandelt werden könnte.

Die Bestimmung des Bitterwertes nach Ph. Eur. ist eine Grenzwertbestimmung. Der Untersucher prüft den Geschmack von Lösungen unterschiedlichen Verdünnungsgrades (beginnend mit der stärksten Verdünnung) und ermittelt diejenige Drogenkonzentration, die eben noch bitter schmeckt. Unter dem *Bitterwert* wird der reziproke Wert derjenigen Konzentration eines Drogenauszuges oder auch eines bitter schmeckenden Reinstoffes verstanden, in der soeben noch ein bitterer Geschmack wahrnehmbar ist. Da die Geschmacksempfindlichkeit der Untersucher variabel ist, so wird zunächst die individuelle Empfindlichkeit gegenüber Chininhydrochlorid getestet und in einem Korrekturfaktor K ausgedrückt. Bei Vorliegen normaler Empfindlichkeit werden Verdünnungen von Chininhydrochlorid in Wasser 1 : 200 000 noch deutlich als bitter empfunden. Die Schmecklösung muß gemäß Ph. Eur. 30 Sekunden lang im Mund „hin und her bewegt" werden. Dadurch wird die Schmecklösung auf die gesamte geschmacksempfindliche Oberfläche verteilt und das Heranbringen der Bitterstoffe an die Geschmacksnerven für „Bitter", die besonders am seitlichen und oberen Zungenrand zahlreich angeordnet sind, begünstigt.

Bestimmung des Gerbstoffgehaltes. Zur Bestimmung des Gerbstoffgehaltes von Drogen gibt es eine Reihe von Methoden, die bald die eine, bald die andere Eigenschaft dieser chemisch ziemlich inhomogenen Stoffklasse erfassen:

Fällung mit Schwermetallsalzen,
Blaufärbung mit Phosphorwolframsäure und photometrische Auswertung,
Agglutination von Erythrozyten,
Fällung von Milcheiweiß,
Hautpulvermethode.

Prüft man die Gehalte verschiedener Gerbstoffdrogen mit jeweils mehreren Methoden, so zeigt sich, daß die gefundenen Werte nicht parallel gehen, ein Ausdruck dafür, daß die Zusammensetzung der Drogen stark differiert und man jeweils andere Eigenschaften – einmal den phenolischen Charakter, dann wieder Fällungsvermögen für Eiweiß etc. – erfaßt. Man hat aus diesem Grunde vielfach versucht, durch Kombination von Methoden, den Aussagewert zu erhöhen. Die Methode der Ph. Eur. zur Gehaltsbestimmung der *Ratanhiae radix* stellt ein Kombinationsverfahren der Hautpulvermethode mit der photometrischen Bestimmung der Gesamtgerbstoffe (Gesamtphenole) mittels Wolframphosphorsäure dar. Die Hautpulvermethode beruht auf der adsorptiven und chemischen Bindung der Gerbstoffe an vorbehandeltes Hautpulver. Das Drogenpulver wird mit heißem Wasser extrahiert. Mit einem Teil des Auszuges bestimmt man photometrisch den Gesamtgerbstoff, ein anderer Teil wird mit Hautpulver (getrocknete, fein gepulverte tierische Haut) versetzt, einige Zeit geschüttelt und filtriert. Im Filtrat bestimmt man sodann erneut photometrisch den Restgerbstoff, d. h. die nicht durch Hautpulver fällbaren Phenole. Aus der Differenz der Extinktionen errechnet man den Prozentgehalt an durch Hautpulver fällbaren Gerbstoffen.

Anmerkung: Die Gerbstoffe der Ratanhiawurzel gehören zum überwiegenden Teil zu den Catechingerbstoffen. Die eigentliche Gerbwirkung hängt in dieser Gruppe stark vom Polymerisationsgrad ab. Die monomeren Catechine geben zwar natürlich alle Phenolreaktionen, wirken aber nicht gerbend und sind dementsprechend nicht durch Hautpulver fällbar. Andererseits sind die hochpolymeren „Phlobaphene" ebenfalls ohne gerbende Eigenschaften. Die mit Hautpulver nicht fällbare Phenolfraktion der Ratanhiawurzel dürfte sich demnach aus monomeren Catechinen plus anderen phenolischen Inhaltsstoffen plus Phlobaphenen zusammensetzen.

Bestimmung der hämolytischen Wirkung saponinhaltiger Drogen. Saponine sind Pflanzenstoffe, die aus einem lipophilen Aglykon (Steroid oder Triterpen) und einem hydrophilen Zuckeranteil aufgebaut sind. Mit dieser Bipolarität der Moleküle dürften ihre „seifenähnlichen Eigenschaften" wie Schaumbildung bzw. Verminderung der Oberflächenspannung zusammenhängen. Saponine wirken ferner toxisch auf Fische, Kaulquappen und andere im Wasser lebende Tiere. Fische sterben, weil es zu einer pathologischen Permeabilitätserhöhung der Kiemenepithelien kommt, was rasch den Verlust von lebenswichtigen Elektrolyten zur Folge hat. Saponine wirken ferner hämolytisch. Als *Hämolyse* bezeichnet man den Austritt des Blutfarbstoffes Hämoglobin aus den roten Blutkörperchen in die umgebende Flüssigkeit. Das zuvor undurchsichtige, deckfarbene Blut wird bei eintretender Hämolyse durchsichtig und nimmt das Aussehen einer Farbstofflösung an. Eine weitere Eigenschaft von Saponinen besteht darin, daß sie mit Cholesterin schwer lösliche Komplexverbindungen liefern. Wahrscheinlich besteht zwischen dem Cholesterinbindungsvermögen der Saponine und ihrer schädigenden Wirkung auf die Erythrozytenmembran ein Zusammenhang.

Alle diese beschriebenen Eigenschaften der Saponine lassen sich zur Wertbestimmung von Saponindrogen heranziehen. Die Ph. Eur. läßt die hämolytische Wirkung auf Rinder-Erythrozyten ermitteln, die mit der Wirkung eines Saponinstandardpräparates verglichen wird, um die individuellen Schwankungen der Resistenz der Blutkörperchensuspensionen gegenüber Saponinlösungen auszuschalten. Die *hämolytische Aktivität* errechnet sich nach der Formel:

$$\text{Hämolytische Aktivität} = 30\,000 \times \frac{a}{b}$$

a = Menge an Standardsaponin (Saponin CRS), die vollständige Hämolyse hervorruft.

b = Menge an Droge in Gramm bzw. der ihr entsprechenden Zubereitung, die vollständige Hämolyse hervorruft.

Die hämolytische Wirkung von Saponin CRS wird definitionsgemäß mit 30000 angesetzt.

Zwischen der hämolytischen Wirkung von Saponindrogen und ihren anderen Eigenschaften wie Toxizität, Schaumbildungsvermögen oder Fällbarkeit mit Cholesterin besteht keine Parallelität. So wirkt das Glycyrrhizin der Süßholzwurzel zwar schaumbildend, jedoch nur sehr schwach hämolytisch. Oder: Aescin ist doppelt so stark hämolytisch wirksam im Vergleich mit Primulasaponin, aber mehr als 10 mal weniger toxisch. Das Blattsaponin aus *Digitalis lanata* ist kaum hämolytisch wirksam, zeigt aber gute Komplexbildung mit Cholesterin.

Wertbestimmung von Schleimdrogen

Schleimstoffe sind dadurch gekennzeichnet, daß sie mit Wasser hochviskose, kolloidale Lösungen oder Gele bilden; zum Teil quellen sie nur auf und nehmen dabei beträchtliche Mengen von Wasser in sich auf. Der Wert einer Schleimdroge kann durch Bestimmung der Viscosität gemessen werden. Man führt sie in einem Kapillar-Viskosimeter durch, dessen wichtigster Teil eine Kapillare ist. Gemessen wird die Zeit, die ein bestimmtes Volumen der zu untersuchenden Schleimzubereitung (Flüssigkeit) braucht, um aus der Kapillare bei einer bestimmten Temperatur und einem bestimmten Druck auszufließen. In der Ph. Eur. (Band III) ist ein Kapillarviskosimeter beschrieben; allerdings ist seine Verwendung zur Qualitätsbemessung von Schleimdrogen nicht vorgeschrieben. Die Arzneibücher bestimmen bei einigen Schleimdrogen die sog. *Quellungszahl*. Diese gibt das Volumen in Millilitern an, das 1 g Droge von einem bestimmten Zerkleinerungsgrad nach dem Quellen in einer wasserhaltigen Flüssigkeit nach 4 Stunden einnimmt. Hierzu wird die Droge in einem verschließbaren Meßzylinder, der eine 25 ml umfassende, in 0,2 ml unterteilte und 130 mm hohe Graduierung aufweist, zunächst mit 1,0 ml Ethanol befeuchtet und hierauf mit 25 ml Wasser versetzt. Die Mischung wird während der nächsten Stunde in Zeitabständen von 10 Minuten kräftig geschüttelt. Nach weiteren 3 Stunden wird das Volumen der abgesetzten Droge einschließlich des anhaftenden Schleims abgelesen.

17.3 Biologische Untersuchungsverfahren

17.3.1 Aktivitätsbestimmung von Enzymen

Der **Wirkwert eines Enzyms** kann anhand der katalytischen Wirkung, die es entfaltet, quantitativ festgelegt werden. Wenn möglich werden Enzyme in Testsystemen bei 25 °C untersucht, in denen der pH-Wert optimal eingestellt ist. Gemessen wird entweder die Substratabnahme oder die Konzentration des sich bildenden Reaktionsproduktes. Die quantitative Messung einer Enzymaktivität gestaltet sich am einfachsten dann, wenn gefärbte bzw. mittels UV-Spektralphotometer erfaßbare Produkte sei es kontinuierlich abnehmen oder neu auftreten. In anderen Fällen wird jedoch darauf verzichtet, die Abnahme von Substrat oder die Zunahme von Reaktionsprodukt kontinuierlich zu verfolgen. Man kann auch – nach Art einer Konventionsmethode – den Ansatz nach einer bestimmten Reaktionszeit unterbrechen, die Konzentration des Reaktionsproduktes messen und mit der entsprechenden Reaktionsgeschwindigkeit eines Standardpräparates vergleichen.

Die in der Biochemie meist verwendete Enzymeinheit ist als die Menge an Enzym definiert, die bei 25 °C unter optimalen Bedingungen 1,0 μmol (10^{-6} Mol) Substrat pro Minute umsetzt. Mit spezifischer Aktivität bezeichnet man die Anzahl von Enzymeinheiten pro Milligramm Protein. Offensichtlich ist damit die spezifische Aktivität eine Funktion des Reinheitsgrades des betreffenden Enzyms. Als neue internationale Einheit wurde das *Katal* (abgekürzt kat) eingeführt. Ein Katal ist definiert als die Menge an Enzymaktivität, die 1 Mol Substrat pro Sekunde umsetzt. In den angewandten Wissenschaften verwendet man hingegen zur Wertbemessung von Enzympräparaten relative Einheiten, die meist international und unter Bezug auf ein Standard-Enzympräparat festgelegt werden. Zur Substitutionstherapie verwendete Arzneifertigpräparate deklarieren meist in von der F. I. P. festgelegten Einheiten.

Beispiel: **Pepsin** DAB 8. Es handelt sich gemäß Definition des Arzneibuches um ein proteolytisches Enzympräparat, das aus der Magenschleimhaut von Schweinen, Schafen oder Kälbern gewonnen wird und das auf eine proteolytische Aktivität von 630 bis 840 Proteaseeinheiten (PE) je Gramm eingestellt ist. Dabei ist eine Proteaseeinheit definiert als die Aktivität derjenigen Enzymmenge, die Hämoglobin unter den angegebenen Bedingungen mit einer solchen Geschwindigkeit abbaut, daß die je Minute entstehenden, in Trichloressigsäure-Lösung löslichen Spaltprodukte mit FAINS-Reagens die gleiche Extinktion geben wie 1 Mol Tyrosin.

Das Prinzip des Verfahrens beruht darauf, daß Pepsin aus denaturiertem Hämoglobin Bruchstücke abspaltet, die in Trichloressigsäure löslich sind. Der Tyrosingehalt dieser Substanzen wird mittels FOLIN-Reagens photometrisch bestimmt. (Das Reagens besteht aus einer Mischung von Natriumwolframat und Natriummolybdat in Phosphorsäure und Salzsäure: Phenole geben nach Alkalisch-Stellen der Lösung Blaufärbung.)

Anmerkungen: Der Reaktionsansatz wird auf den pH-Wert $1,6 \pm 0,1$, entsprechend dem pH-Optimum des Pepsins, eingestellt. Die Reaktion läßt man 10 Minuten lang bei 25 °C ablaufen; sie wird durch Zusatz von Trichloressigsäure unterbrochen. Nach Filtration wird das Reagens zugegeben und die Lösung (22 ml) bei 540 nm gegen einen Blindansatz photometriert. Die Extinktion wird mit derjenigen verglichen, die 1 Mol Tyrosin (ebenfalls pro 22 ml Lösung) aufweist.

17.3.2 Grenzwertbestimmung: Bestimmung des Bitterwertes nach DAB 8

Siehe hierzu Seite 379.

17.3.3 Prüfung auf Hämolysine in Blut der Gruppe 0 nach Ph. Eur.

Vorbemerkungen. Überträgt man Blut von einer Person zur anderen, so kann es in der Blutbahn zur Zusammenballung der fremden Blutkörperchen (= *Agglutination*) kommen, die häufig mit einer *Hämolyse* kombiniert ist. Es handelt sich um eine Antigen-Antikörper-Reaktion, bedingt durch die unterschiedlichen Blutgruppeneigenschaften. Wir beschränken uns im vorliegenden Zusammenhange auf das AB0-System. Die beiden Antigene dieses Systems werden mit den Buchstaben A und B bezeichnet. Die menschlichen Erythrozyten können in diesem System vier verschiedene Antigeneigenschaften haben: die Antigeneigenschaft A, die Eigenschaft B, die kombinierte Eigenschaft A und B und die Eigenschaft 0, wenn auf der Erythrozytenoberfläche keine Antigene A oder B verankert sind. Im Blutplasma der einzelnen Gruppen kommen gegen diese Antigene gerichtete Antikörper vor, allerdings nur jeweils solche, welche die Blutkörperchen fremder Blutgruppen angreifen. (Als Auslöser der Antikörperproduktion gegen Antigene, die nicht im eigenen Blute vorkommen, diskutiert man von Darmbakterien gebildete Stoffe.) Eine Person der Blutgruppe A besitzt im Serum den Antikörper Anti-B, der die Erythrozyten agglutiniert und anschließend lysiert. Ein Vertreter der Blutgruppe B besitzt Anti-A. Während das Serum der Blutgruppe AB frei von Antikörpern (Anti-A und Anti-B) ist, enthält dasjenige der Blutgruppe 0 beide Antikörper-Gruppen.

Will man vermeiden, daß ein Antigen der Gruppe A u./o. B mit einem entsprechenden Antikörper Anti-A u./o. Anti-B bei der Bluttransfusion zusammentrifft, so darf ausschließlich nur gruppengleiches Blut übertragen werden. Tatsächlich wird heute, sofern keine zwingenden Gründe vorliegen, in dieser Weise verfahren. Wie verträgt sich aber mit diesen Überlegungen die bekannte Tatsache, daß man früher anders verfuhr in dem Sinne, daß Empfänger der Blutgruppe AB als „Universalempfänger" angesehen wurden, somit Blut von Spendern der Gruppen 0, A, B und AB erhielten? Analog galten Personen der Blutgruppe 0 als „Universalspender". Anscheinend kann die Antigen-Antikörper-Reaktion bei der Transfusion anders ablaufen als beim Test auf dem Objektträger, da die *quantitativen* Verhältnisse von Antigen zu Antikörper zusätzlich wichtig sind. Tatsächlich werden bei der Bluttransfusion in der Regel nur die transfundierten Erythrozyten agglutiniert und hämolysiert, da der Antikörpertiter des transfundierten Serums nicht ausreicht, um die Erythrozyten des Empfängers zur Agglutination zu bringen. Es gibt jedoch Ausnahmen, nämlich dann, wenn der Antikörpertiter ausnehmend hoch ist: in diesen Fällen können auch die im Spenderplasma vorhandenen Antikörper beim Empfänger zu Transfusionszwischenfällen führen. Wie bereits betont, wird heute, wenn immer möglich, nur noch gruppengleiches Blut übertragen. Allerdings sind Ausnahmesituationen denkbar: Bei schweren Unfällen, Massenkatastrophen usw. können Bedingungen eintreten, die es notwendig machen, Blut der Blutgruppe 0 auch für andere Blutgruppen zu verwenden; auch dann, wenn keine Zeit zur Verfügung steht, um beim Empfänger die Blutgruppe auszutesten; ferner dann, wenn für die relativ seltenen Gruppen B und AB kein Plasma der gleichen Gruppe zur Verfügung steht. Eine Möglichkeit, Zwischenfälle durch gruppenfremdes Serum der Blutgruppe 0 zu vermeiden, besteht in der Bestimmung des Antikörpertiters, und darin, Seren mit hohem Antikörpertiter auszuschließen.

Die Ph. Eur. prüft auf Unverträglichkeit, indem 1 Volumenteil frisches Spenderserum und 1 Volumenteil einer 10 prozentigen Suspension von A_1-Zellen[1] in einer 0,9 prozentigen Lösung von Natriumchlorid miteinander vermischt werden. Nach einstündiger Inkubationszeit bei 37 °C wird die überstehende Flüssigkeit auf Anzeichen von Hämolyse untersucht. Analog verfährt man mit einer 10prozentigen Suspension von B-Zellen. Blutkonserven der Gruppe 0, deren Serum Hämolysine enthält, gelten als ungeeignet für die Transfusion bei Menschen mit einer anderen Blutgruppe. Sie müssen entsprechend beschriftet werden.

17.3.4 Serologische Prüfmethoden

Basis aller serologischen Untersuchungsmethoden ist die Antigen-Antikörper-Reaktion, die nicht nur *in vivo* abläuft, die vielmehr auch *in vitro* als Analysenmethode durchgeführt werden kann. Wenn man *in vitro* in einem flüssigen oder gelartigen Medium ein Antigen und einen spezifisch gegen ihn gerichteten Antikörper zusammentreffen läßt, so kommt es in einer ersten Phase zur gegenseitigen Bindung, die im allgemeinen – es sei denn, man wendet sog. Immunofluoreszenztechniken an – nicht sichtbar ist. Erst in einer zweiten Phase, wenn die primär gebildeten Antigen-Antikörper-Komplexe zu größeren, nicht mehr löslichen oder suspendierbaren Gebilden zusammentreten, bilden sich makroskopisch sichtbare Agglutinate oder Präzipitate. Dabei sind Präzipitation und Agglutination eng verwandte Reaktionen, die sich nur in den physikalischen Eigenschaften des Antigens unterscheiden. Bei der Präzipitationsreaktion liegt das Antigen zunächst in löslicher, bei der Agglutinationsreaktion in korpuskulärer Form vor. Die Empfindlichkeit dieser serologischen Reaktion übertrifft die normaler chemischer Nachweisreaktionen um ein Vielfaches. Sie sind überdies durch ihre außerordentliche Spezifität ausgezeichnet. Präzipitations- und Agglutinationsreaktionen werden mit zwei unterschiedlichen Zielrichtungen eingesetzt: entweder mittels eines bekannten Antigens einen unbekannten Antikörper nachzuweisen oder ein unbekanntes Antigen mit Hilfe bekannter Antiseren zu identifizieren.

---

[1] Die Blutgruppe A wird unterteilt in A_1 und A_2. A_1-Erythrozyten sind *reich* an Antigen A, während A_2-Erythrozyten viel weniger A-Substanz, dafür gleich den 0-Erythrozyten, noch H-Antigen tragen (s. dazu Spezieller Teil, Kap. 28.2).

a) Agglutinationsreaktion zum Nachweis der Spezifität der Organismen

Als Beispiel wählen wir uns die bakteriellen Impfstoffe nach Ph. Eur. (Band I), die abgetötete oder lebende Bakterien enthalten. Bei der Prüfung eines Impfstoffes auf Identität geht es um den Nachweis, daß er tatsächlich die deklarierte Species enthält, *Vaccinium typhoidi* z. B. abgetötete *Salmonella typhi*-Bakterien. Hinsichtlich der anzuwendenden Methode heißt es stereotyp: „Der Impfstoff wird durch spezifische Agglutination identifiziert." Das zu identifizierende Antigen liegt offensichtlich (s. oben) in korpuskulärer Form vor. Zur Identifizierung ist folglich das spezifische Antiserum erforderlich.

Generell erfolgt die Gewinnung geeigneter Antisera, indem Versuchstiere mit authentischen (bekannten) Antigenen immunisiert werden. Das dem Tier nach einer gewissen Zeit entnommene Serum enthält die homologen Antikörper – neben allen übrigen Proteinen. Letztere können durch Ionenaustausch- oder Immunadsorptionschromatographie entfernt werden.

Für die experimentelle Ausführung der Bakterienagglutination gibt es mehrere Techniken. Im einfachsten Fall wird sie als Objektträgeragglutination (auf Objektträgern mit Vertiefungen [Hohlschliffen]) durchgeführt. Hierzu wird ein Tropfen der Bakteriensuspension mit einem Tropfen Antiserum bekannter Spezifität gemischt. Nach gründlichem Durchmischen der Reaktionspartner entwickelt sich im positiven Fall eine körnige Agglutination, während im negativen Fall die Bakteriensuspension homogen bleibt.

b) Präzipitatreaktion zum Nachweis der Proteine

Die zur passiven Immunisierung verwendeten Immunglobuline und Immunosera sind aus menschlichem oder tierischem Serum isolierte Antikörperfraktionen, chemisch gesehen Proteine (genauer Glykoproteine). Die Ph. Eur. läßt die Präparate jeweils auf Fremdeiweiß prüfen: Durch Präzipitationsreaktionen mit spezifischen Antiseren wird nachgewiesen, daß Immunsera ausschließlich aus dem Protein der deklarierten Tierart bestehen. Hierdurch wird sichergestellt, daß bei erneuter Applikation zu einem späteren Zeitpunkt Immunserum einer anderen Tierspecies herangezogen werden kann. Bei mehrfacher Applikation von Serum der gleichen Tierspecies in entsprechenden Intervallen treten Überempfindlichkeitsreaktionen (Anaphylaxie) auf. Analog müssen nach Ph. Eur. Immunglobulinpräparate auf Identität geprüft werden: durch Präzipitation mit spezifischen Antiseren wird nachgewiesen, daß die Lösung ausschließlich Proteine menschlichen Ursprungs enthält.

Die Gewinnung geeigneter, gegen menschliches und gegen verschiedene in Frage kommende tierische Eiweiße gerichtete Antisera geschieht am besten vom Kaninchen. Mehrere andere Tier-Arten haben sich als schlechte Präzipitinbildner erwiesen.

Auch zur experimentellen Durchführung der Präzipitationsreaktion gibt es zahlreiche Varianten. Am weitesten verbreitet ist die Verwendung des Agargels. Die Zwischenräume (die Maschen) des Gels haben exakt eine Größe, daß Proteine passieren können, Immunpräzipitate dagegen festgehalten werden. Bei der einfachen Diffusion wird das Antiserum in den Agar inkorporiert, während die Antigenlösung (im vorliegenden Falle das Eiweiß des Immunserums bzw. des Immunglobulins) diffundiert. Eine Präzipitationszone bildet sich dort, wo sich optimale Relationen zwischen Antigen und Antikörper ausbilden.

Literatur[1]

Adam G, Läuger P, Stark G (1977) Physikalische Chemie und Biophysik. Springer, Berlin Heidelberg New York

Alfermann AW, Reinhard E (1978) Production of natural compounds by cell culture methods. Gesellschaft für Strahlen- und Umweltforschung mbH München

Alichanjan SI (1972) Grundlagen der Genetik und Züchtung industriell genutzter Mikroorganismen. VEB Gustav Fischer, Jena

Arzneibuch und Arzneibuchmethoden, Schriftenreihe der Bayerischen Landesapothekerkammer, Heft 14, Vorträge und Arbeitsunterlagen der Fortbildungsveranstaltungen im Herbst 1977

Bachmann K (1976) Biologie für Mediziner. Springer, Berlin Heidelberg New York

Bähr W, Theobald H (1973) Organische Stereochemie, Begriffe und Definitionen. Springer, Berlin Heidelberg New York

Bässler K-H, Fekl W, Lang K (1979) Grundbegriffe der Ernährungslehre, 3. Aufl. Springer, Berlin Heidelberg New York

Barz, W, Reinhard E, Zenk MH (eds) (1977) Plant Tissue Culture and Its Biotechnological Application. Springer, Berlin Heidelberg New York

Baumeister W, Reichart G (1969) Lehrbuch der Angewandten Botanik. Gustav Fischer, Stuttgart

Bender H (1970) Biologie und Biochemie der Mikroorganismen. Verlag Chemie

Berk Z (1976) Braverman's Introduction to The Biochemistry of Foods. Elsevier Scientific Publishing Company, Amsterdam Oxford New York

Betz A (1974) Enzyme: Gewinnung, Analyse, Regulation. Verlag Chemie

Böhme H, Hartke K (1968) Deutsches Arzneibuch, Kommentar, 7. Ausgabe. Wiss. Verlagsges. Stuttgart & Govi-Verlag Frankfurt

Bohlmann F, Burkhardt T, Zdero C (1973) Naturally Occuring Acetylenes. Academic Press, London New York

Bresch C, Hausmann R (1972) Klassische und molekulare Genetik, 3. erw Aufl. Springer, Berlin Heidelberg New York

Briggs MH, Brotherton J (1970) Steroid Biochemistry and Pharmacology. Academic Press, London New York

Brücher H (1977) Tropische Nutzpflanzen, Ursprung, Evolution und Domestikation. Springer, Berlin Heidelberg New York

---

[1] Es wird, um das Verzeichnis knapp zu halten, fast durchweg nur die leicht zugängliche Tertiärliteratur aufgeführt.

Buddecke E (1973) Grundriß der Biochemie, 3. neu bearb Aufl, de Gruyter, Berlin New York

Bu'Lock JD (1965) The Biosynthesis of Natural Products, An Introduction to Secondary Metabolism. McGraw-Hill, London New York Toronto Sydney

Charney W, Herzog HL (1967) Microbial Transformations of Steroids. Academic Press, New York London

Czygan FC (1975) Farbstoffe in Pflanzen. Gustav Fischer, Stuttgart

Davis BD, Dulbecco R, Eisen HN, Ginsberg HS, Wood WB jr, McCarty M. Microbiology including Immunology an Molecular Genetics, 2. Aufl. Harper International Edition

Esdorn I (1973) Die Nutzpflanzen der Tropen und Subtroben in der Weltwirtschaft. Gustav Fischer, Stuttgart

Fasold H (1972) Die Struktur der Proteine. Verlag Chemie

Freudenberg G, Caesar R (1954) Arzneipflanzen, Anbau und Verwertung. Parey, Berlin Hamburg

Frohne D, Jensen U (1973) Systematik des Pflanzenreichs unter besonderer Berücksichtigung chemischer Merkmale und pflanzlicher Drogen. Gustav Fischer, Stuttgart

Ganong WF (1971) Medizinische Physiologie. Springer, Berlin Heidelberg New York

Geissmann TA, Crout DHG (1969) Organic Chemistry of Secondary Plant Metabolism. Freeman, Cooper & Company, San Francisco

Ghose TK, Fiechter A (1971) Advances in Biochemical Engineering Vol 1. Springer, Berlin Heidelberg New York

Grimmer G (1969) Biochemie, Eine Einführung für Naturwissenschaftler und Mediziner. Bibliographisches Institut, Mannheim Wien Zürich

Harper HA, Löffler G, Petrides PE, Weiss L (1975) Physiologische Chemie. Springer, Berlin Heidelberg New York

Heeger EF (1956) Handbuch des Arznei- und Gewürzpflanzenbaues, Drogengewinnung. Deutscher Bauernverlag

Hegnauer R (1969) Chemotaxonomie der Pflanzen, Bd. 1–6. Birkhäuser, Basel Stuttgart

Hess D (1975) Plant Physiology, Molecular, Biochemical, and Physiological Fundamentals of Metabolism and Development. Springer, Berlin Heidelberg New York

Hess D (1972) Genetik, Grundlagen – Erkenntnisse – Entwicklung der modernen Vererbungsforschung. Herder, Freiburg Basel Wien

Hoffmann W, Mudra A, Plarre W (1971) Lehrbuch der Züchtung landwirtschaftlicher Kulturpflanzen. Parey, Berlin Hamburg

Hütter R, Leisinger T, Nüesch J, Wehrli W (1978) Antibiotics and Other Secondary Metabolites, Biosynthesis and Production. Academic Press, London New York San Francisco

Iupac, Chemistry in Evolution and Systematics, International Symposium on Chemistry in Evolution and Systematics, Swain T (ed) (1973). Butterworth, London

Iupac, The Chemistry of Natural Products 4 and 6 (1967) Fourth International

Symposium on the Chemistry of Natural Products held in Stockholm 1966. Butterworth, London

Jakubke HD, Jeschkeit H (1976) Lexikon Biochemie. Verlag Chemie

Jawetz E, Melnick JL, Adelberg EA (1977) Medizinische Mikrobiologie, 4. Aufl. Springer, Berlin Heidelberg New York

Jørgensen A (1956) Mikroorganismen der Gärungsindustrie. Hans Carl, Nürnberg

Kappert H, Rudolf W (1958) Handbuch der Pflanzenzüchtung, Bd. 6, 2. Aufl. Parey, Berlin Hamburg

Karlson P (1977) Kurzes Lehrbuch der Biochemie für Mediziner und Naturwissenschaftler, 10. Aufl. Thieme, Stuttgart

Kating H, Breckle SW (1978) Pharmazeutische Biologie I, Grundlagen, Stellung der Arzneipflanzen im System in Anlehnung an den Gegenstandskatalog. Thieme, Stuttgart

Kaudewitz F (1973) Molekular- und Mikroben-Genetik. Springer, Berlin Heidelberg New York

Kindl H, Wöber G (1975) Biochemie der Pflanzen, ein Lehrbuch. Springer, Berlin Heidelberg New York

Kleinzeller A, Springer GF, Wittmann HG (Hrsg), (1968) Molekularbiologie, Biochemie und Biophysik, Bd 3. Springer, Berlin Heidelberg New York

Klingmüller W (1976) Genmanipulation und Gentherapie. Springer, Berlin Heidelberg New York

Koblitz H (1972) Zell- und Gewebezüchtungen bei Pflanzen. Gustav Fischer, Stuttgart

Leuthardt F (1977) Intermediär-Stoffwechsel. de Gruyter, Berlin New York

Libbert E (1975) Lehrbuch der Pflanzenphysiologie. Gustav Fischer, Stuttgart

Luckner M (1969) Der Sekundärstoffwechsel in Pflanze und Tier. Gustav Fischer, Stuttgart

Mengel K (1972) Ernährung und Stoffwechsel der Pflanze. Gustav Fischer, Stuttgart

Müller O (1978) Grundlagen der Biochemie I u. II. Thieme, Stuttgart

Otte HJ, Brandis H (1978) Lehrbuch der Medizinischen Mikrobiologie, 4. Aufl. Gustav-Fischer, Stuttgart New York

Paul J (1980) Zell- und Gewebekulturen. de Gruyter, Berlin New York

Rapoport SM (1969) Medizinische Biochemie. VEB Volk und Gesundheit, Berlin

Rehm HJ (1971) Einführung in die industrielle Mikrobiologie. Springer, Berlin Heidelberg New York

Reiner R (1974) Antibiotica. Thieme, Stuttgart

Reinert J, Bajaj YPS (eds) (1977) Applied and Fundamental Aspects of Plant Cell, Tissue, and Organ Culture. Springer, Berlin Heidelberg New York

Richards JH, Hendrickson JB (1964) The Biosynthesis of Steroids, Terpenes, and Acetogenins. W. A. Benjamin Inc., New York Amsterdam

Römpps Chemie-Lexikon, Bd 1–6, 7. Aufl (1972–1977). Franckh'sche Verlagshandlung, Stuttgart

Scheuer PJ (1973) Chemistry of Marine Natural Products. Academic Press, New York London

Schiebler TH (Hrsg) (1977) Lehrbuch der gesamten Anatomie des Menschen. Springer, Berlin Heidelberg New York

Schütte HR (1976) Secondary Plant Substances, Monoterpenes. In: Fortschritte der Botanik, Bd 38. Springer, Berlin Heidelberg New York

Schütte HR (1978) Secondary Plant Substances, Special Tropics of the Phenylpropanoid-Metabolism. In: Fortschritte der Botanik, Bd 40. Springer, Berlin Heidelberg New York

Schütte HR (1977) Secondary Plant Substances, The Monoterpene Indole Alkaloids. In: Fortschritte der Botanik, Bd 39. Springer, Berlin Heidelberg New York

Schütte HR (1975) Secondary Plant Substances, Aspects of Steroid Biosynthesis in Plants. In: Fortschritte der Botanik, Bd. 37. Springer, Berlin Heidelberg New York

Schwanitz F (1957) Die Entstehung der Kulturpflanzen. Springer, Berlin Göttingen Heidelberg

Swain, T, Harborne, JB, Sumere CF van, (eds) (1979) Recent Advances in Phytochemistry, Vol. 12 Biochemistry of Plant Phenolics. Plenum Press, New York London

Teuscher E (1979) Pharmazeutische Biologie, 3. Aufl. Vieweg & Sohn, Braunschweig Wiesbaden

Tevini M, Lichtenthaler HK (1977) Lipids and Lipid Polymers in Higher Plants. Springer, Berlin Heidelberg New York

Träger L (1977) Steroidhormone, Biosynthese, Stoffwechsel, Wirkung. Springer, Berlin Heidelberg New York

Trease GE, Evans WCh (1976) Pharmacognosy, 11. Aufl. Bailliere Tindall, London

Troll W (1973) Allgemeine Botanik, Ein Lehrbuch auf vergleichend-biologischer Grundlage. Ferdinand Enke, Stuttgart

Ullmanns Encyklopädie der Technischen Chemie, 4. Aufl. Urban & Schwarzenberg, München Berlin

Manske RHF (ed) The Alkaloids, Chemistry and Physiology. Academic Press, New York London

Wasicky R (Hrsg) (1936) Leitfaden für die Pharmakognostischen Untersuchungen im Unterricht und in der Praxis. Franz Deuticke, Leipzig Wien

Weir DM, Ricken D, Mattern H (1975) Immunologie für Studierende und Ärzte. Schattauer Verlag, Stuttgart New York

Wiesmann E (1978) Medizinische Mikrobiologie. Thieme, Stuttgart

Wirth W, Hecht G, Gloxhuber C (1967) Toxokologie-Fibel für Ärzte, Apotheker, Naturwissenschaftler, Juristen und Studierende. Thieme, Stuttgart

Zähner H, Maas WK (1972) Biology of Antibiotics. Springer, New York Heidelberg Berlin

Sachverzeichnis

Acacia senegal 295
Acetoacetyl-Coenzym A 60
Acetobacter-Arten 194
Acetogenine 47
Acetophenon 130
Acetylenderivate 223
Acetylcholin 39
Acetylenverbindungen 46
–, Biosynthese 46
N-Acetylglucosamin 33
N-Acetyl-muraminsäure 106
–, Biosynthese 106
–, Struktur 106
Achillea millefolium 290
Achras sapota 96
Aconitin 230
Aconitum 230
Acorus calamus 237
ACTH 288
Acylase 206
Adaptation s. Adaption
Adaption 187
Adenin 10, 206
Adenosin 206
Adenosylmethionin 22, 34
Adrenalin 121, 129
–, Abbau 129
Aescin, hämolytische Wirkung 381
Ätherische Öle 291
–, Blütenöle 305
–, Gewinnung 303
–, Lokalisation 19
–, Prüfmethoden, allgemeine 374, 375
–, Verfälschungen 374
–, Wertbestimmung 374
Affinitäts-Chromatographie 333
Agar 296

Agardiffusionstest 183
Agarkultur 193
Agglutinationsreaktion 386
Ajmalin 13, 149, 330
Ajmalicin 330
Akarizide 273
Aldoladdition 34, 118
–, u. Alkaloidbiosynthese 150
–, u. Aromatenbiosynthese 118
Aldolase 118
Aldosteron 83
Alginsäure 103, 296
Alizarin 139
Alkaloide 12, 32, 123, 361
–, Bausteine von 13
–, Benzyltetrahydroisochinolintyp 216
–, Berberintyp 216
–, Biosynthese 32
–, –, Azomethinbildung 33
–, –, Mannichkondensation 33
–, DOPA als Baustein 123
–, Fließmittel bei der DC 361
–, Iminostrukturen 35
–, Isolierung 329
–, Lokalisation 19
–, Morphintyp 216
–, Nachweis mit Fällungsreagenzien 361
–, oxidative Veränderung 19
–, Protopintyp 216
–, Translokation 19, 20
–, tierischer Organismen 5
–, Verteilung in Cinchona 20
–, Vorkommen 215
Alkane 44
Alkannin 218
Alkaptanurie 130

393

Alkine 223
Alkinsäuren 46
Alkoholgärung 25, 194
Allergen 316
Allergen-Extrakte 317
Allium 229
Allopolyploidie 240
D-Allose 99
Allylphenole 128
Aloe 215, 229
Aloesin 215
Aloinoside 215
Althaea officinalis 258
Althaeae radix 277
Amine, biogene 25
Aminoadipinsäure 157
p-Aminobenzoesäure 139, 142
Aminosäuren, essentielle 120
Aminoglucose 33
5-Aminolävulinsäure 159
δ-Aminolävulinsäure, s. 5-Aminolävulinsäure
5-Aminolävulinsäure, Biosynthese 160
6-Aminopenicillansäure 39, 206
Aminosäuren 33
–, Aktivierung 33
–, mit D-Konfiguration 169
–, nicht-proteinogene 151
–, Racemisierung 170
Aminosäuren-Racemasen 170
Aminozucker 105
Ammi majus 290
Ammoniumlyasen 40, 126
Ammoresinol 11
Amphibolismus 2
Ampicillin 206
Amyla 293
Amylasen 197
–, technische Gewinnung 197
Amylopektin 105
Amylose 105, 293
β-Amyrin 73
Anabasin 19, 159, 235
Anabolismus 2
Ananas sativus 334
Androcymbin 124
Androstendion 83
Anemone nemorosa 290
Anemonin 290
Anethol 128

–, Gehaltsbestimmung 374
Aneuploidie 240
Angelicin 137
Anis 269
Anisi aetheroleum, Erstarrungspunkt 374
Anisöl, Erstarrungspunkt 374
Anisoxid 11, 136
Anthocyane 135
Anthrachinone 219
–, Alizarintyp 141
Anthraglykoside, Bornträger Reaktion 352
Anthranilsäure 10, 139
Anthrone 53
–, Biosynthese aus Acetat 53
Antibiotika 200
–, Agardiffusionsmethode 387
–, Blättchentest 184
–, Hemmkonzentration 184
–, Isolierung 200
–, Trübungsmessung 387
–, Verdünnungsreihentest 184
–, Zylindertest 185
Antigen-Antikörper-Reaktion 385
Antigene 102, 316
–, Kapselantigene 171
–, Erythrozytenantigene 102
–, O-Antigene 114
Antikörper 310
–, antikörperhaltige Arzneimittel 310, 312
–, blockierende 317
–, aus Serumpool 314
Antisera 311
Antivenine 311
Apiaceenfrüchte 269
Apocynaceae 227
Aquifoliaceae 214
Arabane 105
Arabidopsis thaliana 17
L-Arabinose 109
Arachidis oleum 300
Arachidonsäure 43
–, Biosynthese 44
–, Vorkommen 44
Arachin 300
Arachinsäure 373
Arachis hypogaea 300
Araliales 223
Arctostaphylos uva ursi 267

Arginase 153
Arginin 152
Aristolochia-Arten 226
Aristolochiasäure 227
Arnicae flos 360
Arnikablüten 360
Aromatische Naturstoffe 139
Aromatische Verbindungen 51
Artkreuzung 239, 248
Arzneipflanzen 231, 276
–, Aufbereitung 276
–, Ernte 276
–, Feldanbau 252
–, Trocknungsverfahren 281
–, Züchtung 221
Arzneipflanzenanbau 252
–, Aussaat 257
–, Boden 255
–, klimatische Faktoren 252
–, Pfropfung 259
–, vegetative Vermehrung 259
Asaron 237
Aschebestimmung 350
Ascophyllum-Arten 296
Asparaginase 199
Asparaginsäure 197
–, mikrobiologische Gewinnung 197
Aspergillus niger 181, 196
– –, Citratbildung 196
– –, Produktgewinnung und pH 191
– ochraceus 208
– oryzae 197
Aspidinol 11
Aspidospermin 14, 149
Asterales 223
Astragalus-Arten 295
Atropa belladonna 241, 268
Aurantii pericarpium 360
Aussalzverfahren 333
Autoantigen 316
Autolyse 277
Autoradiographie 14
Auxine 262

Bacillus brevis 173
– subtilis 197, 206
– thuringiensis 274
Bacteriochlorophyll 222
Bakterienautolysate 318
Bakteriosen 270
Bakterienzellwand 95

–, Verlängerung der Peptidoglykankette 95
Baldrian 268, 276
Baldrianwurzel, Prüfung auf Identität 363
Baljet-Reagens 369
Balsame 306
Balsamum peruvianum 308
Barbaloin 215
Baumwollsamenöl 373
Belladonnae folium, dc-Prüfung 361
–, Spaltöffnungen 342
Benzochrome 137
Benzoe tonkinesis 307
Benzylpenicillin 39
Benzylpenicillosäure 207
Bergamottin 11
Betalaine 123, 226, 228
Beta vulgaris 226
Betanin 226
Betulae folium 360
Betulaprenole 94
BGC-Impfstoff 318
Bienenwachs 302
Bierhefe 206, 208
Biochemie, vergleichende 212
Biomasse 179
Biomoleküle 10, 11
Biosynthese 51, 64, 107, 118, 133, 134, 136
–, O-Acylierung 36, 38
–, Aldol-Addition 107
–, Aldol-Addition, intramolekulare 102
–, Aldolreaktion, rückläufige 137
–, von Alkaloiden 32
–, Akkumulatanalyse 18
–, der Betalaine 228
–, Carboxylierung 22
–, Cycloaldoladdition 102
–, Decarboxylierung 25
–, dehydrierende Dimerisation 134
–, Etherbildung 36
–, Formylierung 22
–, N-Formylierung 35
–, Furanocumarine 137
–, Isoprenylierung 22, 136
–, Kohlenstoff-Sauerstoff-Verknüpfung 34
–, Kohlenstoff-Stickstoff-Verknüpfung 31

395

Biosynthese
–, Kupplungsreaktionen 36
–, Markierungsexperimente 15
–, Methoden der Aufklärung 14
–, Methylierung 22
–, Mutantentechnik 17, 244
–, Nicotin in Nicotiana 19
–, Phenylalanin 118
–, Polyketidweg 51
–, Radikalkopplung 133
–, Reaktionen 22
–, Retro-Aldolspaltung 107
–, sekundäre Reaktionen 64
–, sekundäre Umwandlung 18
–, Sequenzanalyse 14
–, Shikimatweg 51, 116
–, Spaltung von C-C-Bindungen 25
–, Spaltung von C-N-Bindungen 38
–, Supplementierungstests 18
–, Tyrosin 118
Biotin 35
–, Abbildung 35
–, Fettsäurebiosynthese 35
Biotinenzym 23
Birkenblätter 360
Bisabol 67
Bisabolen 67
Bisabololoxid 365
Bisbenzylisochinolinalkaloide 36
Bitterwert 379
Blakeslea trispora 202
Blattfleckenkrankheiten 270
Blut 309
Blutgruppen-Antigene 384
Blutkonserve 309
–, Prüfung auf Hämolysine 383
Blutplasma 309
Blutplasmaproteine, Fraktionierung 313
Blutserum 309
Blutspender 310
– und Hepatitis 310
– – Luesinfektion 310
Blut-Trockenplasma 310
Boldin 122
Booster-Effekt 316
Borneol 64
Borntrügersche Reaktion 352
Boroxalsäure 358
Brandpilze 270
Brassicaceae 86

–, Curcurbitacine, Vorkommen in 86
Brennessel 146, 290
Bromelin 334
Brucin 330
Bufotenin 147

Cadaverin 159
Calciferol 88
Caltha palustris 290
Camellia sinensis 140
Cannabiswirkstoffe 11
Cantharidin 5
Capsaicin 125
Caracurin 150
Carbamylphosphat 34, 153
Carboxybiotin 34
Carboxylierung 34
Cardenolide 84, 230
–, Biosynthese 84
Cardui mariae fructus 341, 360
Caren 64
Cardol 47
Carica papaya 334
Carnosin 171
β-Carotin 58, 93, 202
β-Carotin, Bauprinzip 58
Carotinoide 36, 59, 220
Caryophyllales 226
Caryophylli aetheroleum 304
– –, Gehaltsbestimmung 377
– flos 269
– – s. Flores Caryophylli 278
Carum carvi 258
Carvon 217
– Bestimmung im Kümmelöl 376
Capsaicin, biogenetischer Aufbau 125
Carvacrol 116
Cassia angustifolia 341
– auriculata 346
– senna 341
Casein 332
Catechine 135
Catecholamine 121
Catharanthus roseus 227, 330
Ceanothus-Arten 176
Cellulose 105
Centrospermae 227
Cephaelin 125
Cephalosporine, Biosynthese 175
Cepharadion 227
Cera alba 303

Cera flava 302
Cerberoideae 230
Cetaceum 303
Cetylalkohol 303
Chalkone 135, 357
Chamazulen 364, 365
Chamazulencarbonsäure 364
Chelidonin 122
Chemodem 233
Chemokultivar 233
Chemotaxonomie 212, 217
Chemovar 233
Chenopodiales 227
Chicle 96
Chimaphilin 218
Chinasäure 140
Chinidin 21
Chinin 13, 21, 149
Chinolinsäure 145
Chitin 105
Chlorogensäure 128, 140
Chlorophyll 167, 220
Chlorophyllid a 166
Chlorophyllum 229
Chlortetracyclin 190
Cholecalciferol 78, 86, 88
Cholesterin 77
–, Biosynthese 77, 79
–, Dehydrierung 78
–, Modifizierung zu Sapogeninen 81
Cholin, Bildung 34
Cholsäure 85
Chondroitin 114
Chorisminsäure 118, 138
Chymotrypsin 335
Cicuta virosa 46, 224
Cicutoxin 46, 224
Cinchona-Arten 240, 260
Cinchona succirubra 258, 260
Cinchonae succirubrae cortex, dc-Prüfung 361
Cinchonamin 21
Cinchonaminal 20
Cinchonidin 21
1,8-Cineol 64
–, Gehaltsbestimmung 375
Cinnamoyl-Coenzym A 134
Cinnamoylpyrone 134
Citral, Bestimmung im Zitronenöl 376
Citri aetheroleum, Gewinnung 304

Citrullin 152
Claviceps paspali 202
– purpurea 179, 182, 241, 271
– –, saprophytische Kultur 202
Cobalamine 166, 203
–, mikrobiologische Gewinnung 203
Coca-Alkaloide 154
Cochromatographie 344
Codein 39, 331
–, Demethylierung 39
Coenzym Q_{10} 138
Coffea-Arten 239
Coffein 214, 361
Colamin 161
Colchicin 124, 265
–, Biosynthese 124
Colchicum 229
– autumnale 124
Commiphora-Arten 308
Coniferylalkohol 19, 127
Convallaria 229
Copalol 69
Corrinoide 167
Corrin-Ringsystem 166
Corticosteron 83
Corticotrophin 288
Corticotropin 288
Cortisol 207
Corynanthein 14, 224
Crataegi folium cum flore 360
Croci stigma 345
Cucurbitaceae 86
Cucurbitacine 79, 86
Cucurbitaceae, Curcurbitacine, Vorkommen in 86
Cultivar 232
Cumarine 131
–, Furanocumarine 137
–, Pyranocumarine 137
p-Cumarsäure 36, 132, 138
Cumarsäure (s. Kumarsäure)
Cunninghamella blakesleana 207
Curaçao-Aloe 215, 267
Curcumae longa rhizoma 277
– xanthorrhizae rhizoma 341
– xanthorrhiza rhizoma, dc-Nachweis von Xanthorrhizol 352
Curvularia lunata 207
Cyanidine 136
Cycloaldolase 102
Cycloartenol 72, 74

Cycloartenol
-, Struktur 79
Cysteamin 35
Cystein 47, 175
-, Baustein im Leukotrien 47
Cytochrom c 165, 213

Dampfdestillation 304
Darmflora 209
Datura-Arten 250
Datura ferox 19
- stramonium 241, 268
Debilsäure 227
Decarboxylierung 56
-, oxidative 129
-, TCH-Biosynthese 56
α-Decarboxylierung 130
-, Kettenverkürzung in Zimtsäuren 130
Degenerieren 187
Dehydrierung, radikalische 23, 24
3-Dehydrochinasäure 140
5-Dehydrochinasäure 118
7-Dehydrocholesterin 78
Delphinium 230
Deme 233
Demethylierung 27, 41
-, des Codeins 39
-, Lanosterin zu Cholesterin 27
-, des Nicotins 39
-, am Steringerüst 41
Dermatan 114
Desacetylcolchicin 124
Desaminierung 40
-, durch β-Elimination 40
-, oxidative 40
Desensibilisierung s. Hyposensibilisierung
Desmosterin 78
L-Desoxy-2-amino-glucose 105
2-Desoxy-D-Ribose 103
-, Struktur 103
Desoxyzucker 102
-, Bildung in Bindung an dTDP 102
Destillation, Dampfdestillation 304
-, Wasserdampfdestillation 304
-, Wasserdestillation 304
Dextrane 200, 298
Diabolin 150
Diaminopimelinsäure 156, 157
Dianthrone 51

-, Biosynthese 51
Didrovaltrate 363
Digitalis lanata 235, 258, 267
- lanatae folium, Blattsaponine 381
- purpurea 258
- - folium, Prüfung auf Identität 370
- - -, Spaltöffnungen 342
Digitoxigenin 84
-, Biosynthese 84
Digitoxin, Bildung aus Purpureaglykosid A 39
D-Digitoxose 103
-, Struktur 103
Digoxin 327
3,4-Dihydroxymandelsäure 129
3,4-Dihydroxyphenylalanin 117, 208
-, Biosynthese 121
-, Struktur 121
-, mikrobiologische Gewinnung 208
Dihydroxyphenylethylamin 121
N,N-Dimethylserotonin 147
Dimerisierung, dehydrierende 24
-, -, Dianthronbildung 51
-, -, von Phenolen 24
-, -, bei Terpenen 59
Dimethylallyldiphosphat 62
-, Transferase 63
Dioscorea-Arten 246, 267
Diosgenin 81
Diphenylboryloxyethylamin 357
Diterpene 59
-, dimere 68
Dolichole 68, 94, 95
DOPA (s. Dihydroxyphenylalanin)
L-DOPA 208
-, mikrobiologische Gewinnung 208
Dragendorf-Reagens 361
Drogen 266
-, allg. Wertbestimmungen 377
-, - -, Bestimmung des Bitterwertes 379
-, - - Bestimmung des Gerbstoffgehaltes 379
-, - -, Extraktgehalt 378
-, - - Gehalt an ätherischem Öl 378
-, - - hämolytische Wirkung 380
-, Analytik 349
-, Aufbewahrung 285
-, Befall von Insekten 271
-, Befall mit Schädlingen 269
-, Befall mit Viren 271

–, Definition 266
–, Erntezeitpunkt 267
–, Gewinnung 266
–, Herkunft 266
–, Lagerung 285
–, mikroskopische Merkmale 342
–, minderwertige 350
–, Normierung 290
–, Probeentnahme 349
–, Schädlingsbefall 286
–, Schönen 284
–, Sinnesprüfung 380
–, –, Geruch 330
–, –, Geschmack 340
–, –, Konsistenz 341
–, Standardisierung 290
–, tierische 309
–, Trocknungsverfahren 281
–, Untersuchung nach Arzneibuch 338
–, –, Aschegehalt 351
–, –, Gehaltsbestimmung 346
–, –, Mikroskopische Merkmale 342
–, –, Prüfung auf Identität 344
–, –, Prüfung auf Reinheit 345
–, –, Spaltöffnungsindex 343
–, Verderben 281
–, Wassergehalt 281
–, Wertbestimmung 377
–, Zerkleinerung 284
–, Zerkleinerungsgrad 344
Drogenanalytik 349
–, Farb- und Fällungsreaktionen 351
–, Prüfung auf fremde Bestandteile 349
–, Trocknungsverlust 351
Duboisia myoporoides 235
Drüsenhaare 342
Dulcamarae stipites 340

Echitoideae 230
Echtblausalz B 352
Eibischwurzel 284, 286
Ektoenzyme 331
Elektrophorese 333
Ellagsäure 24
Emetin 125
–, biogenetischer Aufbau 125
Emodine 51
–, Biosynthese 51
–, Struktur 51

Endocrocin-anthron 51
Endoenzyme 331
Enfleurage 305, 306
Enin-dicycloether 224, 365
Enoyl-CoA-Hydratase 27
Enzianwurzel 279
Enzyme 197, 205
–, Aktivitätsbestimmungen 382
–, epoxidierende 36
–, Gewinnung aus Mikroorganismen 198
–, immobilisierte 205
–, mikrobiologische Umsetzungen 204
–, Wirkwert 382
Enzympräparate 197
Ephedrin 208
Epigallocatechin 280
Epimerisierung 100
–, Glucose zur Galaktose 100
Epoxide 36
Equiseti herba 360
Erdnußöl 300
Ergocalciferol 86, 90
Ergosterin 80
Ergotamin 176, 202
Ergotoxin 176
Ernährungsphase 5
Erntezeit 267 ff.
Erythromycin 54
Erythronolid 50
–, biogenetischer Aufbau 53
–, Struktur 53
Erythrose-4-phosphat 116
–, Struktur 118
Erythroxylon coca 155
Erythrozyten-Konzentrate 309
Escherichia coli 196, 206
Essig 194
Essigsäure 194
Esterharze 306
Esterzahl 372
Estrogene 116
Estron (s. auch Östron) 83
–, Biosynthese 28, 83
Ethanol 182
Eucalyptus cneorifolia 234
– dives 236
– globulus 234
Euchema spinosum 297
Eugenol 128

399

Euploidie 240
Exkretfluß 307
Exkretgänge 307
Exkretion 3, 5
–, Exkretzellen 5
–, in Vakuolen 5
Exkreträume 3, 5
Exkretzellen 5
Exoenzyme 331
Extradiolspaltung 31, 228
Extraktionsverfahren 324

Faex medicinalis 209
Fains-Reagens 383
Farbstoffe, des Fliegenpilzes 226
–, der roten Rübe 226
Farnesol 66
–, cis-trans-isomere Form 66
Faulbaumrinde 268
Fenchel 234, 269, 339, 342
–, dc-Prüfung 344
Fermentation 277
–, diskontinuierliche 192
–, Fermentationstypen 182
–, kontinuierliche 192
Fermentationsverfahren 191
Ferulasäure 126, 132
Fettalkohole 45
Fette 293, 370
–, dc-Prüfung 371
–, dc-Prüfung auf Identität 371
–, Gewinnung 298
–, Kennzahlen 371
–, Prüfung auf Anwesenheit anderer Öle 373
–, Prüfung auf Verdorbenheit 373
–, Reinigen 299
– Öle, s. Fette 370
Fettsäuren 42
–, essentielle 44
–, Struktur 43
–, verzweigte 45
Fila collagensis resorbilia aseptica 337
Fingerprint-DC 344
Flavanone 356
Flavanon-Synthetase 55
Flavone 356
–, Farbreaktionen 357
Flavonoide 50, 134, 136
–, Abtrennung 328

–, Biosynthese 54, 135
–, Nachweis mit Boroxalsäure 358
–, Nachweis mit 2,6-Dichlorchinonchlorimid 359
–, Nachweis mit Diphenylboryloxyethylamin 360
–, Nachweis als Metallchelate 359
–, aus Zimtsäure-Coenzym A 50
Fliegenpilz 123
Fließgleichgewicht 5, 60
Flores Caryophylli 278
– Verbasci 278
Florideenstärke 221
Flos Caryophylli 269
5-Fluor-2'-desoxy-uridin 205
5-Fluor-uracil 205
Foeniculin 11, 136
Foeniculum vulgare 234, 258
Folsäure 139
Form, taxonomische Terminus 232
Formoltoxoid-Adsorbat-Impfstoffe 318
Formylkynurenin 29, 145
Frangulae cortex, Prüfung auf Anthrone 353, 354
– –, Prüfung auf Identität 344
Fructane 105, 220
Fructose 97
–, Vorkommen in Samenflüssigkeit 97
Fructose-1,6-diphosphat 26, 97
–, Spaltung 26
Fructose-6-phosphat, Umwandlung in Glucose-6-phosphat 97
Fucoidin 296
L-Fucose 102
–, Struktur 103
Fucus-Arten 296
Furanocumarine 11, 290
–, Aufbau 11
Fusariumbefall 273
Fusarium oxysporum 273

Gärtassenverfahren 191
Gärung 191, 200, 277
–, Schleimgärung 200
D-Galactose 99
–, Struktur 99
Gallen 270
Gallensäuren 85
–, Biosynthese 85
Gallotannine 139

Gallussäure 24
Gallussäure-ester 140
Gefriertrocknung 188
Gehaltsbestimmung, ätherisches Öl im Fenchel 348
–, von Sennae folium 347
Gein 219
Gelatine 331, 336
Gelbes Wachs 302
Gelidium-Arten 296, 297
Geranial 64
Geraniol 64
Geranyldiphosphat 63
–, Isomerisierung 64
Geranylgeranyl-diphosphat 68, 91
Geranylneryl-diphosphat 68
Gerbstoffe, Abtrennung 328
Gerbstoffrote 360
Geschmacksqualitäten 340
Gewebekultur 7, 260, 322
Gewürzpflanze 231
Gibbereline 19, 68
–, Biosynthese 69
Gibberelinsäure 4
Giftsumach 47, 290
Gingko biloba 214
Gliocladium deliquescens 208
γ-Globulinfraktion 311
1,4-α-Glucan 113
–, als Startermolekül 113
Glucane 105
Glucose 10
β-D-Glucose 98
–, Konformationsformel 98
–, Stereoformel 98
Glucoseoxidase 199
Glucose-1-phosphat 114
–, Muttersubstanz der Nucleotidzucker 114
α-D-Glucose-1-phosphat 107, 111
–, Bildung aus Glucose-6-phosphat 112
Glucuronidbildung 101
β-D-Glucuronsäure 101
–, Bildung aus UDP-Glucose 101
Glutaminsäure 196
–, zu Ornithin 151
–, technische Herstellung 196
Gluten 294
Glycerin 10
Glycin 11, 159

Glycocoll 159
Glycogen 105
Glycosinolate 20
Glycosyle 110
Glycosyltransferasen 38
Glycyrrhizin 366
Glykane 103
Glykosidbindung 112
Glykoside 103, 105, 111
–, Einteilung 111
–, Nomenklatur 110
N-Glykosidierung 205
Gracillaria lichenoides 297
Gramicidin S (Biosynthese) 173
Griseofulvin 52, 201
–, Biosynthese 52
–, Isolierung 201
–, Struktur 52
Griseophenon A 52
Grundstoffwechsel 4, 7
Guajazulen 365
Guluronsäure 103
–, an GDP gebunden 103
Gummen 292, 295
Gummi arabicum 295
Gummiharze 306, 308
Gummosis 295
Guttapercha 96

Häm b 163
Hämagglutinine 320
Hämoglobin 164, 332
Hämolysine 383
Häufigkeitsregel 214
Hallucinogene 147
Halphens-Reagens 373
Hapten 316
Harnstoffzyklus 154
Harmin 13
Harze 291, 306
–, Esterharze 291
–, Gummiharze 291
Hautpulvermethode 380
Hefe 209
–, Gewinnung 192, 209
–, Inhaltsstoffe 211
–, Gewinnung von ATP 206
Hefeglucan 211
Hefeglycogen 211
Heilbuttleberöl 301
Heilpflanze 231

401

Hemileia vastatrix 240, 270
Hemiprenreste 137, 148
Hemiterpene, s. auch Hemiprenreste 59, 148
–, biosynth. Einordnung 59
Heparin 114
–, Gewinnung 297
Heparinoide 298
Heracleum-Arten 290
Herbizide 273
Herzwirksame Glykoside 367
–, Identitätsprüfung 369
–, Nachweisreagenzien 369
Heteroglykane 103
Heteropolysaccharide 103
Heteroside 38, 103, 105
Heterosis 243
Hevea brasiliensis 96
Hibisci flos 345
Hibiscusblüten 345
Hippoglossus hippoglossus 301
Hippoglossi jecoris oleum 301
Hippocastani semen 284
Histidin 10
Hochleistungsstamm 185
Holoside 38, 103
Homogentisinsäure 129
Hopfen 267
Humanblut 309
Human-Immunoglobulin-Präparate 314
Hyaluronidase 336
Hyaluronsäure 114
Hydrochinon 128
Hydrolasen 38
p-Hydroxybenzoesäure 128
3-Hydroxyflavanon 135
5-Hydroxyindolylacetat 146
Hydroxylasen 34
–, Wirkungsweise 39
Hydroxylierung 34
Hydroxylierungsreaktionen 206
S-β-Hydroxymethylglutaryl-Coenzym A (HMG-CoA) 61
p-Hydroxyphenylbrenztraubensäure 117, 138
5-Hydroxytryptamin 145
5-Hydroxytryptophan 208
Hydroxylzahl 372
Hyoscyamin 154
Hypericin 290

Hyperimmunglobuline 312, 314
Hyposensibilisierung 317
–, unspezifische 317
Hyoscyami folium, dc-Prüfung 361
Hyoscyamin 235, 268

Idiophase 5, 6
L-Idose 99
Illicium religiosum 117
Immunadjuvantien 312
Immunglobuline 310
–, Gewinnung 313
–, spezielle 314
Immunisierung 311
–, Hochimmunisierung 311
Immunogen 316
Immunoglobulinum humanum normale 314
Immunsera 311
–, Aufbewahrung 349
–, Gewinnung 312
–, heterologe 312
–, homologe 312
–, monovalente 311
–, polyvalente 311
Impfkultur 193
Impfstamm 321
Impfstoffe 316, 318
–, bakterielle 318
–, Impfreaktionen, allergische 323
–, Prüfung auf Identität 386
–, Virusimpfstoffe 320
Impfstoffgewinnung, Aufarbeitung der bakteriellen Kulturen 319
–, Aufarbeitung von Viruskulturen 323
–, Lebendimpfstoffe, virale 320
–, Saatvirus-System 322
–, Stammhaltung 319
–, Virus-Züchtung 321
–, Züchtung der Bakterien 318
Indikan 147
Indolalkaloide 13, 148, 226
–, biogenetischer Aufbau 13
Indolderivate 123
3-Indolylessigsäure 146
Ingwer 286
Inhaltsstoffe, Mindestgehalt 339
Insektenbefall 271
Insektenfraß 341
Insektizide 273

Insulin 336
Intermediärprodukte 5
Inulin 220
Ipecacuanhae radix, dc-Prüfung 361
Ipecacuanha-Wurzel 285
I-PP (= IPP) s. Isopentenyldiphosphat
Iridoide 26, 37, 223
–, Bildung 37
Iridoidglykoside 9
I. R. S. 19 318
Isocephalosporin N 175
Isochinolinalkaloide 225
Isolierung 324
–, Adsorptionsverfahren 326
–, Allgemeine Verfahrensweise 324
–, von Alkaloiden 329
–, von Digoxin 327
–, von Glykosiden 326
–, von Peptiden 321
–, von Proteinen 331
–, von Proteinen, Extraktionsverfahren 324
–, – –, Vermeiden von Denaturierung 332
Isoliquiritigenin 155, 357
Isopenicillin N 175
Isopentynyldiphosphat 57, 62
–, Biosynthese 60
–, Isomerisierung 63
Isopren 10, 58
–, aktives 57
–, Biosynthese 60
–, Struktur 58
Isoprenoide 57
–, Bauprinzip 57
–, Einteilung 59
Isoprenregel 57, 59
Isotopentechnik 16, 52
–, Griseolfulvinbiosynthese 52

Jensens-Reagens 369
Jodzahl 372

Kaffeerost 270
Kaffee, Rostbefall 240
Kaffeesäure 126
Kakao 279
Kalluskultur 261
–, s. Zellkultur
Kalmus 237
Kamillenblüten 46, 224

–, Identitätsprüfung 365, 367
–, Prüfung auf Proazulen 362, 364
Kampher 64
Kanamycin 172, 200
–, Isolierung 200
Kap-Aloe 215, 267
Kapoköl 373
Kartoffelstärke 294
Katabolismus 2
Katal 382
Kauren 69
Kautschuk 59, 96
–, biosynth. Einordnung 59
Kawain 134
Kedde-Reagens 369
Kefir 195
Keller-Kiliani-Farbreaktion 370
Kennzahlen 351
β-Ketosäuren, Decarboxylierung 25
Khellin 11
Kieselsäure 350
Kinetin 59
Kinine 262
Kleber 293
Klebereiweiß 295
Kohlenwasserstoffe 45
Kolanuß 360
Kollagen 331, 336
Konvergenz 219
3α,7α,12α-Koprostantriol 85
Kopulieren 16
Kreatin 161
Kreis-Reaktion 373
Krötengifte 5
Krüllschnitt 277
Kümmel 269
Kümmelöl, Gehaltsbestimmung 376
Kuhpockenvirus 321
Kultur von Mikroorganismen 189
Kulturpflanze 231
p-Kumarsäure 126

Lactam-Antibiotika 172
Lactat 10
Lactobacillus acidophilus 209
Lactobacillus-Arten 195
Lactose 195
Laktobazillen 209
Laminaria-Arten 296

403

Laminarin 296
Lanosterin 72, 74, 78
–, Desmethylierung 78
–, Struktur 78
Lebendimpfstoffe 320
Lebend-Vakzine 188
Leberflecke 121
Lecithin 300
Legalsches-Reagens 369
Leinöl, dc-Prüfung 371
Leinsamen 286
Leitchromatogramm 345
Leuconostoc dextranicum 200
Leuconostoc mesenterioides 200
Leukotrien C 47
Leukozyten-Konzentrate 309
Levistici radix 268
Liebermann-Burchard-Reaktion 366, 369
Liebstöckelwurzel 286
Lignane 128, 132, 369
Lignin 4
Lignocerinsäure 373
Liliaceae 229
Lilium 229
Limonen 64
Lindenblüten 360
Lini oleum, Jodzahl 372
Linolensäure 43, 46
Linolsäure 43, 46
Lipopolysaccharide 194
Liquiritiae radix 227, 357
–, Extraktgehalt 378
–, Prüfung auf Triterpene 365
– sine cortice 341
Liquiritin 357
Lochtest 183
Loganin 224
Lumisterin 90
Lupinin 158
Lupulon 11
Lyo-Enzyme 331
Lycopin 92, 221
Lyophilisation 188, 318
Lysergsäure 13, 148, 202
–, Gewinnung 202
Lysergsäureamid 148
S-Lysergsäurebutanolamid 202
S-Lysergsäuremethylcarbinol 202
Lysin 10, 155, 156

Macrocystis pyrifera 296
Magnaflavin 228
Maisquellwasser 190
Maisstärke 294
Malat 10
Malonyl-Coenzym A 48
–, zur Polyketidbiosynthese 48
Mannane 103, 105
Mannit, in Braunalgen 221
Mannichkondensation 33
D-Mannose 99
–, Struktur 99
Mannuronsäure 103
–, an GDP gebunden 103
Mariendistelfrüchte 356, 360
Markierungsexperimente 15
Maschenweite 344
Mastzellen 145
–, Degranulation 317
Matricaria chamomilla 246, 258
Matricariae flos 46
–, Identitätsprüfung 365, 367
–, Prüfung auf Proazulen 362, 364
Mavacurin 13
Mayers Reagens 361
Medizinalpflanze 231
Melanine 5, 123
Melasse 190
Melatonin 145
Menachinone 139, 141
Mentha-Arten 239
–, Artkreuzung 249
Mentha crispa 217
Menthae piperitae aetheroleum 379
– – –, Gehaltsbestimmung 376
Menthae piperitae folium 217
– – –, Prüfung auf fremde Bestandteile 350
– – –, Spaltöffnungen 342
Mentha pulegium 217
Menthol 15, 217
–, Biosynthese 15
Metamorphose-Test 289
Methenyl-tetrahydrofolsäure 34
3-Methyl-3-butenyldiphosphat 60
5-Methylindol 146
6-Methylpretetramid 49, 50
N-Methylputrescin 154
6-Methylsalicylsäure 6
Mevalonsäure 61
–, Biosynthese 61

Mevalonsäurediphosphat 61
Mikroorganismen 178, 188, 200
–, als Arzneimittel 209
–, Degeneration 187
–, Hochleistungsstämme 184
–, Mutation 186
–, partialsynthetische Umwandlungen 204
–, Produktbildung 182
–, Produktgewinnung 192
–, Produktionsstamm 184
–, Screening 182
–, Stammhaltung 188
–, Stammverbesserung 184
–, Vermehrung 178
–, Wachstumsphasen 180
–, Wachstumsrate 181
–, Wildstamm 185
Mikroorganismenzucht 189
Milbenbefall 271
Milchsäure-Gärung 195
Milchsaft 96
–, Kautschuk führend 96
Molekularsieb-Chromatographie 333
Molluskizide 273
Monoterpene 59, 64
–, biosynth. Einordnung 59
–, zyklische Monoterpene 64
Morphin 36, 39
–, Bildung aus Codein 39
–, Isolierung aus Opium 331
Multienzymkomplex 53
Mutanten, auxotrophe 17
Mutantentechnik 244
Mutterkorn 202
–, saprophytische Kultur 202
Mutterkornalkaloide 148
–, Biosynthese 176
Mucuna pruriens 146
Muscaaurine 123
Mycarose 102
–, Biosynthese 108
Mycobacterium tuberculosis 181
Mykosen 270
Myo-Inosit 102
Myristylalkohol 303
Myrosinase 22
Myrrha 308
Myroxylon balsamum 308
Myrrhe 292

Nachweisreaktionen 351
–, auf Anthraderivate 353
–, auf Cardenolide 367
–, auf Flavonoide 357
–, auf Gerbstoffe 360
–, auf Phenole 352
–, auf Proazulene 362
–, auf Triterpene 365
–, auf Valepotriate 363
Naphthochinone 219
Narcotin 331
Naringenin 55, 134
–, Biosynthese 55
–, Struktur 55
Naturstoffe 18
–, Akkumulationsort 18
–, Bausteine von 10
–, Bildungsort 18
–, Isolierung 324
–, sekundäre 4
–, sekundäre Umwandlung 18
–, Translokation 18
–, Transportform 19
Nelkenöl 304
–, Gehalt an ätherischem Öl 378
–, Gehaltsbestimmung 377
Nematizide 273
Neomycin, Isolierung 200
Nerol 64
Nerylaldehyd 64
Neryldiphosphat 63, 64, 66
Nicotiana-Alkaloide 155
Nicotiana-Arten 251
Nicotiana glauca 19
Nicotin 19, 155, 235
–, Bildungsort 19
–, Entmethylierung 39
–, Verbreitung im Pflanzenreich 218
Nicotinsäure 144, 155, 219
–, Biosynthese 145, 146
Noradrenalin 121, 129
–, Abbau 129
Norlaudanosolin 122
Normierung 290
Noscapin 329
Novobiocin 12
–, biogenetischer Aufbau 12
Nucleosidtriphosphate 98
Nucleotidyl-Transferasen 113
Nucleotid-Zucker 97
Nutzpflanze 231

Oberflächenkultur 261
Oberflächenverfahren 191
Öle 370
–, s. auch Fette
–, dc-Prüfung 371
–, dc-Prüfung auf Identität 371
–, Kennzahlen 371
–, Prüfung auf Anwesenheit anderer Öle 373
–, Prüfung auf Verdorbenheit 373
Ölsäure 43, 46
Östradiol s. auch Estradiol 83
Östriol, s. auch Estriol 83
Östron, s. auch Estron 83
Okulieren 16
Olea europaea 300
Oleuropaeosid 300
Oligopeptide 169
Olivae oleum 300
Oliven 299
Olivetolsäure 56
Ommochrome 29
Opium, dc-Prüfung 361
Opiumalkaloide 330
Ornithin 10, 151
–, Bildung aus Arginin 153
–, Bildung aus Glutaminsäure 151
Orthosiphonblätter 345
Ovalbumin 332
β-Oxidation 130
–, Kettenverkürzung bei Zimtsäuren 130
Oxidation, oxidative Kupplung 25, 52
–, Oxidative Kupplung, Griseofulvinbiosynthese 52
–, Oxidative Kupplung, intramolekulare 24
–, Oxidative Kupplung, von Phenolen 24
Oximtitration 376
Oxygenasen 39
–, Entmethylierungen 19
–, Entmethylierung, oxidative 39
–, mischfunktionelle 19, 39

Palaquium-Arten 96
Palmitinsäure 43, 47
–, N-(2-Hydroxymethyl)-amid 47
Palmitölsäure 47
Pankreatin 335
Papain 334

Papaver bracteatum 18, 214, 244
Papaver somniferum 214, 244, 258
Papaverin 122, 331
Partialsynthesen 204
Paspat 318
Pastinaca sativa 290
Patulin 6
Pektine 105, 114, 298
–, Gewinnung 296
Pektinasen 305
Penicillinamidase 39
Penicilline, Biosynthese 175
–, Standardisierung 288
Penicillium-Arten 131
Penicillium chrysogenum 181, 182, 186
Penicillium duclauxi 208
Penicillium griseofulvum 52
Penicillium urticae 6
Pentosen 108
–, Biosynthese 108
Pepsin 335
–, Bestimmung des Wirkwertes 383
Peptidalkaloide 176
Peptidantibiotika, Biosynthese 173
Peptide 169
–, Isolierung 331
Peptidoglykane 95
–, Rolle des C_{55}-Phospholipids 95
Perez-Dequecker-Farbreaktion 370
Peroxidzahl 372
Perubalsam 308
Pestizide 273
Pflanzen, Gewürzpflanzen 231
–, Heilpflanzen 231
–, Kulturpflanzen 231
–, Medizinalpflanzen 231
–, natürliches System der 232
–, Nutzpflanzen 231
–, Wildpflanzen 231
Pflanzengummen 105, 295
Pflanzenkrankheiten 269, 270
–, Bekämpfung durch Pestizide 273
–, Biologische Bekämpfung 274
–, durch Fusariumbefall 273
–, Rostbefall 273
–, Trockenfäule 273
Pflanzenstoffe, Verbreitung 214
Pflanzenschleime 105
Pflanzenschutz 272
–, integrierter 275

Pflanzenstoffe 213
-, Akkumulation 218
-, sekundäre 214
-, als taxonomische Merkmale 213
-, transitorische Bildung 218
Pflanzenverwandtschaft 217
Pflanzenzüchtung 245
-, Artkreuzung 239, 249
-, Auslesezüchtung 246
-, Heterosiszüchtung 252
-, Kreuzungszüchtung 247
-, Methoden der 246
-, Polyploidie-Effekte 241
-, Züchtungsziele 245
Pfefferminze 260, 270
-, Anbau 260
-, Resistenzzüchtung 243
-, Rostbefall 273
Pfefferminzöl, Gehaltsbestimmung 376
Pfropfung 259
-, reziproke 16
Pfropfversuche 16
Phenole 352
-, Gehaltsbestimmung 377
-, radikalische Dehydrierung 24
Phenolether 36
Phenylacetaldehyd 130
Phenylalanin 10, 116, 129
-, Abbau in Organismen 129
-, Biosynthese bei Pflanzen 116
-, Biosynthese im Säugetierorganismus 120
L-Phenylalanin, Racemisierung 171, 174
Phenylalaninammoniumlyase 117
Phenylalaninhydroxylase 121
Phenylbrenztraubensäure 117
Phenylessigsäure 131
Phenylethylalkohol 130, 306
Phenylpropane 133
-, dimere 133
Phenylpropankörper 116, 126
Phenylpyruvat 10
Pheromone 45
Phlobaphene 360
Phosphatide 299
Phosphatidsäure 42
Phosphoenolbrenztraubensäure 116
Phosphoenolpyruvat 106
-, Carboxylierung zu Oxalacetat 22

-, Einbau in Acetylglucosamin 106
1-Phospho-Inosit 102
C_{55}-Phospholipid 59
Phospholipide 42
3-Phosphomevalonsäurediphosphat 62
Photosensibilisierung 290
Photosynthesepigmente 222
Phycobiline 220
Phycobiliproteine 220
Phyllochinone 139
Physostigmin 34
Phytochemie, vergleichende 213
Phytoen 91
Phytol 59, 67, 68
Phytomenadion 141
Picein 130
Pimpinella anisum 259
α-Pinen 64
β-Pinen 64
Pinus-Arten 307
Pinus jeffreyi 45
Piperidine 159
Piperin 134
Piper methysticum 226
Piperaceae 226
Piptatenia peregrina 147
Plasmafraktionierung 314
Plasma humanum cryodesiccatum 310
Plastochinone 59, 95, 138
Plumbagin 218
Plumeria-Alkaloide 12
Plumeroideae 230
Plumierid 230
Podophyllotoxin 133
Polyacetate 47
Polyine 223
Polyketide 47, 50
-, Extra-O-Funktionen 53
-, Sekundärreaktionen 50
Polyketosäuren 49
Polymorphismus 234, 236
Polyole 101
Polyploidie 240
Polyprenole 94
Polysaccharide 103
Polytypismus 234
Pomeranzenschale 360
Population 232
Pottwalöl 303
Porphobilinogen 159, 164

407

Porphyrin 161
Präkursoren 9, 190, 203
Präsqualen 70
Präzipitatreaktion (serologische) 386
Pregnenolon 82, 84
–, Biosynthese aus Cholesterin 82
–, Zwischenstufe der Biosynthese 84
Prephensäure 116
Primelgifte 290
Primula-Saponin 381
Produktbildungsphase 5
Produktionsfermenter 193
Produktionsstamm 185
Progesteron 83
Prolin 10
–, Biosynthese 153
Propenylphenole 128
Propionsäure-Gärung 196
Propionyl-Coenzym A 50
Prostaglandine 46
Proteasen 197
–, technische Gewinnung 197
Proteine, Agardiffusionsmethode 387
–, Fraktionierung 313
–, Isolierung 331
–, Isolierung Prüfung auf Homogenität 333
–, Präzipitatreaktion 387
–, serologischer Nachweis 386
Proto-Anemonin 228, 290
Protocatechusäure 139
Protocrocin 345
Protoporphyrin IX 163, 167
Provitamin A 202
Pseudomonas melangenum 206
Psilocin 147
Psilocybe mexicana 147
Psilocybin 147
Psoralen 137
Puccinia-Arten 270
Puccinia-Befall 270
Puccinia menthae 350
Pulegon 217
Purpureaglykosid A 39
–, enzymatische Spaltung 39
Purpurogallin 280
Pyranocumarine 137

Qualitätskontrolle 326
Quellungszahl 382
Quercetin 135, 356, 358

Racemasen 170
Radikalkopplung 133
Radix Levistici 268
Ranunculaceae 228
Rasse 232
–, chemische 233
Ratanhiae radix, Gerbstoffbestimmung 380
Rauschpilze 147
Rauwolfia-Arten 227
Rauwolfia serpentina 330
Rauwolfiawurzel 347
–, Aschegehalt 350
–, dc-Prüfung 361
Reaktion 5
–, enzymatisch gesteuerte 5
–, spontan verlaufende 5
Redox-Reaktionen 39
Regulatorgene 7
Reinheitsprüfung 345
Reisstärke 295
Rekombination 237
Rekombinationszüchtung 186
Reserpin 329
Reservekohlenhydrate 220
Resistenz 274
Reticulin 216
Retinal 93
Retinol 68, 93
Retrogradation 293
Reymond-Reagens 369
Rhabarber 286
–, Nachweis von Anthraderivaten 355
Rhamnaceae 176
Rhamni purshianae cortex, Prüfung auf Identität 344
α-L-Rhamnose 102, 103
–, Biosynthese 102, 104
–, Struktur 103
Rhei radix 277
–, Prüfung auf Identität 344
Rheum palmatum 235
Rhizopus nigricans 207
Rhodopsin 221
Rhus toxicodendron 47, 290
D-Ribose-5-phosphat 108
D-Ribulose-5-phosphat 108
Ricinin 214
Ricini oleum 301
Ricinolsäure 44, 45
Ricinus communis 301

Rifamycine 139
Rivea corymbosa 148
Rosenöl 130, 306
Rosenwasser 306
Rostpilze 270
Rotenon 11
Rotentizide 273
Rubiaceae 214
Ruscus 229
Ruta graveolens 290
Rutin 327, 356

Saatvirus 322
Saccharomyces cerevisiae 194
Saccharosephosphat-Synthetase 112
Säureamide 134
Safran 345
Salamander-Alkaloide 5
Salbeiblätter, Prüfung auf fremde Bestandteile 350
Salutaridin 122
Sanguis humanus 309
Santonin 58
–, Bauprinzip 58
Saponine 380
–, hämolytische Aktivität 381
Sarkosin 161
Sarsaparillosid 81
Sauermilch 195
Säurezahl 372
Schachtelhalmkraut 360
–, Aschegehalt 350
Schädlingsbefall 286
Schädlingsbekämpfung 272
Schleimzellen 295
Schilddrüsenhormon – Präparate 289
Schimmelpilze 281
Schleimdrogen 381
–, Wertbestimmung 381
Schleime 291, 299
Schleimgärung 200
Schönungsmittel 284
Scilla 229
Scopolamin 19, 235, 268
–, Bildung in Datura ferox 19
Scopoletin 132
Secale-Alkaloide, Biosynthese 176
Seco-Iridoide 10, 26, 149
Secologanin 149, 224
Sekrete 3
sekundäre Pflanzenstoffe 8

–, Halbwertszeit 8
–, oxidativer Abbau 9
Sekundärprodukte 200
–, aus Mikroorganismen 200
Sekundärstoffe 3, 5, 54
–, Bausteine von 10
–, Exkretion 3, 5
–, hederodeter Aufbau 54
–, Mobilisierung 7
–, bei Mikroorganismen 182
–, ökologische Funktion 4
–, polymere 5
–, Präkursoren von 12
–, Speicherung 3, 5
Sekundärstoffwechsel 4
–, Kreislauf 8
–, Regulation 6
Selektion 187
Semen Cacao 279
Senfölglykoside 22
Sennae folium 338, 341
–, dc-Prüfung 346
–, Gehaltsbestimmung 347
–, Nachweis von Anthraderivaten 353
–, Prüfung auf fremde Bestandteile 349
–, Prüfung auf Identität 344
–, Spaltöffnungen 342
Sennae fructus, Nachweis von Anthraderivaten 355
Sennesblätter 267
Sennesschoten, Pigmentierung 123
Sequenzhomologien 212
Sera, heterologe 312
–, homologe 312
–, polyvalente 311
Serologie 386
–, serologische Prüfmethoden 385
Serotaxonomie 212
Serotonin 145, 146
Serpentin 330
Sesquiterpene 65
–, Biosynthese 66
–, Germacrantyp 67
–, Guajatyp 67
Shikimatweg 116
Shikimifrüchte 117
Shikimisäure 51, 118
–, Struktur 118
Siam-Benzoe 307

Silybin 356
Sinapinsäure 124
Sitosterin 80
Skatol 146
Solanaceenalkaloide 16
–, Bildung in der Wurzel 16
Solanesyl-diphosphat 95
Solanum dulcamara 340
Solasodin 9
D-Sorbit 41, 101, 194
Sorbit, Oxidoreduktionen 41
L-Sorbose 194
Sorte 232
Spaltöffnungstypen 342
Spaltvaccine 320
Specieshybriden 239
Speicherung 3
Speise-Essig 194
Sphacelia segetum 271
Spirilloxanthin 221
Squalen 36, 68
–, Biosynthese 68 ff.
–, Epoxidierung 36
SRS-A 317
Stärke 105, 114
Stärkegewinnung 293
Stärke-Synthetase 113
Stammhaltung 188
Standardisierung 290
–, Axolotl-Einheit 289
–, Schilddrüsenhormonpräparate 289
– von Pepsin 335
Startermolekül 49, 50, 113
–, bei der Biosynthese von Polysacchariden 113
Stearinsäure 43
Stearylalkohol 303
Sterculasäure 373
Sterculiaceae 214
Steroidalkaloide 230
Steroide 5, 74
–, Biosynthese 76
–, herzwirksame der Kröten 5
–, Methylgruppen, Eliminierung 26
Steroidhormone 9
–, Partialsynthese 9
Steroidsaponine 9, 81
Stilbene 50, 134
Stoffumwandlungen 204
–, N-Glykosidierung 205
–, Hydrolysen 206

–, Hydroxylierungsreaktionen 206
– durch Mikroorganismen 204
Stoffwechselprodukte 3
–, Ausscheidung 3
–, primäre 3
–, sekundäre 3, 4
Stramonii folium, dc-Prüfung 361
Streptococcus faecalis 205
Streptokinase 198
Streptomyces-Arten 207
– zur Hydroxylierung 207
Streptomyces olivaceus 204
Streptomycin 201
–, Isolierung 201
Strichtest 183
Strychnin 13, 150, 330
Strychnos nux vomica 150
Strophanthus-Arten 227
Styrax tonkinensis 307
Submersverfahren 191
Subunit-Vaccine 320
Succinaldehyd, aktiver 141
Succinat 10
Succinylbenzoesäure 141
Süßholzwurzel 286
–, Identitätsprüfung 366
Suspensionskultur 261

Taka-Diastase 197
Tannine 140
Taxifolin 135, 356, 358
TCH (Tetrahydrocannabinol) 56
Teefermentation 278
Terebinthina 307
Terpene (s. auch Isoprenoide) 57
Terpenharze 291, 306
Terpenoide 57
Terpentin 307
Terpineol 64
1,8-Terpineol 64
Testosteron 28
Tetracyclin 49, 190
–, Biosynthese 49, 50
Tetrahydro-Anabasin 35
–, Biosynthese 35
–, Struktur 35
Tetraterpene 91
–, als Provitamin A 91
–, Biosynthese 91
Tetrahydrocannabinol 56
–, Biosynthese 56

Theaceae 214
Theaflavine 280
Thearubigene 280
Thebain 18, 214, 244
Theogallin 140
Thiolytische Spaltung 27
Thrombozyten-Konzentrate 309
Thymianöl,
 Gehaltsbestimmung 377
Thymi herba, Nachweis von
 Thymol 352
Thymol 58, 116
–, Bauprinzip 58
L-Thyroxin 121, 289
Tiliae flos 360
α-Tocopherol 138
Tocopherole 67, 68, 299
Tomatin 9
Totimpfstoffe 320
Toxalbumin 301
C-Toxiferin I 150
Toxoid-Impfstoffe 318
Tracertechnik 16
Traganth 295
Transamidierung 31
Transaminierung 31
Transglykosidierung 38, 107
–, Enzyme der 112
Transplantation 16
–, bei Pflanzen 16
Triacylglycerine 42
–, dc-Prüfung 371
Triglyceride 42
L-Trijodthyronin 121, 289
Trimethoxyzimtsäure 133
Triterpene 73
–, Biosynthese 75
–, pentazyklische 74
–, tetrazyklische 73
Trockenfäule 273
Trocknungsverfahren 281
–, Feldtrocknung 283
–, Gefriertrocknung 283
–, künstliche Trocknung 283
–, Laminaceendrogen 282
–, Umbelliferenwurzel 282
Tropa-Alkaloide 154
Trophophase 5, 6
Tropinon 154
Tryptamin 145, 148
Tryptophan, Biosynthese 144

L-Tryptophan 10, 26, 30, 139, 142
L-Tryptophan-Abbau 26, 30, 145
Tuberkulose-Impfstoff 318
Tubocurarin 36, 122, 329
Tulipa 229
Tuliposide 273
Tumorbildung 270
Turnover 3
Tyrocidine 172
Tyrosin 36, 55, 116, 129
–, Abbau in Organismen 129
–, Biosynthese bei Pflanzen 116
–, Biosynthese im Säugetierorganismus 120
–, zur Flavonbiosynthese 55
Tyrosinhydroxylase 121

Ubichinone 59, 95, 138, 139
UDP (Uridindiphosphat) 38
UDP, als Glucosyldonator 38
UDP, Transglykosidierung 38
UDP-Glucose 38, 100
–, Epimerisierung 100
–, Struktur 100
–, Umwandlung zu Glucuronat 102
UDP-L-Iduronsäure 114
Übertrocknen 282
Umbelliferon 132
Undecaprenol 68, 94, 95
Unkrautbekämpfung 272
Uracil 10
Urginea 229
Uroporphyrinogen III 162, 165
Urtica urens 146, 290
Urushiol 47, 290

Vaccina s. Impfstoffe
Vaccinia-Immunglobulin 315
Vaccinia-Virus 321
Valeriana officinalis 259
Valerianae radix, Prüfung auf Identität 363
Valepotriate 362
Valin 125
Vanillin 131
Variabilität 233
–, intraspezifische 234
–, künstlich erweiterte 237
Veratrum 229
Verdünnungsreihentest 184
Vicia faba 208

411

Vinblastin 330
Vinca-Arten 227
Vincosid 224
Vincristin 330
Viren, pflanzenpathogene 271
Virulenz 320
Visamminol 11
Visnadin 137
Vitamin A 93, 301
Vitamin B_{12} 166, 168
Vitamin B_{12}, mikrobiologische Gewinnung 203
Vitamin D_2 und D_3 86
Vitamin E 138

Wachs, gebleichtes 303
Wachse 44, 293, 302
–, Biosynthese 44
Wachstumsfaktoren 17
Wachstumsphasen 5, 180
– und Sekundärstoffe 5
Wachstum von Mikroorganismen 5
–, Produktbildungsphase 5
–, Sekundärstoffbildung 5
Walrat 303
Wasserdampfdestillation 303
Weihrauch 292
Weißdornblätter 360
Welkekrankheit 270
Wildpflanze 231
Wollblumen 286
Wollwachs 302

Xanthophylle 90
Xanthydrolreaktion (nach Arreguine) 370

Xylane 114
D-Xylose 109

Yoghurt 195
Yohimbin 14, 149

Zellkultur 260, 322
–, Antherenkultur 264
–, Embryogenese 263
–, Gewinnung haploider Pflanzen 265
–, Kulturmedien 261
–, Stabilität, genetische 263
–, Reorganisation 262
–, Stoffproduktion 262
Zellulose 114
Zimtalkohole 128
Zimtöl, Gehalt an ätherischem Öl 378
Zimtsäure-Coenzym A 50
Zimtsäurehydroxylase 7
Zimtsäuren 36, 127
Zitronenöl, Gehaltsbestimmung 376
Zitronensäure 196
Zucker 102
–, Desoxyzucker 103
–, C-Methylierung 23
–, L-Streptose 102, 106
–, verzweigtkettige 102, 107
Zuckeralkohole 40, 101
Zuckerphosphate 97
Züchtung, Rekombinationszüchtung 185
Züchtungsziele 184
Zymosterol 78

Notizen

Notizen

Notizen

Notizen

Heidelberger Taschenbücher

Band 183
H. P. Latscha, H. A. Klein, R. Mosebach

Chemie für Pharmazeuten
Begleittext zum Gegenstandskatalog GKP 1
Basistext Pharmazie
2., überarbeitete und erweiterte Auflage. 1979.
134 Abbildungen, 41 Tabellen. VIII, 521 Seiten
DM 24,80   ISBN 3-540-08989-6

Eine sinnvolle Ergänzung:

Examens-Fragen
Chemie für Pharmazeuten
Zum Gegenstandskatalog
Bearbeitet von H. P. Latscha, G. Schilling, H. A. Klein
2., überarbeitete Auflage. 1979. 608 Fragen, 8 Abbildungen. VIII, 275 Seiten
DM 22,-   ISBN 3-540-09419-9

Band 197
L. Langhammer

Grundlagen der Pharmazeutischen Biologie
Begleittext zum Gegenstandskatalog GKP 1
Basistext Pharmazie
1980. 218 Abbildungen, 16 Farbtafeln, 9 Tabellen. Etwa 400 Seiten
DM 38,-   ISBN 3-540-09600-0

Band 198
H. P. Latscha, H. A. Klein, J. Kessel

Pharmazeutische Analytik
Begleittext zum Gegenstandskatalog GKP 1
Basistext Pharmazie
1979. 119 Abbildungen, 33 Tabellen.
XI, 500 Seiten
DM 27,80   ISBN 3-540-09259-5

Band 204
R. Hänsel

Pharmazeutische Biologie
Allgemeiner Teil
Begleittext zum Gegenstandskatalog GKP 2
1980. 226 Abbildungen. Etwa 400 Seiten
ISBN 3-540-09834-8

Band 205
R. Hänsel

Pharmazeutische Biologie
Spezieller Teil
Begleittext zum Gegenstandskatalog GKP 2
1980.
ISBN 3-540-09916-6

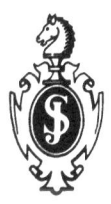

Springer-Verlag
Berlin
Heidelberg
New York

J. Arends

Volkstümliche Namen der Arzneimittel, Drogen, Heilkräuter und Chemikalien

Eine Sammlung der im Volksmund gebräuchlichen Benennungen und Handelsbezeichnungen
16., vermehrte und verbesserte Auflage. 1971. IV, 422 Seiten
DM 39,– ISBN 3-540-05430-8

Biologie

Ein Lehrbuch
Herausgeber: G. Czihak, H. Langer, H. Ziegler
Unter Mitarbeit zahlreicher Fachwissenschaftler
957 Abbildungen. XXIV, 861 Seiten
Gebunden DM 69,–
ISBN 3-540-08273-5

K. Dose

Biochemie

Eine Einführung
1980. 256 Abbildungen, 26 Tabellen. XIII, 308 Seiten
DM 38,60 ISBN 3-540-09585-3

R. Fischer, Th. Kartnig

Grogenanalyse

Makroskopische und mikroskopische Drogenuntersuchungen.
Zugleich 5., neubearbeitete Auflage von R. Fischer, Praktikum der Pharmakognosie
1978. 364 Abbildungen, 3 Tabellen. XI, 445 Seiten
DM 98,– ISBN 3-211-81467-1

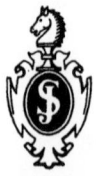

**Springer-Verlag
Berlin Heidelberg NewYork**

E. Gladtke, H. M. von Hattingberg

Pharmakokinetik

Eine Einführung
Mit Beiträgen von W. Kübler, W.-H. Wagner und einem Geleitwort
Von F. H. Dost
2., neubearbeitete Auflage. 1977.
72 Abbildungen, 13 Tabellen.
X, 162 Seiten
DM 28,– ISBN 3-540-08168-2

J. Graf

Tafelwerk zur Pflanzensystematik

Einführung in das natürliche System der Blütenpflanzen durch neuartige Bildmethode
Unter Mitarbeit von H. Weber, A. Weber, I. Kristen
1975. 56 Tafeln mit über 1400 Einzelfiguren, 31 Abbildungen im Text.
163 Seiten
DM 55,– ISBN 3-540-79804-8

H. Kindl, G. Wöber

Biochemie der Pflanzen

Ein Lehrbuch
1975. 271 Abbildungen. X, 364 Seiten
Gebunden DM 78,–
ISBN 3-540-06880-5

P. v. Sengbusch

Molekular- und Zellbiologie

1979. 616 Abbildungen, 68 Tabellen. XI, 671 Seiten
Gebunden DM 88,–
ISBN 3-540-09454-7

E. Steinegger, R. Hänsel

Lehrbuch der Pharmakognosie

Auf phytochemischer Grundlage
3., neubearbeitete Auflage. 1972.
5 Abbildungen. XII, 557 Seiten
Gebunden DM 78,–
ISBN 3-540-05768-4

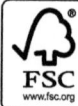

MIX
Papier aus verantwortungsvollen Quellen
Paper from responsible sources
FSC® C105338

If you have any concerns about our products,
you can contact us on
ProductSafety@springernature.com

In case Publisher is established outside the EU,
the EU authorized representative is:
**Springer Nature Customer Service Center GmbH
Europaplatz 3, 69115 Heidelberg, Germany**

Printed by Libri Plureos GmbH
in Hamburg, Germany